BIKINI DIET

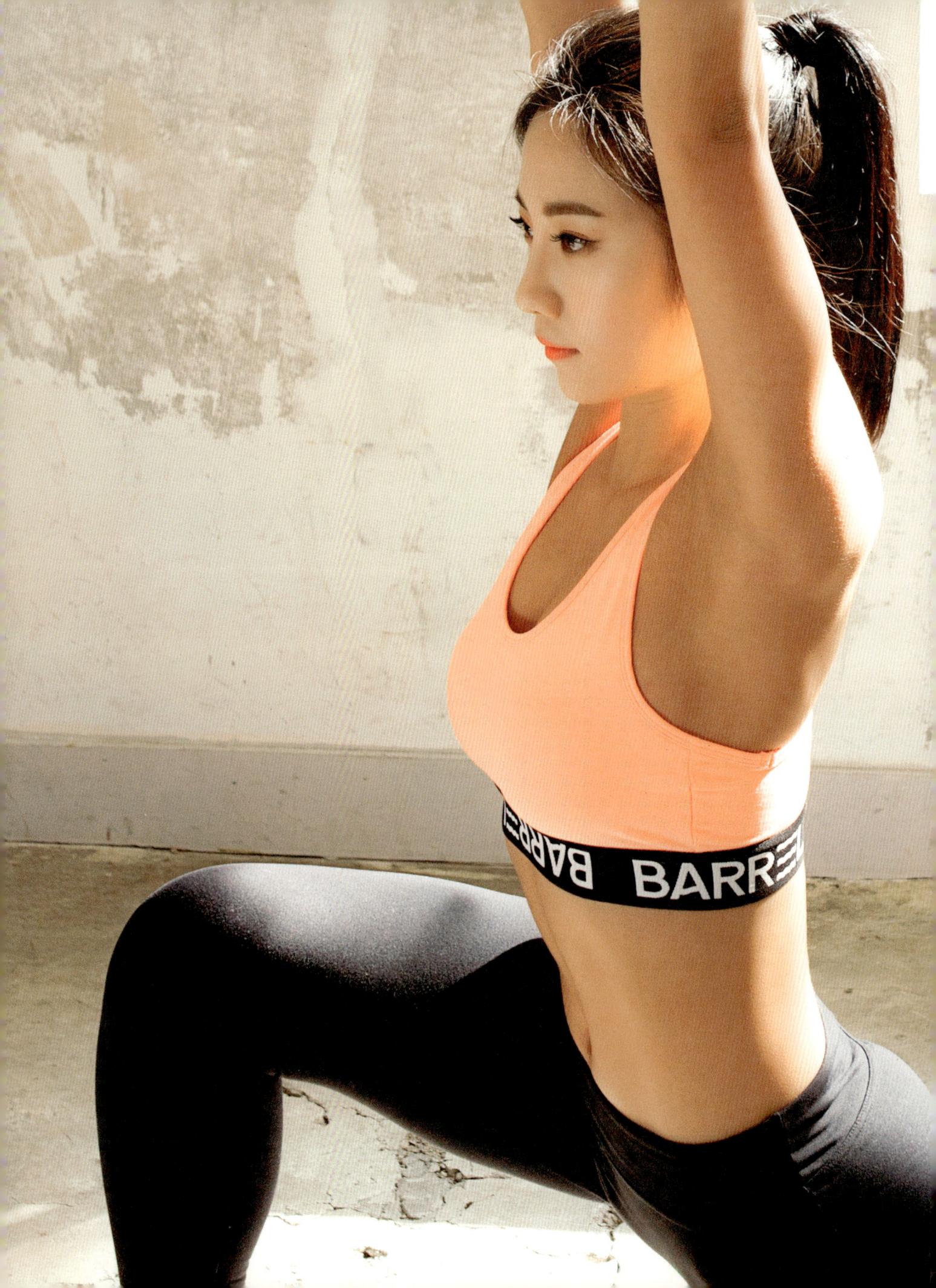

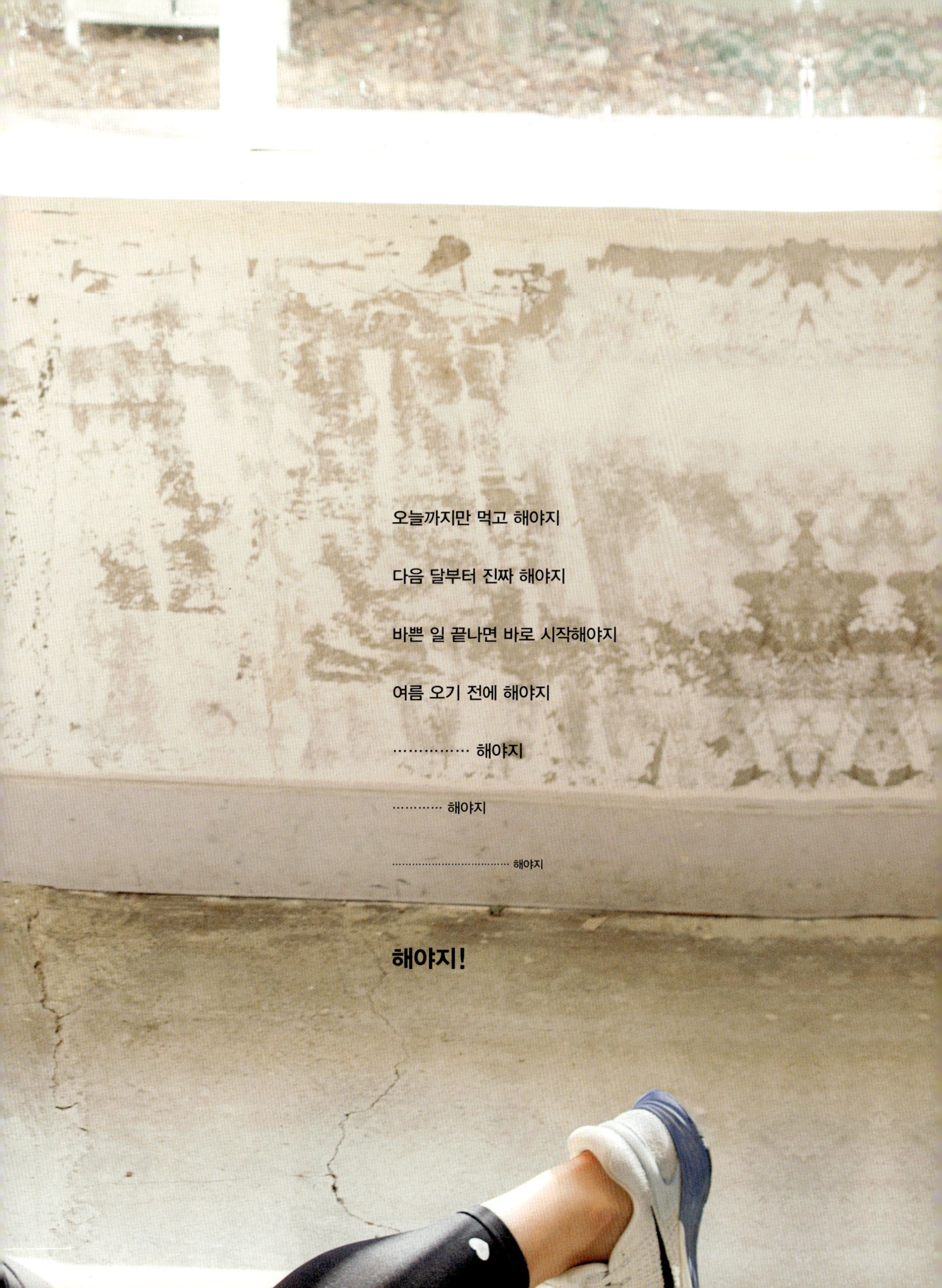

오늘까지만 먹고 해야지

다음 달부터 진짜 해야지

바쁜 일 끝나면 바로 시작해야지

여름 오기 전에 해야지

………… 해야지

………… 해야지

………………………… 해야지

해야지!

지금 바로 시작하세요.

특별한 도구도
　　　　기구도
　　　　장소도 필요 없어요.

자, 어서 자리에서 일어나세요.

더　핫한　여름을　위해　!

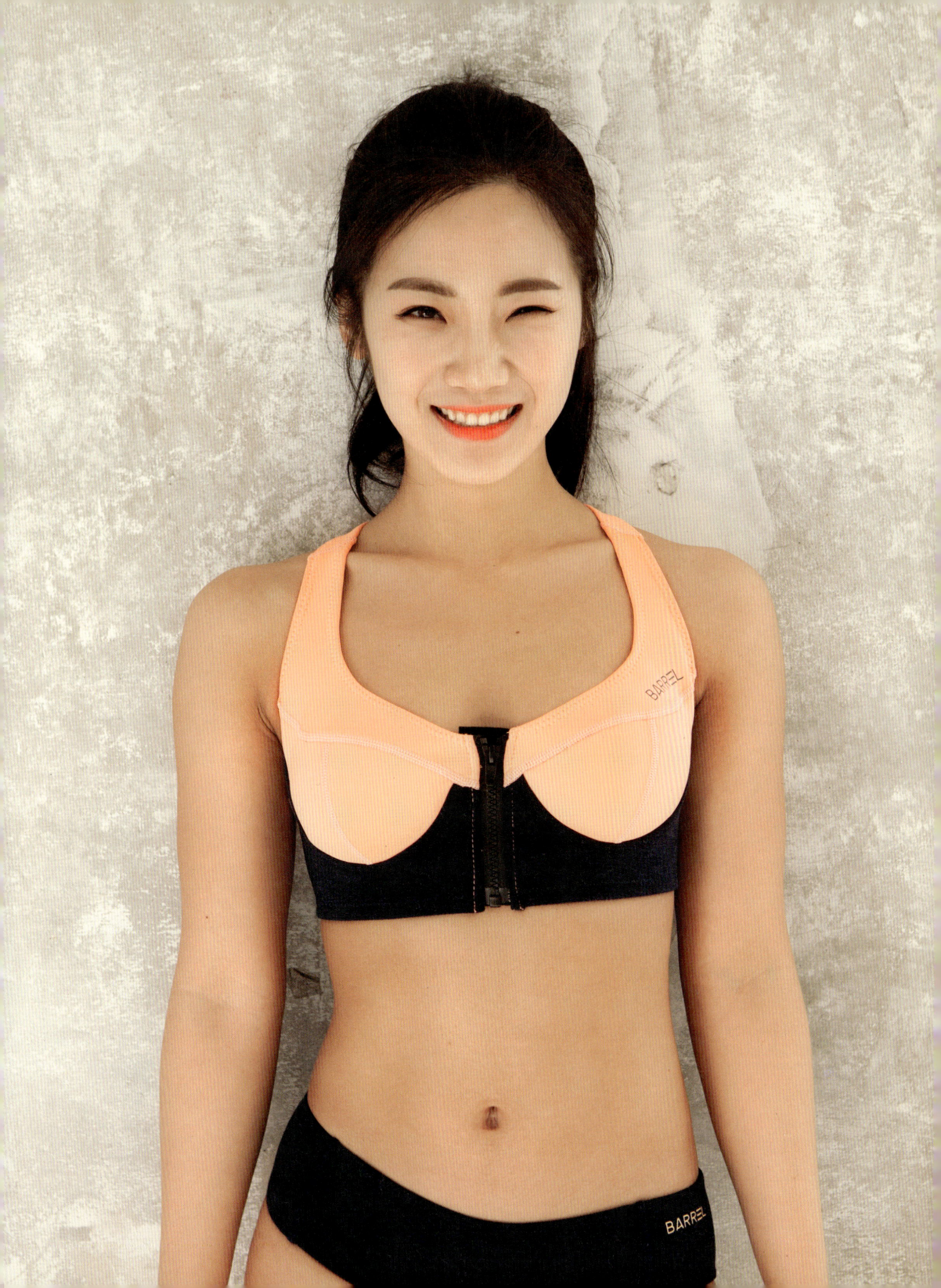

LOVE YOURSELF

BIKINI DIET
비키니 다이어트

심으뜸 지음

동아일보사

CONTENTS

013 PROLOGUE

016 '힙으뜸'의 바디 상담소
022 비키니 다이어트 포인트

PART 1
몸에 먼저 눈이 가는 치명적인
비키니 상체 라인

1 안아주고 싶은 가녀린 어깨

030 덤벨 들고 팔 올렸다 내리기
032 머리 위로 원 그리기
034 팔 양옆으로 올렸다 내리기
036 팔 앞으로 올렸다 내리기
038 암서클
040 허리 구부려 팔 양옆으로 올렸다 내리기
042 허리 구부려 팔 X자로 교차하기

2 매끈하게 떨어지는 팔

048 덤벨 들고 팔 접었다 펴기
050 덤벨 11자로 들고 팔 접었다 펴기
052 한 손으로 덤벨 들고 팔 뒤로 접었다 펴기
056 덤벨 들고 상체 숙여 팔 뒤로 접었다 펴기
060 누워서 덤벨 들고 팔 접었다 펴기
062 삼두 푸시업

3 탄력 있고 풍만한 가슴

066 바닥 밀기
070 무릎 대고 푸시업
072 푸시업
074 누워서 가슴 앞으로 덤벨 밀기
076 가슴 앞으로 덤벨 모으기
078 팔꿈치 모아 올리기
080 덤벨 들고 팔 모으기

4 탄탄한 11자 복부

086 상체 들어 올리기
088 팔다리로 상체 둥글게 말기
090 골반 말아 올리기
092 몸통 비틀기
096 다리 올렸다 내리기
098 가위 자세
100 손으로 발끝 터치하기
102 V 자세
104 앉아서 무릎 당기기
108 플랭크
110 플랭크하며 다리 들기
112 사이드플랭크

5 잘록한 허리 & 매끈한 등

116 슈퍼맨 자세
118 수영 자세
120 W 자세
122 허리 구부려 W 자세
126 허리 구부려 팔 Y 모양 만들기
128 허리 구부리기
130 허리 구부렸다 펴기
132 허리 구부려 덤벨 들었다 내리기
134 한쪽 팔 구부렸다 펴기
136 스완 자세

PART 2
뒤돌아보게 만드는 숨 막히는
비키니 하체 라인

1 봉긋 솟은 애플힙

- 142   누워서 골반 들기
- 144   누워서 골반 올려 다리 한쪽씩 들기
- 148   네 발 자세로 다리 차 올리기
- 152   스쿼트
- 156   다리 모아 스쿼트
- 158   발레스쿼트
- 160   다리 한쪽씩 번갈아 스쿼트
- 162   만세 스쿼트
- 164   스쿼트하며 옆으로 이동하기
- 166   스쿼트하며 다리 옆으로 뻗기
- 168   스쿼트하며 다리 뒤로 뻗기
- 170   한쪽 다리 뒤로 뻗기
- 174   다리 앞-옆으로 뻗기

2 슬림한 허벅지 & 곧게 뻗은 다리

- 178   양반다리하고 골반 들기
- 182   엎드려 다리 뒤로 뻗기
- 184   개구리 자세
- 186   풀스쿼트
- 188   점프스쿼트
- 190   와이드스쿼트
- 192   한쪽 다리 와이드스쿼트
- 194   한쪽 다리 구부리며 스쿼트하기
- 196   런지
- 200   사이드런지
- 202   골반 뒤로 빼면서 상체 내리기
- 204   골반 뒤로 빼고 한쪽 다리 뒤로 뻗기
- 206   상체 숙이고 옆으로 이동하기
- 208   서서 한쪽 다리 앞으로 뻗기
- 210   서서 한쪽 다리 옆으로 뻗기
- 212   크로스런지
- 214   발 크로스하기와 뒤꿈치 세워 런지하기

PART 3
7일이면 충분해! 칼로리 태우는
전신 운동

황금 'S'라인 전신 운동

- 220   DAY-1   기본 동작 익히기
- 225   DAY-2   기초체력 키우기
- 230   DAY-3   체지방 감량하기
- 235   DAY-4   몸 구석구석 자극 느끼기
- 340   DAY-5   운동량 폭발!
- 244   DAY-6   속근육 긴장시키기
- 248   DAY-7   부족한 부위 집중 공략하기

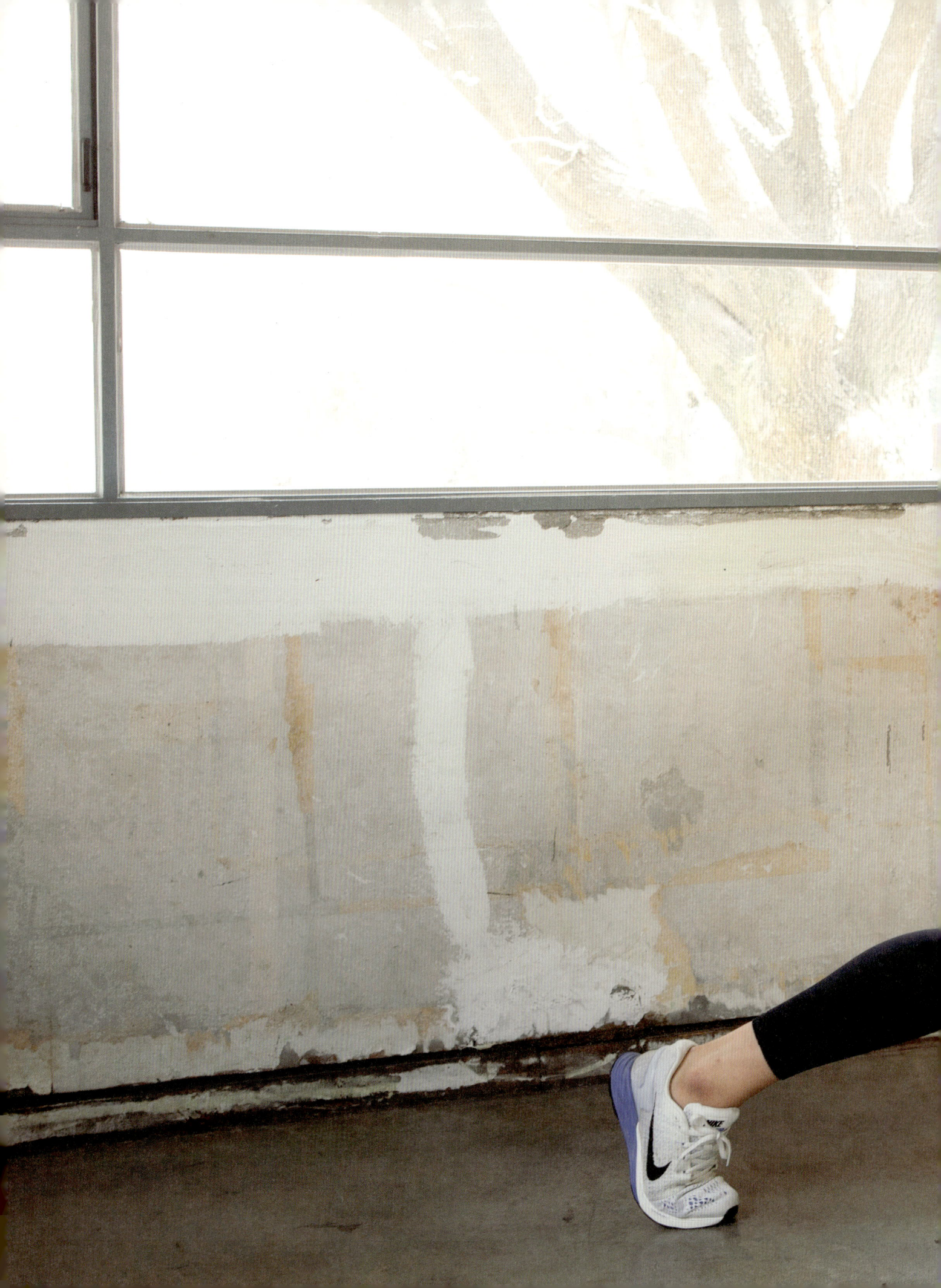

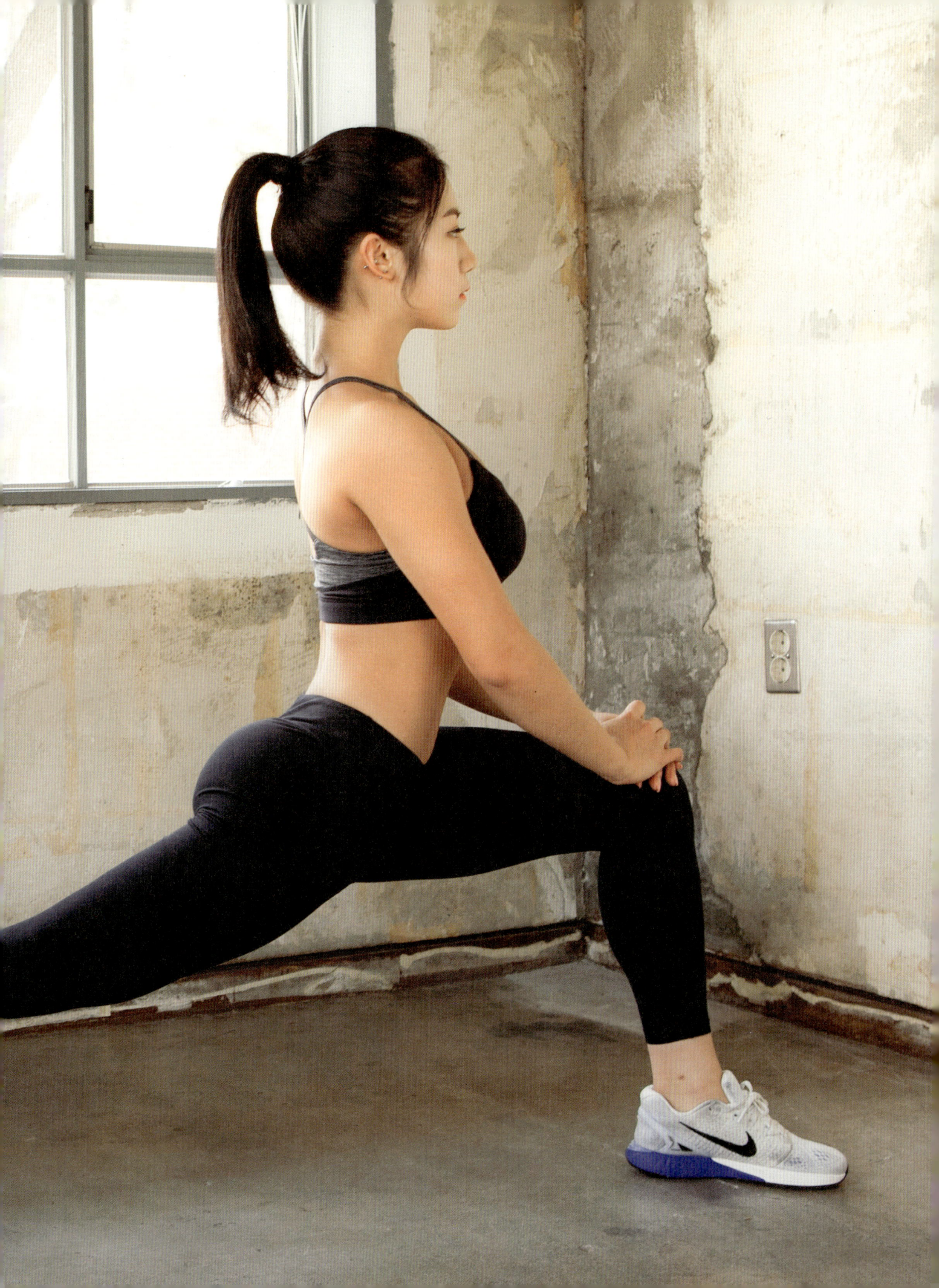

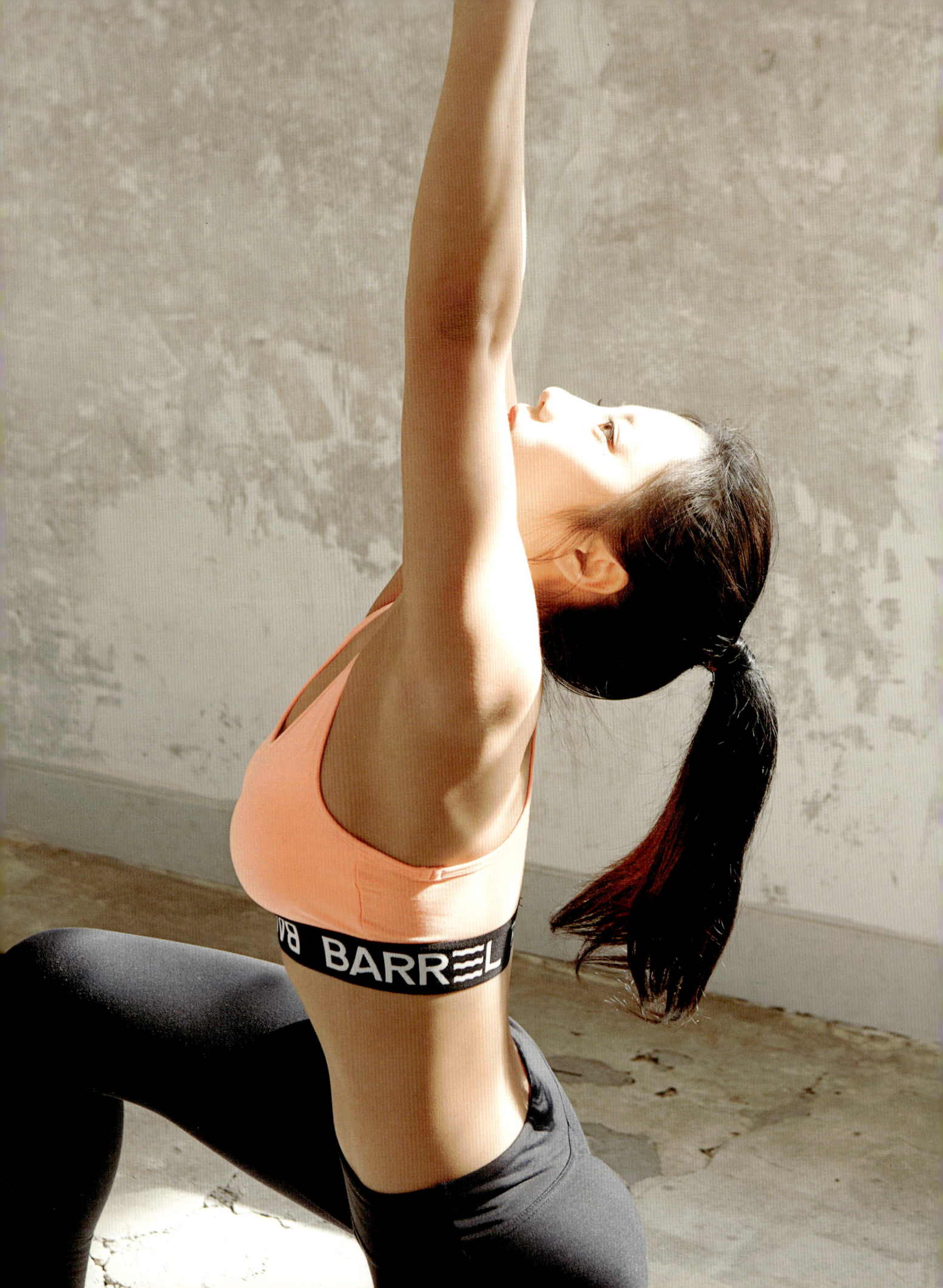

: PROLOGUE

선천적으로 약한 몸
운동으로 극복!

어렸을 때 저는 또래 친구들보다 키와 몸집이 작았지만 운동신경이 좋았어요. 체육대회 때마다 계주에서 1등을 휩쓸었지요. 그런 저를 눈여겨본 체육선생님의 권유로 운동을 시작했어요. 기초체력이 부족해 체대 입시를 준비하는 동안 매일 엄청난 근육통에 시달렸어요. 운동뿐만 아니라 공부도 열심히 해야 했는데 욕심만큼 몸과 마음이 따라주지 않아 슬럼프도 여러 번 겪었어요. 그럴 때마다 부모님께 스스로 선택한 진로에 후회 없는 모습을 보여드리고 싶어서 독하게 이겨냈던 것 같아요.

저는 일란성 쌍둥이로 태어나 선천적으로 면역력이 약했어요. 마르고 키도 작은 데다 일주일 중 절반을 병원에서 보낼 정도로 잔병치레도 많았지요. 부모님께 걱정만 끼치는 것 같아 항상 죄송했는데 운동을 통해 건강해진 모습을 보여드리고 싶었어요. 그래서 이를 악물고 남들보다 몇 배는 노력해 체대 입학에 성공했지요. 체대 입학식 날 "건강하고 밝아진 으뜸이가 너무 자랑스럽다"라며 기뻐하시던 부모님의 모습을 떠올리면 아직도 코끝이 찡해져요.

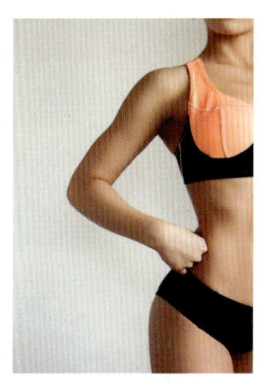

새로운 인생을
살게 해준 '운동'

대학교 여름방학 때 미국에 유학하고 있는 언니와 샌프란시스코 여행을 하기로 했어요. 언니를 만난 곳에서 목적지까지 가려면 6시간 정도 자동차를 타야 했지요. 너무 먼 거리라 가족들이 걱정했지만 '별일 없겠지' 생각하며 겁도 없이 밤에 출발! 5시간 정도 지나 목적지에 다다랐을 때 운전하고 있던 언니와 제가 동시에 잠이 들었어요. 언니가 눈을 떴을 땐 이미 핸들이 꺾여 차가 도로에서 크게 구르고 있었지요. 잠시 의식을 잃었고 구조대원이 와 차에서 저를 꺼낸 뒤 헬리콥터에 태워 병원으로 이송했어요. 눈을 떠보니 병원이었고 엉엉 울면서 언니를 찾았지요. 언니는 경찰차를 타고 저보다 병원에 늦게 왔더라고요. 언니가 도착한 걸 확인한 후 마음은 편안해졌지만 상태는 좋지 못했어요. 뇌출혈이 일어났고 오른쪽 4번째, 5번째 손등 뼈가 부러진 데다 여기저기 피멍이 들었고 폐에는 큰 멍이 들어 경과를 지켜봐야 하는 상황이었어요.

수술을 하고 다행히 회복 속도는 빨랐지만 아직도 비 오는 날에는 온몸이 저린 후유증에 시달려요. 크게 다치고 나니 건강의 소중함과 운동의 중요성이 더욱 절실히 와 닿았지요. 사고 이후 운동에 더욱 집중해 건강을 되찾았고 탄탄한 보디라인까지 갖추게 됐어요. 운동은 몸매를 뽐내기 위한 수단이 아니라 새로운 인생을 살게 해준 기회였지요.

저는 사람들이 원하는 몸을 만드는 게 아니라 스스로의 기준과 목표에 맞춰 몸을 만들고 그걸 증명해내는 사람이 되려고 해요. 하루하루 더 나아진 모습으로 진짜 노력한 몸이란 무엇인지 보여줄 거예요.

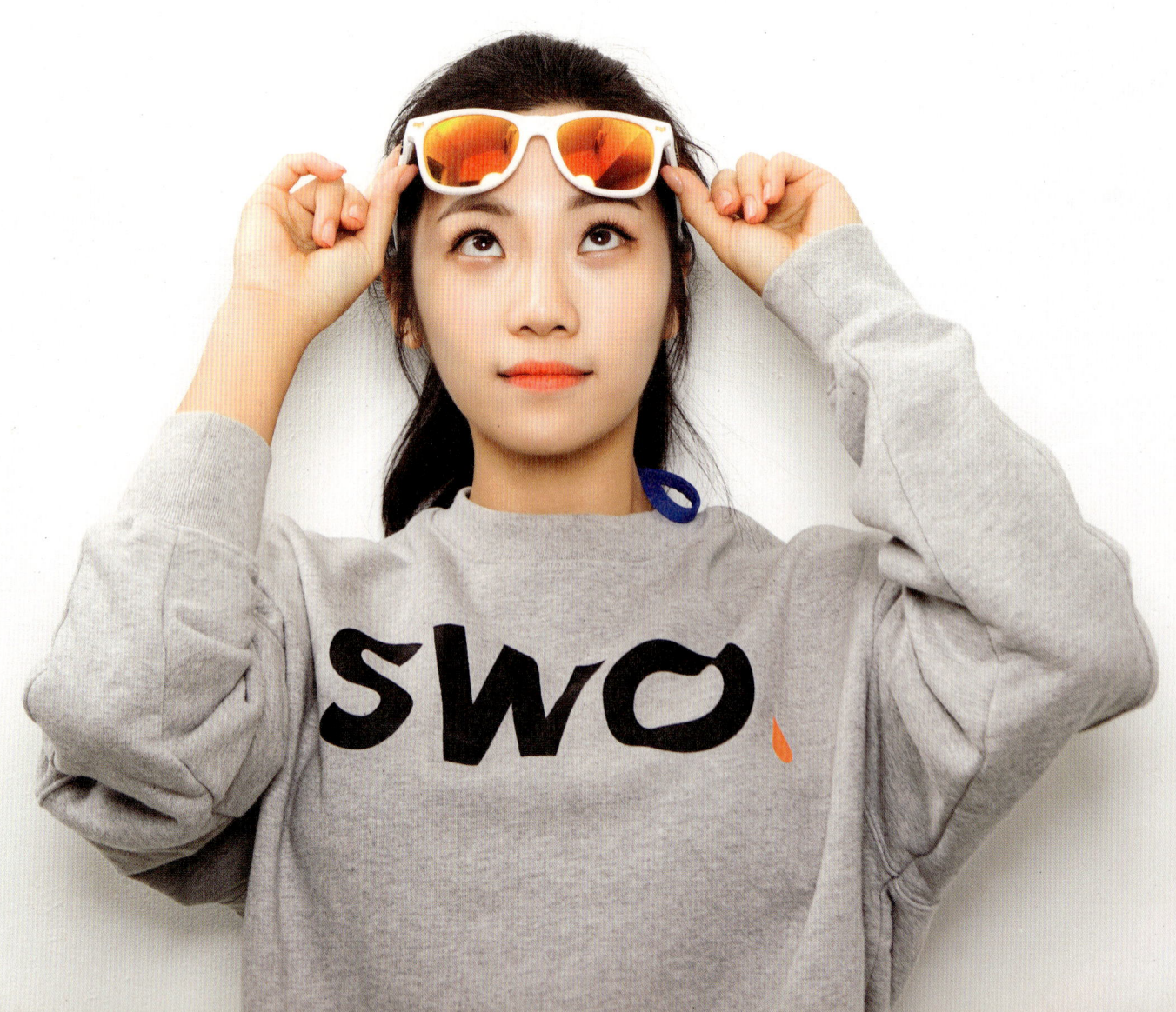

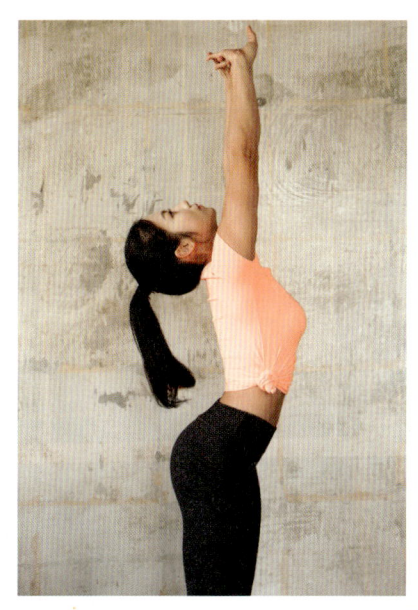 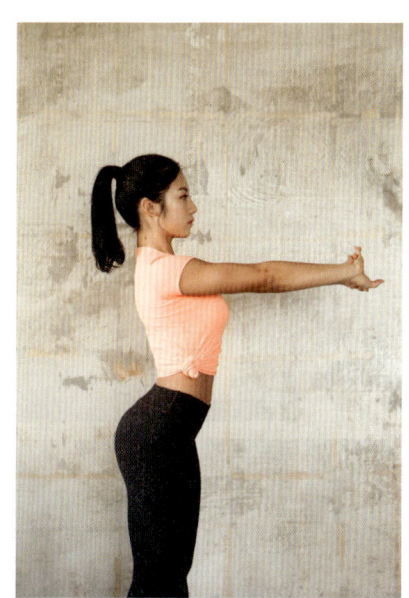 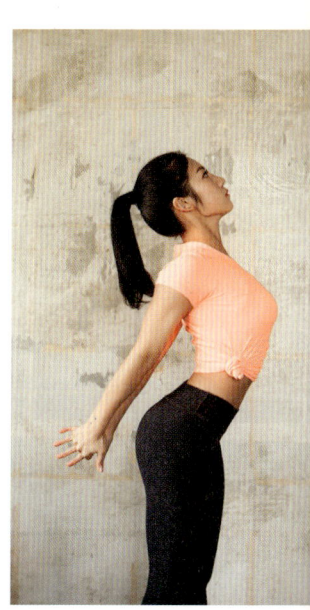

아니요, 100% 운동으로 노력해 얻었어요
누구나 저처럼 될 수 있어요

타고난 몸매인지, 엉덩이 수술을 했는지 안 했는지 사람들이 가장 많이 하는 질문이에요. 처음에는 이런 질문을 받으면 화도 났었어요. 열심히 노력하고 공부해서 얻은 몸매인데 너무 쉽게 생각하는 것 같았거든요. 하지만 지금은 그냥 웃어 넘겨요. 사람들 시선에 신경 쓰면 누군가에게 잘 보이기 위해 운동하게 되거든요. 또 운동을 하며 자극에 집중하지 못하면 절대 몸이 좋아질 수 없어요. 주어진 시간에 최선을 다하고 온전히 나 자신을 위해 운동하자는 마음으로 매일 열심히 하고 있어요. 저는 운동으로 많은 사람들에게 긍정 바이러스를 퍼트리고 싶어요. 쉽게 스트레스 받고 소극적이었던 제가 운동을 통해 밝고 활기차게 변한 것처럼요.

유행하는 다이어트를 모두 따라 해도 살이 빠지지 않아 고민인 다이어터
체력이 약해 조금만 움직여도 쉽게 지치는 허약녀
신나고 재미있게 운동하고 싶은 흥녀
그 리 고
올 여름 래시가드, 망사 니트 없이 당당하게 비키니를 입고 싶은 모든 여성들까지!

모두 모두 함께 운동해요!
저도 해냈으니 여러분도 충분히 할 수 있어요!

'힙으뜸'의 바디 상담소

SNS를 통해 몸매, 다이어트 고민을 많이 받아요. 모든 질문을 바로 대답해주고 싶지만 바쁜 운동 스케줄과 대회 준비로 미루기만 했는데요. 지금부터 그 고민을 모두 풀어드리려고 해요. 사소한 운동 습관부터 저만의 시크릿 노하우까지 하나도 빼먹지 않고 모두 공개할게요.

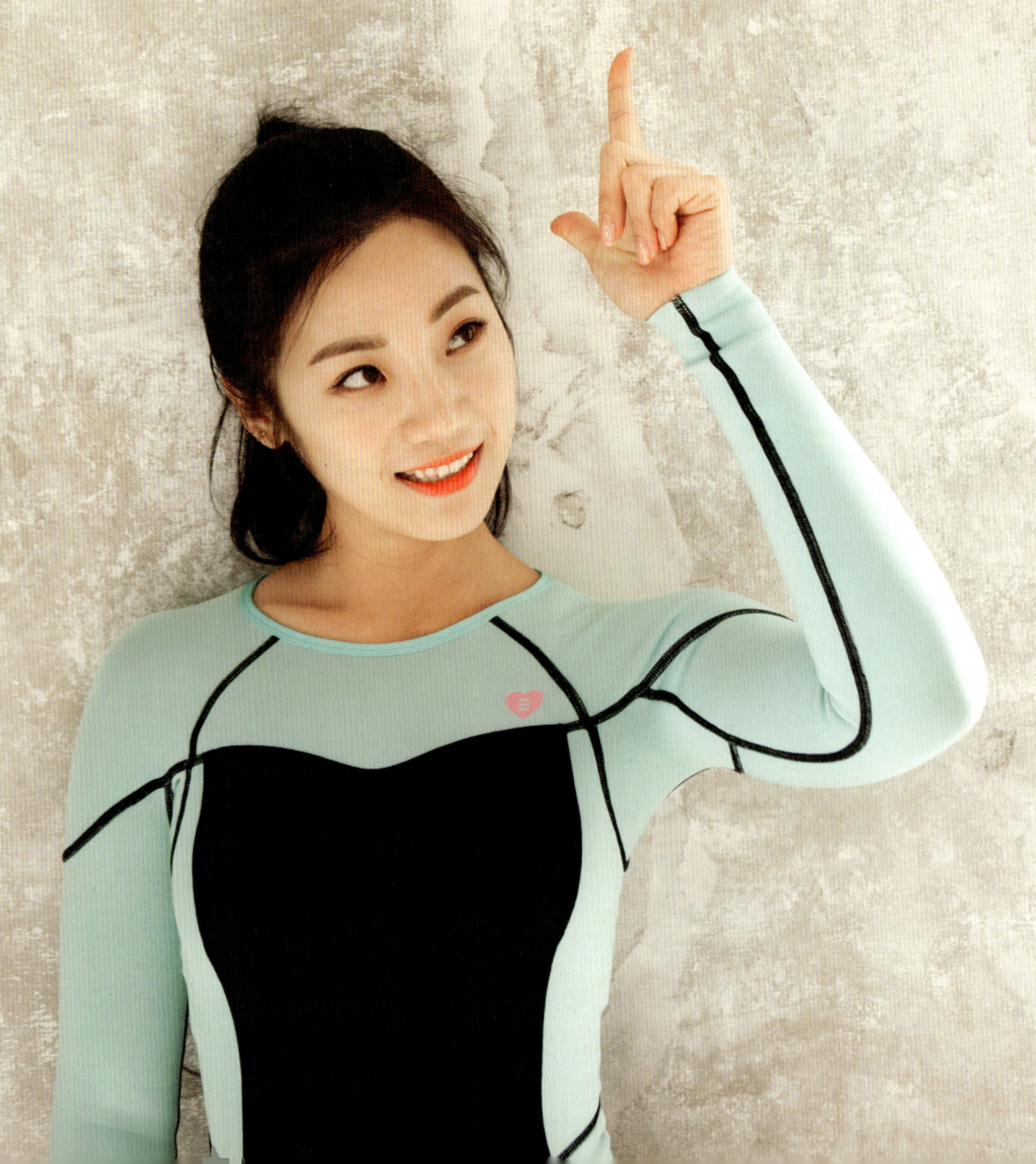

#무엇이든물어보세요 #질문 #답변 #운동 #다이어트 #생활습관
#홈트레이닝 #여름준비 #가이드 #누구나 #도전

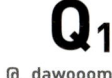

Q1 근육도 많고 체지방도 많을 경우, 유산소 운동을 해서 지방을 빼고 근력 운동을 하는 것과 웨이트를 중점적으로 하면서 유산소 운동을 병행하는 것 중 어느 방법이 더 효과적일까요?

@_dawooom

@euddeume_ 후자가 더 효과적이에요. 유산소 운동과 근력 운동의 효과는 각각 다르기 때문에 꾸준히 병행하는 게 좋고요. 운동 목적과 개인의 체력 수준에 따라 유산소 운동과 근력 운동의 시간이나 운동 강도를 조절해보는 것도 도움이 될 거예요. 근육과 체지방 모두 많은 상태라면 운동 초반에는 유산소 운동과 근력 운동 비중을 5대 5로 두고, 근력이 좋아진 후에는 7대 3으로 바꾸어서 근력 운동을 중점적으로 하세요. 근육량이 오르고 체력이 좋아지면 운동 강도는 유지하되 유산소 운동을 시간 단위로 늘리세요. 체지방 감소에 효과가 있을 거예요. 운동 권태기나 정체기가 왔을 때 유산소 운동과 근력 운동의 비중을 바꾸거나 운동 시간 또는 강도를 조절해보는 것도 좋아요.

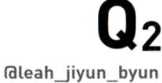

Q2 운동보다 식단 조절이 어려워요. 특히 점심과 저녁 사이에 식욕을 참기가 힘들어요. 과자를 먹는 만행도 저지르고요. 이때 간식을 어떤 식으로 먹어야 하는지 궁금합니다.

@leah_jiyun_byun

@euddeume_ 다이어트는 참 힘들지요. 계속해서 실패하지만 또다시 마음을 먹고 도전할 수밖에 없는… '다이어트는 평생의 숙제'라는 말이 괜히 생겨난 거 같진 않아요. 점심과 저녁 사이에 식욕을 참기가 힘들다고 했는데요. 점심부터 시작해서 3~4시간 간격으로 총 3번의 식사를 하세요. 점심과 저녁 사이에 간식을 먹는 것보다 배고픔도 덜하고 몸도 덜 지칠 거예요. 식사 횟수가 많아진다고 살이 찌는 건 절대 아니에요.
간식을 먹고 싶다면 바나나, 사과, 토마토, 파프리카, 오이 등 수분 함유량이 낮은 과채 종류도 좋고요. 고구마 1개, 달걀흰자 3~4개 또는 닭가슴살 1봉지 정도가 적당합니다. 가장 중요한 건 수분 섭취! 수분이 부족하면 우리 몸은 더 크게 배고픔을 느껴요. 배고플 때마다 물을 1~2컵씩 마셔보세요. 하루 종일 꾸준히 물을 마시는 것도 잊지 마시고요. 다이어트로 인한 스트레스도 받고 있는 것 같아요. 스트레스야말로 다이어트의 가장 큰 적이지요. 너무 스스로를 자책하지 말고 가끔 과자를 먹는 만행(?)을 저지르더라도 조금 더 움직이고 운동하세요. 그럼 되는 거예요.

Q3 스쿼트를 매번 같은 자세로 하나요? 아니면 다리의 넓이나 앉는 자세 등을 조금씩 바꾸나요? 매일 자극점이 똑같아서 고민이에요.

@saha

@euddeume_ 매번 다르지만 스쿼트를 할 때 대부분의 자극점을 힙에 둬요. 무게 중심을 뒤쪽에 두고 힙과 안쪽 허벅지까지 쓰려고 하지요. 자세는 동일하게 유지하면서 마지막 무릎을 펴는 동작에서 힙이나 허벅지 앞쪽을 번갈아가면서 수축하기도 해요(20~30회씩).
100개씩 발 모양을 바꿔가면서 할 때도 있어요. 스쿼트에 익숙하지 않다면 20개 단위로 발 모양을 바꿔보세요. 앉는 자세도 바꿔주는데 초반 200~300개는 고관절과 전신근육을 풀어준다는 느낌으로 천천히 힙에 집중하면서 하프 스쿼트를 하고 그 후에는 쉬는 시간에 10~20개씩 앉은 높이를 바꿔 스쿼트를 해요. 저처럼 다양한 방법으로 시도해보세요. 새로운 자극과 재미가 있을 거예요.

Q4 @na9_insta

운동은 일주일에 몇 번 하나요? 운동 쉬는 날이나 치팅데이는 어떻게 하는지 또 음식의 유혹에 어떻게 대처하는지 궁금합니다.

@euddeume_ 운동은 매일 합니다. 가끔 컨디션이 너무 떨어져서 휴식이 필요하다고 느낄 때나 스케줄이 꽉 차 있는 날은 쉬고요. 따로 치팅데이를 정해 먹고 싶었던 걸 마음껏 먹진 않아요. 어릴 때부터 보통 사람들보다 많이 먹거든요. 제가 평소 먹는 양은 일반 사람들에게 과식일 거예요. 대회를 앞두고는 그냥 참습니다. 3시간 단위로 4~5끼의 식사를 하고 물을 많이 마셔요. 또 계속해서 바디체크와 운동을 하면서 동기부여를 한답니다. 힘들 때는 가족들에게 힘을 얻기도 하고 무대 위에서의 제 모습을 상상하기도 해요.

Q5 @yoong1116

마법에 걸렸을 때 운동 방법과 식단조절 팁이 궁금해요.

@euddeume_ 월경전증후군(PMS). 여자들에게 골치 아픈 현상이지요. 호르몬은 내 의지대로 조절할 수 없기 때문에 더 어렵게 느껴지기도 하고요. 저도 그날이 다가오면 예민해지고 몸도 평소보다 부어요. 먹고 싶은 욕구도 강해지고요. 이유 없이 짜증나고 예민해지면 PMS로 생각하고 평소대로 운동과 식단을 지키려고 노력해요. 대회를 앞두고 혼자서 참기 힘들 때는 파트너 운동을 하기도 하고 말상대를 찾아 수다를 떨면서 극복하려고 해요.

하지만 스트레스 때문에 예민해 졌을 때 식욕 조절은 정말 힘들어요. 저는 제 자신에 대해서 많이 예민한 편이라 스트레스 원인이 무엇인지부터 파악하려고 합니다. 그리고 그 원인을 제거하거나 받아들이려고 해요. 저 혼자 하는 게 아니라 가까운 가족이나 운동 스승님과 공유하는 편이에요. 아! 그리고 대회기간이 아니라면 PMS를 빌미로 '당충전'을 하거나 과식을 할 때도 있어요! 그러고 나선 또 운동을 합니다! 저란 여자… 먹는 만큼 운동량을 늘린답니다.

생리통이 있는 하루이틀은 컨디션 조절을 하면서 운동 강도를 줄이기도 하고요. 생리통이 심하지 않으면 굳이 휴식을 취하거나 운동 강도를 낮추지 않아요.

Q6 @seya.5

근육 없는 '물렁살'일 경우 유산소 운동부터 시작해야 하나요, 근력 운동부터 시작해야 하나요? 첫 운동은 어떻게 시작해야 할까요?

@euddeume_ 유산소와 근력 운동을 병행하는 게 좋아요. 운동을 해보지 않았다면 우리 몸에도 운동 적응 기간

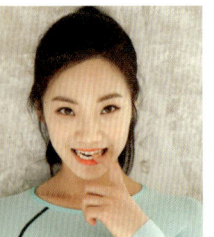 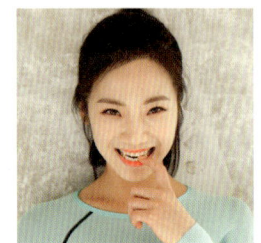 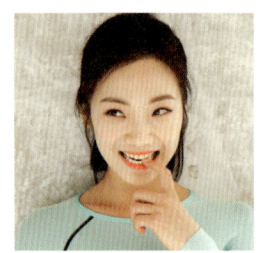 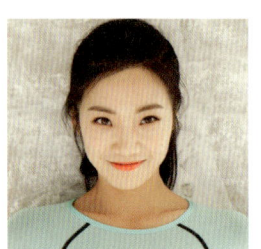

이 필요해요. 처음부터 운동을 오랫동안 힘들게 하지 말고 바른 자세를 익히면서 근육을 사용하는 데 중점을 두고 조금씩 시간과 강도를 늘려보세요. 오늘은 스쿼트를 바른 자세로 최대한 천천히 근육을 느끼면서 딱 10개만 해보세요. 내일은 15개, 모레는 20개를 해보고 인증해주세요!

Q7
@anhyesoooo

통허리도 개미허리가 될 수 있나요?

@euddeume_ 정말 슬프지만 NO. 어쩔 수 없어요. 우리의 골격은 선천적이기 때문에 바꿀 수 없어요. 하지만 보완은 가능해요. 등과 어깨 운동을 통해 조금만 라인을 만들어줘도 통허리로 보이지 않아요! 식단과 유산소 운동을 병행하면서 복부지방을 빼는 것도 중요하고요. 노력을 통해 얻어진 몸은 몇 배 더 값질 거예요.

Q8
@haereeee

다 먹으면서도 살을 뺄 수 있나요? 정말 살을 빼고 싶은데 못 먹는 것에 스트레스를 많이 받아요.

@euddeume_ 아니요. 먹고 싶은 거 다 먹으면서 예쁘고 멋진 몸을 만들 수 있는 사람은 이 세상에 없어요. 무조건 못 먹는다 생각하지 말고 건강하고 깨끗하게 챙겨먹으려고 노력해보세요. 못 먹는 것에 대한 스트레스나 압박감이 덜할 거예요. 내가 어느 정도 집중하고 노력하는지에 따라 결과(몸매)는 달라지겠지요. 저도 하루아침에 만든 몸이 아니기에 한 달 내내 먹고 싶은 것만 먹지 못해요. 다 먹으면 뚱뚱해질 거예요. 그렇게 내버려두지 않을 거고요. 저랑 같이 운동하고 건강하게 먹으면서 예쁜 비키니 몸매를 만들어봐요!

Q9
@hsu_jin

다이어트로 인한 변비는 어떻게 대처해야 하나요? 기본 식단에 맞춰 꾸준히 닭가슴살을 먹고 있는데 언젠가부터 소화가 잘 안 돼요. 이럴 땐 식단을 바꿔야 하나요?

@euddeume_ 식사주기를 규칙적으로 맞추고 식단에 과일과 채소를 꼭 추가하세요. 물은 몰아서 마시지 말고 하루 종일 꾸준히 마셔야 해요. 저는 대회준비를 하면서 운동과 식단을 병행하면 오히려 규칙적인 식사와 채소 섭취로 변비가 나아진답니다. 선천적으로 장이 약한 편인데 외식을 많이 하거나 간식을 먹으면 오히려 장운동이 활발하지 못해 변비가 생기더라고요. 닭가슴살을 먹을 때마다 소화가 안 되고 피부 트러블이나 몸에 이상 반응이 있다면 다른 단백질 식품으로 대체하세요. 혹시 컨디션 때문인지 또 다른 원인이 있는지 체크해보는 것도 좋아요.

Q10
@jw_honhon4

스쿼트만으로 힙업이 된 건지 아니면 다른 운동을 섞어 한 건지 궁금해요. 힙업을 하고 싶은데 엉덩이 운동을 하자니 엉덩이 근육이 지쳐버려요.

@euddeume_ 엉덩이 운동을 하는데 엉덩이 근육이 지쳐버리는 건 그만큼 근육을 잘 사용하고 있다는 몸의 신호로 좋은 현상이에요. 처음엔 조금만 해도 지치지만 점차 지구력이 좋아지면 횟수와 강도를 높일 수 있을 거예요. 제 엉덩이는 스쿼트와 다른 운동을 병행해서 만들었어요. 하체 운동과 상체 운동을 번갈아 하며 전체적인 상하균형을 맞춰 운동했더니 훨씬 라인이 좋아졌어요. 《비키니 다이어트》에 다양한 하체 운동법을 담았으니 열심히 따라 해보세요.

Q11
@kwangho_88

두꺼운 근육을 얇고 보기 좋은 라인으로 만드는 방법이 있나요?

@euddeume_ 네 있지요. 근육을 길게 그리고 천천히 사용하면 큰 도움이 돼요. 평소 운동하던 스타일에서 전체적으로 속도를 천천히(특히 이완할 때) 낮추고 미세한 자극을 느낄 수 있을 정도의 가벼운 무게로 운동해보세요. 단 한 번 하더라도 그 근육을 최대 늘리는 느낌으로요. 필라테스 운동도 추천해요. 필라테스는 근육을 얇고 길게 쓰는 운동이기 때문에 라인이 매끈하고 얇아져요.

Q12
@tearsinheaven85

가장 좋아하고 효과를 많이 본 힙 운동 루틴 하나만 추천해주세요.

@euddeume_ 브릿지 〉 스쿼트 〉 스플릿스쿼트 〉 스티프데드리프트 〉 와이드스쿼트

Q13
@pac3333

체지방 제거에는 공복에 인터벌 유산소가 진리인가요?

@euddeume_ 아니요. 근육 손실이 일어나기 쉽고 금방 지쳐요. 규칙적으로 균형 잡힌 식사를 하면서 근력 운동 후 유산소 운동을 하는 게 체지방 제거에 더 효과적이에요. 물론 체지방 제거에 중점을 둔다면 운동도 빼먹으면 안 되겠지만 식이조절에도 신경 써야 해요.

Q14
@header7777

여자는 가벼운 무게로 횟수를 늘리며 운동 해야 체형이 예뻐지나요? 아니면 어느 정도의 중량부하는 필수인가요?

@euddeume_ 아침 식사를 간단히 하고 근력 운동과 유산소 운동을 같이 해보세요. 직접 해봤는데 아침을 먹고 근력 운동과 유산소 운동을 같이 했더니 공복에 유산소 운동만 했을 때보다 에너지 소모가 되면서 다이어트에 도움이 됐어요.

Q15
@mingkki_v

여자는 맨몸운동 만으로도 충분한가요? 스쿼트를 하다 보니 앞벅지가 많이 발달하는 거 같은데 시간이 지나면 작아질까요?

@euddeume_ 운동 목적에 따라 차이가 있어요. 초보자는 맨몸운동으로도 충분해요. 스쿼트를 할 때 자극점의 포커스를 어디에 두고 있나요? 힙을 사용하려고 하는데 허벅지 앞쪽 근육만 자극이 오고 발달한다면 운동을 잘못하고 있는 건지도 몰라요. 하체 운동 전에 스트레칭하며 허벅지 앞쪽 근육을 이완시키고 운동 시 자극점을 힙과 뒤쪽에 둔 상태로 천천히 근육에 집중해보세요.

Q16
@sy28230

생활 속 '힙 업' 시킬 수 있는 운동 알려주세요.

@euddeume_ 특별한 도구나 기구 없이 생활 속에서도 충분히 힙 업 운동을 할 수 있어요. 제가 평소 집에서 하는 동작들로 벽, 의자, 문고리를 활용한 간단하지만 효과가 뛰어난 힙 업 운동을 소개할게요.

1 벽에 등을 대고 엉덩이가 바닥과 수평이 되게 무릎을 구부린 자세를 유지하며
TV를 봐요. 처음에는 다리가 떨리고 몸이 아래로 자꾸 내려앉지만
시간이 지나면 편안해지며 허벅지와 엉덩이, 복부에 자극을 느낄 수 있을 거예요.

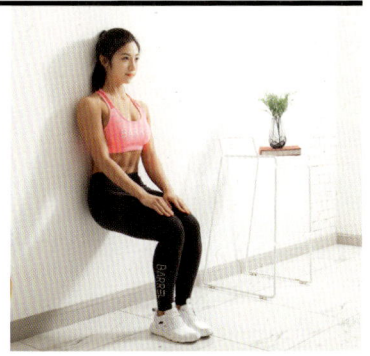

2 어깨와 가슴을 활짝 편 뒤 양팔을 구부려 벽에 손바닥을 대요.
엉덩이에 힘을 주며 한 발씩 올렸다 내렸다를 반복해요.

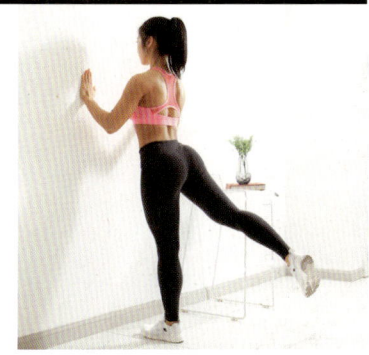

3 의자 끝을 잡고 무릎을 직각으로 구부려요.
엉덩이와 복부에 힘을 주며
상체부터 무릎까지 올렸다 내렸다를 반복해요.
어깨에 힘이 들어가면 절대 안돼요

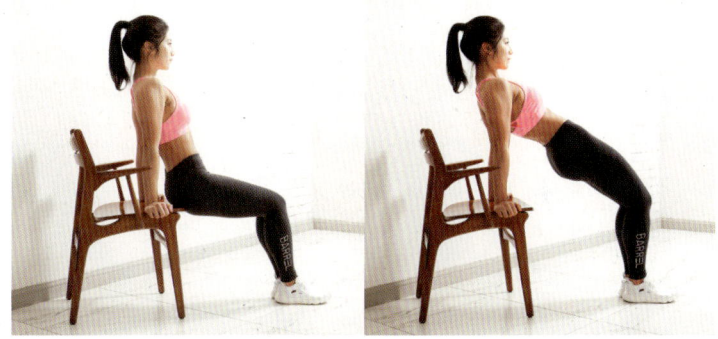

4 문을 닫은 상태에서 문고리를 잡고 바르게 서요. 엉덩이에 힘을 주며
발끝을 올렸다 내렸다를 반복해요. 엉덩이가 뒤로 빠지거나
상체가 앞으로 기울지 않게 주의하세요.

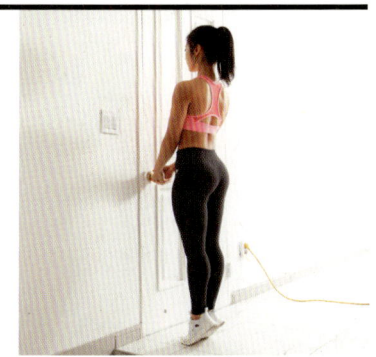

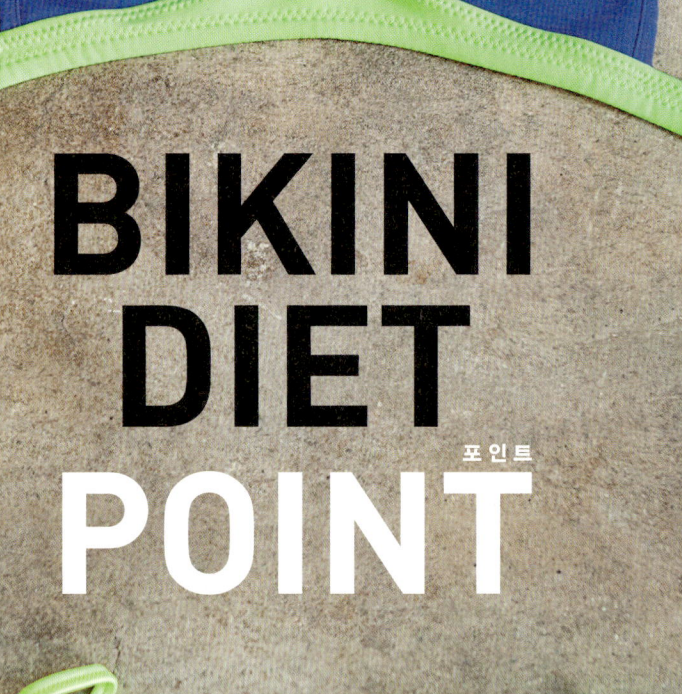

BIKINI DIET
POINT 포인트

비키니 다이어트는 특별한 도구도, 기구도, 장소도 필요 없어요. 몸은 그 자체가 최고의 기구예요. 우리 몸의 근육은 매우 섬세하게 설계되어 있어 원하는 부위의 근육을 정확하게 자극하면 충분한 체중 감량과 근력, 유산소 트레이닝이 가능해요. 무작정 굶어서 빠진 살은 반드시 요요가 와요. 굶어서 줄어드는 체중 대부분은 체지방과 수분으로 일반식을 먹는 순간 쉽게 원상 복구되지요. 이를 최소한으로 줄이면서 건강하고 탄탄한 몸매를 유지하는 게 비키니 다이어트의 핵심이에요. 지금부터 소개하는 포인트를 기억하며 생활하고 운동해보세요. 쉽게 살이 찌는 체질을 가진 제가 지금의 몸을 만들고 유지할 수 있게 한 노하우랍니다. 운동 효과를 높여주고 섹시하고 매력 넘치는 S라인을 만드는 데에도 큰 도움이 될 거예요. 절대 포기하지 마세요. 제가 열심히 도와드릴게요!

1   다이어트가 필요한 부위의 운동을 먼저 시작해요

우선 전체적으로 어떤 운동이 있는지 한번 쭉 훑어본 뒤 나에게 꼭 필요한 부위에 해당하는 운동을 찾아요. 그리고 처음부터 차근차근 따라 합니다. 끝까지 따라 한 뒤 자극이 가장 많이 느껴지는 동작을 여러 번 반복하면 큰 효과를 볼 수 있어요. 부위별 운동은 저마다 다른 몸매의 장단점을 고려해 스스로가 맞춤 방법을 찾아 실시할 수 있게 구성했어요. 가장 필요한 부위를 먼저 운동한 뒤 그 부위의 변화를 기준으로 다른 부위 운동의 강도와 횟수를 조절해도 좋아요.

2   하체 운동을 꾸준히 해요

하체 운동을 기피하는 사람들이 많아요. 단순하게는 힘이 들어서 아니면 다리가 굵어질 수 있다는 걱정 때문이지요. 하지만 다이어트에서 하체 운동은 선택이 아닌 필수예요. 사람은 근육량이 많을수록 소모되는 칼로리 양이 많아져요. 같은 양의 운동을 해도 근육량이 적은 사람은 근육량이 많은 사람보다 효과가 적지요. 하체에는 가장 많은 근육이 있어요. 신체 중 하체를 단련하면 효과적으로 많은 근육을 단련할 수 있지요. 하체 운동은 대사량을 높여 다이어트를 좀 더 효과적으로 할 수 있는 핵심비법이에요.

3   스쿼트를 매일 해요

스쿼트 자세를 제대로 숙지한 후 하루 10분씩 매일 스쿼트를 해보세요. 저도 처음에는 20개부터 시작했어요. 하다 보니 점점 체력이 좋아지고 근력이 발달하면서 지금은 쉬지 않고 1500개 정도 할 수 있어요. 혈액순환, 전신 운동 효과와 더불어 하체 라인을 탄력 있게 만들어줄 거예요.

4   체력에 맞게 운동해요

지나친 욕심에 처음부터 어려운 동작을 따라 하거나 잘 안되는 운동을 무리해서 시도하면 절대 안 돼요. 비키니 다이어트는 억지로 하는 운동이 아니에요. 뭉친 근육이 풀리는 개운한 느낌으로 시작하되 몸이 유연해지면 어려운 동작을 하나씩 시도하세요.

5   하루의 모든 움직임을 운동으로 연결시켜요

계단을 이용하거나 바른 자세로 앉기, 엉덩이 자극에 집중하며 걷기 등 평상시 생활 습관만 잘 지켜도 다이어트에 도움이 돼요.

6   매순간 비키니를 입은 자신의 모습을 상상해요

다이어트 기간에 아름답게 변한 모습을 상상하는 긍정적인 이미지 트레이닝은 운동법이나 식단 조절만큼 중요해요.

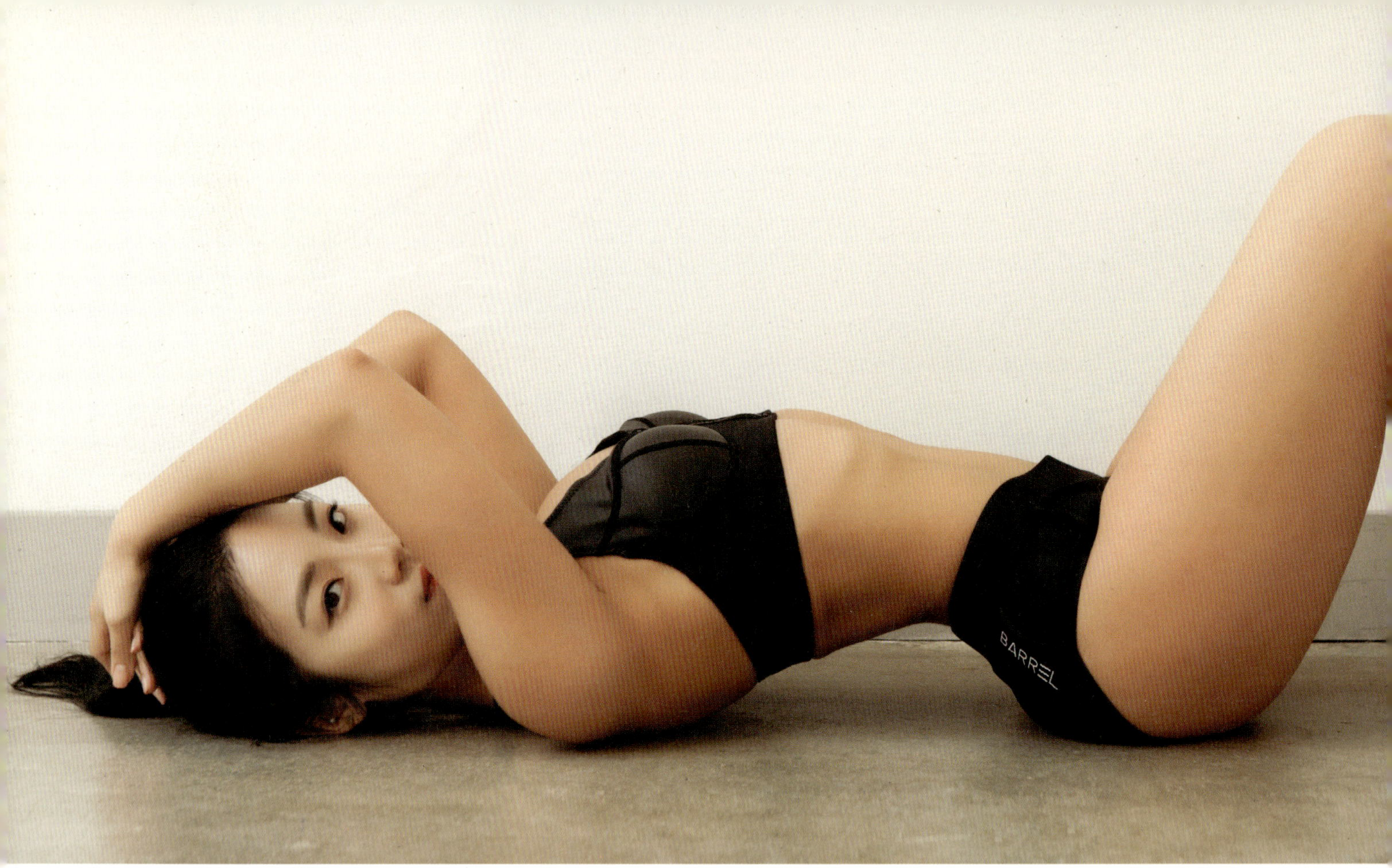

비키니 다이어트 스타트!

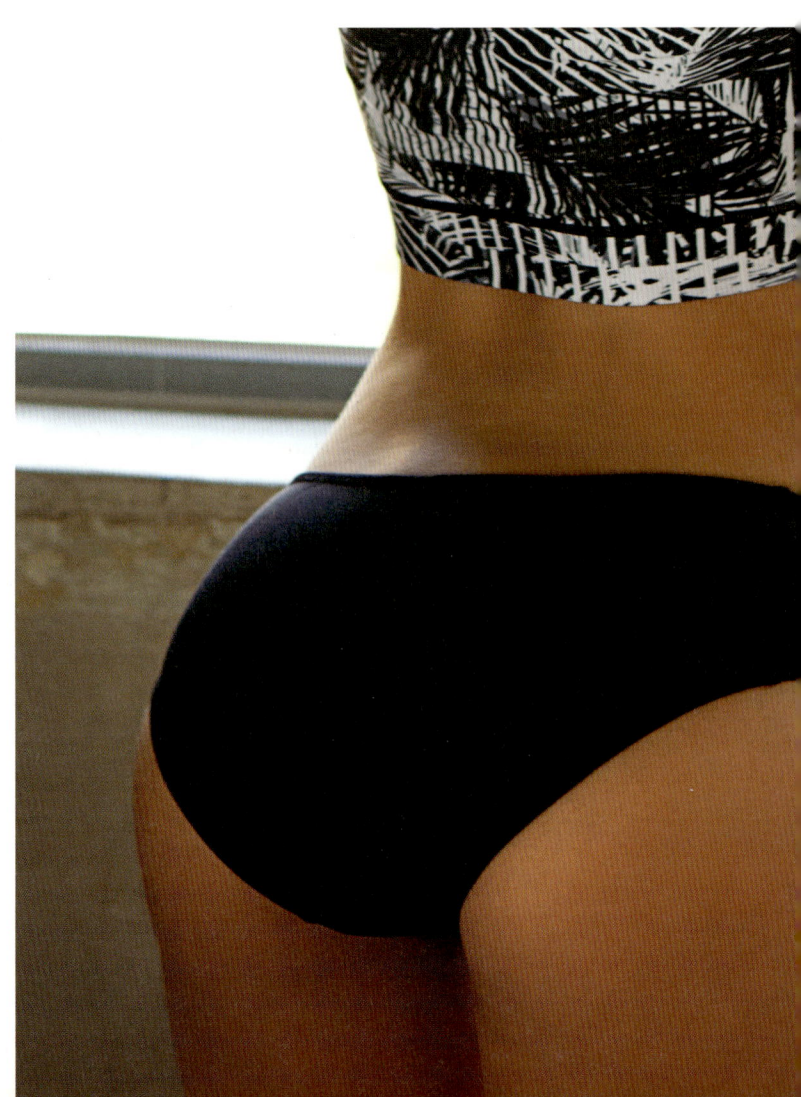

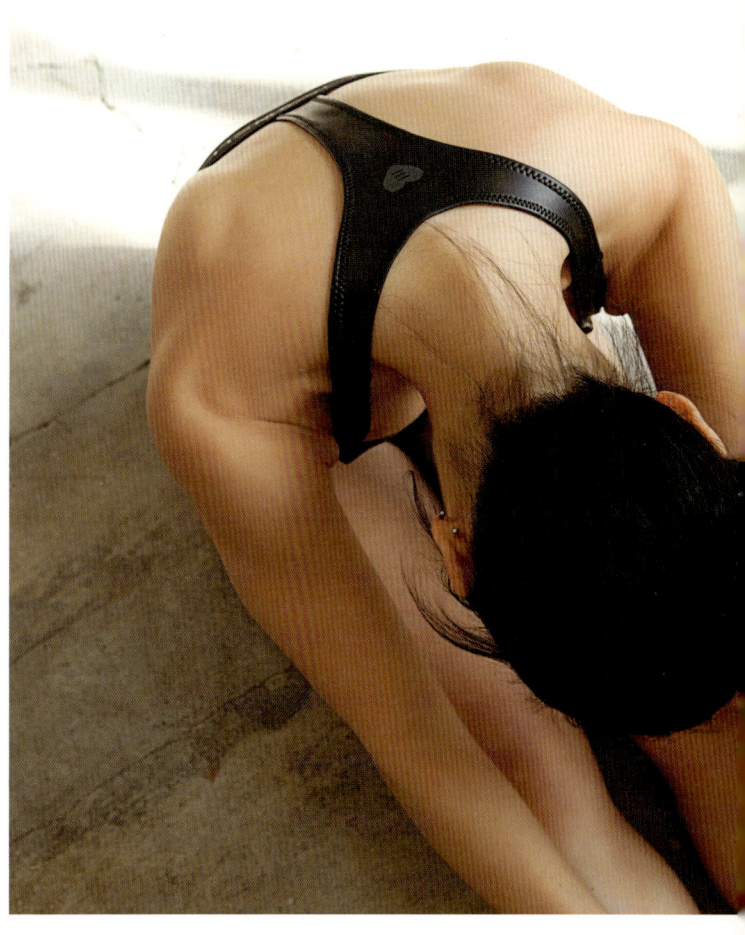

저 역시 운동을 시작하기 전에 여름이 돌아오면 지옥의 다이어트를 했었어요. 목표는 오직 하나 섹시한 비키니 입고 당당하게 해변 거닐기! 유명하다는 다이어트 책도 사서 따라 해보고 헬스 클럽에 등록해 열심히 운동도 했지요. 하지만 일주일 정도 하니 지루하고 빼고 싶지 않은 부위까지 빠지면서 몸매 라인이 불균형해지는 느낌이었어요. 그때부터 저마다 다른 몸매의 장단점을 고려해서 스스로가 맞춤 방법을 실시할 수 있는 가이드라인이 필요하다고 생각했어요. 그 해결책을 찾기 위해 열심히 공부하고 연구했지요. 드디어 완성해 이렇게 여러분께 소개합니다.
'비키니 다이어트!'
비키니 다이어트는 특별히 신체 부위에 따른 운동법이에요. 원하는 부위를 선택한 뒤 각 부위별로 소개한 모든 운동을 꼼꼼하게 따라 하기를 추천해요. 하루 10~20분씩만 실시해도 '다이어트에 대한 압박감'을 버릴 수 있을 거예요.

———— 운동을 시작하기 전에 이 책을 200% 즐길 수 있는 가이드라인을 소개할게요.

1. 각 운동 중 난이도가 높거나 따라 하기 어려운 동작은 바로 뒷장에 디테일 페이지를 만들었어요.
   부위별 자세와 각도를 미리 숙지한 후 동작을 정확하게 따라 해요.
2. 덤벨은 500ml 생수병으로 대체했어요.
   덤벨이 있다면 사용해도 좋고 없다면 500ml 생수병에 물을 가득 채워 동작을 따라 해도 좋아요.
3. 한 각도로 설명하기 애매한 동작은 다양한 각도를 추가해 쉽게 이해하고 따라 할 수 있게 구성했어요.
   다양한 각도로 꼼꼼히 확인한 후 동작을 실시해요.
4. 동작 중 다리를 벌리는 범위가 명시되지 않은 운동은 다리 너비가 운동을 하는 데 큰 영향을 미치지 않아요.
   자연스럽게 벌리고 동작을 실시해요.

대한민국 모든 여성이 비키니를 입고 당당하게 해변을 거니는 그날을 위해! 제가 확실히 도와드릴게요.

그럼 지금부터 함께 시작해봐요!

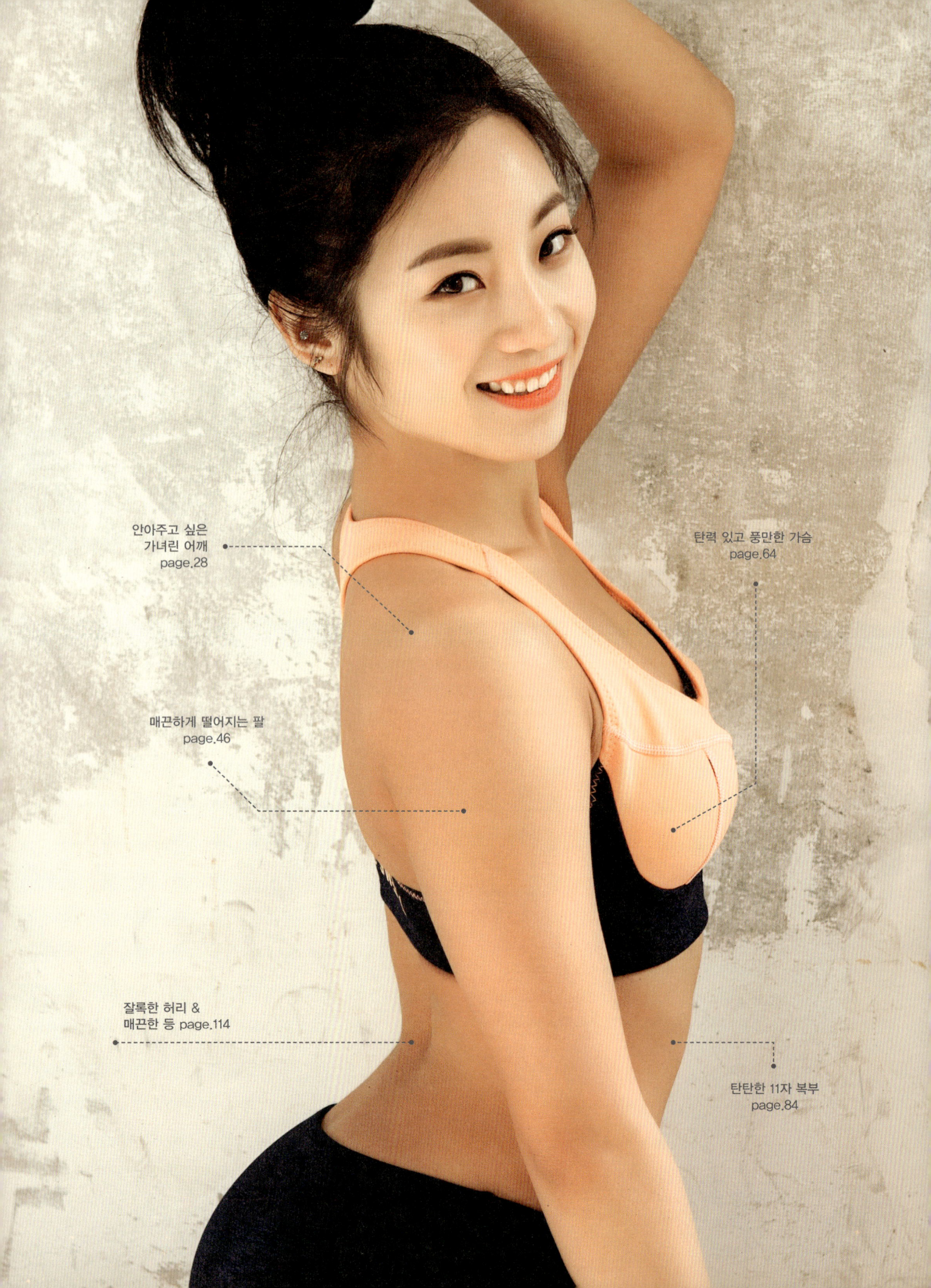

PART 1
몸에 먼저 눈이 가는 치명적인
비키니 상체 라인

군살은 제거하고 볼륨은 더하는 상체 맞춤 운동

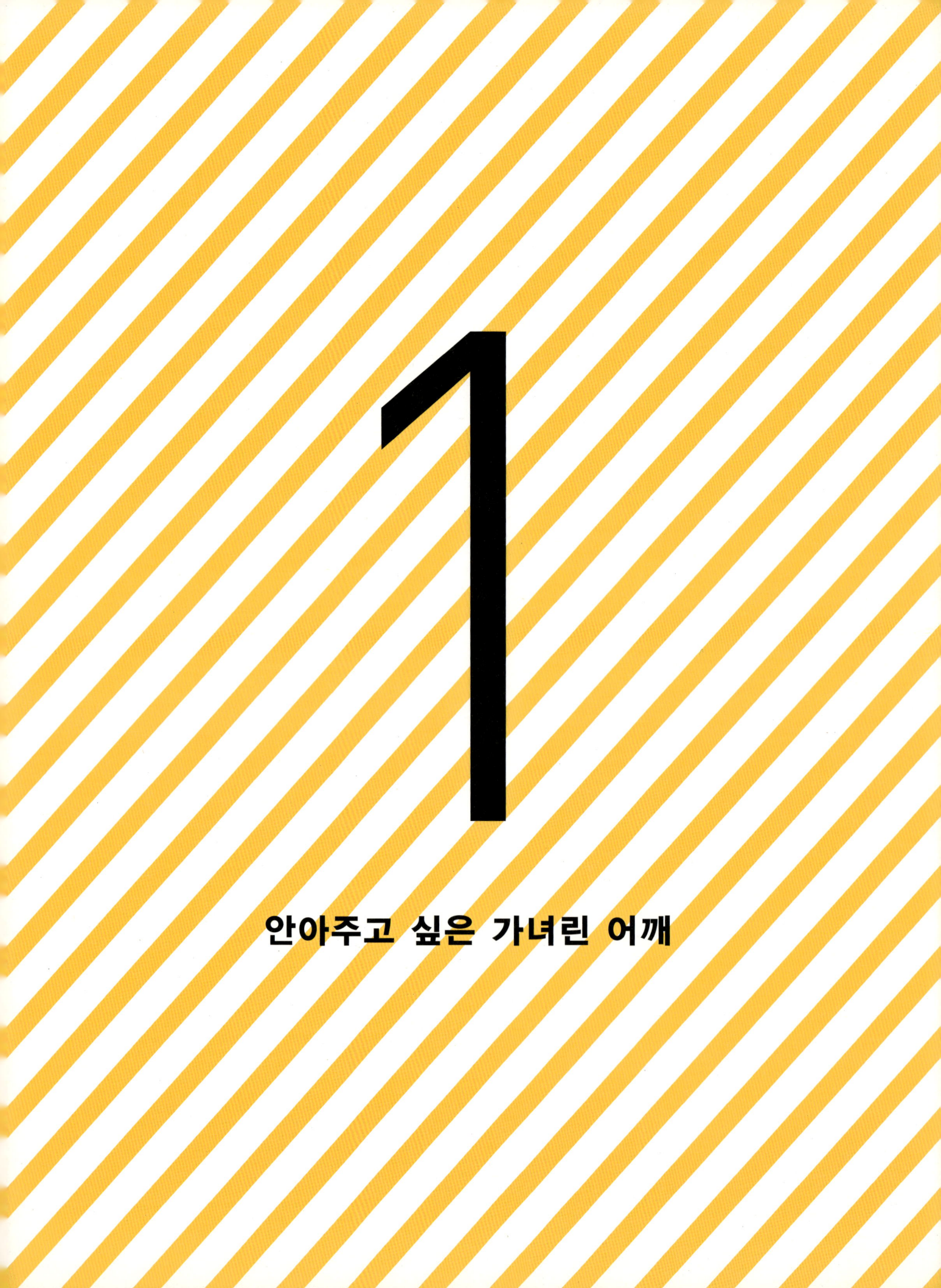

비키니를 입기 위해 어깨 노출은 필수! 목에서부터 연결되는 가녀리고 깔끔한 어깨 라인은 모든 여자들의 로망이지요. 몸 부위 중 특히 피로로 근육이 뭉치기 쉬운 곳이 어깨예요. 근육이 뭉치면 살이 붙고 이로 인해 더욱 피곤해지는 악순환이 반복되지요. 일부러 움직이지 않는 한 어깨를 쓰는 일이 거의 없어요. 때문에 어깨 순환이 잘 이루어지지 않아 살이 쪄요. 또한 골반과 어깨의 X라인 순환이 막혀 어깨에 군살이 붙기도 해요. 골반이 틀어진 상태가 지속되면 좌우 어깨도 어긋나지요. 어긋남을 바로 잡기 위해 몸은 본능적으로 어깨 주변을 굳어지게 만들어요.

어깨 군살을 빼는 게 생각처럼 쉽진 않아요. 평소 어깨를 자주 움직여 혈액순환을 원활하게 해주고 뭉친 근육을 풀어주는 게 중요해요. 지금부터 소개하는 어깨 운동은 좌우 불균형 교정은 물론 군살을 제거하고 굽은 어깨를 펴주는 데도 효과적이에요. 천천히 따라 해봐요!

어깨

1 — 20회씩 3세트

SHOULDER PRESS

덤벨 들고 팔 올렸다 내리기

삼각근(어깨를 덮고 있는 근육으로 팔을 옆으로 들어올리는 역할을 한다) 전면과 측면을 강화해 어깨가 넓어지고 경직된 어깨 근육을 부드럽게 해줘요. 몸통이 흔들리지 않게 고정하고 팔과 어깨의 힘으로만 덤벨을 올려요.

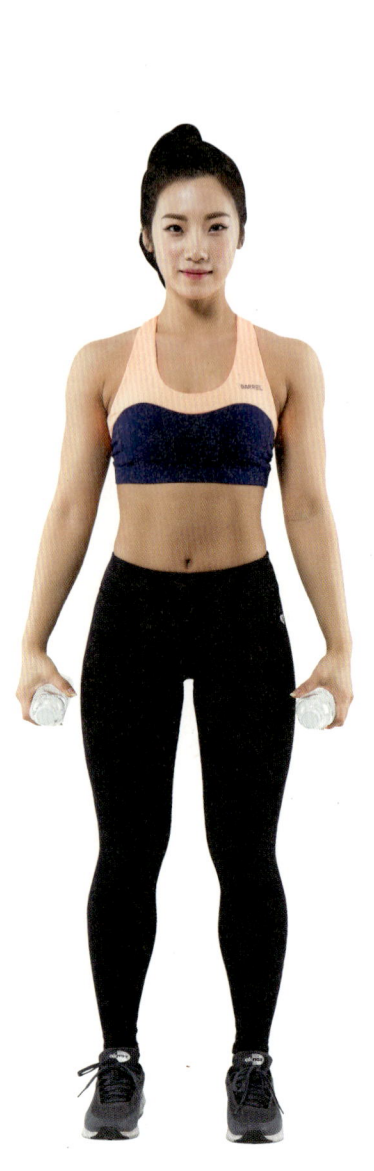
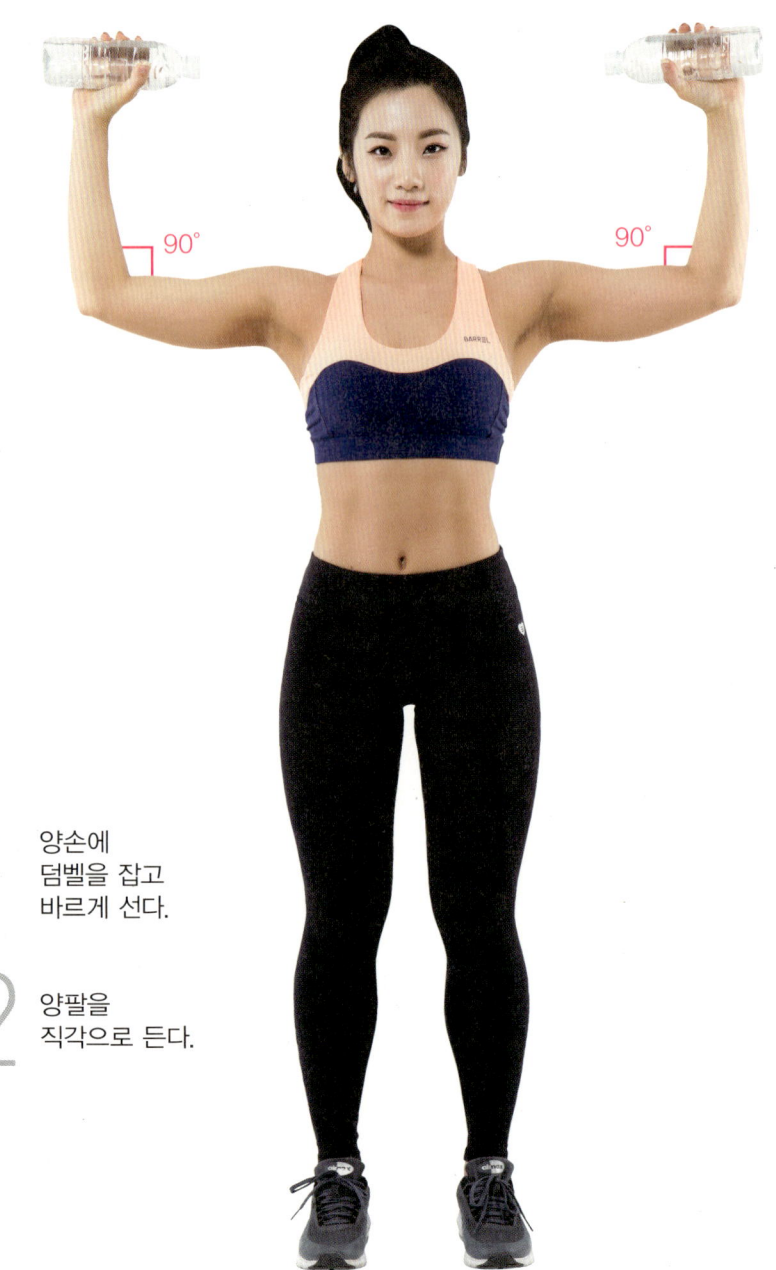

1 양손에 덤벨을 잡고 바르게 선다.

2 양팔을 직각으로 든다.

ACTION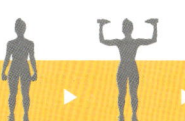

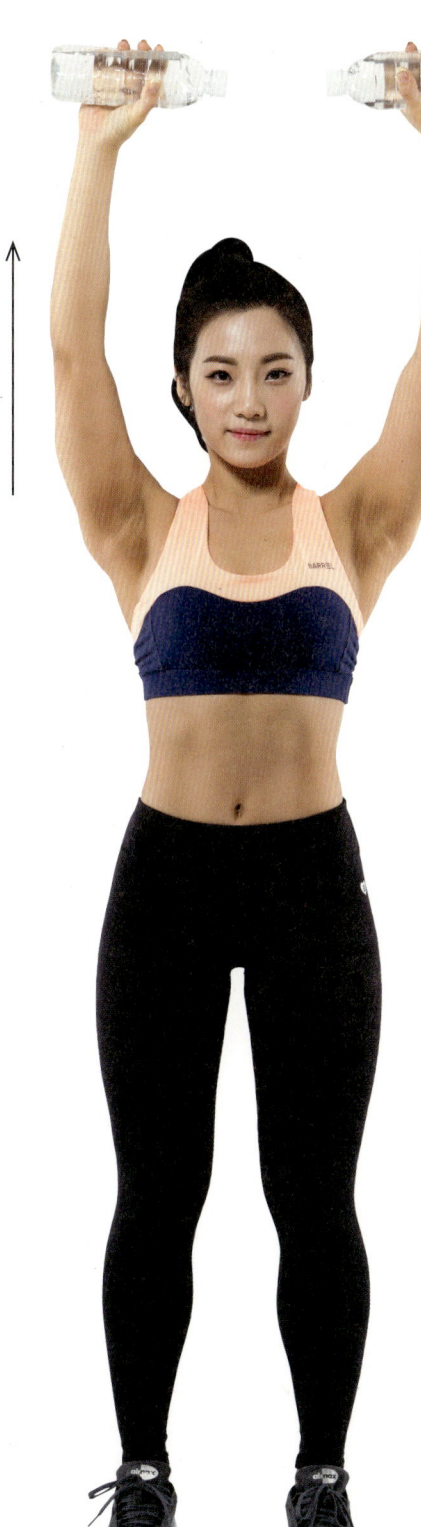

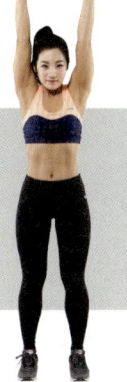

NO!
어깨가 따라 올라가거나 양 팔꿈치가 과하게 펴지지 않게 주의해요.

3 어깨를 고정시킨 상태로 숨을 내쉬면서 팔꿈치가 펴질 때까지 덤벨을 올린다.
POINT 팔꿈치를 몸 앞쪽에 위치시켜 삼각근 수축에 집중해요.

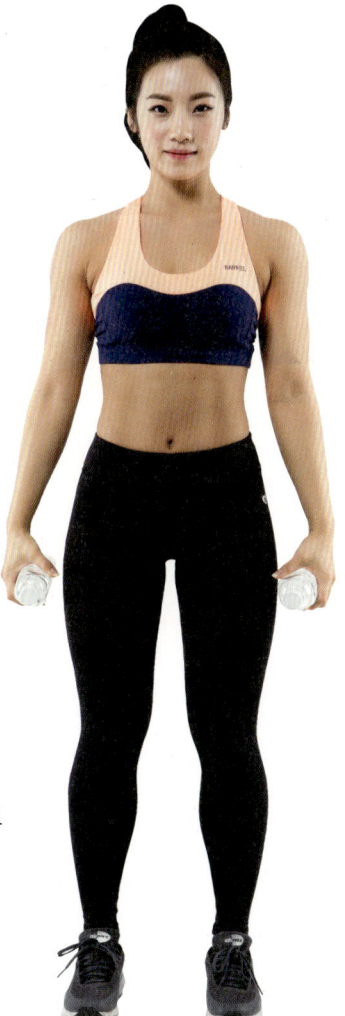

4 숨을 들이마시면서 천천히 시작 자세로 돌아온다.

어깨

OVERHEAD REACH

2

20회씩 3세트

머리 위로 원 그리기

손바닥을 바깥쪽으로 편 뒤 덤벨을 들고 천천히 머리 위로 원을 그려요.
어깨 근력 강화와 더불어 오십견을 예방하고 신체 좌우 균형을 잡아줘요.

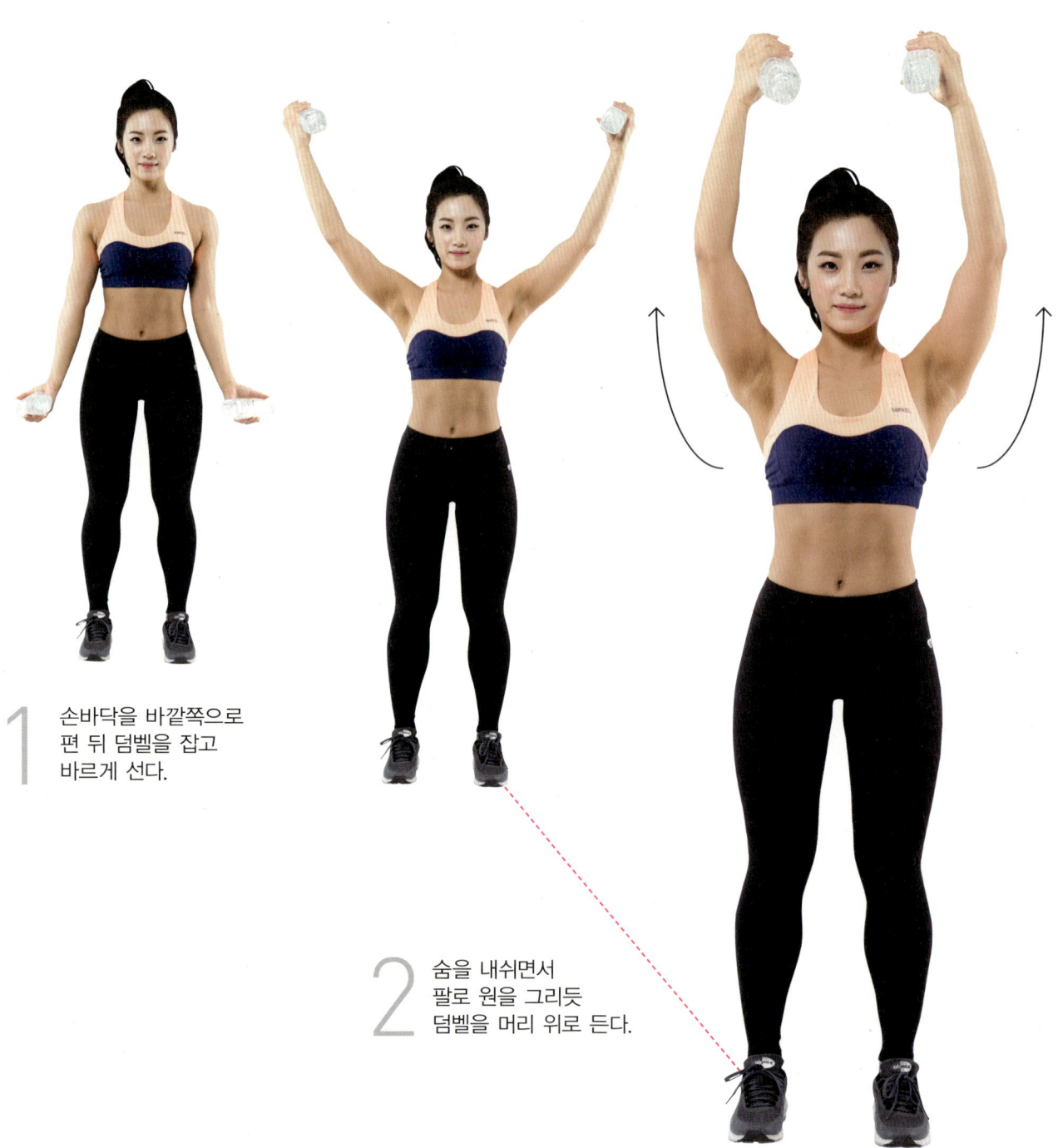

1. 손바닥을 바깥쪽으로 편 뒤 덤벨을 잡고 바르게 선다.

2. 숨을 내쉬면서 팔로 원을 그리듯 덤벨을 머리 위로 든다.

ACTION

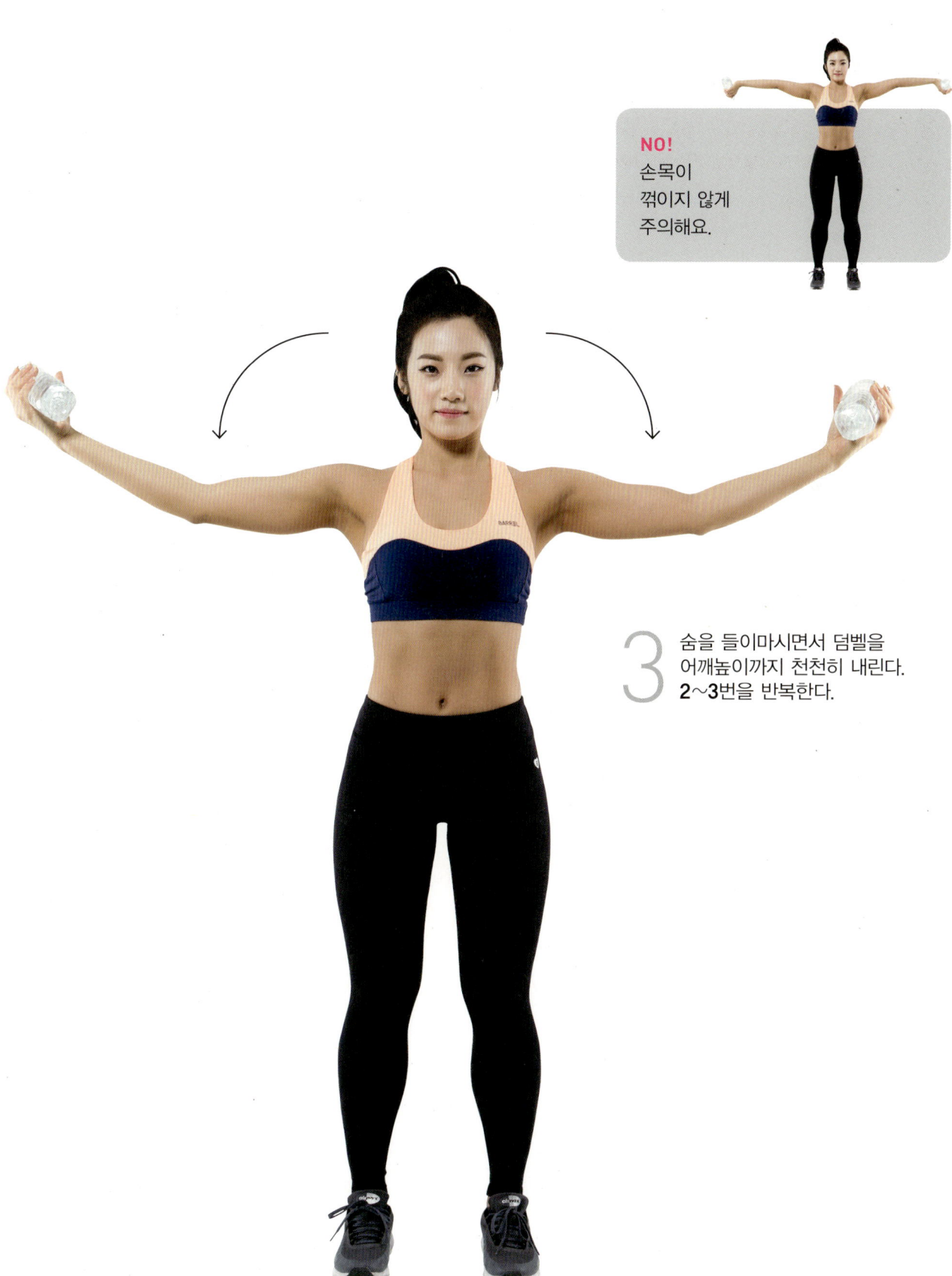

NO!
손목이 꺾이지 않게 주의해요.

3 숨을 들이마시면서 덤벨을 어깨높이까지 천천히 내린다. **2~3번**을 반복한다.

비키니 상체 라인 33

LATERAL RAISE

어깨

3

20회씩 3세트

팔 양옆으로 올렸다 내리기

어깨에서 팔로 이어지는 라인이 탄탄해져요. 특히 양쪽 어깨의 높이가 다르거나 어깨가 좁은 사람에게 꼭 필요한 운동이지요. 팔을 최대한 쭉 편 상태에서 어깨 근육이 수축하는 느낌이 들 때까지 덤벨을 올린 뒤 천천히 내려요.

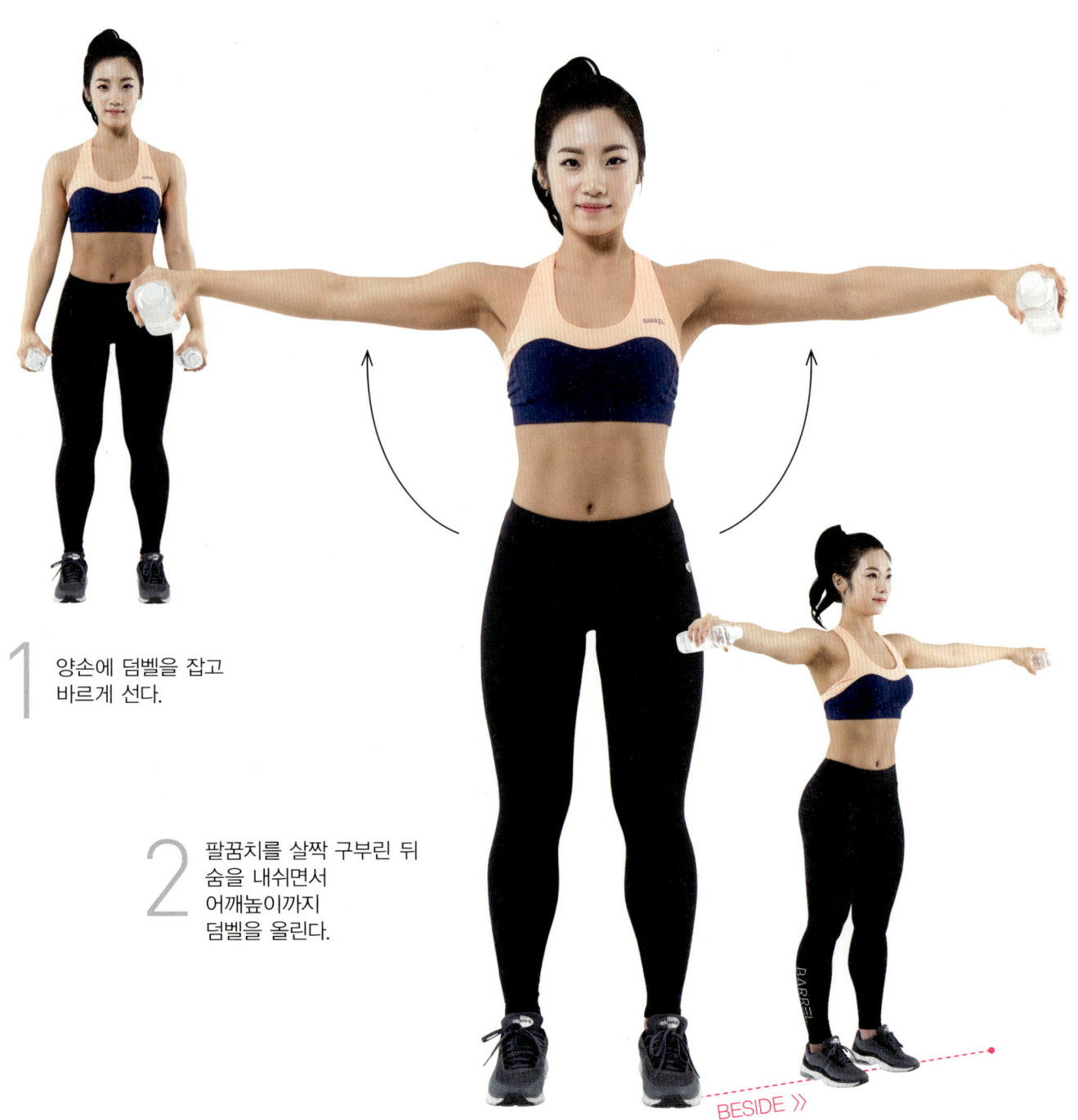

1 양손에 덤벨을 잡고 바르게 선다.

2 팔꿈치를 살짝 구부린 뒤 숨을 내쉬면서 어깨높이까지 덤벨을 올린다.

BESIDE ≫

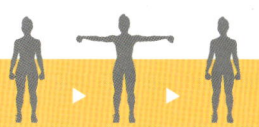

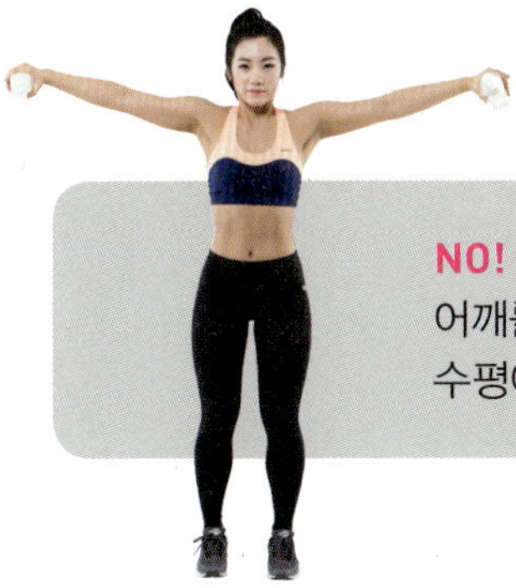

ACTION

NO!
어깨를 움츠리지 않고 팔과 어깨가 수평이 될 때까지 덤벨을 올려요.

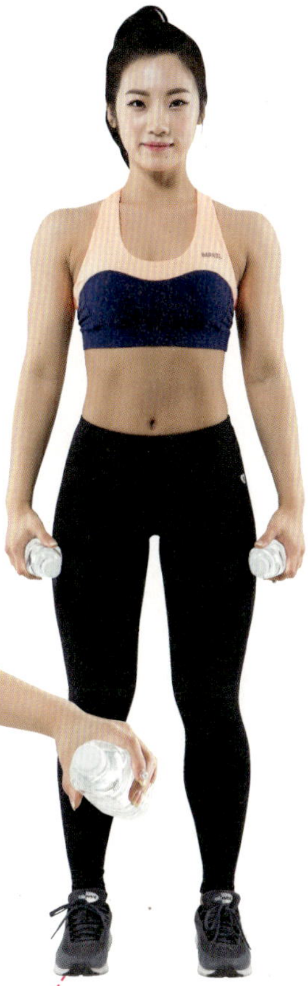

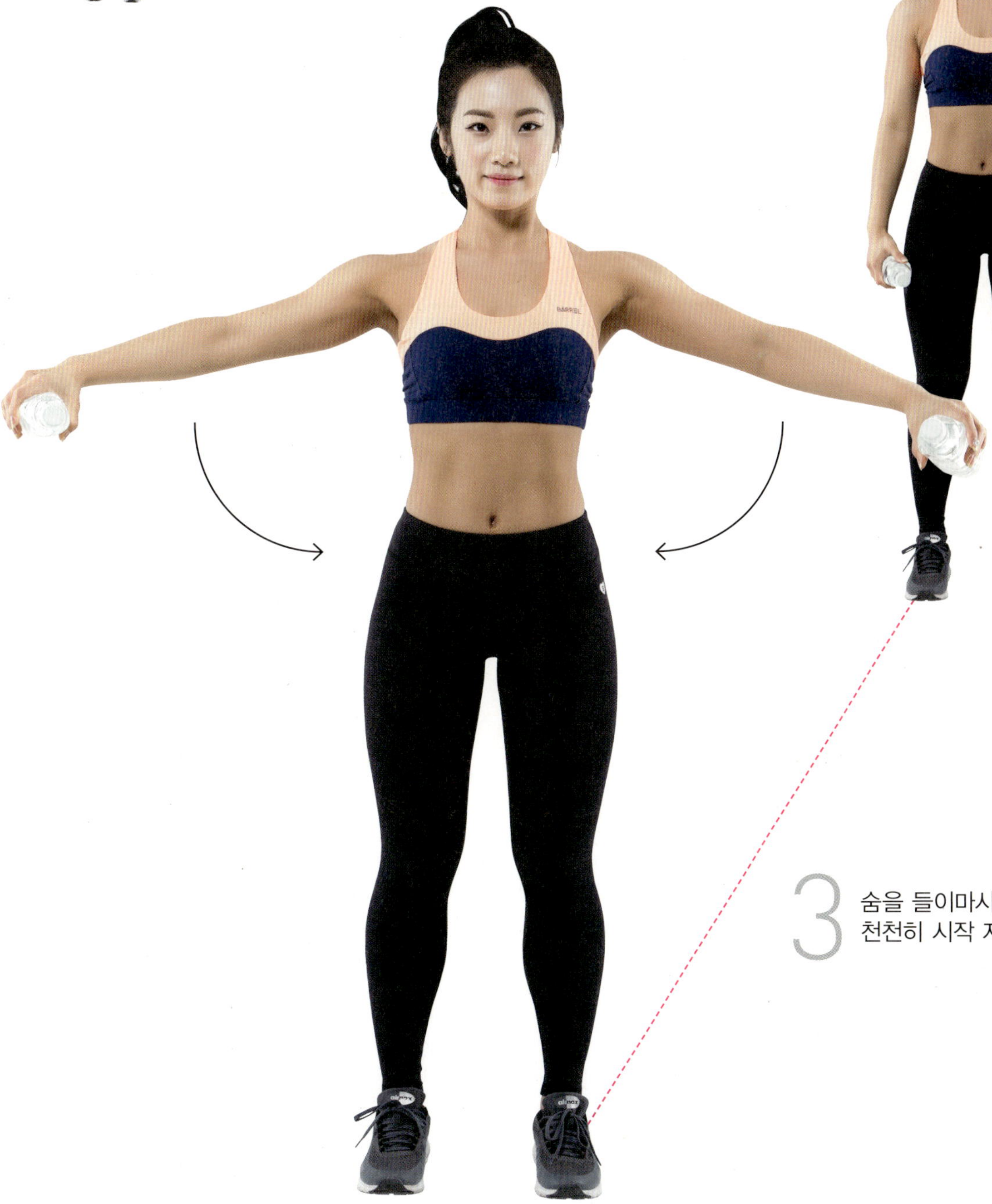

3 숨을 들이마시면서 천천히 시작 자세로 돌아온다.

어깨

4
20회씩 3세트

FRONT RAISE

팔 앞으로 올렸다 내리기

허리를 곧게 세우고 어깨를 고정한 상태에서 덤벨을 앞으로 올려요.
삼각근 전면과 쇄골을 자극해 일자 쇄골 라인을 만드는 데 효과적이에요.

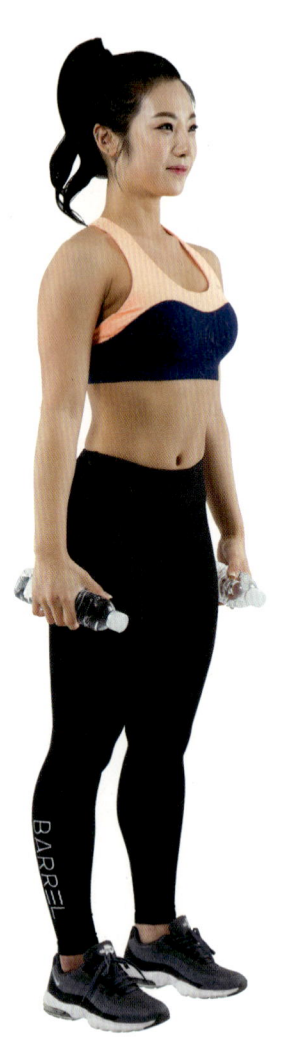

1 양손에 덤벨을 잡고 선다.

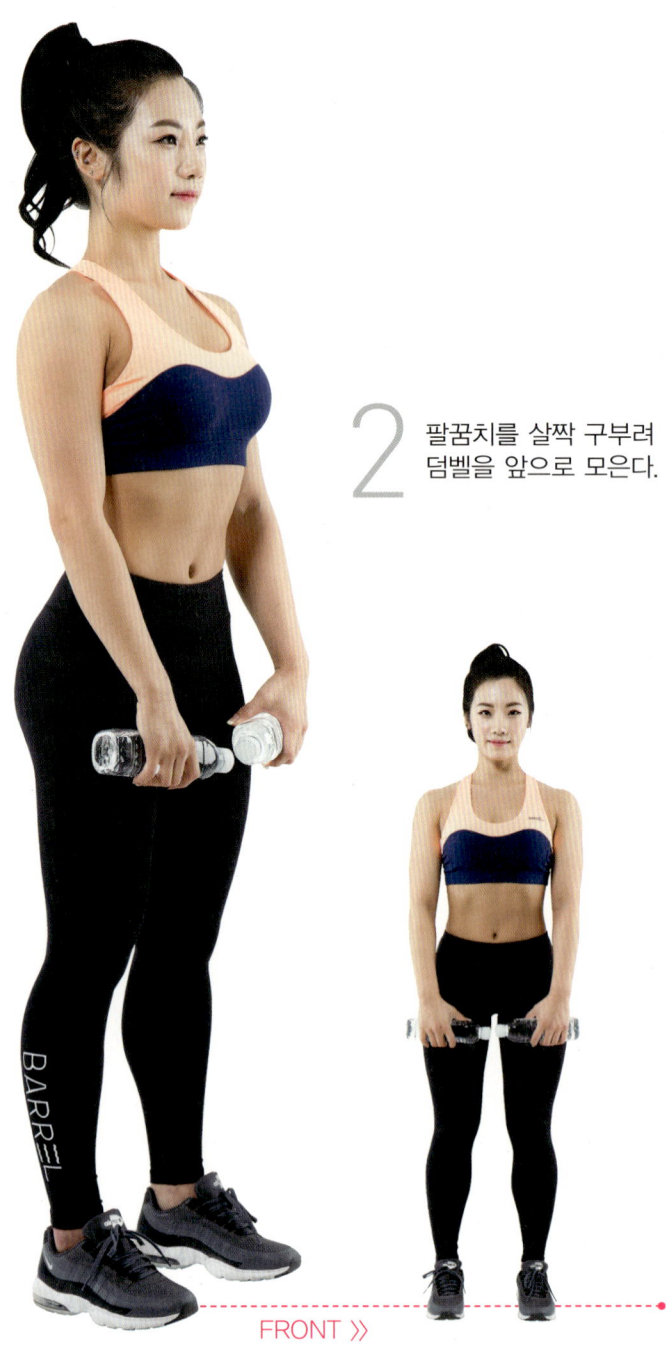

2 팔꿈치를 살짝 구부려 덤벨을 앞으로 모은다.

FRONT ≫

ACTION

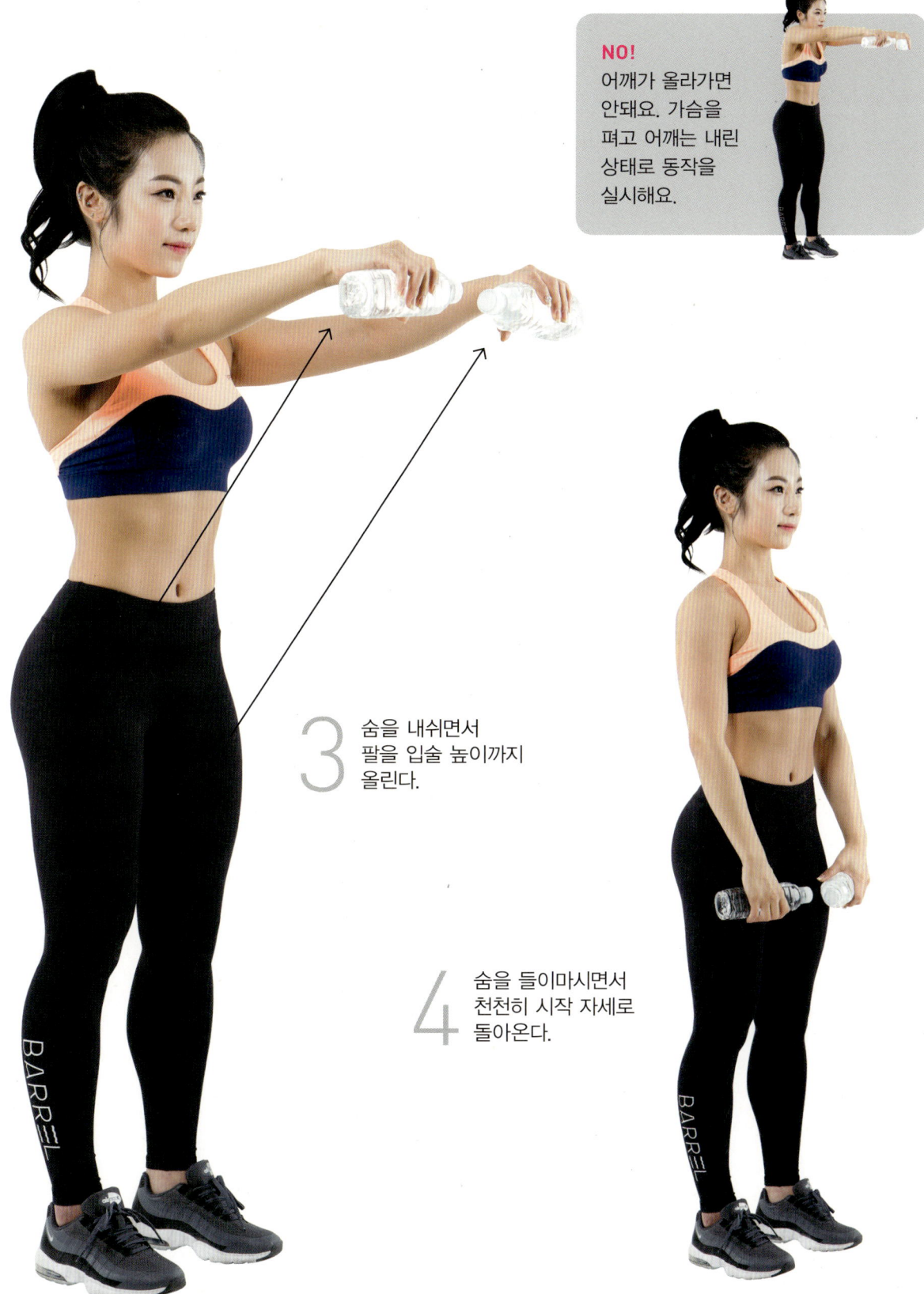

NO! 어깨가 올라가면 안돼요. 가슴을 펴고 어깨는 내린 상태로 동작을 실시해요.

3 숨을 내쉬면서 팔을 입술 높이까지 올린다.

4 숨을 들이마시면서 천천히 시작 자세로 돌아온다.

비키니 상체 라인 37

어깨

ARM CIRCLES

5

20회씩 3세트

암서클

경직된 어깨 근육을 부드럽게 풀어주고 움직임의 범위를 넓혀줘요. 어깨를 고정한 상태에서 팔을 어깨높이까지 들지 않으면 어깨가 앞으로 말리거나 통증이 올 수 있어요.

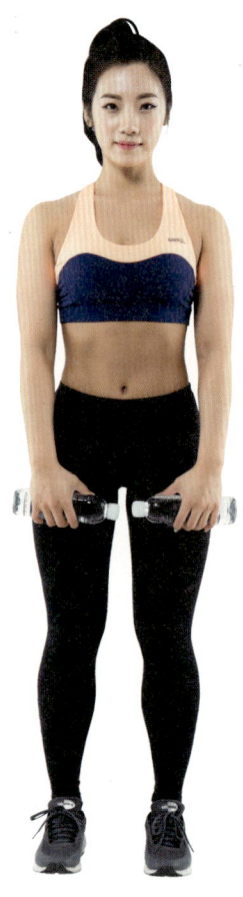

1 양손에 덤벨을 잡고 선 뒤 팔꿈치를 살짝 구부려 덤벨을 모으고 가슴을 활짝 편다.

2 숨을 내쉬면서 팔을 어깨높이까지 올린다.

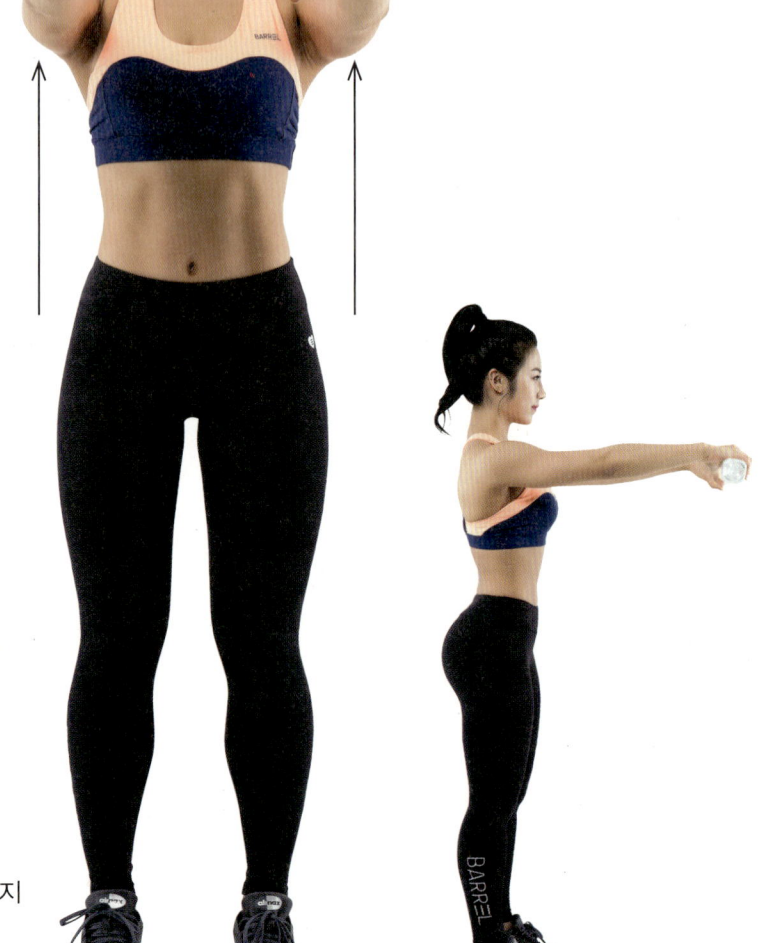

BESIDE »

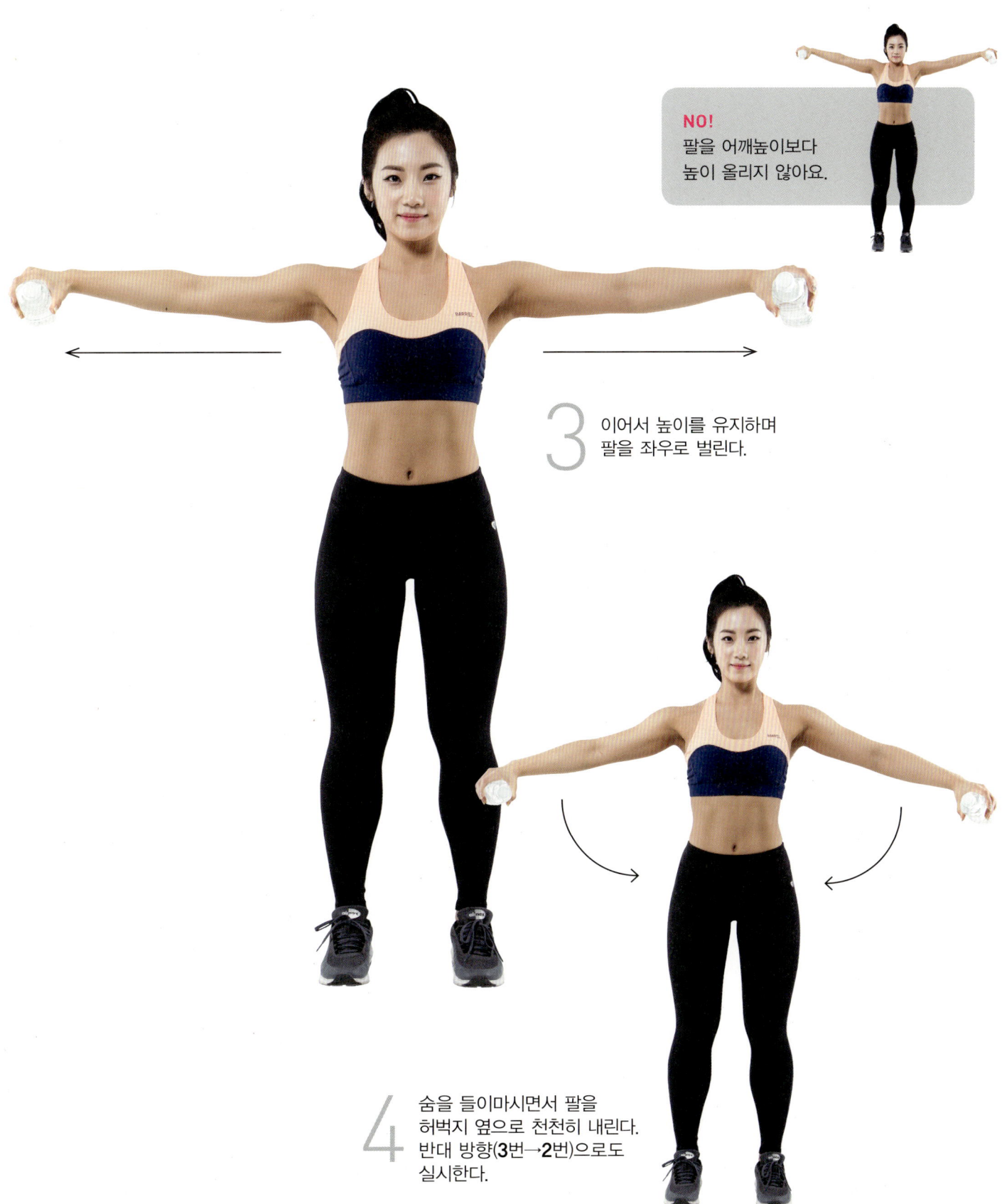

어깨

6

20회씩 3세트

BENTOVER LATERAL RAISE

허리 구부려
팔 양옆으로 올렸다 내리기

아무리 어깨 운동을 열심히 해도 변화가 없다면 지금부터 소개하는 삼각근 후면 자극 운동법에 집중하세요. 삼각근은 전면, 측면, 후면으로 나뉘는데 대부분 후면 운동법을 빼먹는 경우가 많아요. '어깨깡패'를 만들기 위한 필수 동작인데 말이지요. 팔꿈치를 살짝 구부려 덤벨을 올려요. 팔꿈치를 완전히 펴거나 많이 구부리면 후면 근육의 집중도가 떨어져요.

1. 양손에 덤벨을 잡고 바르게 선다.

2. 무릎을 살짝 구부려 허리를 90도로 숙인다. 팔꿈치를 살짝 구부려 덤벨을 마주보게 잡는다.

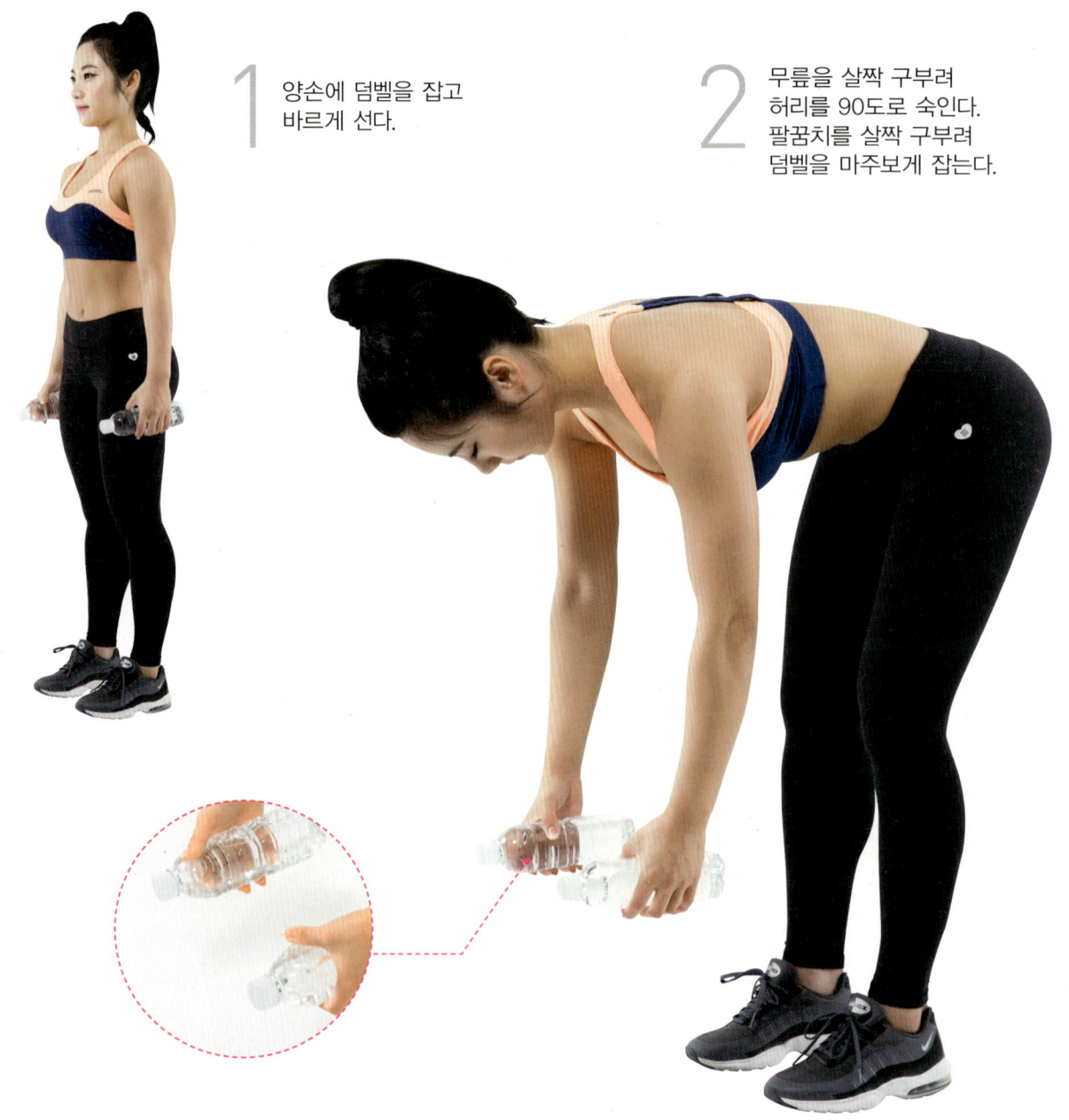

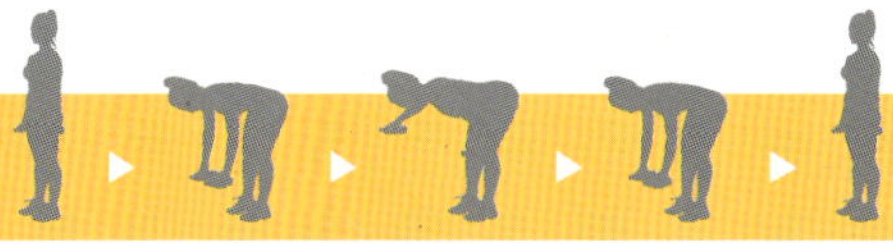

ACTION

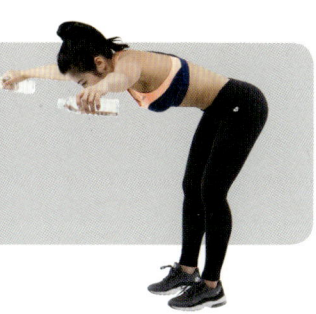

NO!
엉덩이가 뒤로 빠지지 않게 주의해요.
등과 목, 엉덩이를 항상 일직선으로 만들고
동작을 실시해요.

3 숨을 내쉬면서
팔을 어깨높이까지
양옆으로 올린다.

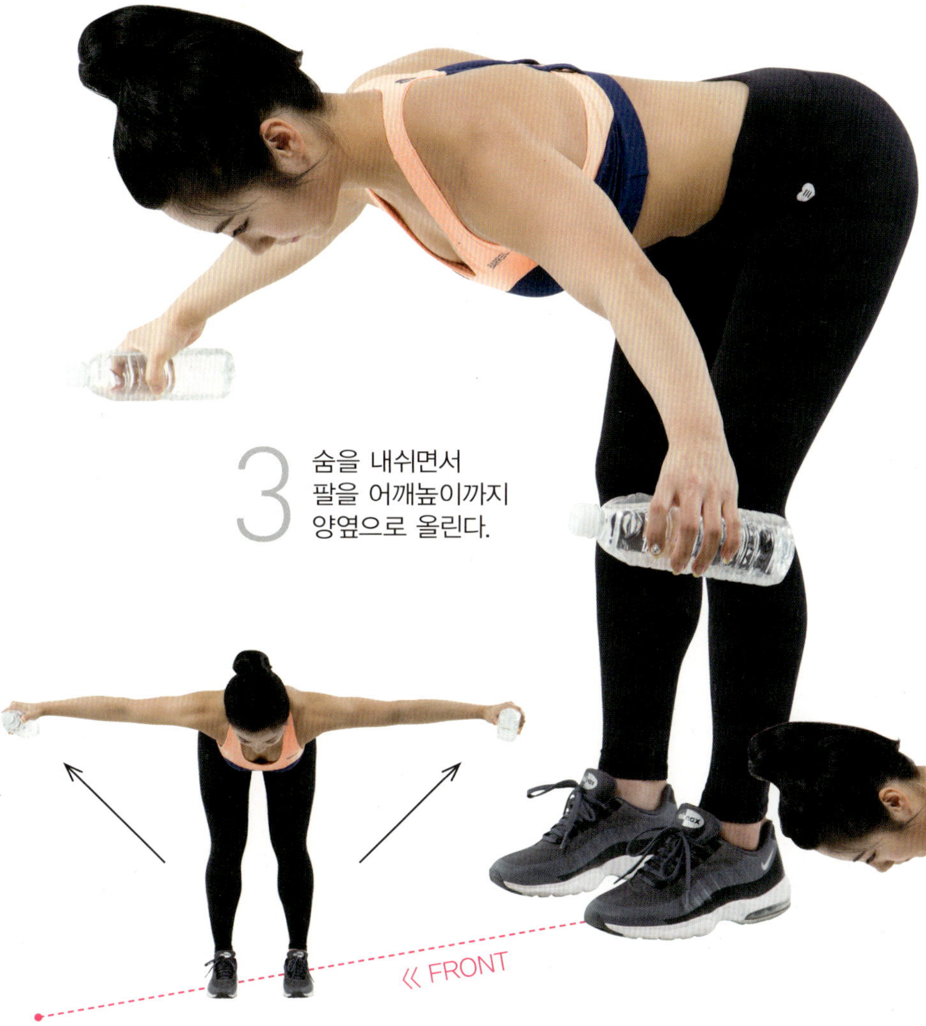

4 숨을 들이마시면서
팔을 천천히 내리며
시작 자세로 돌아온다.

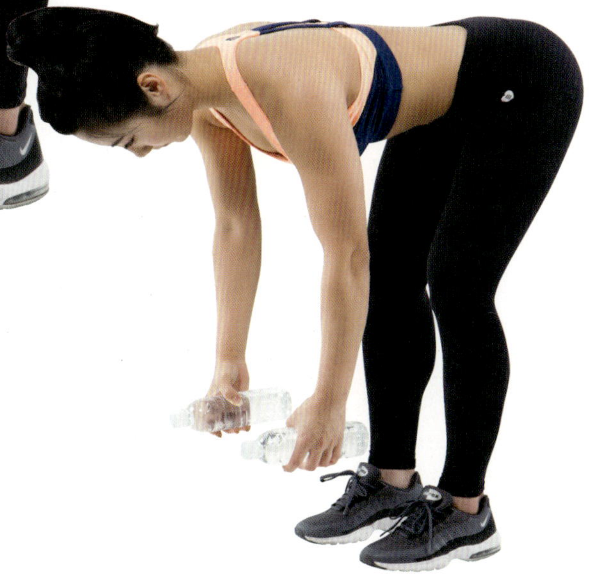

《 FRONT

비키니 상체 라인 41

어깨 7

BENTOVER CROSS & PULL

허리 구부려 팔 X자로 교차하기

20회씩 3세트

▶ 4p 연속 동작

허리를 숙인 뒤 손을 교차시켜 X자를 만들어요.
약간의 리듬을 타면서 같은 속도로 교차 운동을 하면 지루하지 않아요.

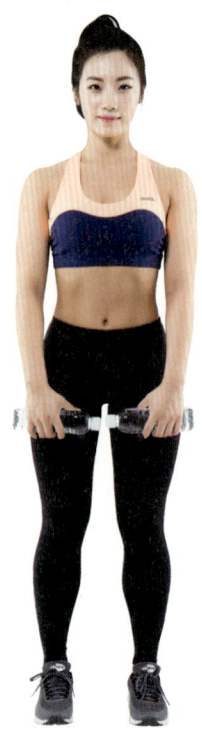

1. 양손에 덤벨을 잡고 선 뒤 팔꿈치를 살짝 구부려 덤벨을 모은다.

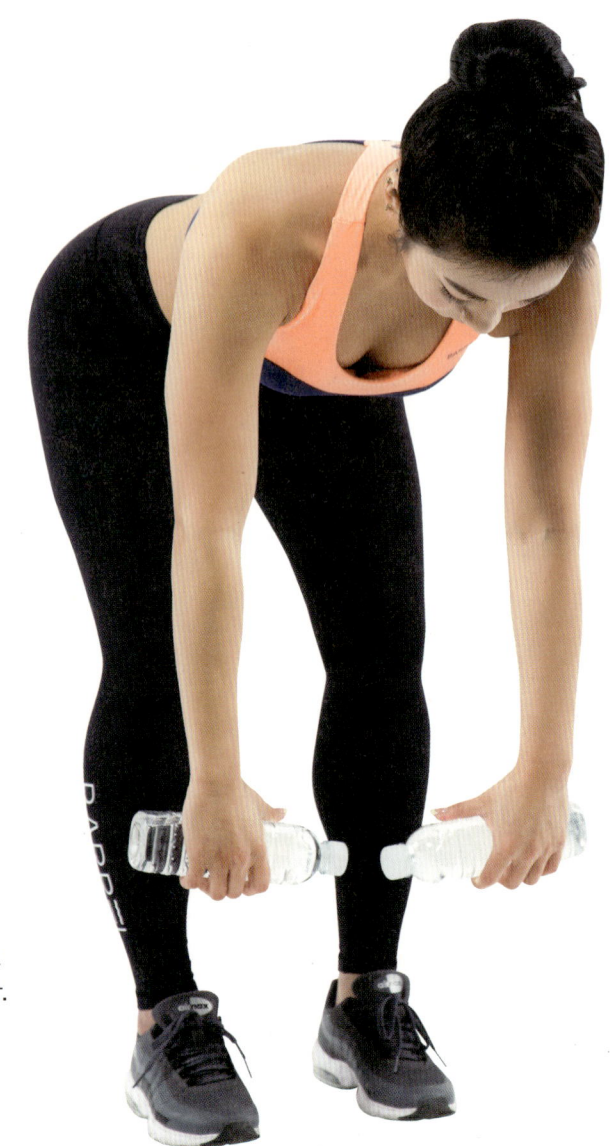

2. 무릎을 살짝 구부리고 허리를 90도로 숙인다.

ACTION

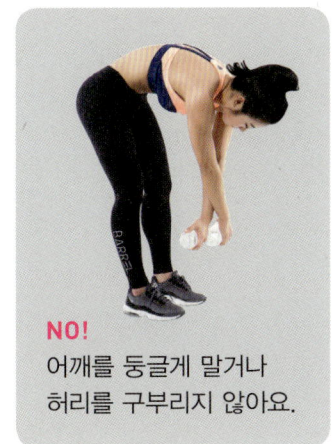

NO!
어깨를 둥글게 말거나
허리를 구부리지 않아요.

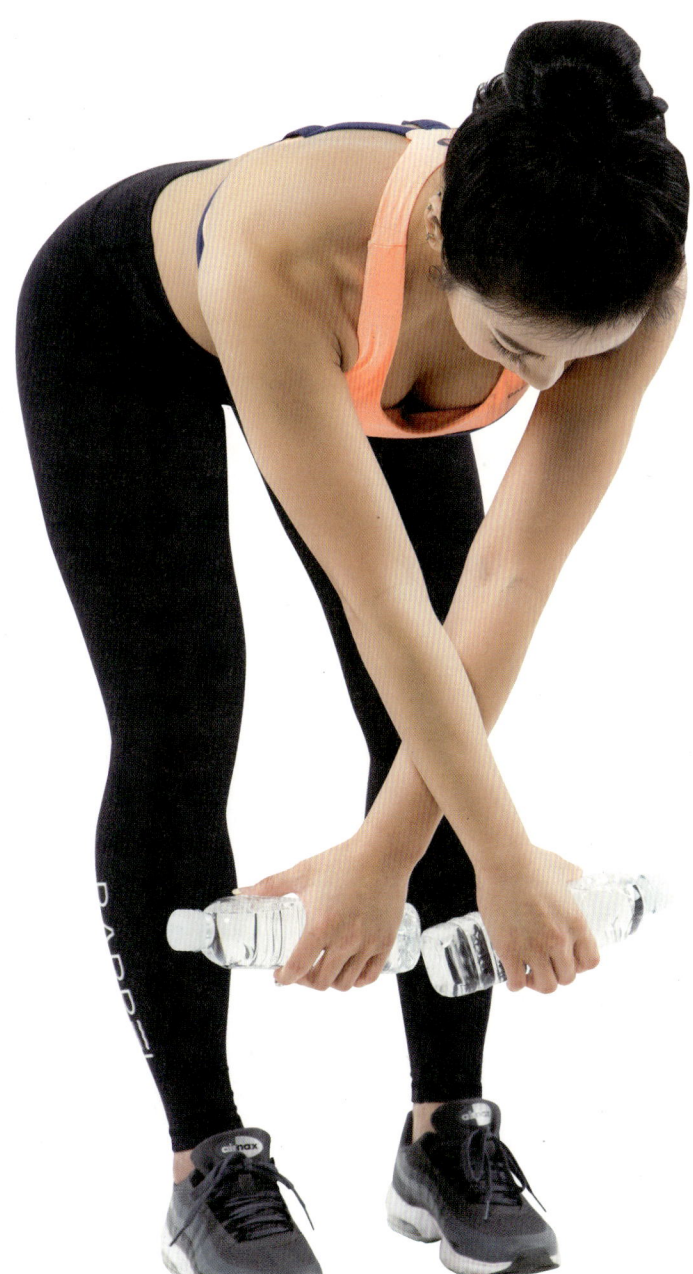

3 왼손 위에 오른손을
교차시켜 X자를 만든다.

비키니 상체 라인 43

어깨

▶ 4p 연속 동작

BENTOVER CROSS & PULL

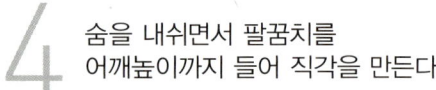

4 숨을 내쉬면서 팔꿈치를 어깨높이까지 들어 직각을 만든다.

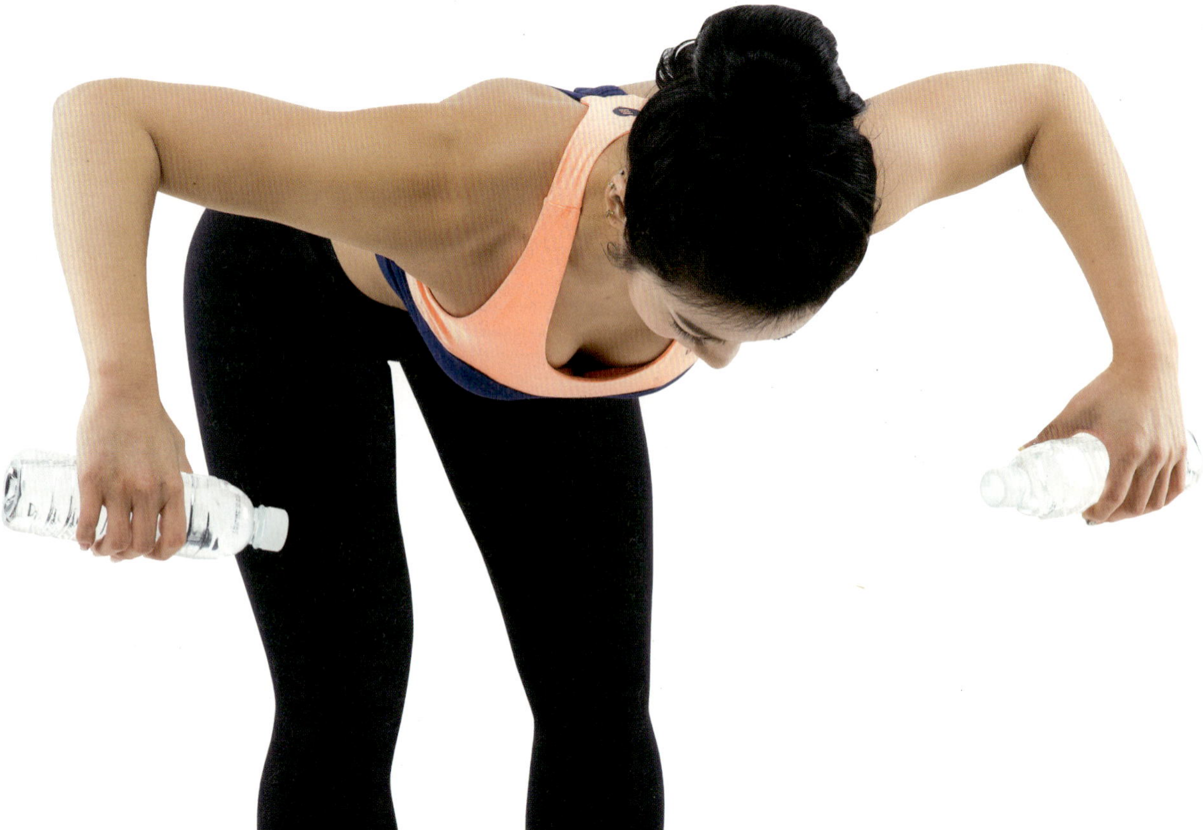

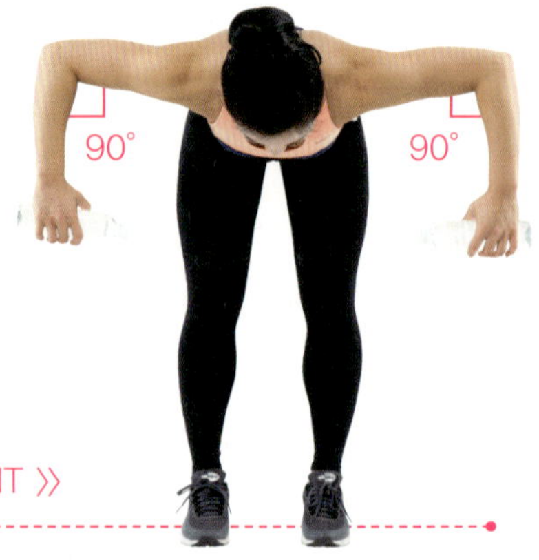

FRONT ≫

ACTION

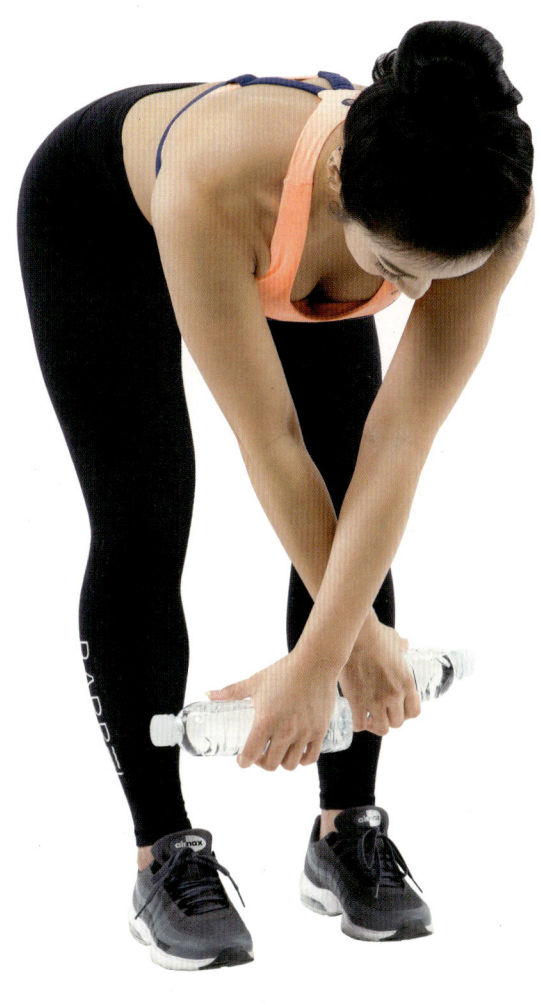

5 숨을 들이마시면서
오른손 위에 왼손을 교차시켜
X자를 만든다.

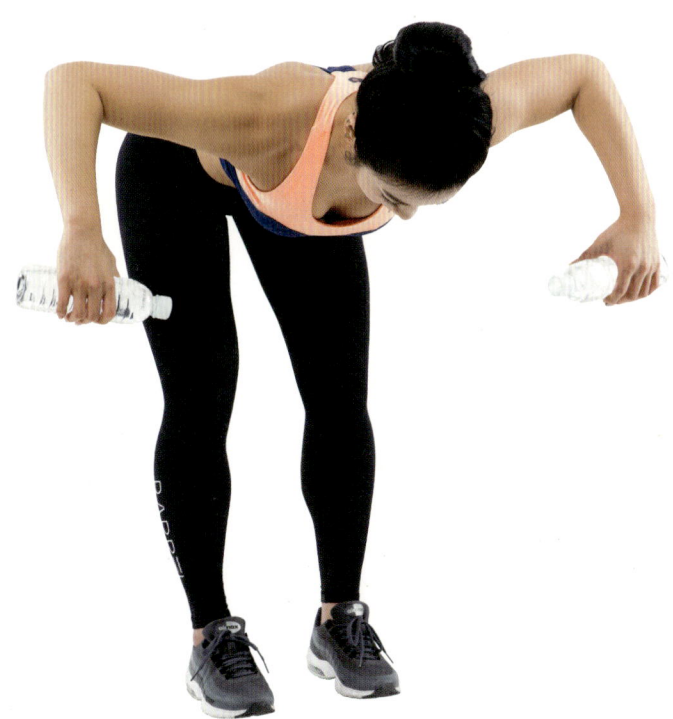

6 숨을 내쉬면서
팔꿈치를 어깨높이까지 들어
직각을 만든다.

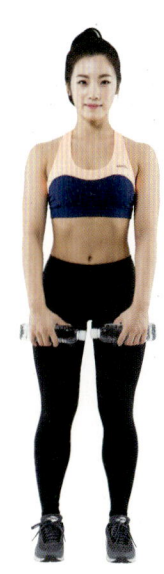

7 숨을 들이마시면서
천천히 시작 자세로 돌아온다.

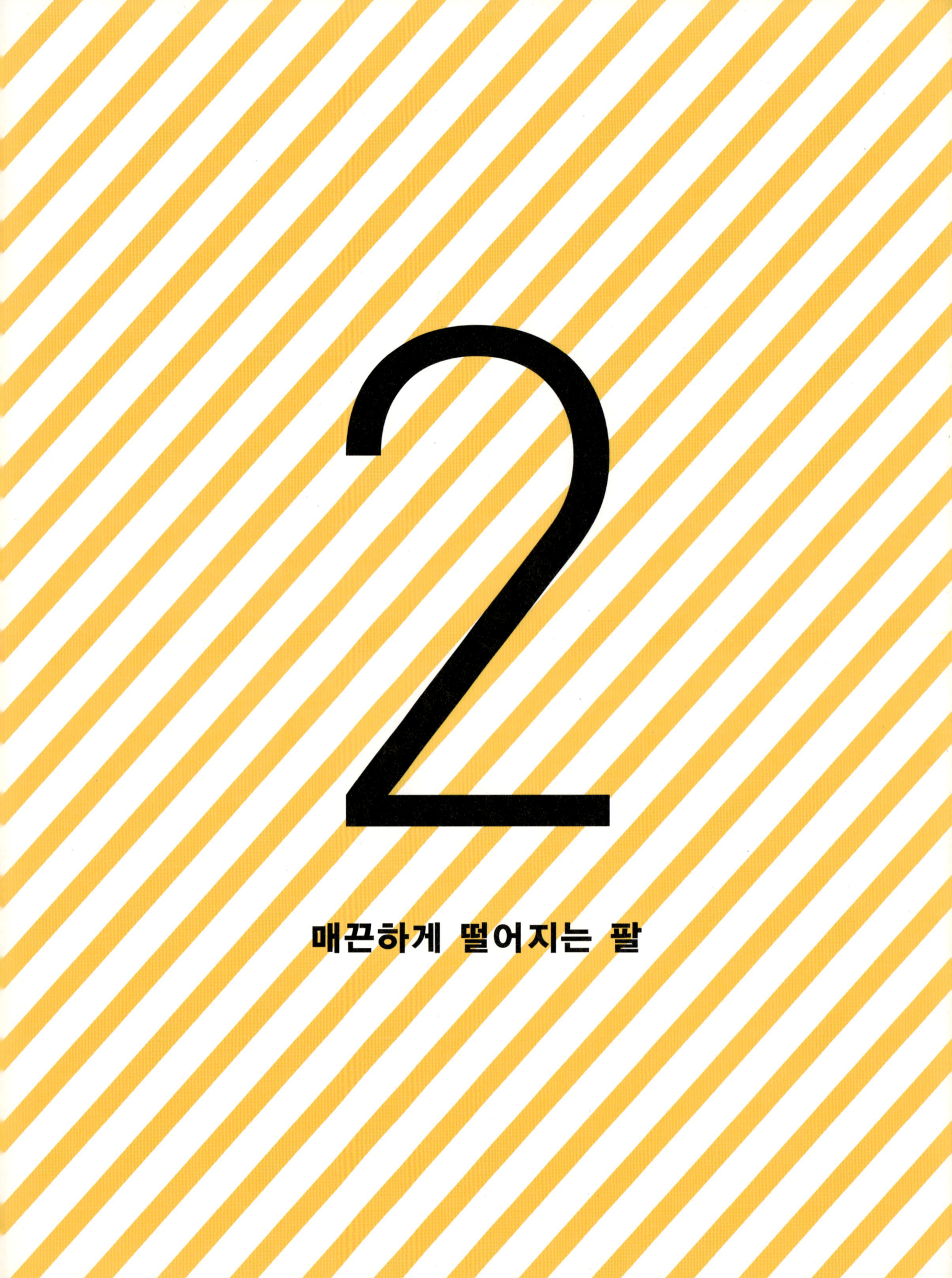

뱃살만큼 신경 쓰이는 부분이 있다면 아마 팔일 거예요. 팔뚝 비만은 대부분 운동 부족으로 발생해요. 팔뚝은 다른 부분에 비해 지방이 쉽게 쌓이고 살이 잘 빠지지 않지요. 특히 겨드랑이에 림프절이 넓게 분포해 있는데 이 림프절 주변 근육이 뭉쳐 있으면 몸의 순환이 원활하게 이루어지지 않아요. 림프절에 지방과 독소가 쌓이면서 팔뚝을 중심으로 군살이 붙기 쉽지요. 살을 빼겠다고 무리해서 팔 근력 운동만 하면 근육이 딱딱하게 뭉쳐 더 두껍고 울퉁불퉁해질 수 있어요. 팔을 자주 움직이고 가벼운 유산소 운동으로 근육을 연소시키는 게 좋아요. 혈액순환과 림프 순환을 활발하게 하는 간단한 운동과 스트레칭만으로도 쉽게 군살을 제거할 수 있어요.

DUMBBELL CURL

1

팔

20회씩 3세트

덤벨 들고 팔 접었다 펴기

전형적인 이두근(팔 옆면에 위치하며 팔을 굽히고 안쪽으로 돌리는 역할을 한다) 운동으로 가만히 있어도 매끈한 팔 라인을 만들어요. 팔꿈치를 고정해 덤벨을 올리는 게 포인트! 덤벨을 한 개만 들고 한 팔씩 번갈아 실시해도 좋아요.

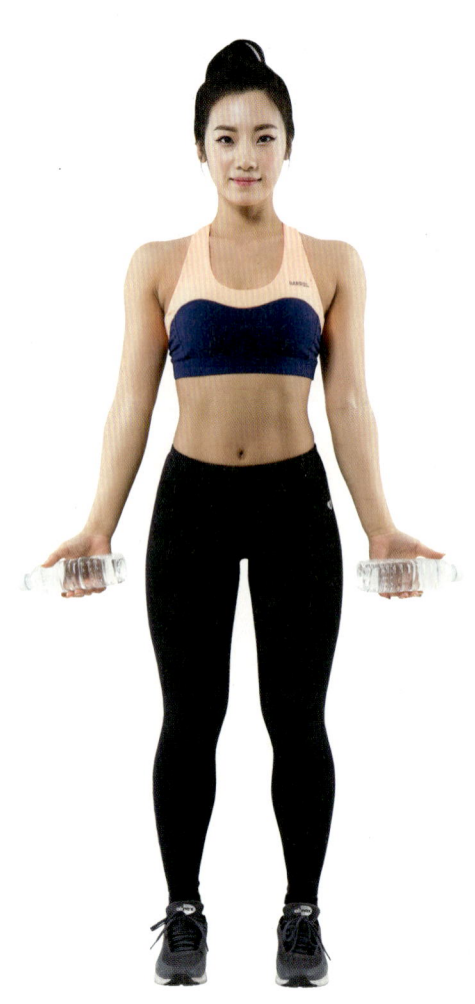

1 손바닥을 정면으로 편 뒤 덤벨을 잡고 다리를 어깨너비로 벌린다.

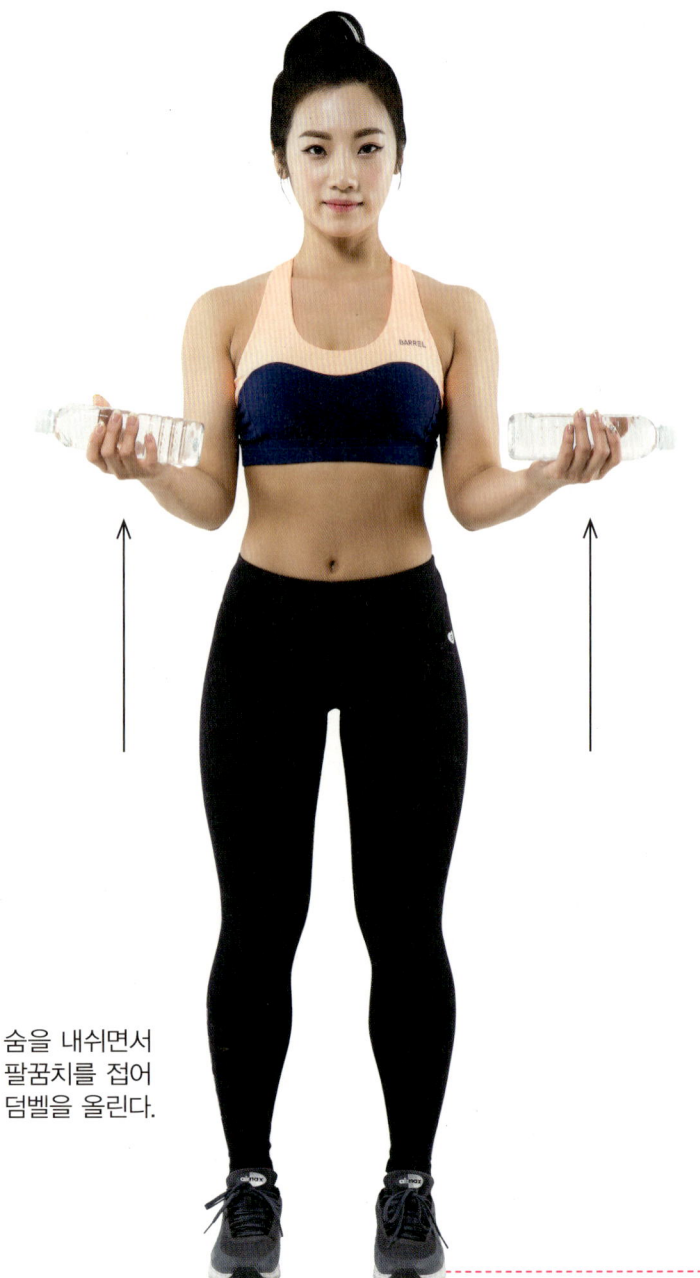

2 숨을 내쉬면서 팔꿈치를 접어 덤벨을 올린다.

ACTION

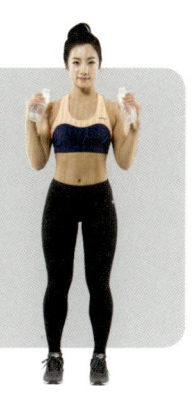

NO!
손목을 비틀어 덤벨 모양이 바뀌지 않게 주의해요. 덤벨은 옆으로 눕혀 잡고 동작을 실시해요.

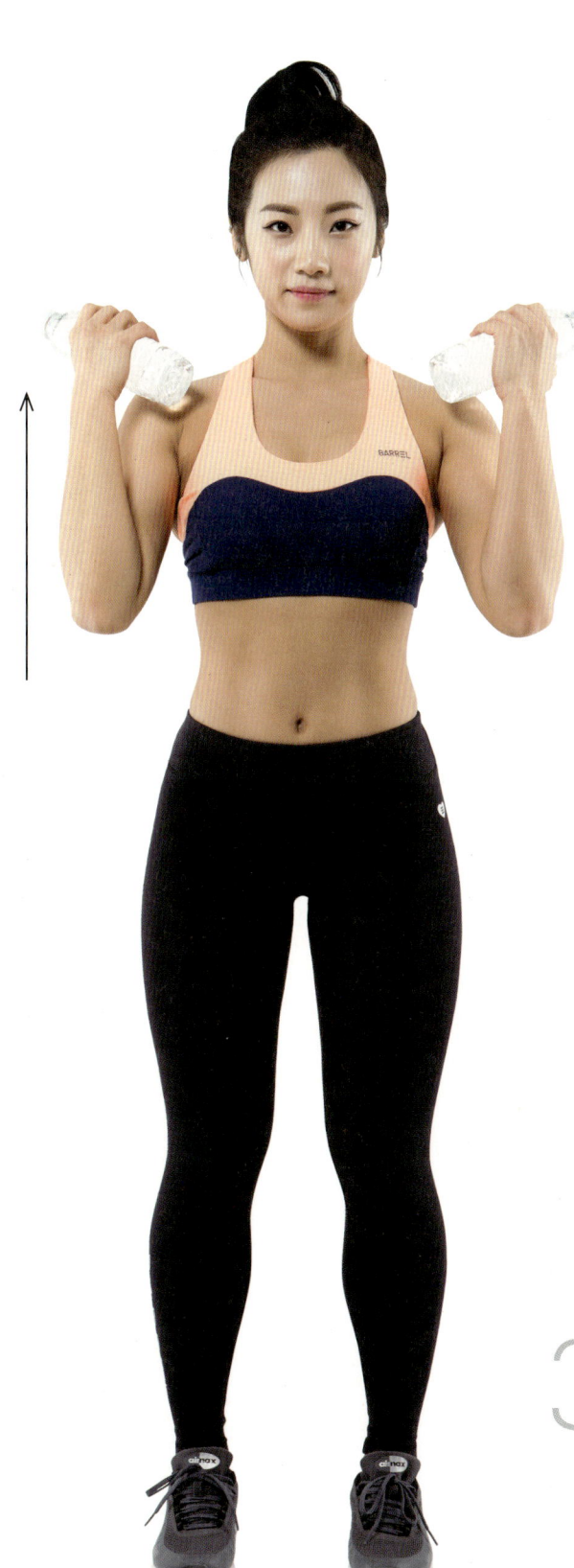

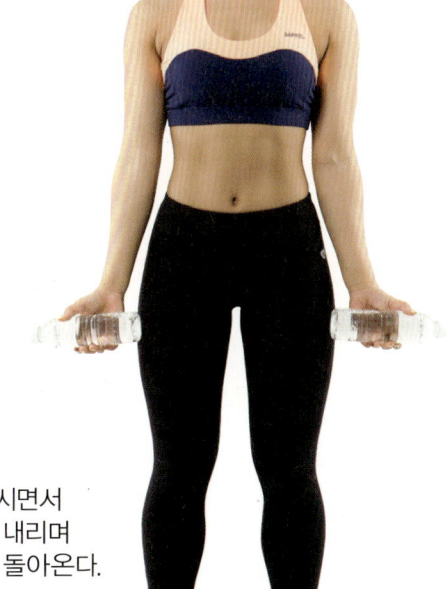

3 숨을 들이마시면서 천천히 팔을 내리며 시작 자세로 돌아온다.

비키니 상체 라인 49

팔

2 | HAMMER CURL

20회씩 3세트

덤벨 11자로 들고 팔 접었다 펴기

팔꿈치를 고정하고 이두근의 힘으로만 팔꿈치를 접었다 펴요.
덤벨을 들었다 내리는 게 마치 망치질하는 것처럼 보여 '해머컬'이라고 불려요.

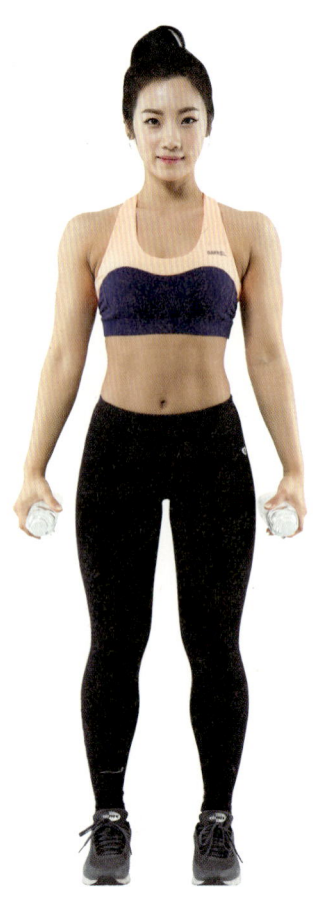

1 양손에 덤벨을 잡고 바르게 선다.

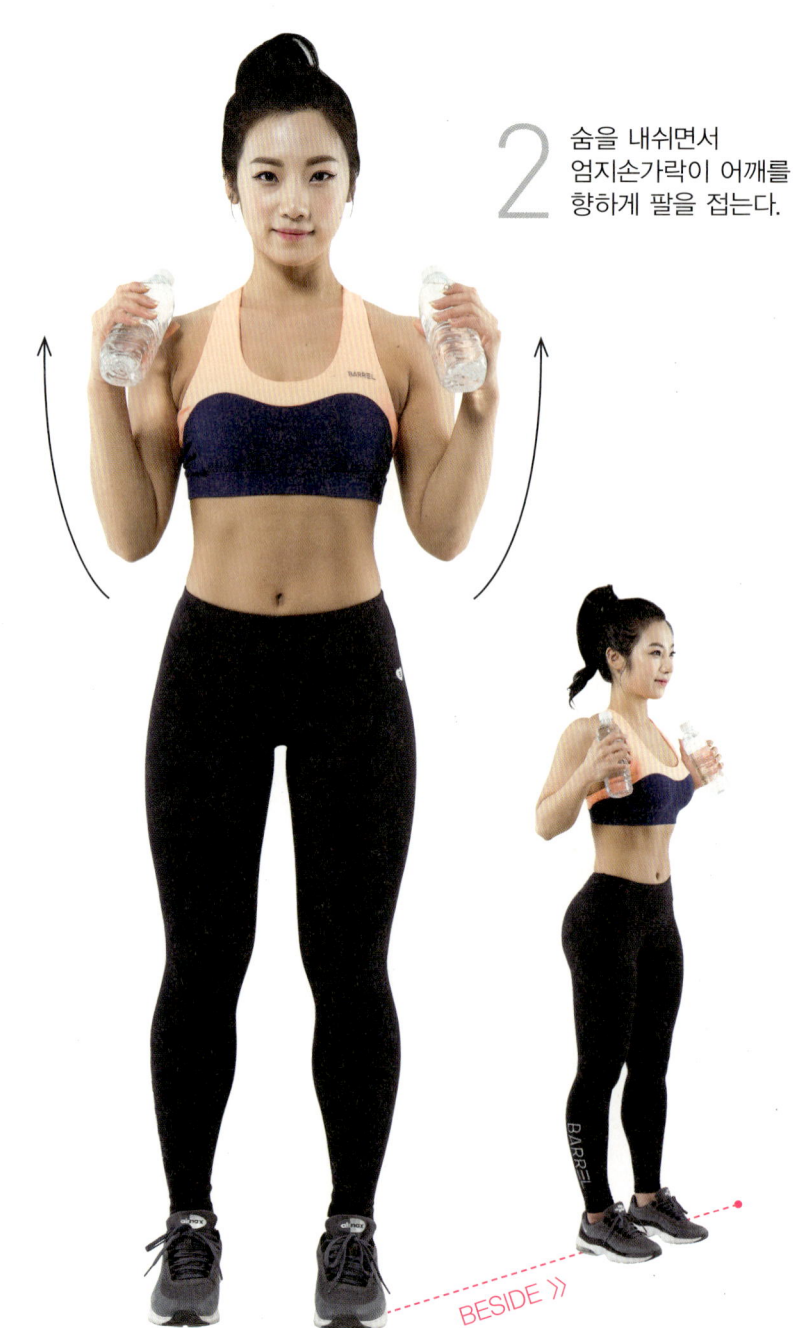

2 숨을 내쉬면서 엄지손가락이 어깨를 향하게 팔을 접는다.

BESIDE ≫

ACTION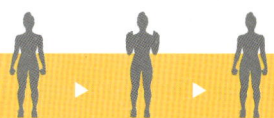

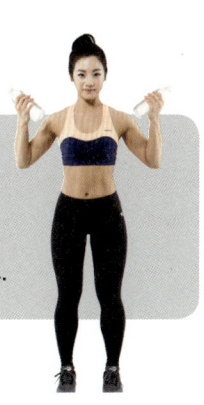

NO!
손목을 비틀어 덤벨 모양이 바뀌지 않게 주의해요. 덤벨은 세워 잡은 상태로 동작을 실시해요.

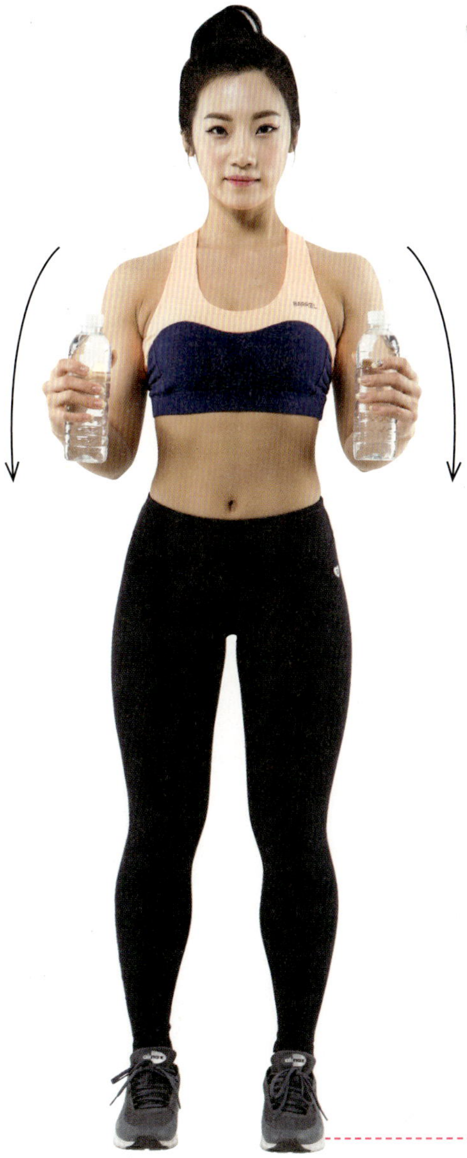

3 숨을 들이마시면서 천천히 시작 자세로 돌아온다.

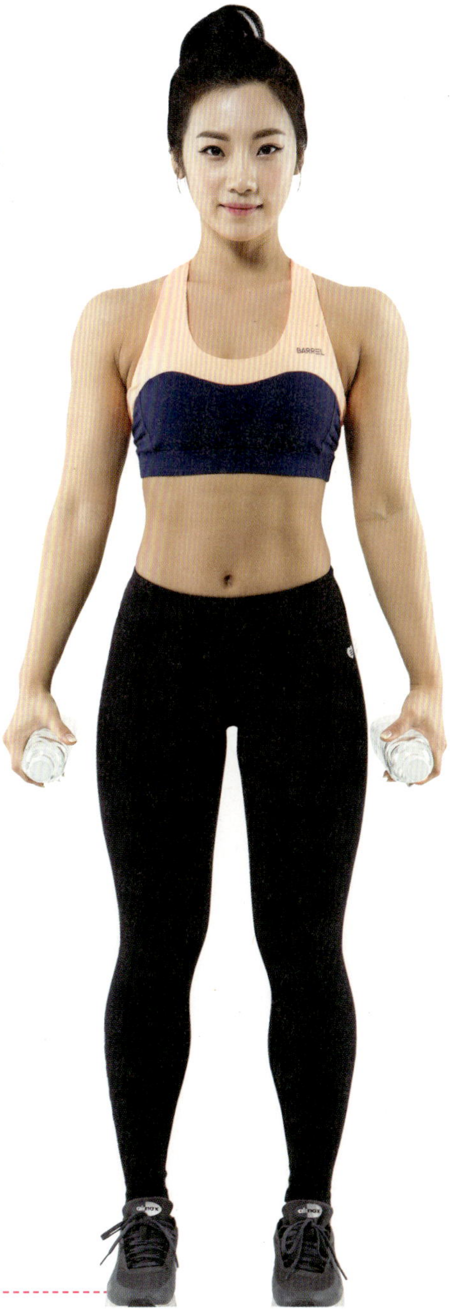

비키니 상체 라인 51

팔

3
15회씩 3세트

▶ 4p 연속 동작

OVERHEAD TRICEPS EXTENSION

한 손으로 덤벨 들고 팔 뒤로 접었다 펴기

덤벨 두 개를 동시에 들어 올리기 힘들다면 하나만 가지고 한 팔씩 움직이며 운동해도 좋아요. 팔 뒤쪽 군살을 잡아줘 얇고 탄탄한 팔 라인을 만들 수 있어요.

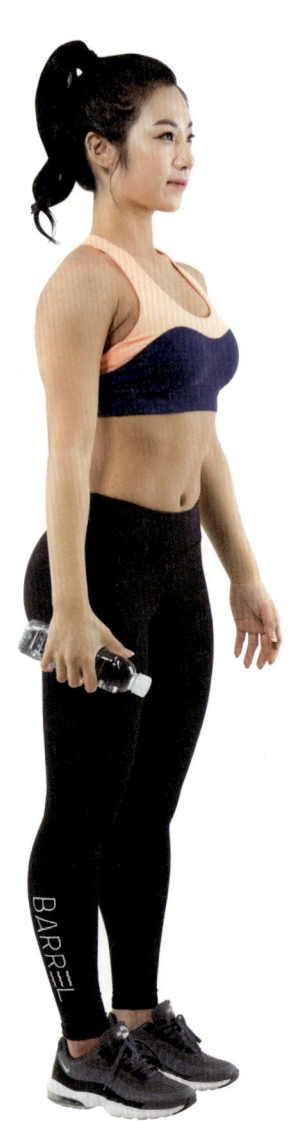

1. 덤벨을 한 손에 잡고 바르게 선다.

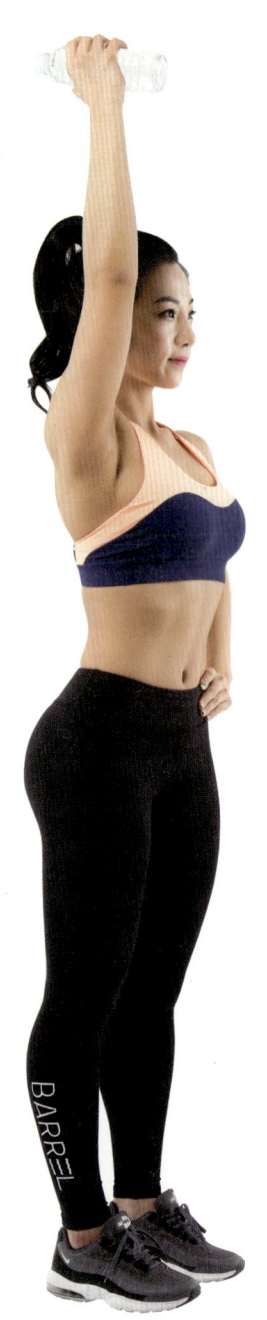

2. 덤벨을 머리 위로 올린다. 반대쪽 손은 허리에 댄다.

ACTION

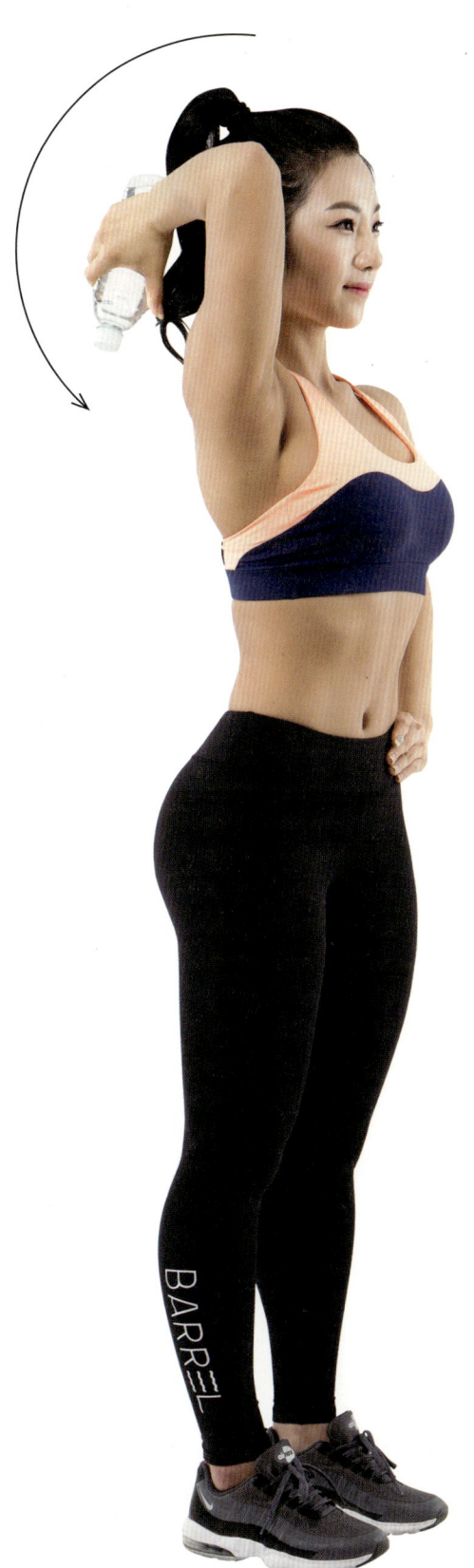

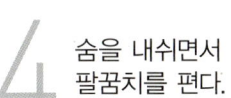

NO!
가슴과 배를
내밀지 않아요.

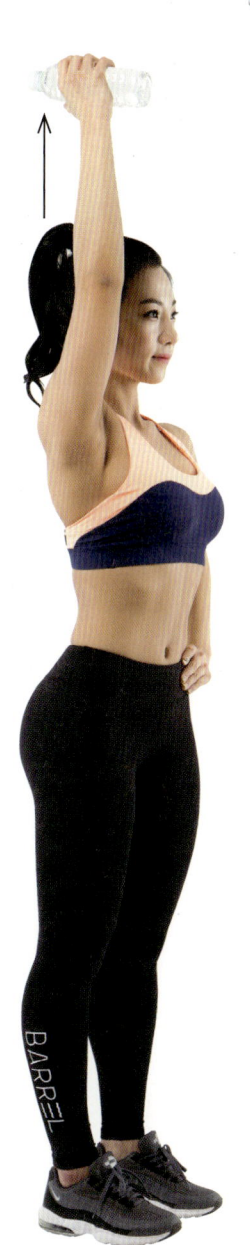

3 숨을 들이마시면서 팔꿈치를 접어 덤벨을 머리 뒤쪽으로 천천히 내린다.

4 숨을 내쉬면서 팔꿈치를 편다.

| 팔 | **OVERHEAD TRICEPS EXTENSION** |

▶ 4p 연속 동작

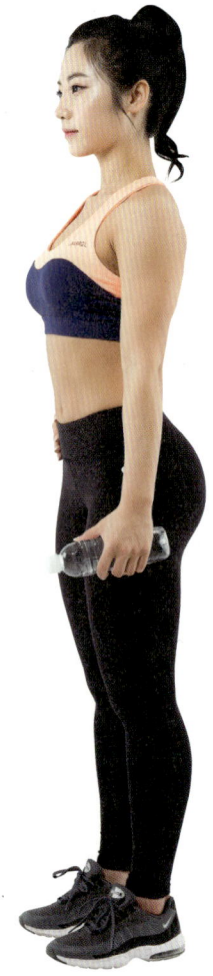

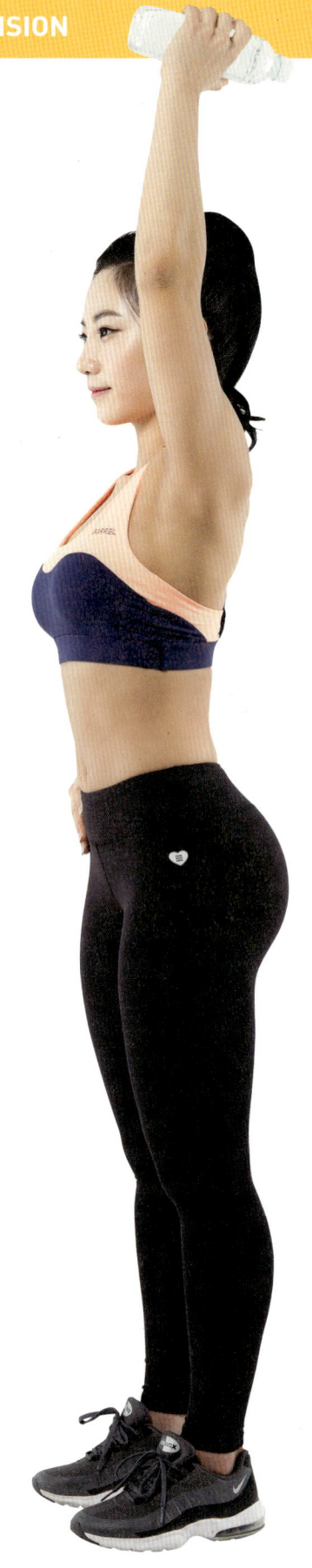

5 덤벨을 반대쪽 손에 들고 바르게 선다.

6 덤벨을 머리 위로 올린다. 반대쪽 손은 허리에 댄다.

ACTION

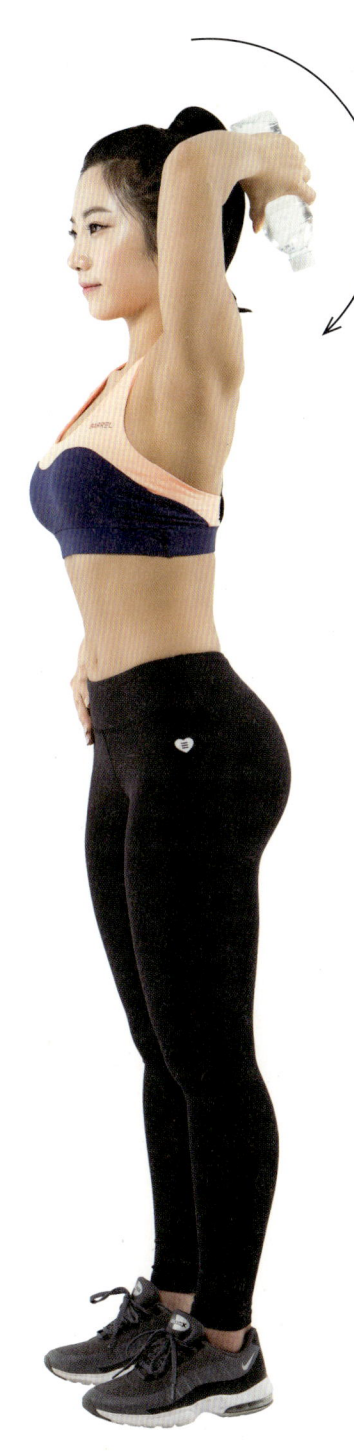

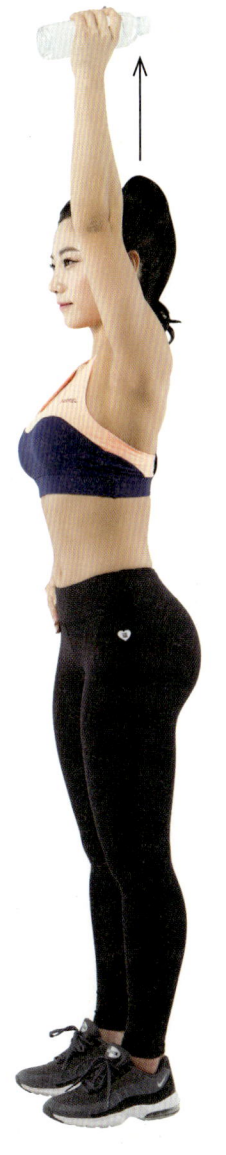

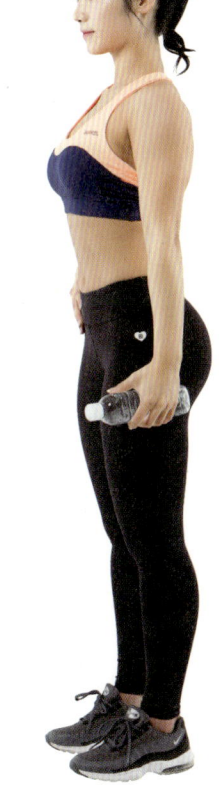

7 숨을 들이마시면서 팔꿈치를 접어
덤벨을 머리 뒤쪽으로 천천히 내린다.

8 숨을 내쉬면서
팔꿈치를 편다.

9 천천히 시작 자세로
돌아온다.

| 팔

4
15회씩 3세트

KICK BACK

덤벨 들고 상체 숙여
팔 뒤로 접었다 펴기

팔 근육을 키우는 데 효과가 있어 남자들이 선호하는 동작으로 잘 알려져 있어요.
운동 과정에서 팔뚝 살이 제거되고 라인을 탄탄하게 만들어줘 요즘은 여자들이 더 좋아해요.

1. 한 손에 덤벨을 잡는다. 반대쪽 손은 무릎에 대고 상체를 숙인다.

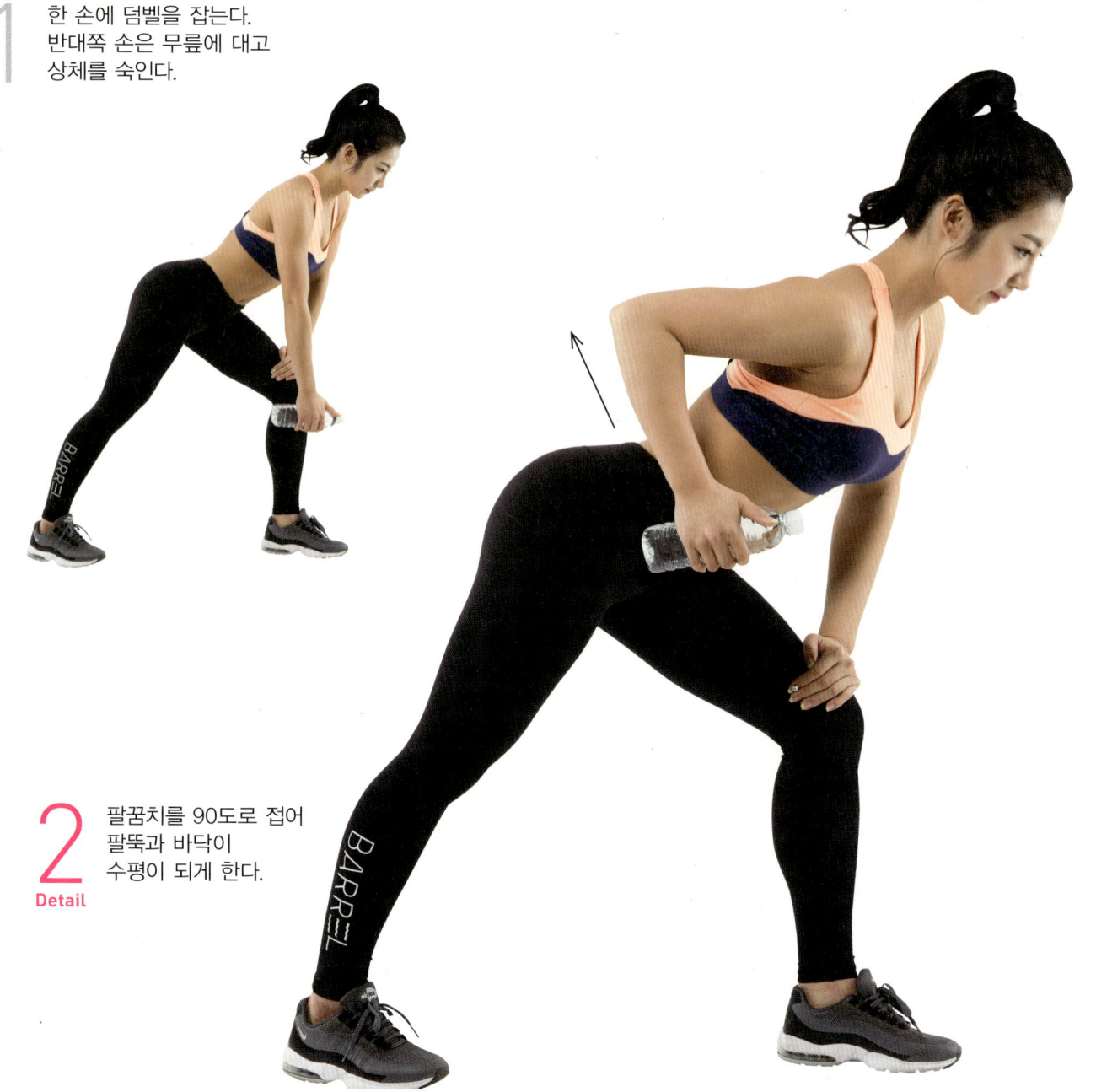

2. **Detail** 팔꿈치를 90도로 접어 팔뚝과 바닥이 수평이 되게 한다.

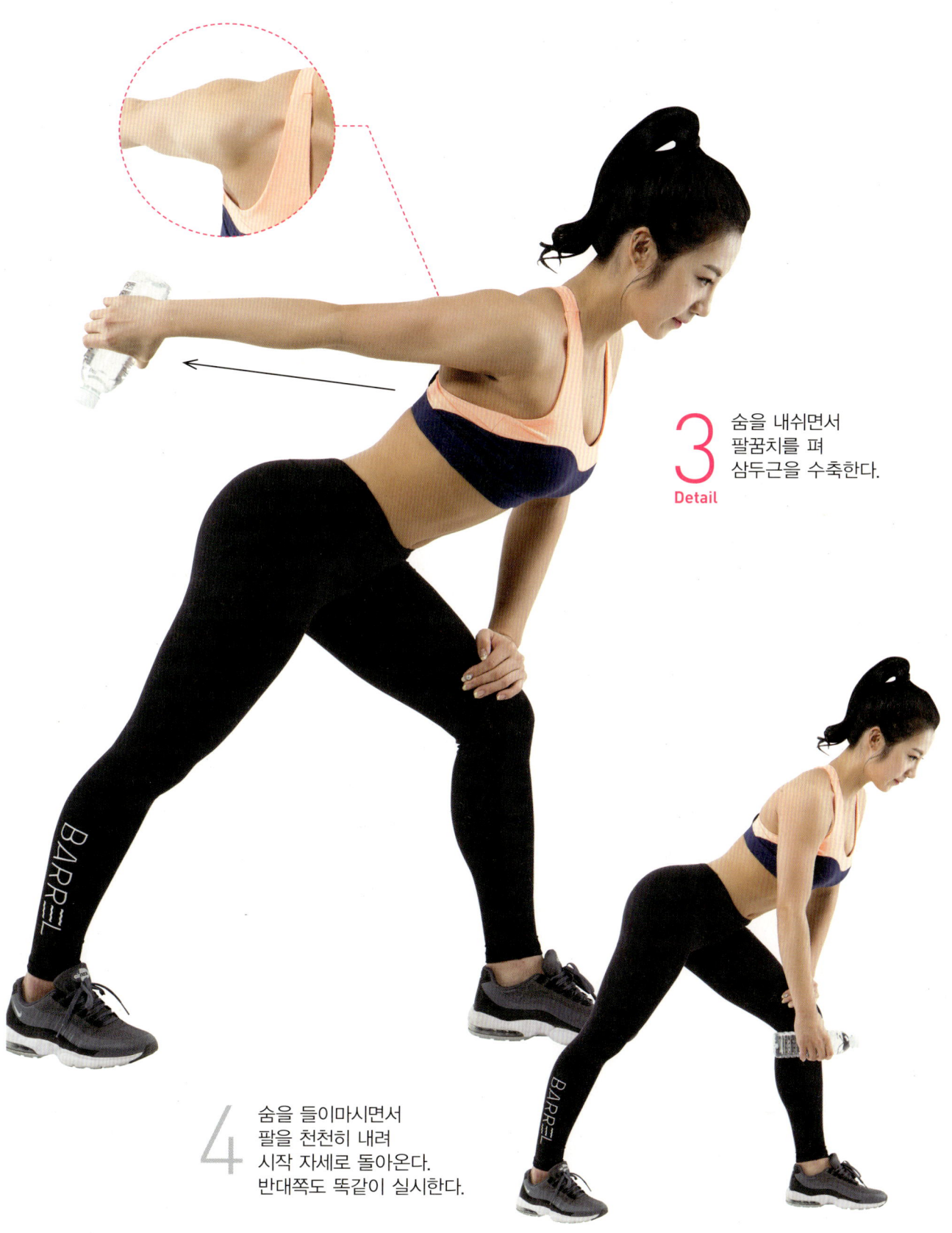

ACTION

3 숨을 내쉬면서
Detail 팔꿈치를 펴
삼두근을 수축한다.

4 숨을 들이마시면서
팔을 천천히 내려
시작 자세로 돌아온다.
반대쪽도 똑같이 실시한다.

2 Detail
포인트 동작 자세히 보기

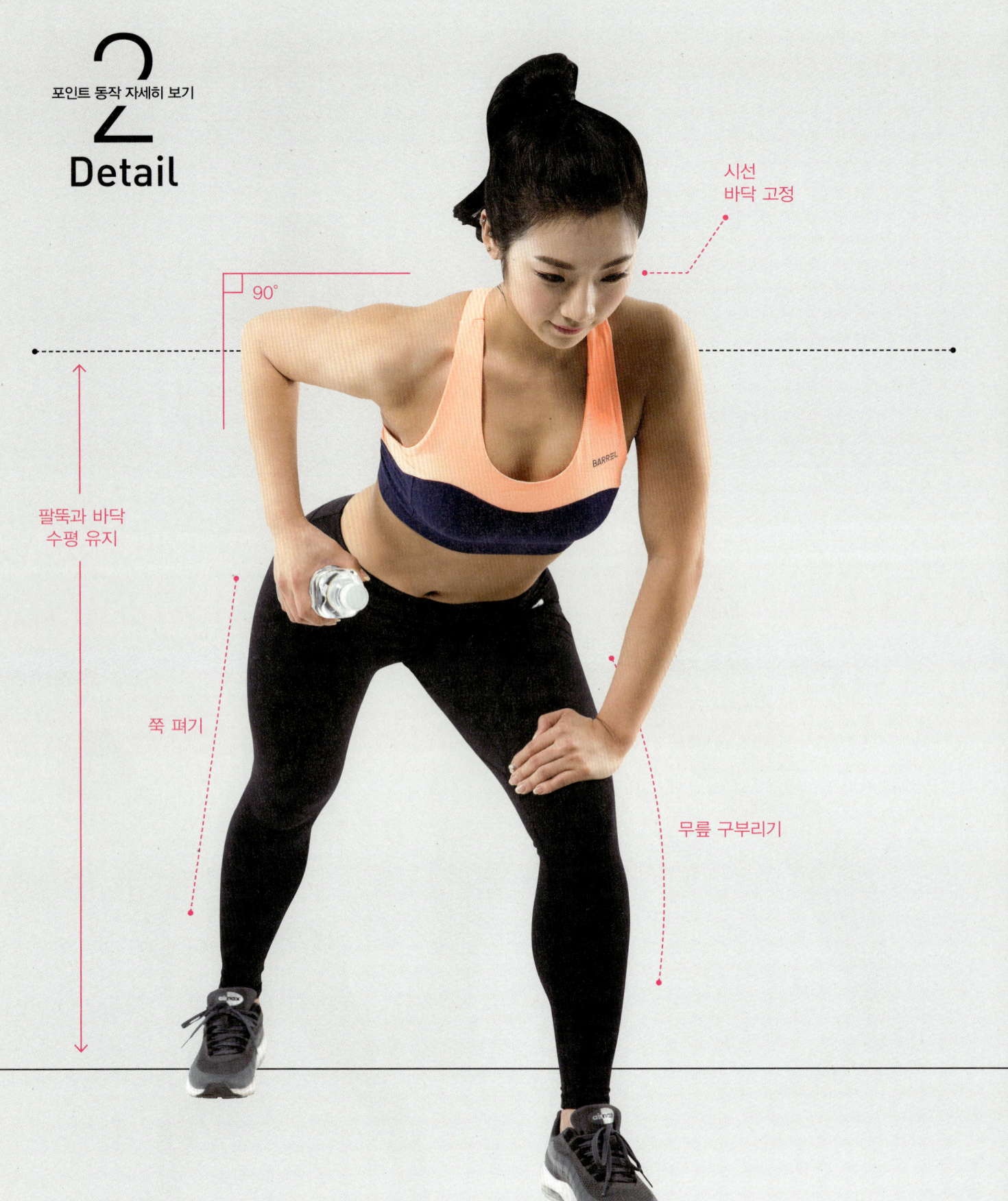

시선 바닥 고정

90°

팔뚝과 바닥 수평 유지

쭉 펴기

무릎 구부리기

3 Detail
포인트 동작 자세히 보기

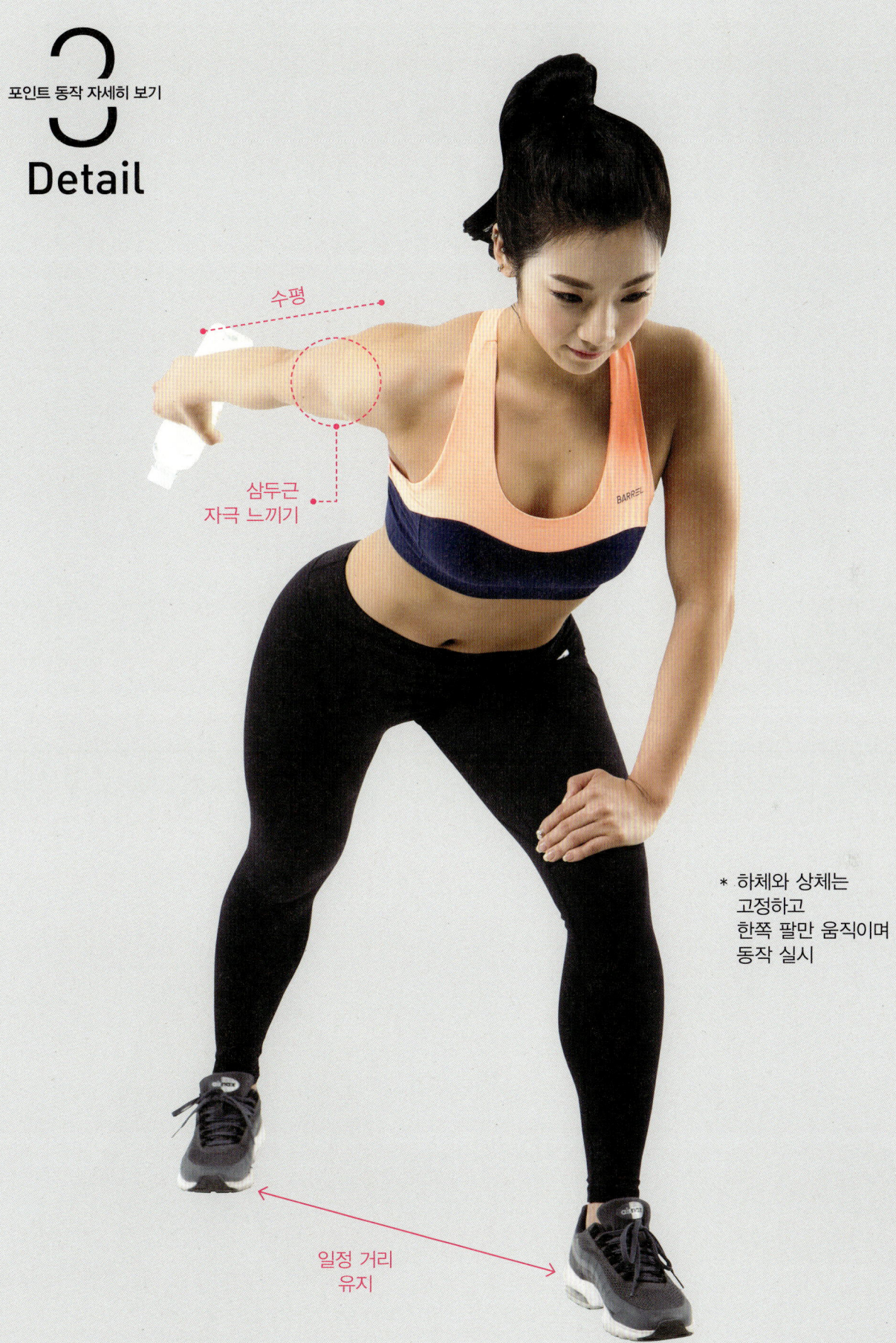

수평

삼두근 자극 느끼기

* 하체와 상체는 고정하고 한쪽 팔만 움직이며 동작 실시

일정 거리 유지

팔

5

20회씩 3세트

LYING TRICEPS EXTENSION

누워서 덤벨 들고 팔 접었다 펴기

누워서 팔을 수직으로 편 뒤 팔꿈치를 구부렸다 펴는 동작으로 삼두근(팔 뒤쪽 근육)을 발달시켜요. 어깨와 팔꿈치를 최대한 고정하고 삼두근의 자극에 집중하면 효과가 두 배!

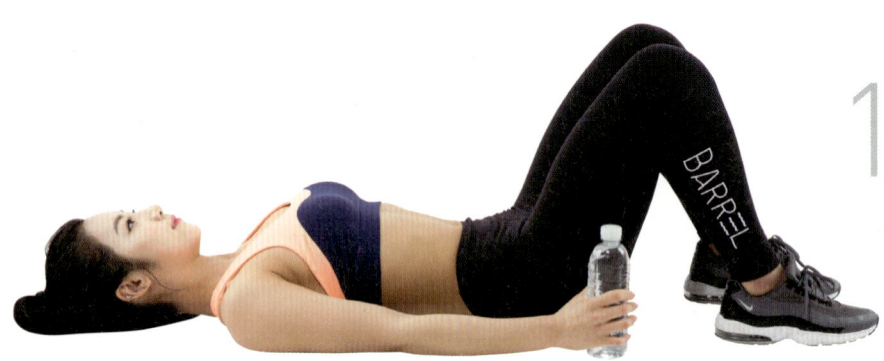

1 덤벨을 잡고 바닥에 누워 무릎을 세운다.

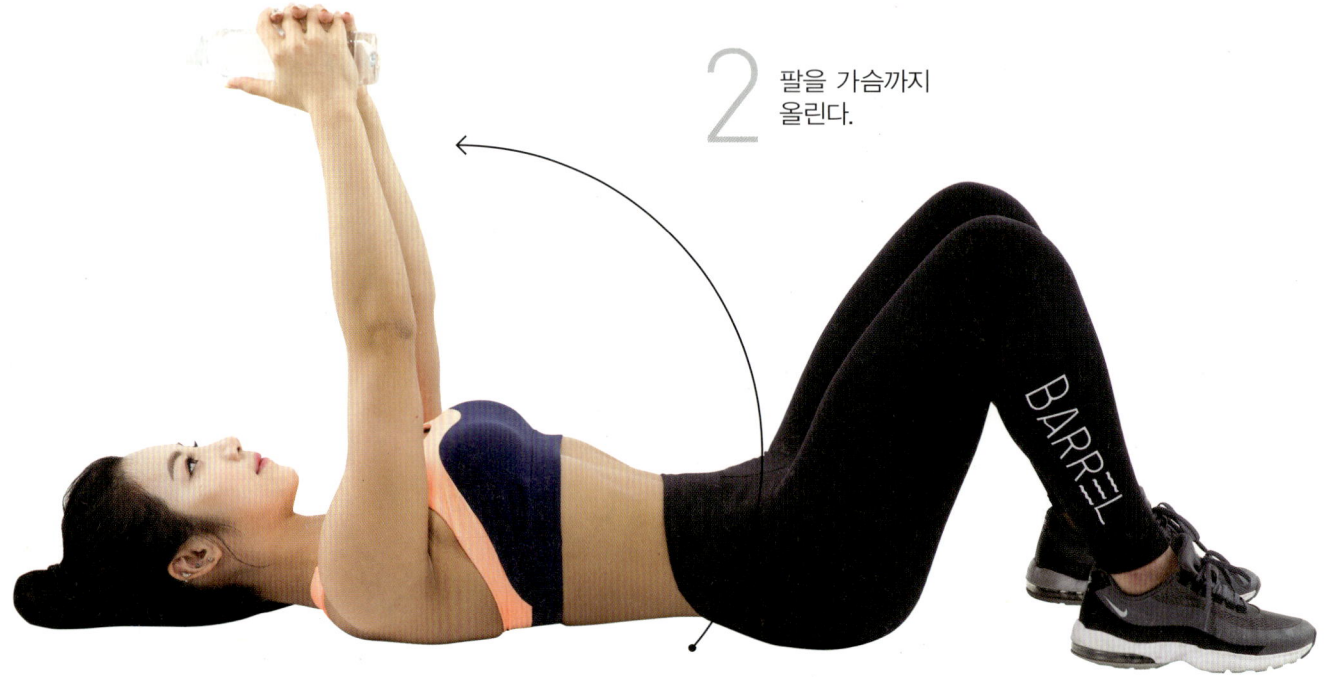

2 팔을 가슴까지 올린다.

ACTION

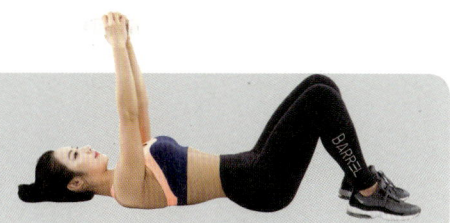

NO!
허리가 바닥에서 떨어지지 않게 복부에 힘을 줘요.

3 어깨와 팔꿈치를 고정시킨 상태에서 숨을 들이마시면서 팔꿈치를 접어 덤벨을 이마까지 내린다.

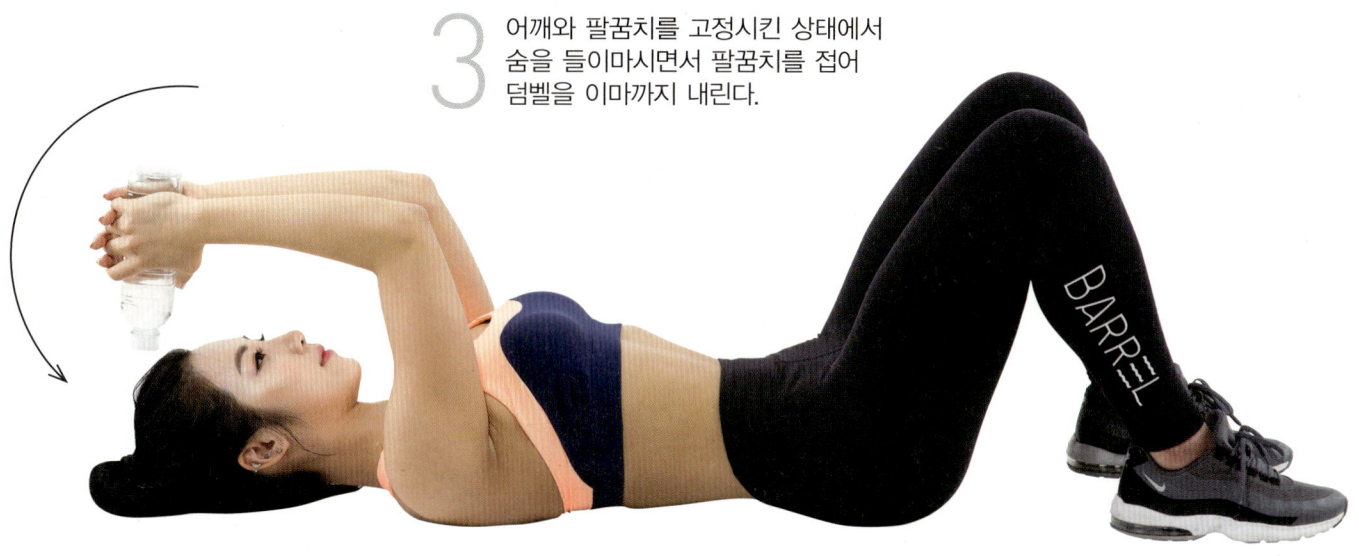

4 숨을 내쉬면서 삼두근을 쥐어짜는 느낌으로 팔꿈치를 편다.

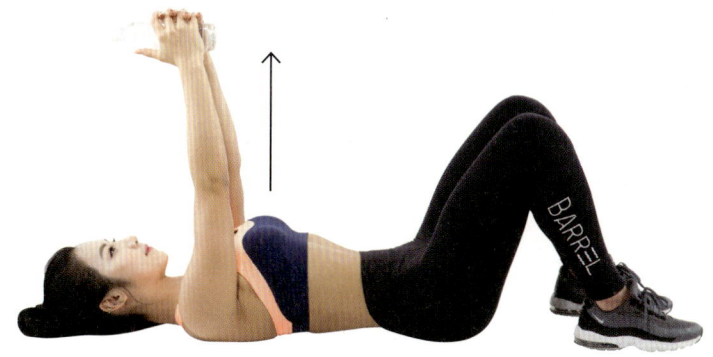

5 팔을 내리며 시작 자세로 돌아온다.

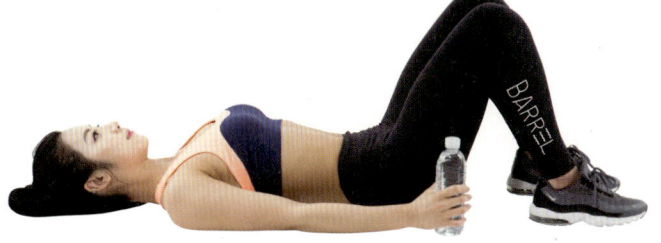

팔

TRICEPS PUSH UP

6 삼두 푸시업

20회씩 3세트

삼두근은 물론 가슴 근육에도 자극을 줘 겨드랑이 안쪽 군살을 제거해요.
몸을 일직선으로 유지하고 엉덩이가 뒤로 빠지지 않게 주의하세요.

1 무릎을 바닥에 대고 엎드려 손바닥을 가슴 아래에 놓는다.

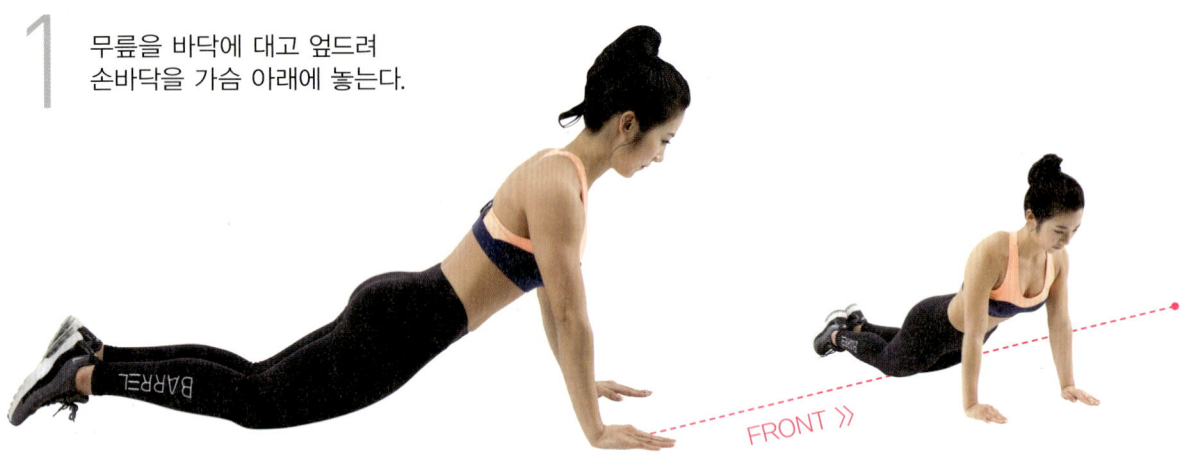

FRONT ≫

2 숨을 들이마시면서 바닥을 밀어내듯 팔꿈치를 접으며 가슴을 바닥 가까이 내린다. 이때 팔꿈치는 옆구리에 최대한 고정시킨다.

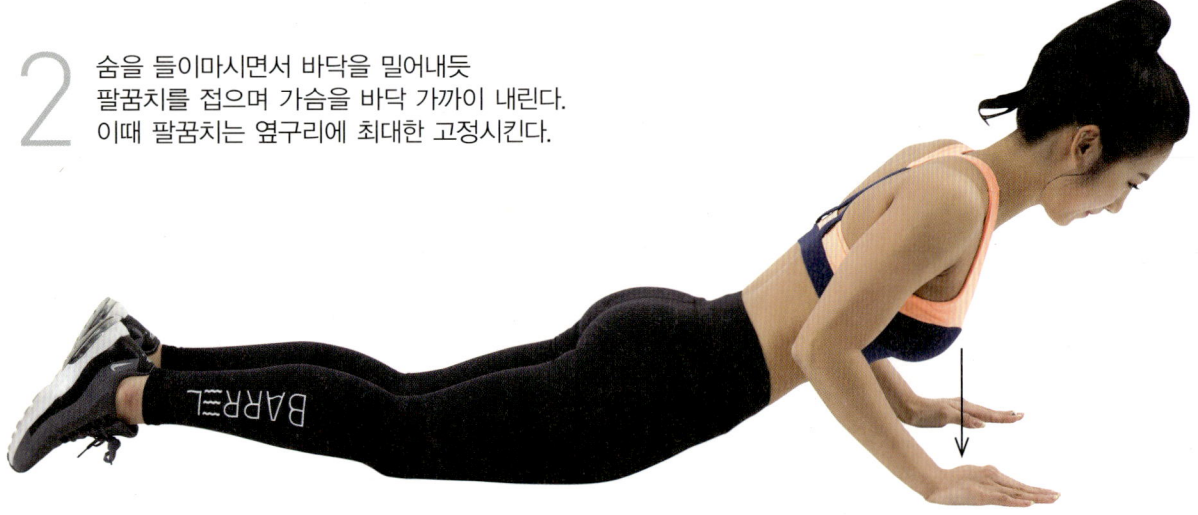

ACTION

NO!
허리가 휘어지지 않게 일직선을
유지하면서 상체를 일으켜요.

3 숨을 내쉬면서 바닥을 밀어내듯이
팔꿈치를 편다.

4 몸을 천천히
바닥으로 내린다.

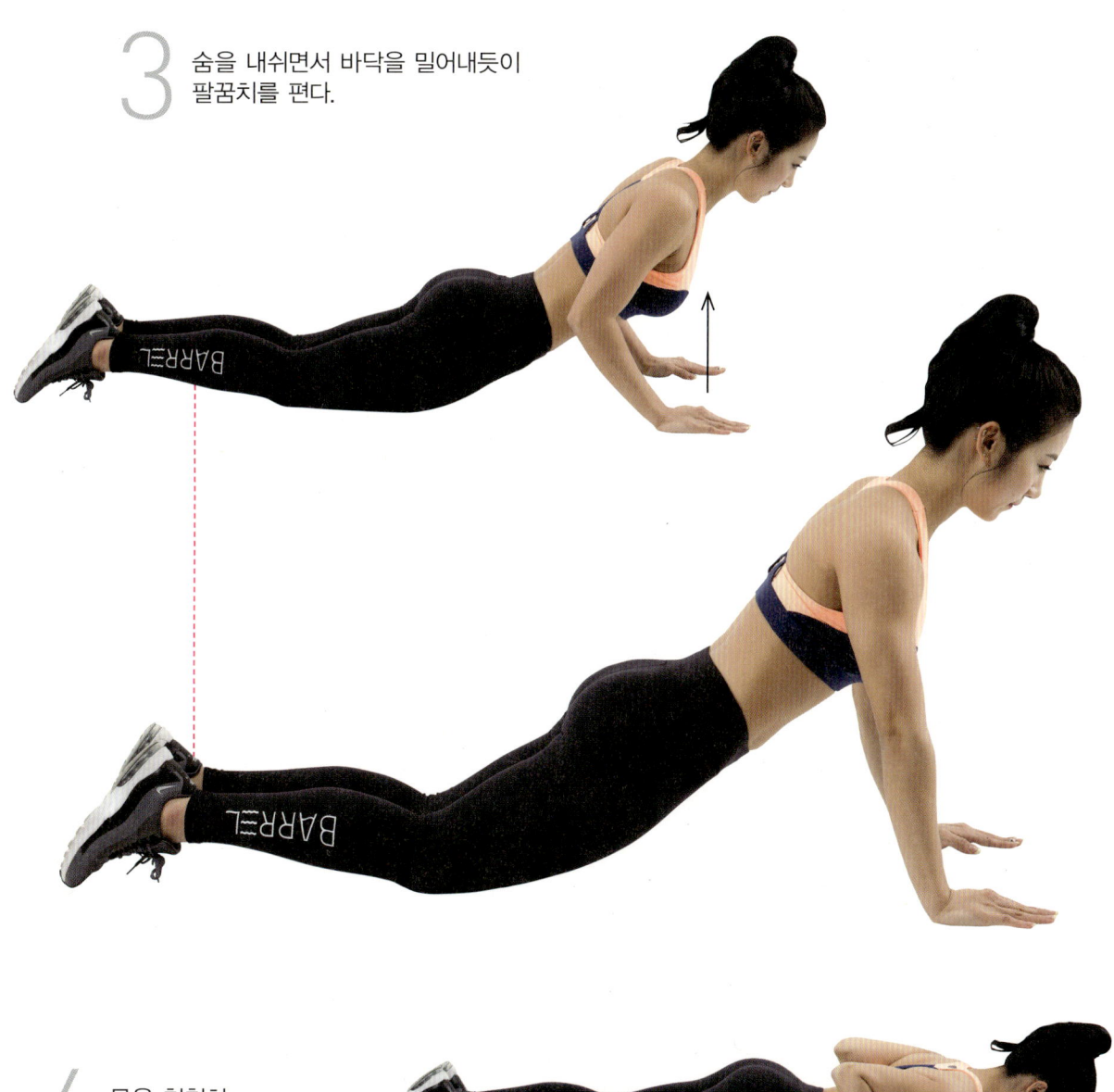

비키니 상체 라인 63

3

탄력 있고 풍만한 가슴

비키니 실루엣을 극대화시켜주는 게 바로 탄력 있는 가슴이지요.

90% 이상 지방으로 이루어진 가슴은 사소한 움직임과 체중 변화에도 쉽게 탄력을 잃어 얼굴만큼 세심한 관리가 필요해요. 식이요법이나 단순한 운동만으로는 아름다운 가슴 모양을 만들기 어려워요. 평소 가슴과 등을 곧게 펴는 자세를 유지하고 가슴 근육량을 늘리는 근력 운동에 집중하면 가슴 주변의 불필요한 지방이 줄고 볼륨감이 생겨 아름다운 실루엣을 만들 수 있어요. 불필요한 목의 긴장은 풀어주고 굽은 등과 말린 어깨를 펴주는 동작, 림프 순환을 통해 탄력을 주면서 가슴 모양까지 다듬어주는 동작 등 어떤 비키니를 입어도 잘 어울리는 가슴 라인 만드는 운동을 소개해요.

함께 시작해봐요!

가슴

1

20회씩 3세트

▶ 4p 연속 동작

FLOOR PUSH UP

바닥 밀기

가슴을 펴주고 어깨와 척추에 쌓인 피로를 해소해줘요.
꾸준히 반복하면 몸의 균형이 잡히고 기초체력과 근력을 키울 수 있어요.

1. 바닥에 엎드려 양팔을 구부리고 손바닥은 가슴 옆에 놓는다.

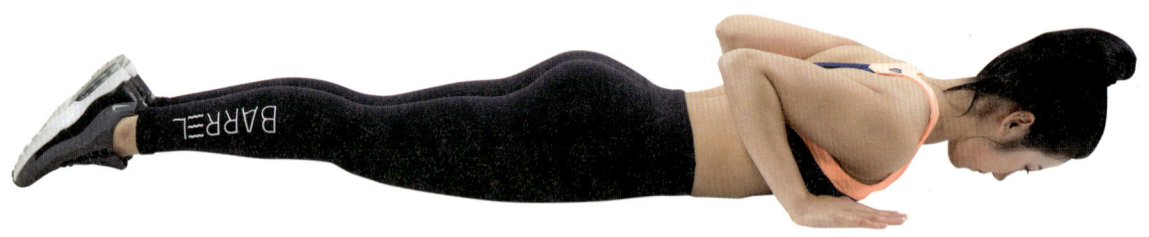

2. 숨을 내쉬면서 손바닥으로 바닥을 밀며 가슴-배-무릎 순서로 몸을 부드럽게 뗀다.

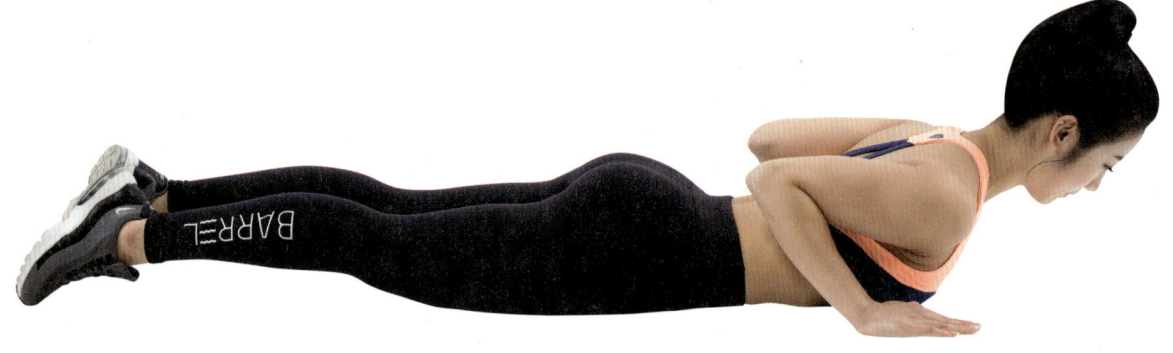

ACTION

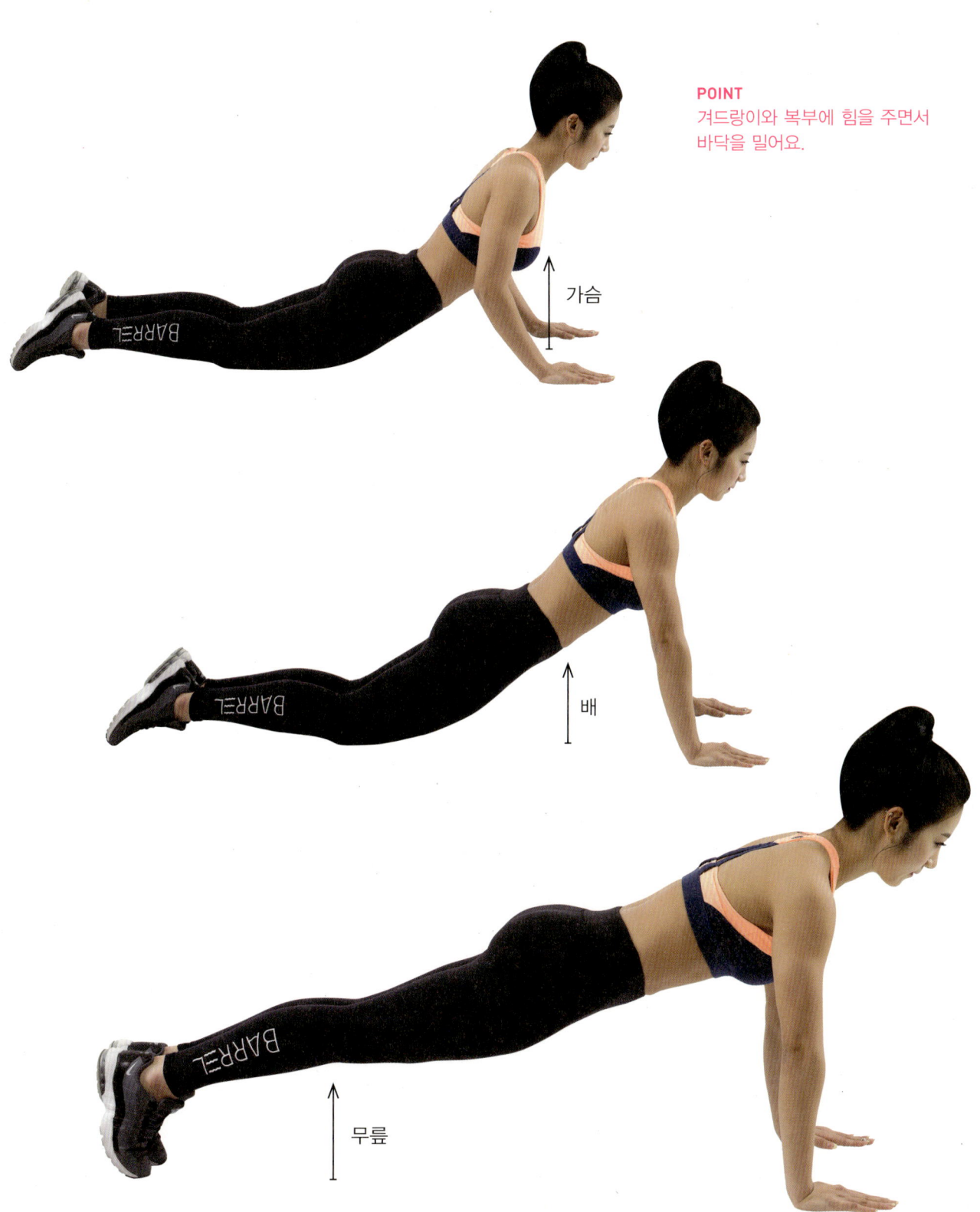

POINT
겨드랑이와 복부에 힘을 주면서 바닥을 밀어요.

↑ 가슴

↑ 배

↑ 무릎

가슴 — FLOOR PUSH UP

▶ 4p 연속 동작

NO! 허리를 꺾지 않아요.

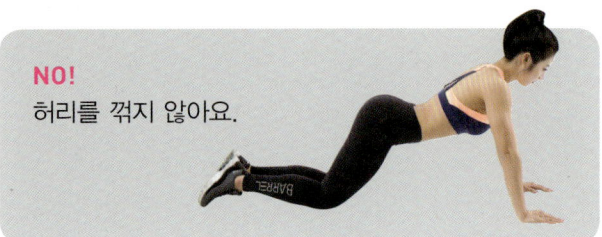

3 5초 정도 유지한다.
POINT 손목이 많이 꺾이지 않게 어깨를 고정하며 자세를 유지해요.

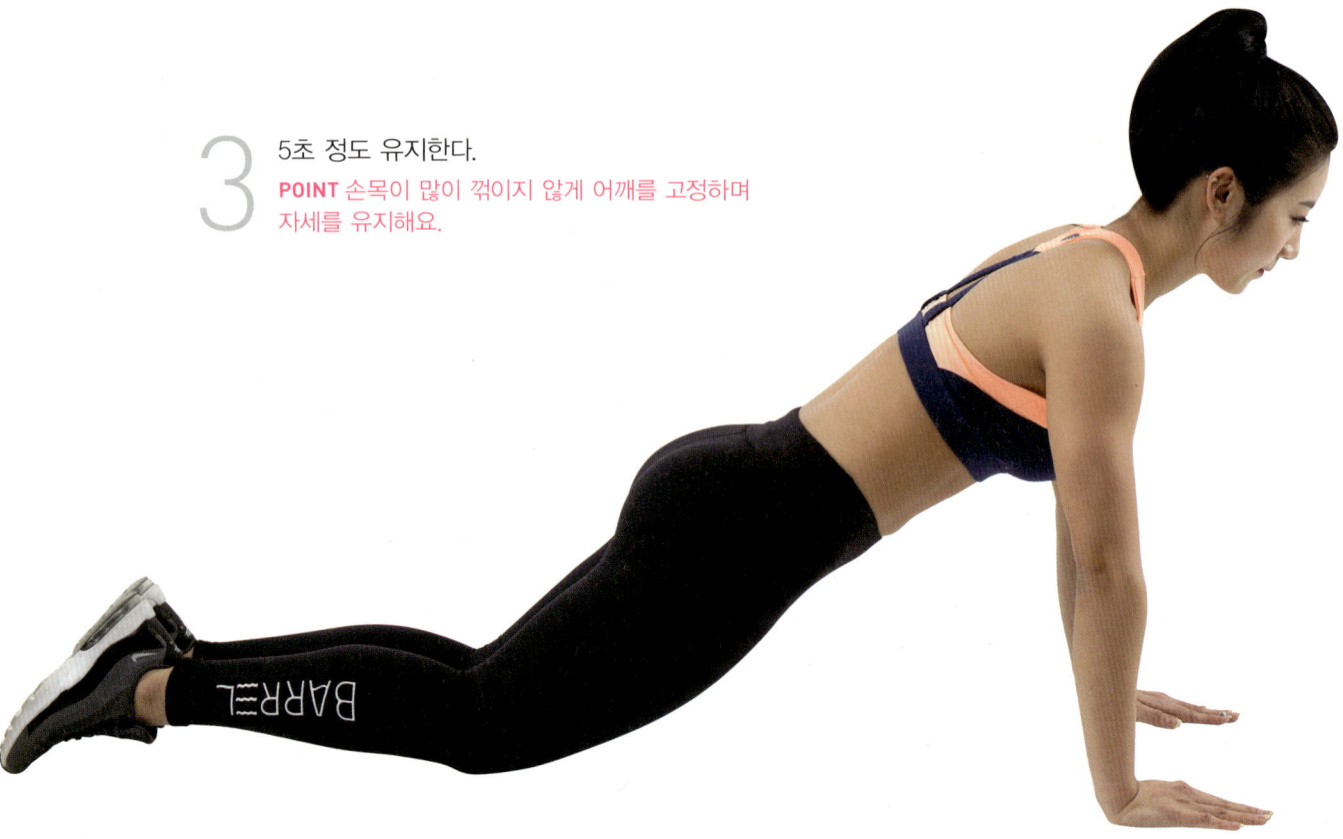

ACTION

4 숨을 들이마시면서
무릎-배-머리 순서로 몸을 내린다.

↓ 무릎

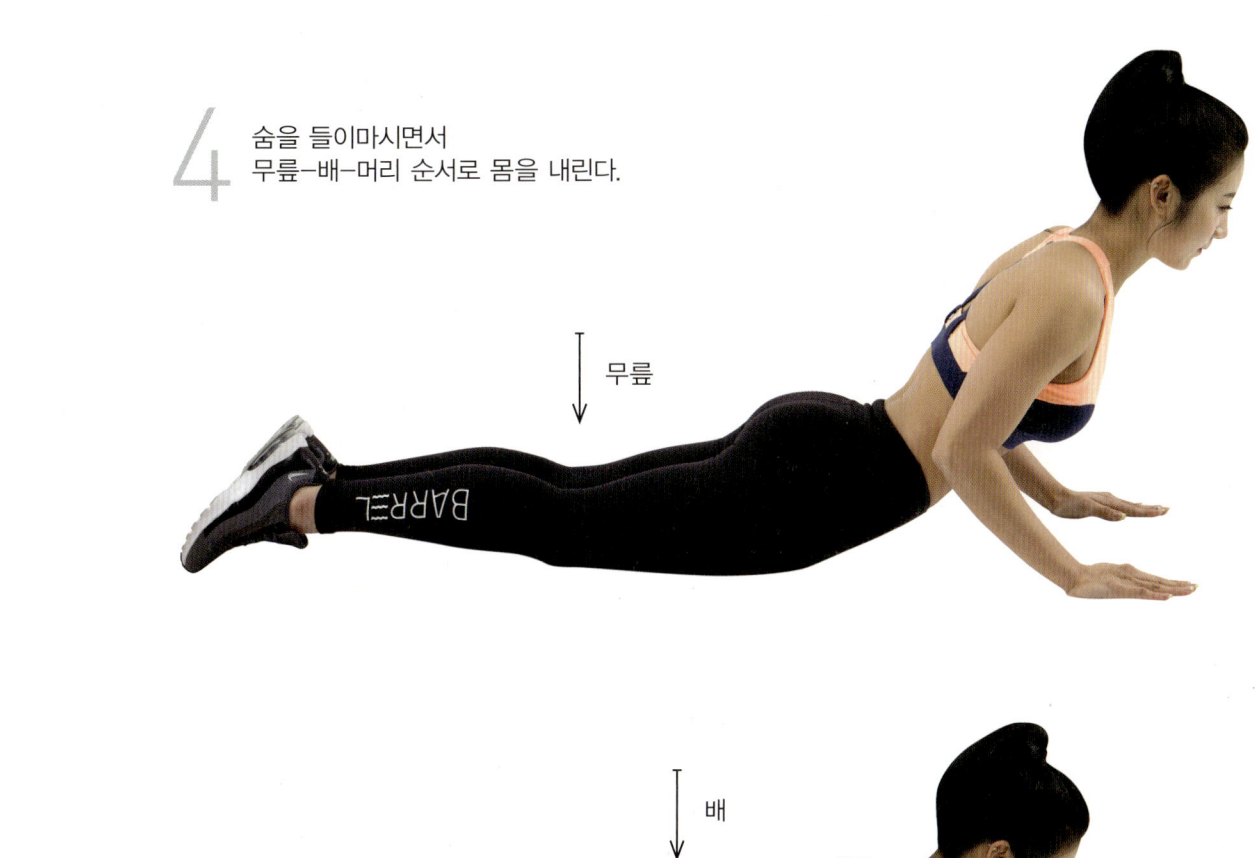

↓ 배

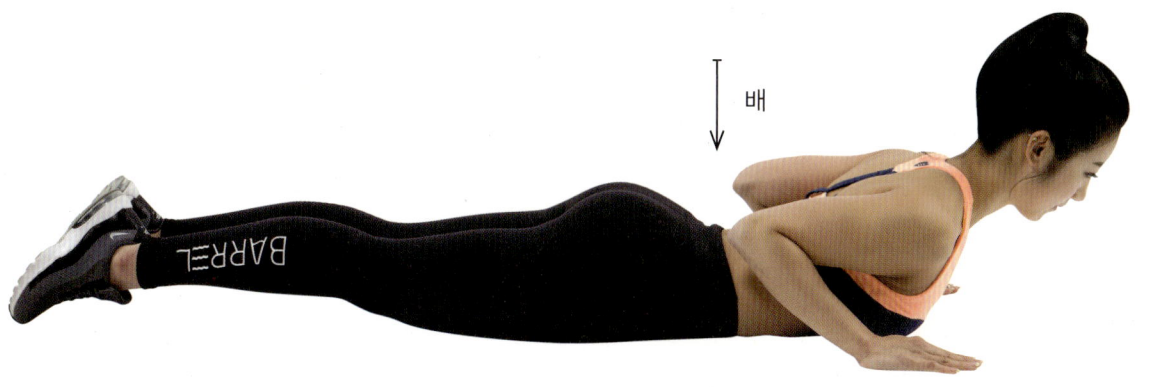

↓ 머리

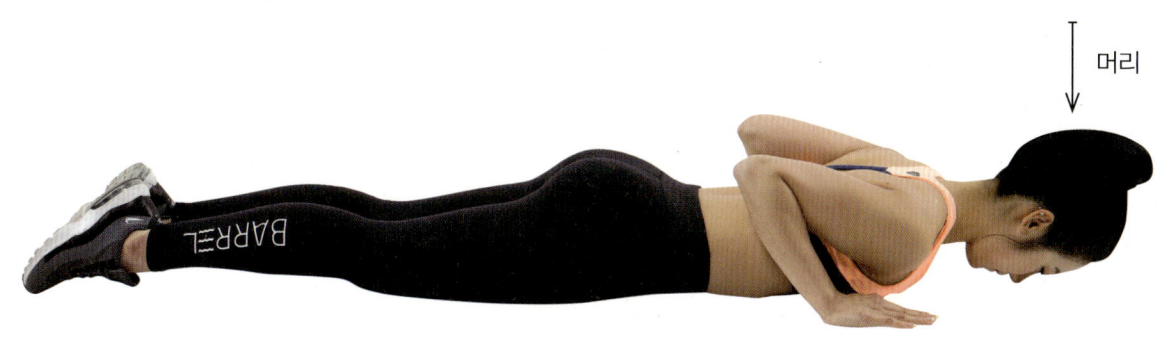

비키니 상체 라인 **69**

가슴

KNEE PUSH UP

2

20회씩 3세트

무릎 대고 푸시업

가슴 근육을 발달시켜 탄탄하고 볼륨감 있는 라인을 만드는 데 최고! 머리부터 무릎까지 일직선을 유지한 채 팔꿈치만 움직여요. 동작이 간단해 초보자도 쉽게 따라 할 수 있어요.

1 바닥에 무릎을 대고 팔을 가슴 앞에 놓는다.

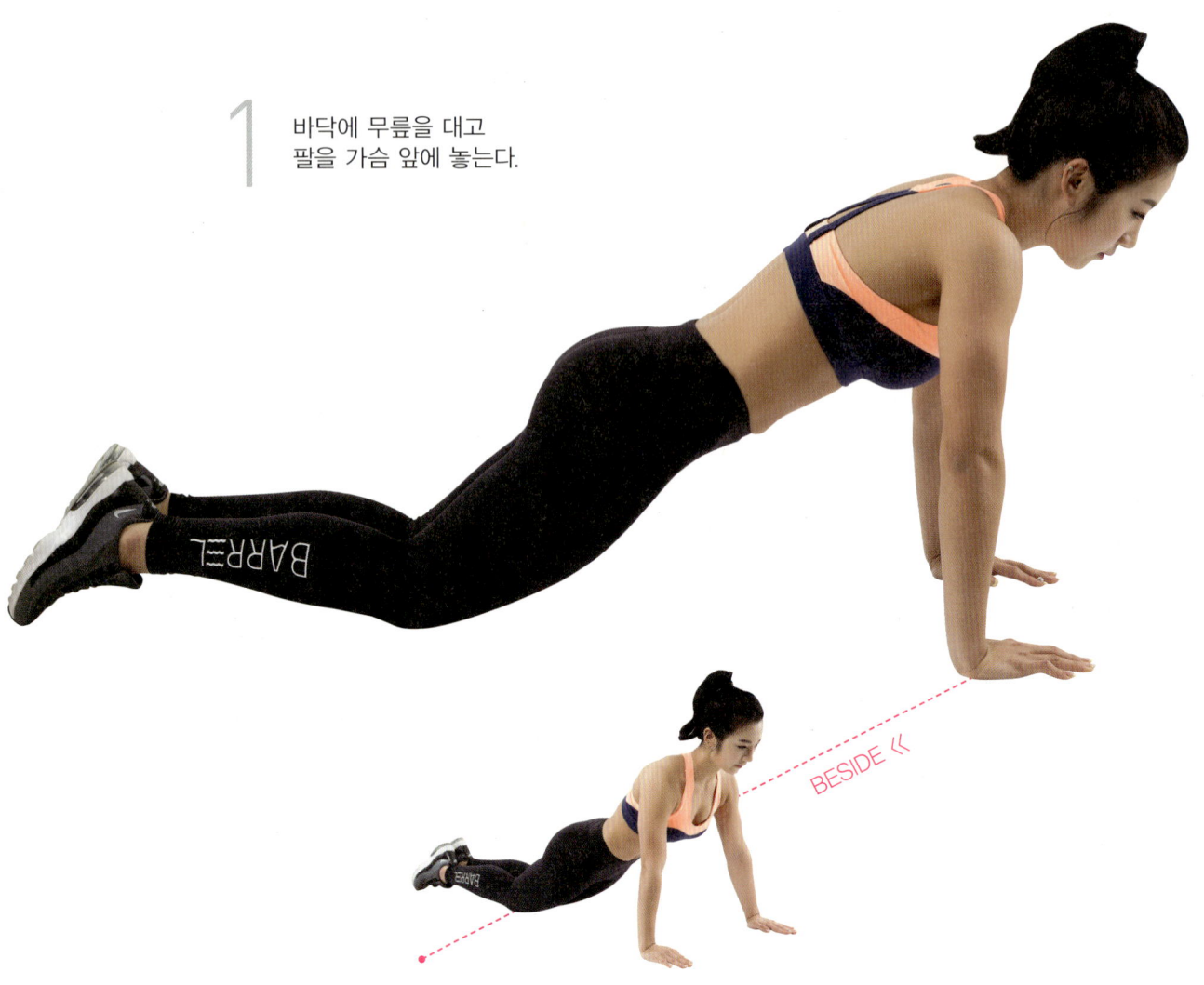

BESIDE

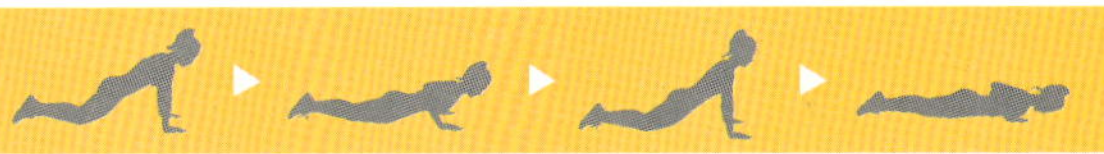

ACTION

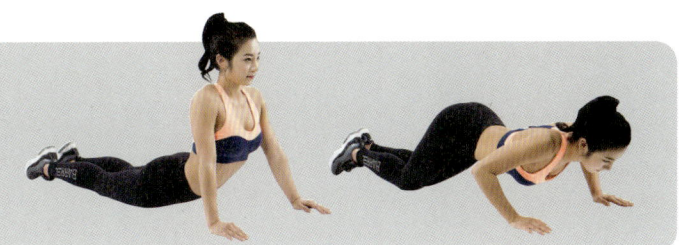

NO!
허벅지가 바닥에 닿지 않게 주의해요. 팔을 구부릴 때 엉덩이를 뒤로 빼지 않아요.

2 숨을 들이마시면서 바닥을 밀어내듯 팔꿈치를 접어 가슴을 바닥 가까이 내린다.

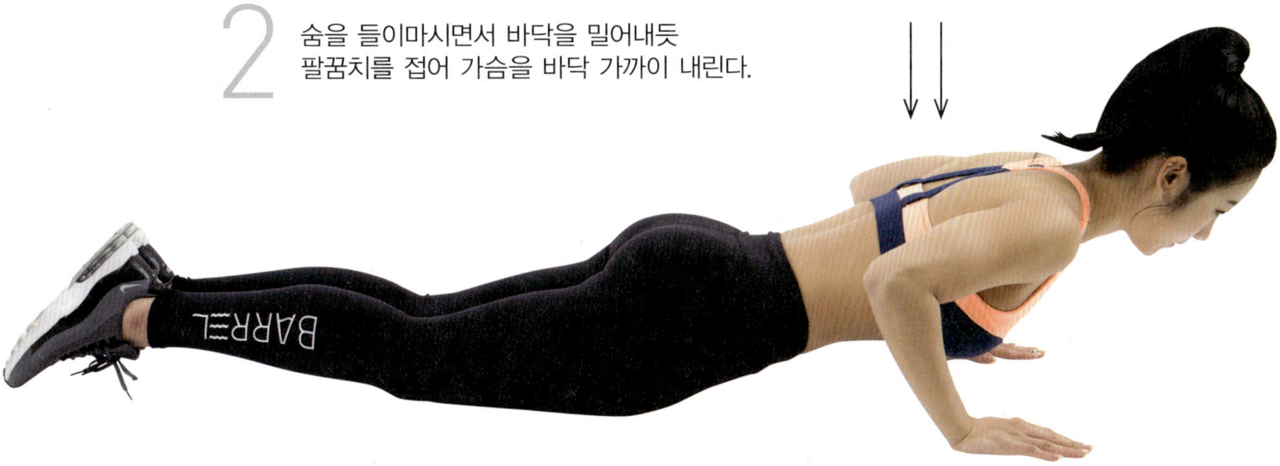

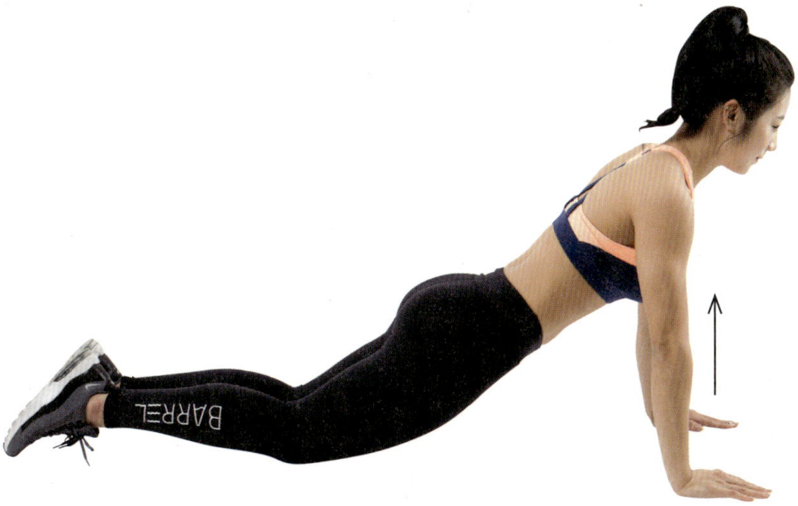

3 숨을 내쉬면서 팔꿈치를 편다. 5초간 유지한다.

4 숨을 들이마시면서 천천히 몸을 바닥으로 내린다.

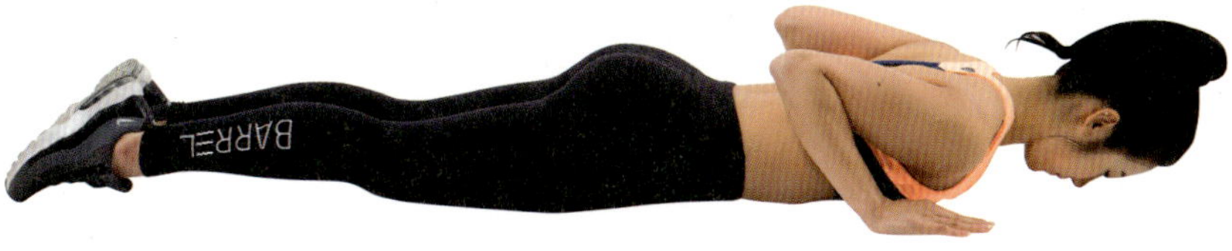

비키니 상체 라인 **71**

| 가슴 | PUSH UP |

3

푸시업

20회씩 3세트

가슴, 어깨, 삼두근을 자극하는 대표적인 상체 운동이지요. 몸을 들어 올리는 게 아니라 가슴으로 바닥을 미는 느낌으로 동작을 반복해요.

1 양팔을 어깨너비보다 넓게 벌려 바닥을 짚고 머리부터 발끝까지 일직선을 만든다.

2 숨을 들이마시면서 가슴이 바닥에 가까워질 정도로 팔꿈치를 구부린다.
POINT 시선은 바닥을 보며 몸이 일직선이 될 때까지 내려가요.

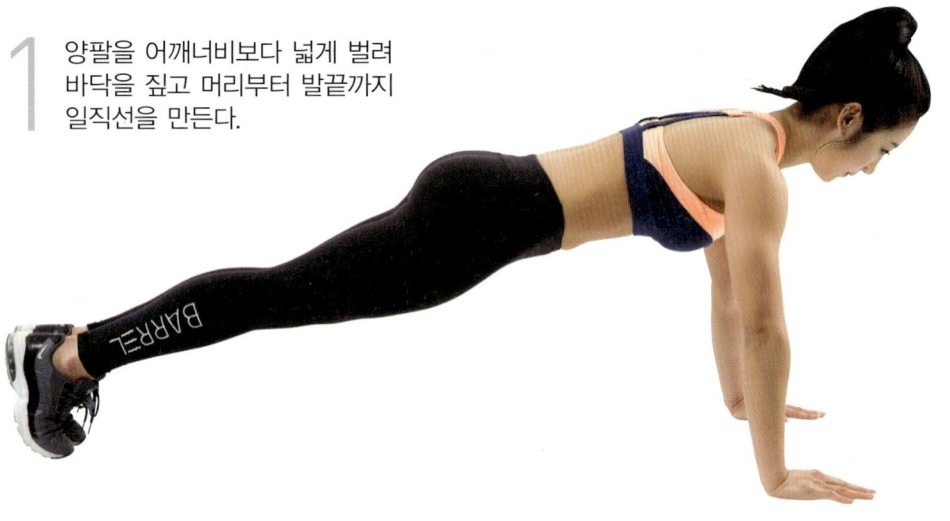

ACTION

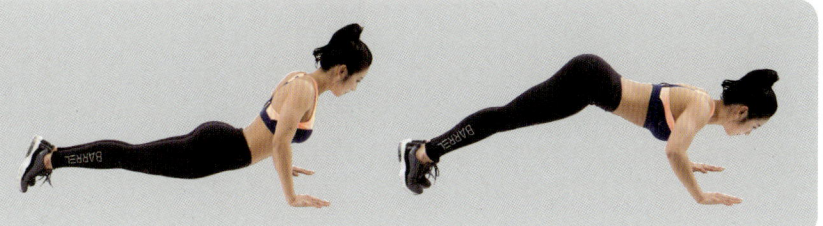

NO!
상체와 하체를 일직선으로
유지하지 않으면
팔을 굽힐 때 하체만 내려가거나
엉덩이가 뒤로 빠질 수 있어요.

3 숨을 내쉬면서 팔꿈치를 펴
시작 자세로 돌아온다.
POINT 겨드랑이에 힘을 주면서
가슴을 모으는 느낌으로 팔을 펴요.

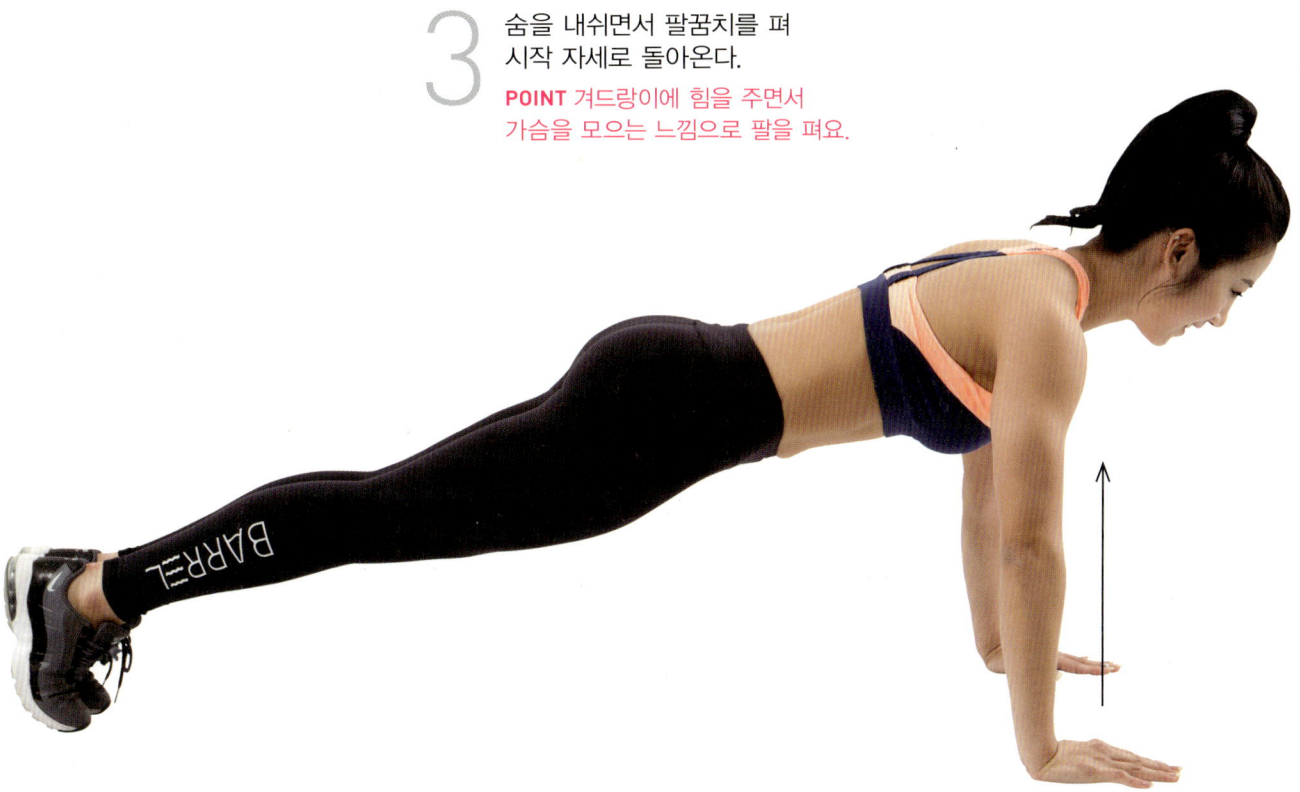

비키니 상체 라인 73

가슴 4

CHEST PRESS

누워서 가슴 앞으로 덤벨 밀기

20회씩 3세트

굳은 가슴 근육을 풀어주고 겨드랑이 군살을 제거해줘요. 겨드랑이와 상체에 힘을 주며 동작을 실시해야 가슴이 업되는 효과도 톡톡히 누릴 수 있어요.

1. 덤벨을 잡고 바닥에 누워 무릎을 세운다. 팔을 가슴 앞에 수직으로 든다.

2. 숨을 들이마시면서 팔꿈치를 구부려 팔뚝이 바닥에 닿기 전까지 수직으로 내린다.

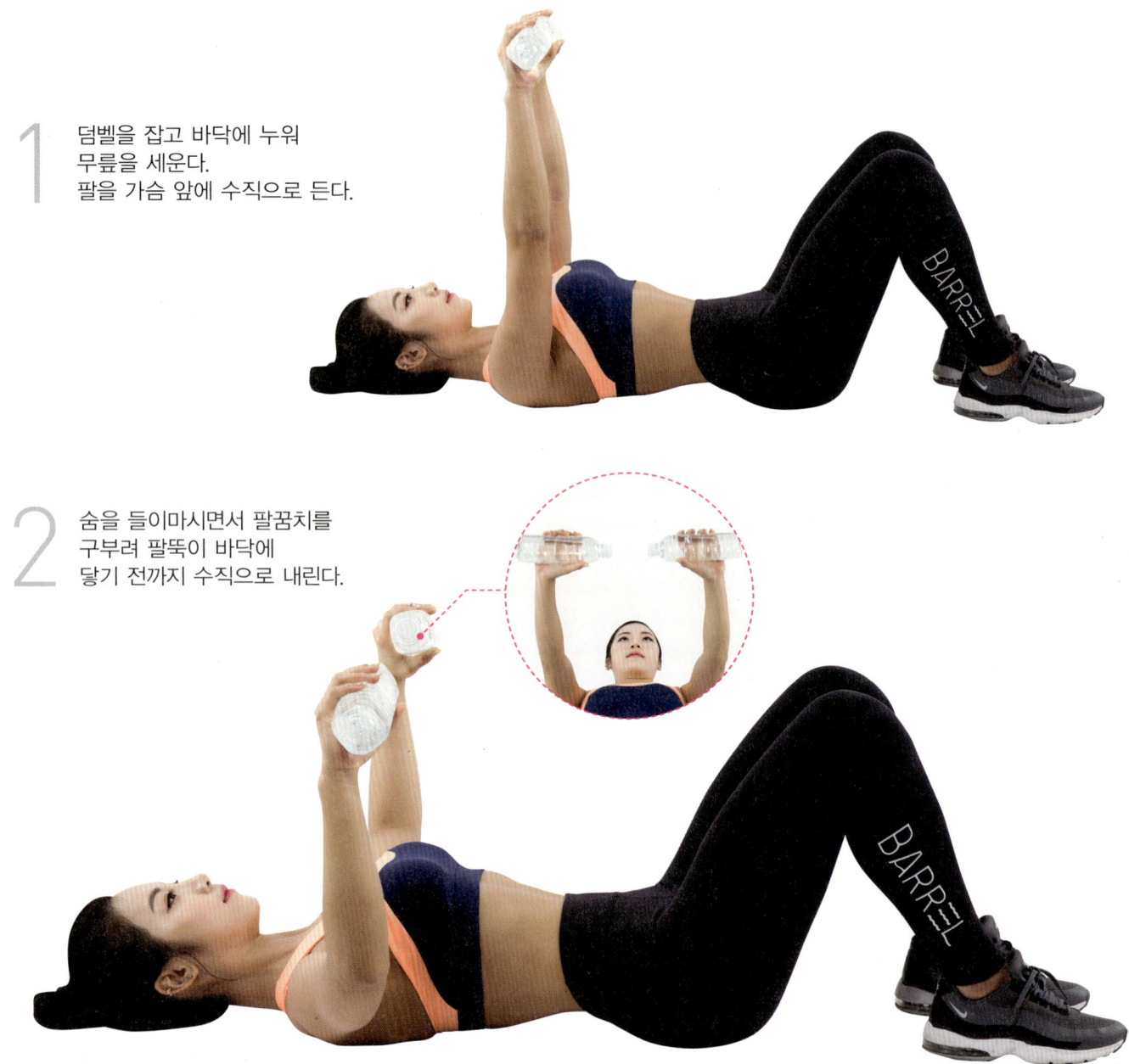

ACTION

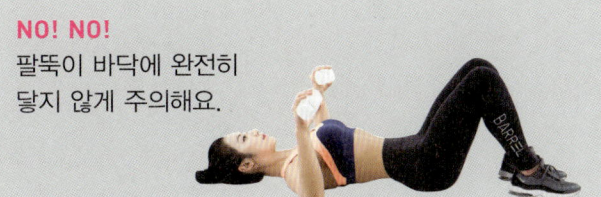

NO! NO!
팔뚝이 바닥에 완전히
닿지 않게 주의해요.

허리가 꺾이지 않게
상체의 움직임에 집중해요.

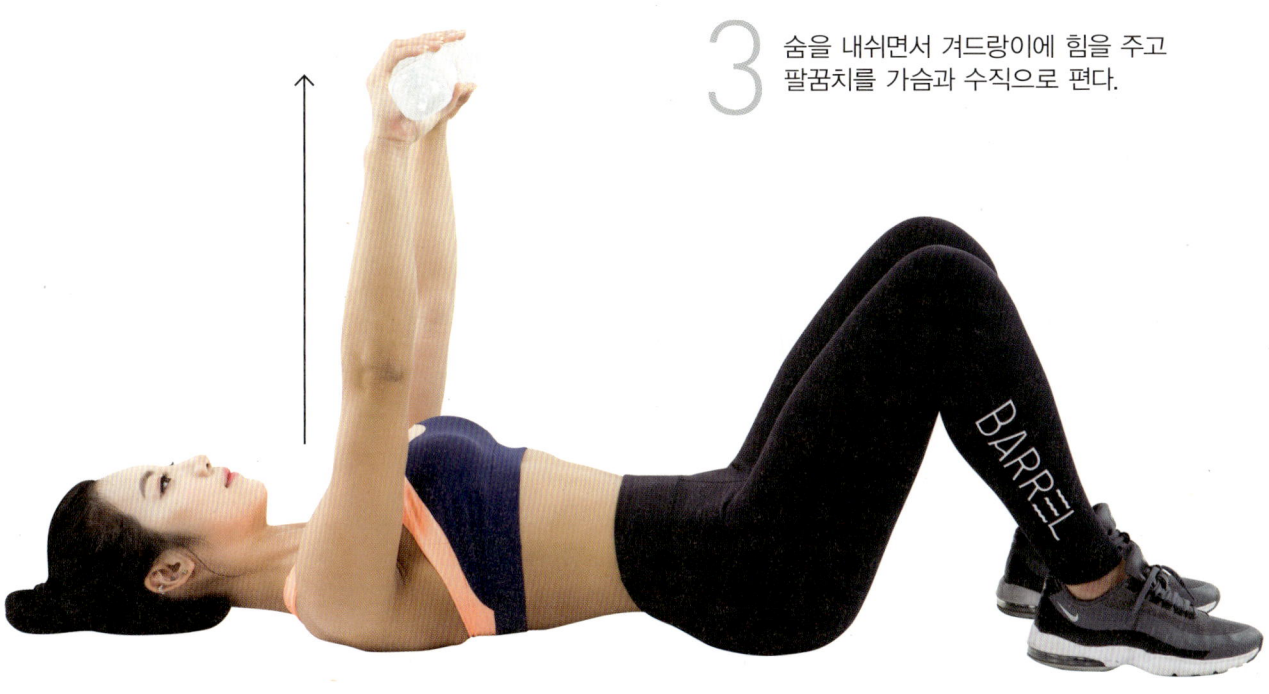

3 숨을 내쉬면서 겨드랑이에 힘을 주고
팔꿈치를 가슴과 수직으로 편다.

4 숨을 들이마시면서
천천히 팔꿈치를 구부린다.

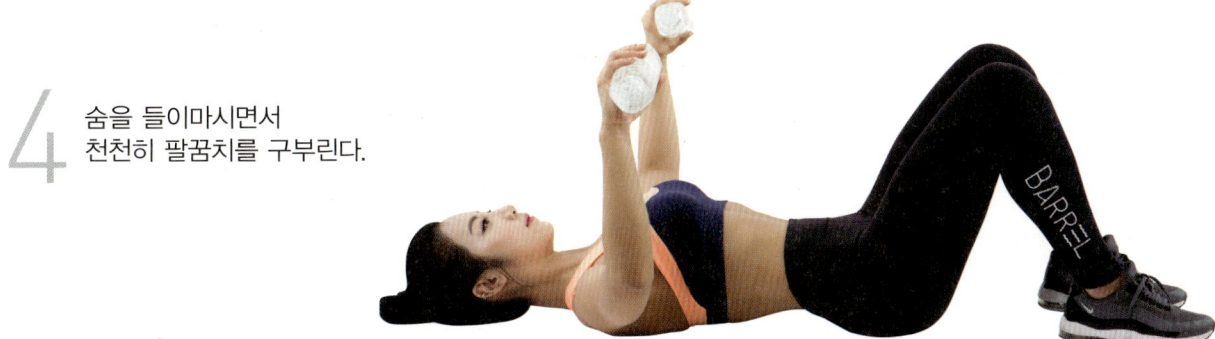

비키니 상체 라인 **75**

가슴 | CHEST FLY

5

20회씩 3세트

가슴 앞으로 덤벨 모으기

가슴은 물론 어깨 근육의 근력을 키워줘요. 팔이 아닌 가슴을 모으는 데 집중하기!
봉긋 솟은 가슴을 갖고 싶다면 '강추'하는 운동이에요.

1 덤벨을 잡고 바닥에 누워 무릎을 세운다.

2 팔꿈치를 약간 구부린 상태로 숨을 내쉬면서 가슴 앞에 큰 나무를 껴안는 모양으로 팔을 모은다.

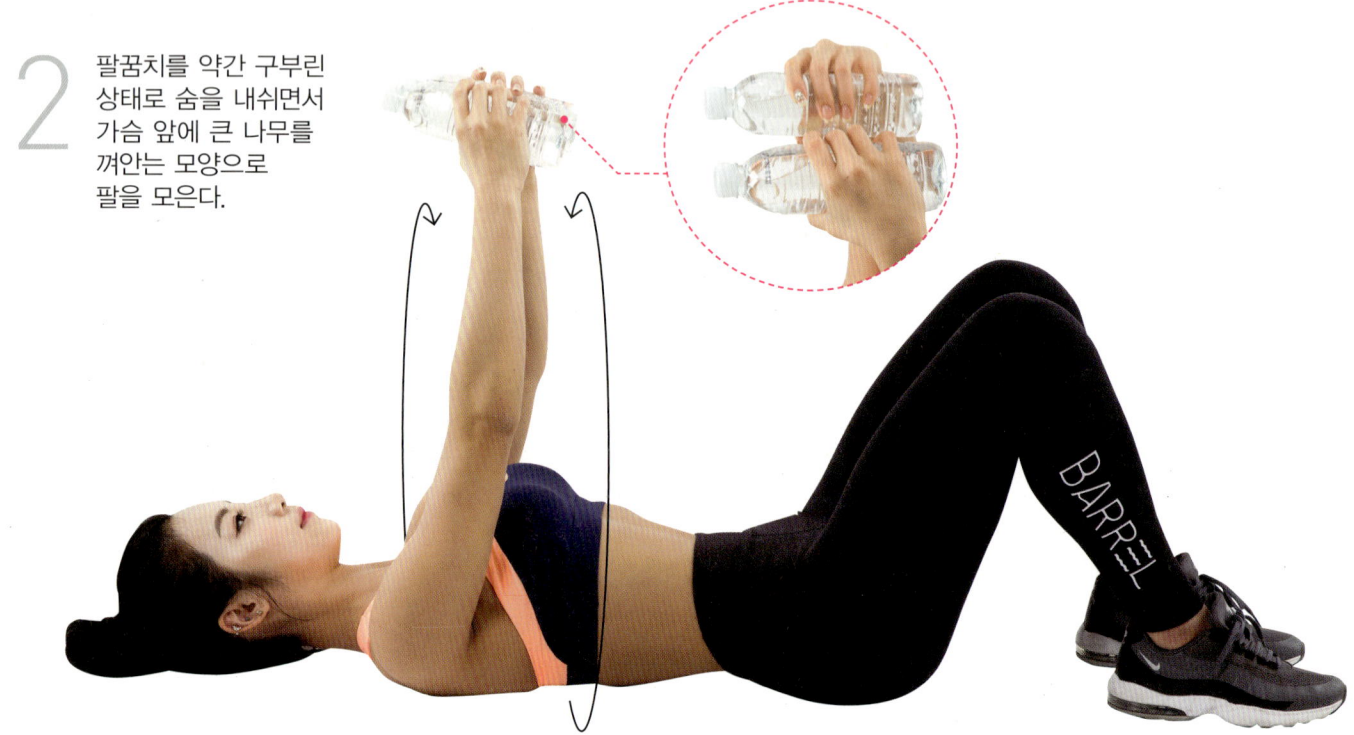

76 BIKINI DIET

ACTION

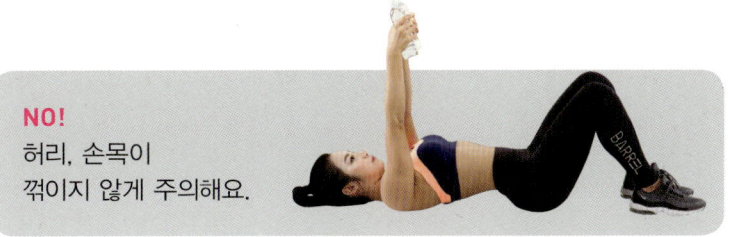

NO!
허리, 손목이
꺾이지 않게 주의해요.

3 숨을 들이마시면서 천천히 반원을 그려
양팔을 바닥 가까이 내린다.
POINT 팔꿈치 각도를 일정하게 유지하며 움직여요.

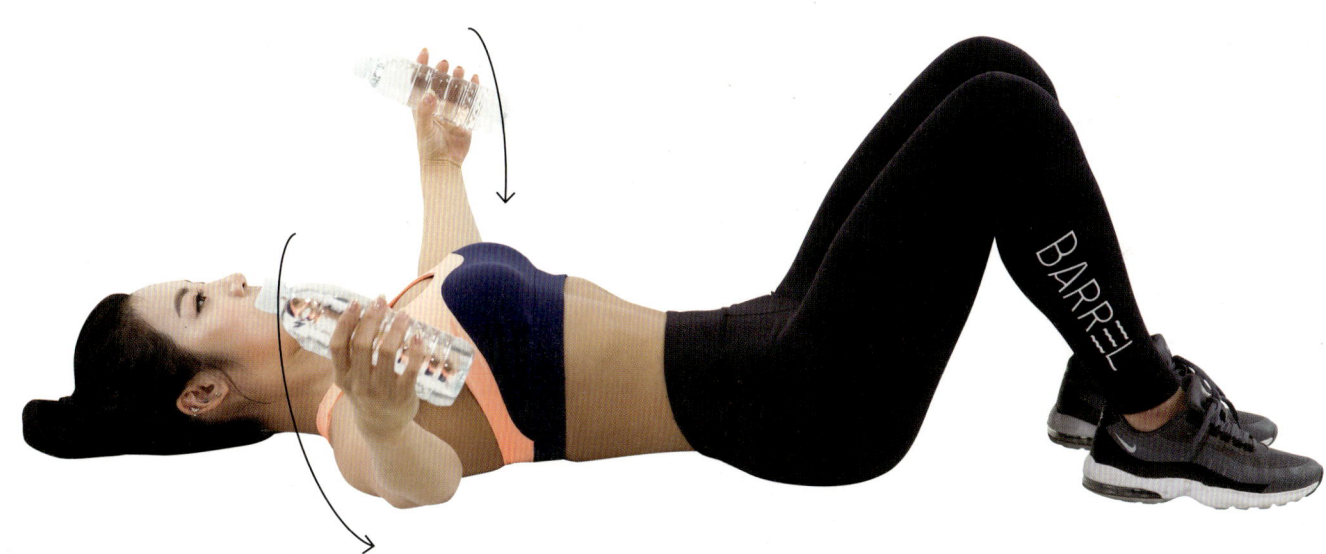

비키니 상체 라인 77

가슴 6 — ELBOW IN

20회씩 3세트

팔꿈치 모아 올리기

팔과 가슴 사이의 군살을 정리하고 탄력을 높여줘요. 양팔을 굽혀 붙이고 높이를 비교했을 때 좌우 높이가 다른 사람에게 효과적인 운동이에요. 꾸준히 반복하면 좌우 균형을 되찾는 동시에 어깨 관절이 부드러워지고 가슴 모양도 예뻐져요.

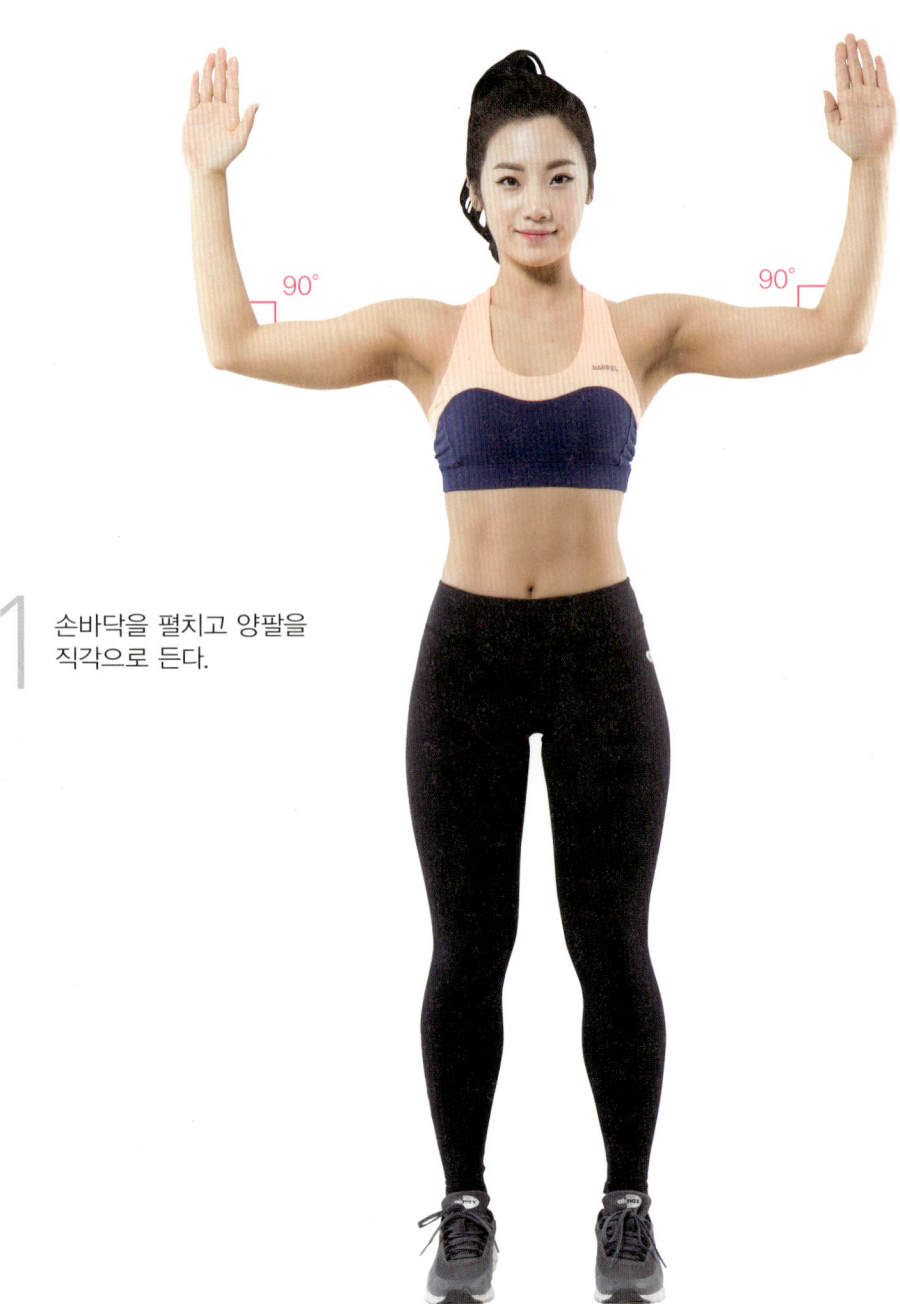

1 손바닥을 펼치고 양팔을 직각으로 든다.

ACTION

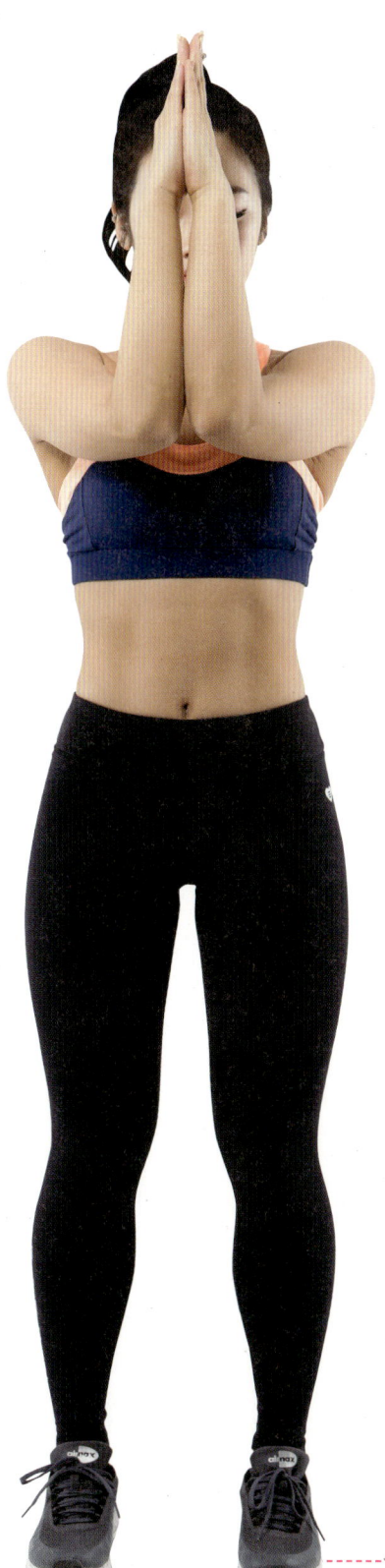

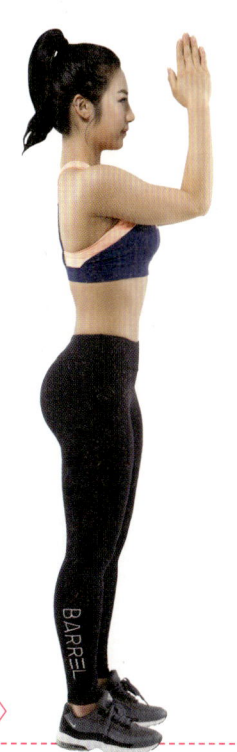

NO!
어깨를 올리거나 움츠리면 안 돼요. 가슴을 편 상태에서 동작을 진행해요.

2 어깨를 내리고 가슴을 편 상태에서 팔꿈치를 모은 뒤 숨을 내쉬면서 팔꿈치를 서로 밀어내며 팔을 천장으로 들어 올린다. 이 동작을 짧게 반복한다.

BESIDE »

비키니 상체 라인 **79**

가슴

7

20회씩 3세트

ELBOW TOGETHER

덤벨 들고 팔 모으기

팔꿈치 모으기를 해도 가슴에 자극을 느끼지 못했다면 덤벨을 들고 동작을 실시해봐요. 가슴 근육이 탄탄해지는 것은 물론 가슴이 처지는 것도 막아줘요.

1 양손에 덤벨을 잡고 바르게 선다.

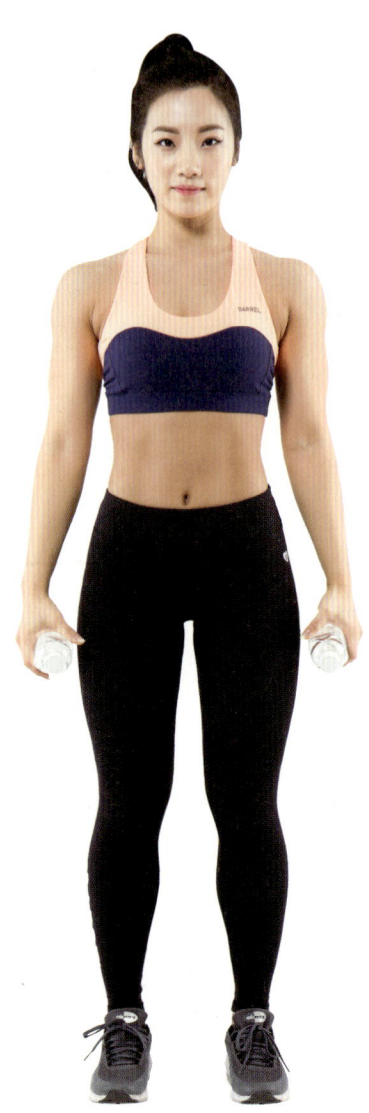

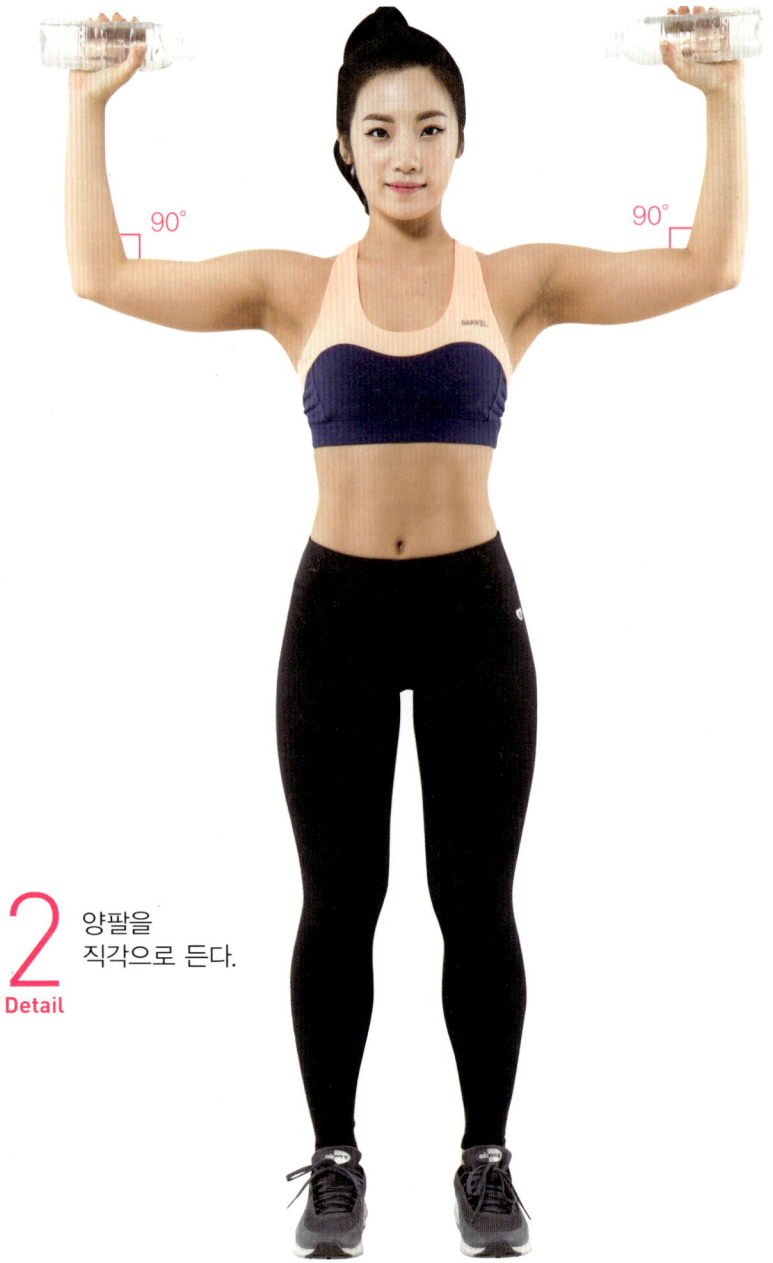

2 양팔을 직각으로 든다.
Detail

ACTION

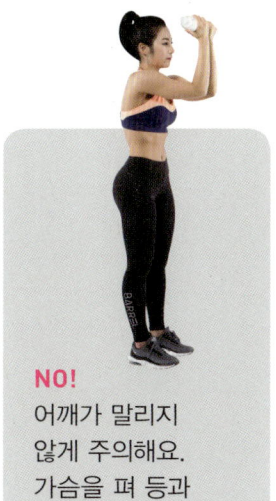

NO!
어깨가 말리지
않게 주의해요.
가슴을 펴 등과
일직선을 유지해요.

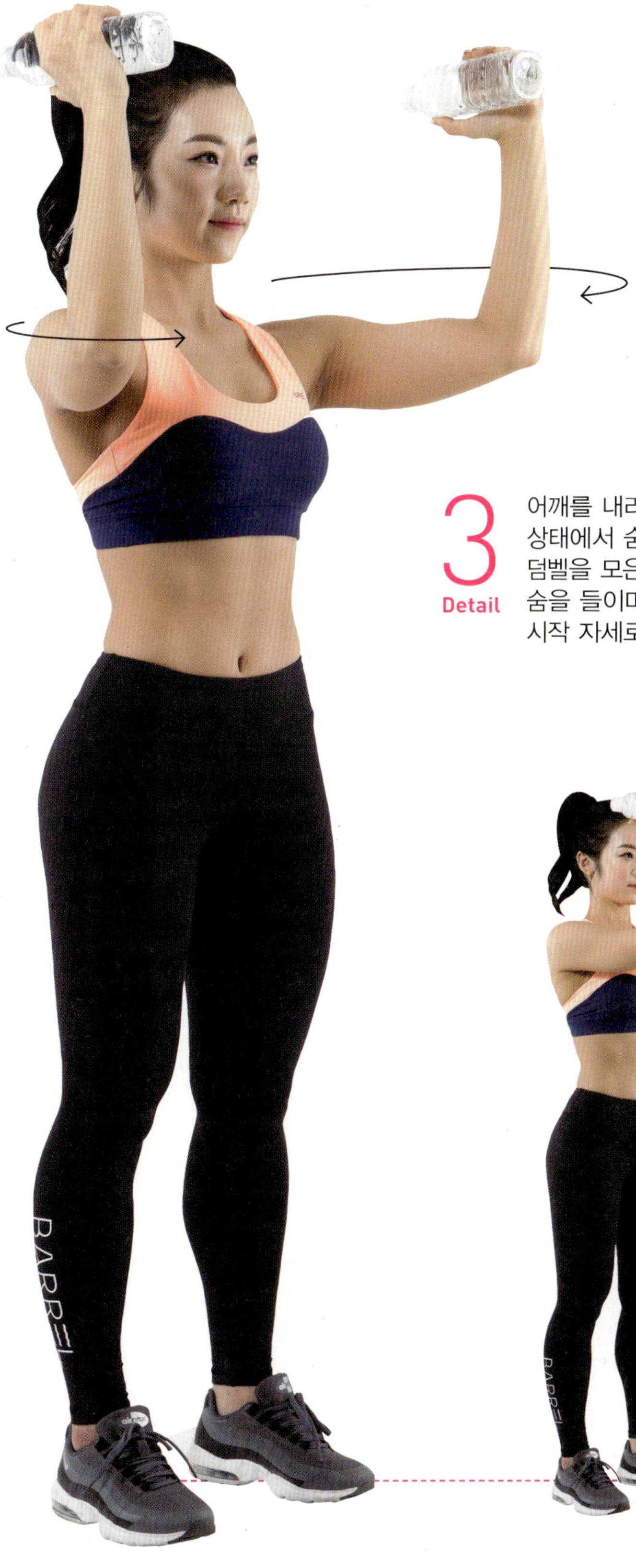

3 어깨를 내리고 가슴을 편
상태에서 숨을 내쉬면서
Detail 덤벨을 모은다.
숨을 들이마시면서
시작 자세로 돌아온다.

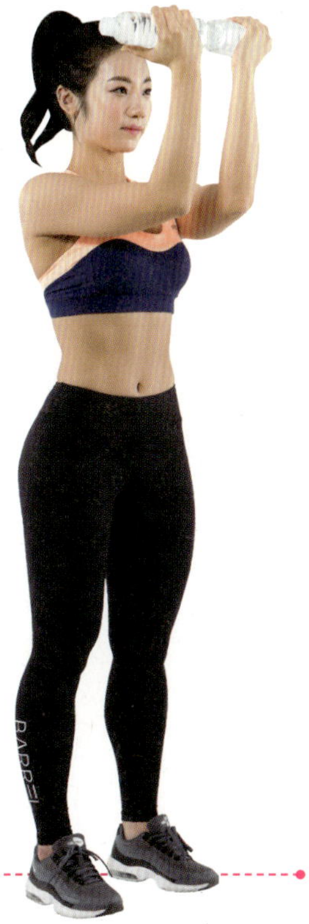

2 Detail
포인트 동작 자세히 보기

* 팔과 어깨가 수평을
  유지하며 동작 진행

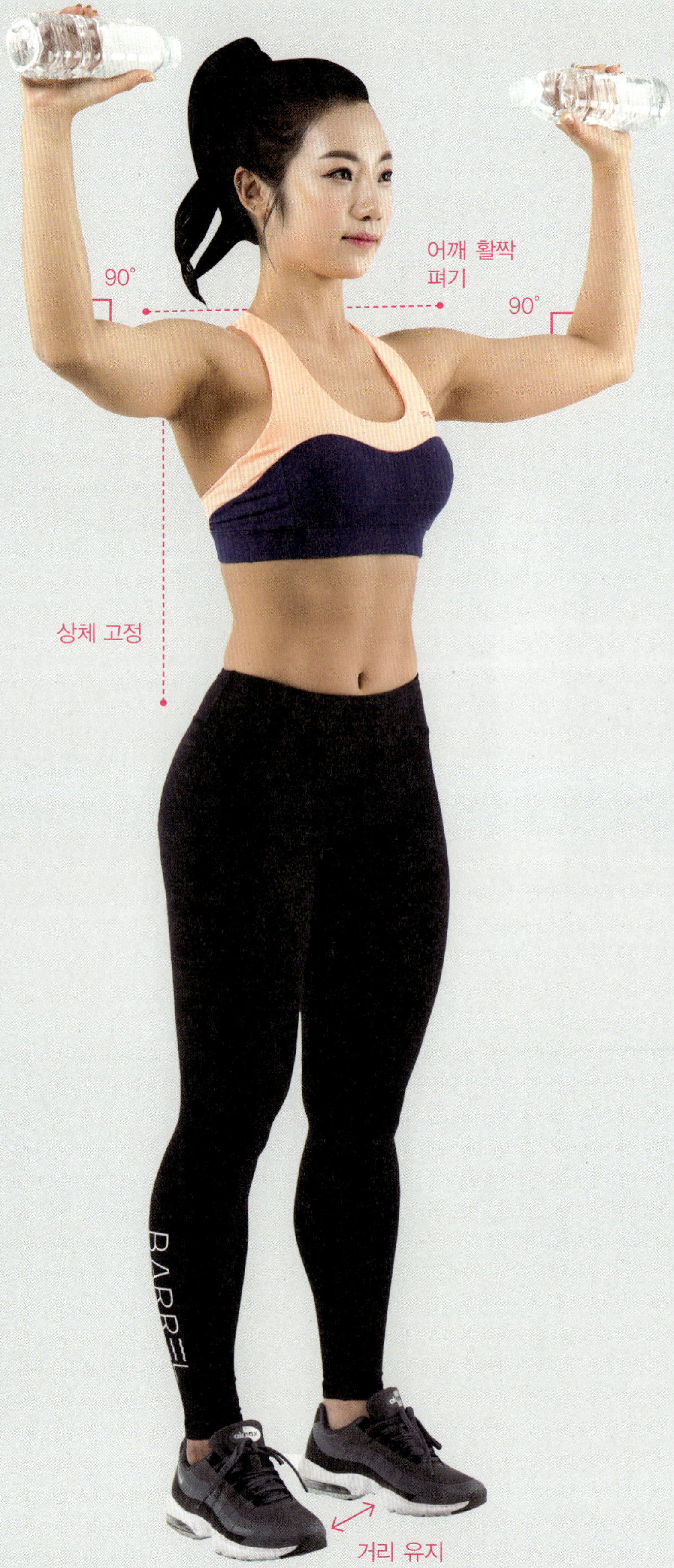

90°   어깨 활짝 펴기   90°

상체 고정

거리 유지

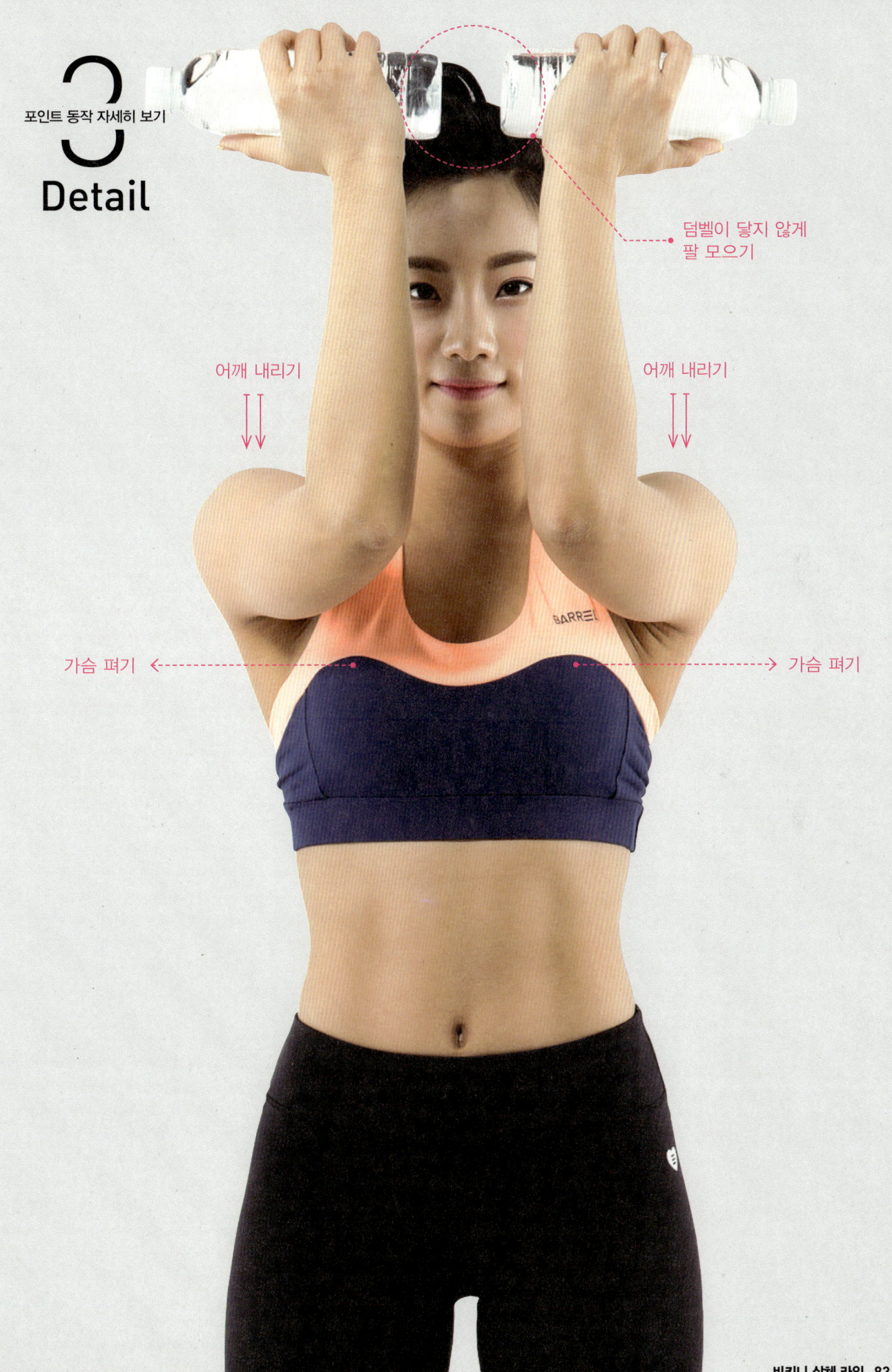

4

탄탄한 11자 복부

여성들의 가장 큰 고민은 늘어진 뱃살이지요. 다른 부분에 비해 쉽게 살이 빠지지 않고 날씬해도 방심할 수 없는 부위예요. 뱃살은 운동부족으로 허리 주변 림프절이 제 기능을 못해 노폐물과 지방이 쌓이면서 생겨요. 신체 활동을 늘리고 복식 호흡을 꾸준히 하는 것만으로 복부에 붙은 지방을 어느 정도 제거할 수 있어요. 뱃살을 완벽히 빼고 싶다면 근력 운동이 필수! 복부 운동만 하면 복부 지방은 감소하지 않아요. 몸 전체 근육을 자극하는 운동을 해야 더 많은 칼로리가 연소되면서 뱃살도 쉽게 빠져요.

지금부터 소개하는 운동은 복부를 집중적으로 자극하되 다른 부위에도 영향을 주는 동작으로 구성했어요. 일주일만 꾸준히 해도 복부 라인이 확연히 달라지는 것을 확인할 수 있을 거예요.

복부

1

20회씩 3세트

CRUNCH

상체 들어 올리기

상복부(복부를 9등분 했을 때 가장 가운데 부분)를 자극해 뱃살을 제거하고 복근이 탄탄해져요. 상체를 올리고 내릴 때 복부에 긴장을 유지하는 게 포인트예요.

1 바닥에 누워 무릎을 세운다.

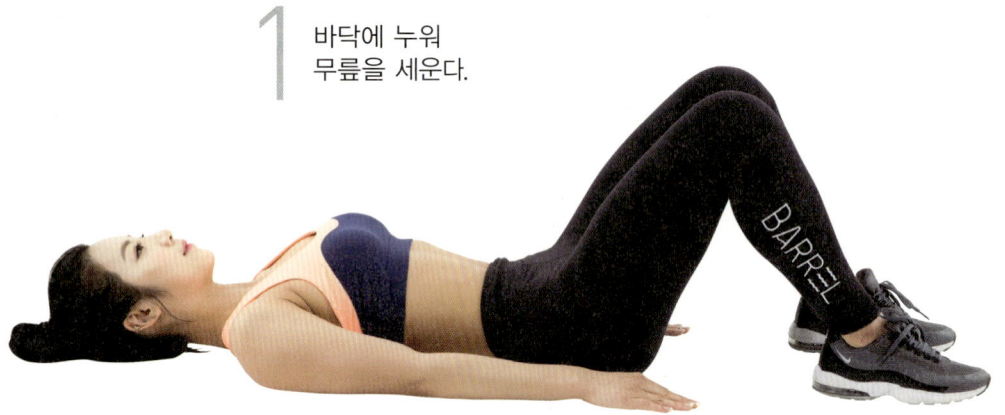

2 팔을 접어 양 손바닥을 머리 뒤에 댄다. 숨을 들이마시고 준비한다.

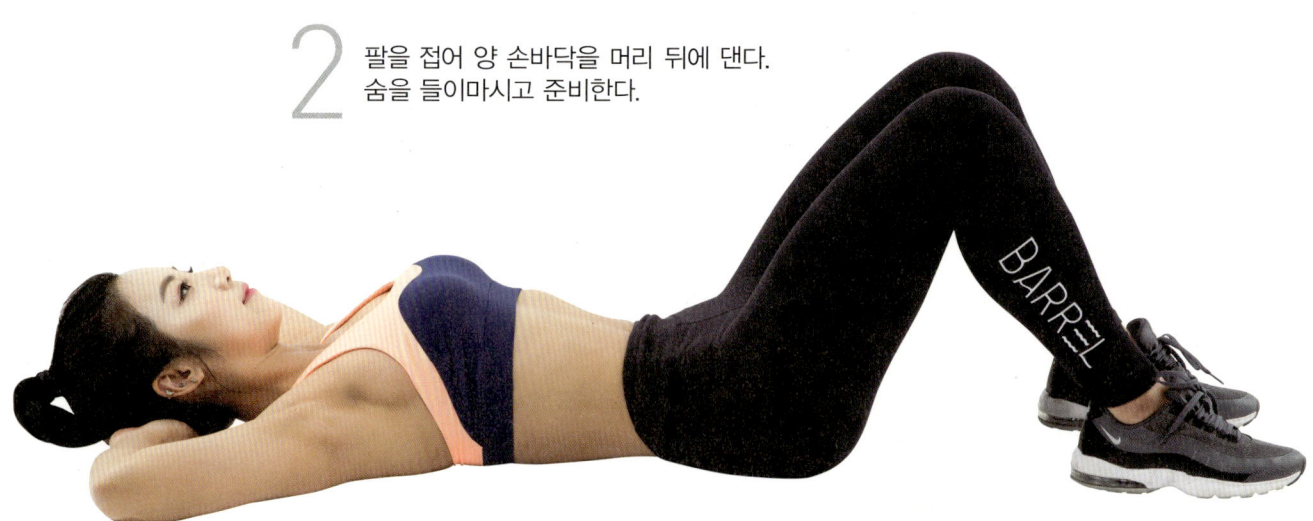

ACTION

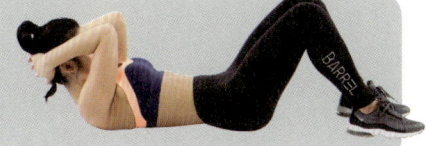

NO!
목이 너무 꺾이거나 팔 힘으로
상체를 들어 올리지 않게 주의해요.

3 허리는 바닥에 고정한다.
숨을 내쉬면서
상체를 들어 올린다.

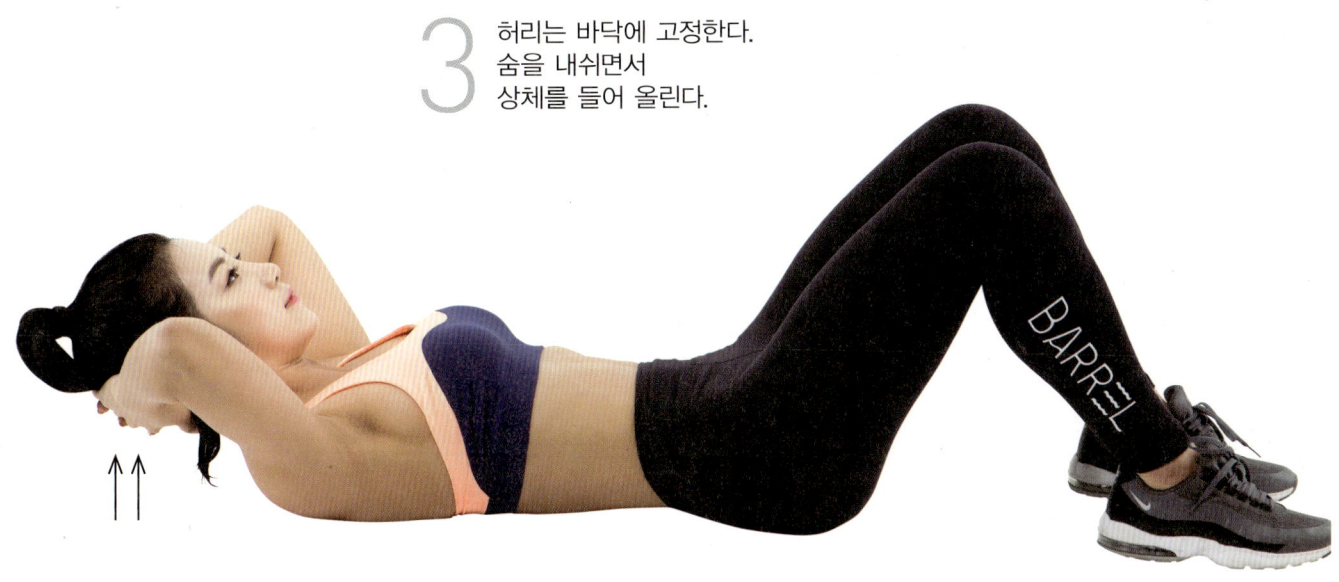

4 숨을 들이마시면서 천천히 시작 자세로 돌아온다.
POINT 복부 자극을 느끼면서 천천히 내려와요.

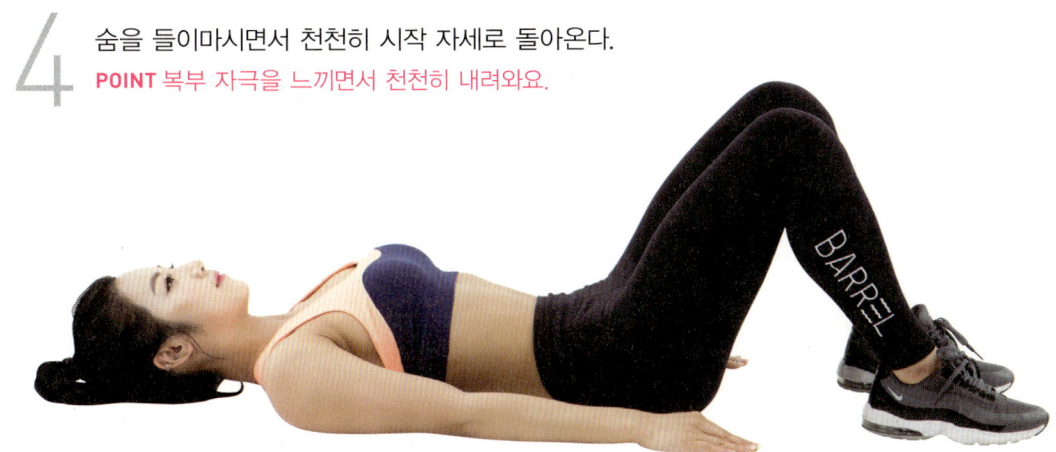

비키니 상체 라인 87

복부

DOUBLE CRUNCH

2

20회씩 3세트

팔다리로 상체 둥글게 말기

복부 전체를 자극해 일반 복부 운동보다 효과가 두 배! 복부에 힘이 들어가는 걸 느끼면서 상체와 하체를 동시에 당겨요. 팔다리 움직임 속도를 맞추는 게 포인트! 호흡에 신경 쓰며 천천히 동작을 실시해요.

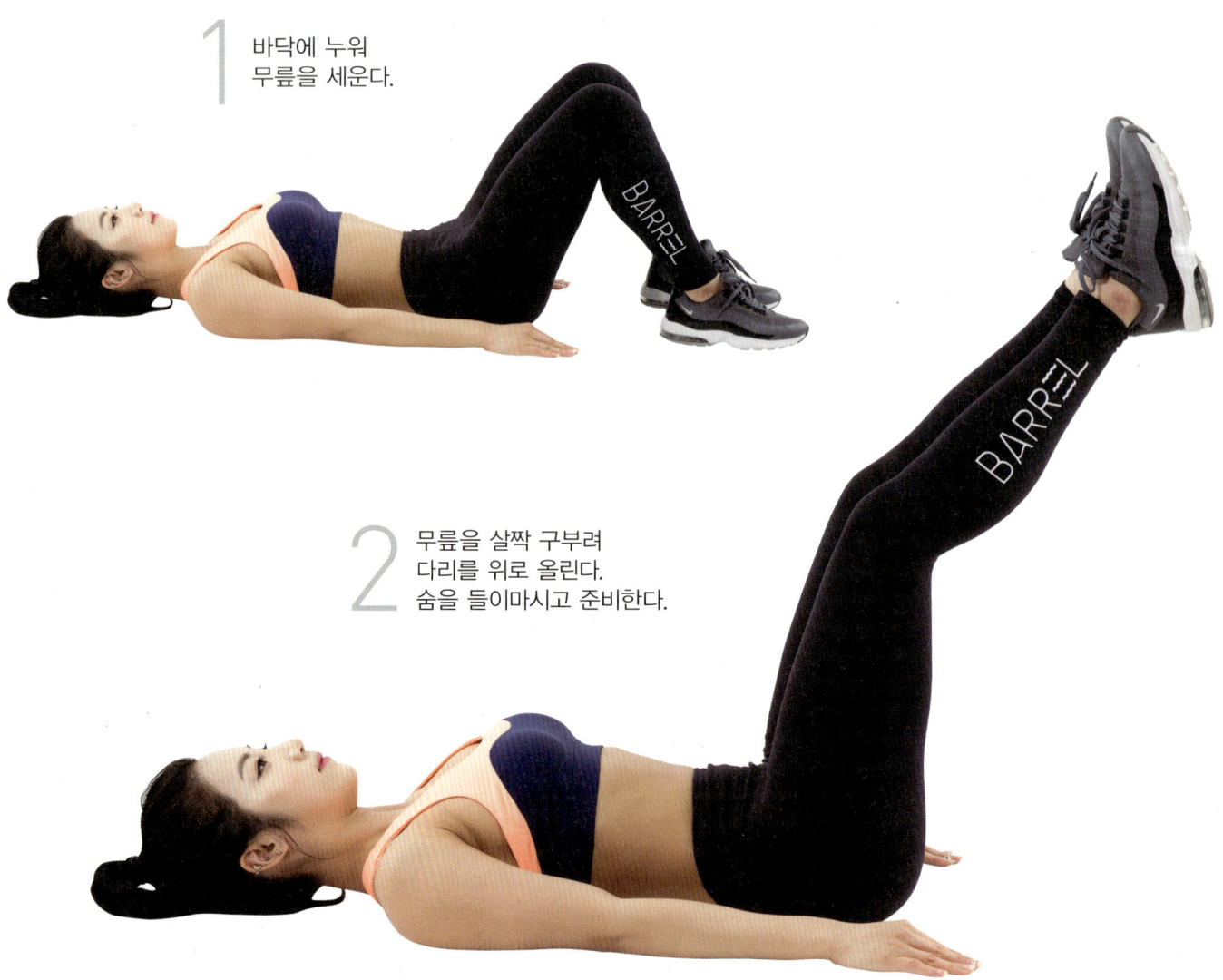

1 바닥에 누워 무릎을 세운다.

2 무릎을 살짝 구부려 다리를 위로 올린다. 숨을 들이마시고 준비한다.

ACTION

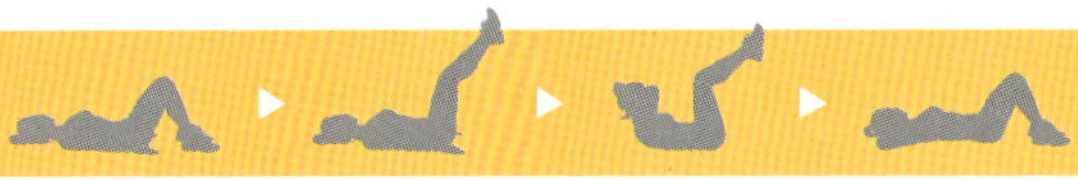

NO!
허리가 바닥에서 떨어지지 않게 복부에 힘을 줘요.

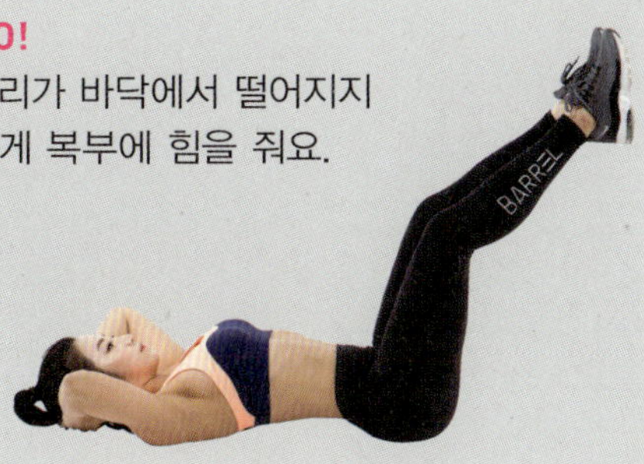

3 허리는 바닥에 고정한다. 숨을 내쉬면서 상체와 다리가 가까워지게 상체를 둥글게 말아준다.

4 숨을 들이마시면서 천천히 시작 자세로 돌아온다.

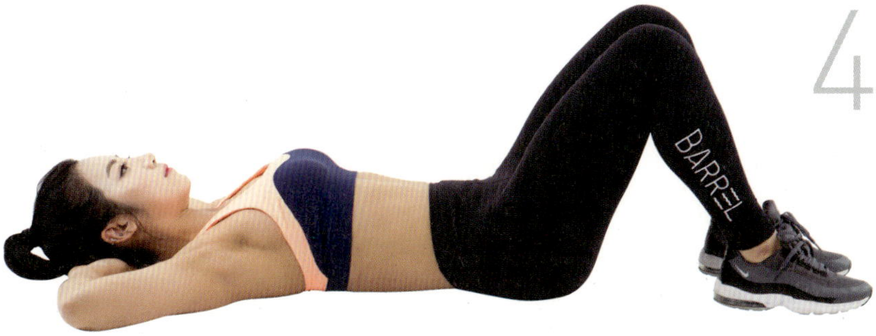

비키니 상체 라인 89

복부

REVERSE CRUNCH

3

20회씩 3세트

골반 말아 올리기

하복부(배꼽 아래쪽에 위치한 복부)를 발달시키고 뱃살 제거에 효과적이에요. 초보자들은 벤치에 누운 뒤 벤치를 잡고 동작을 실시하면 허리 부담이 줄어 훨씬 편안하게 운동할 수 있어요.

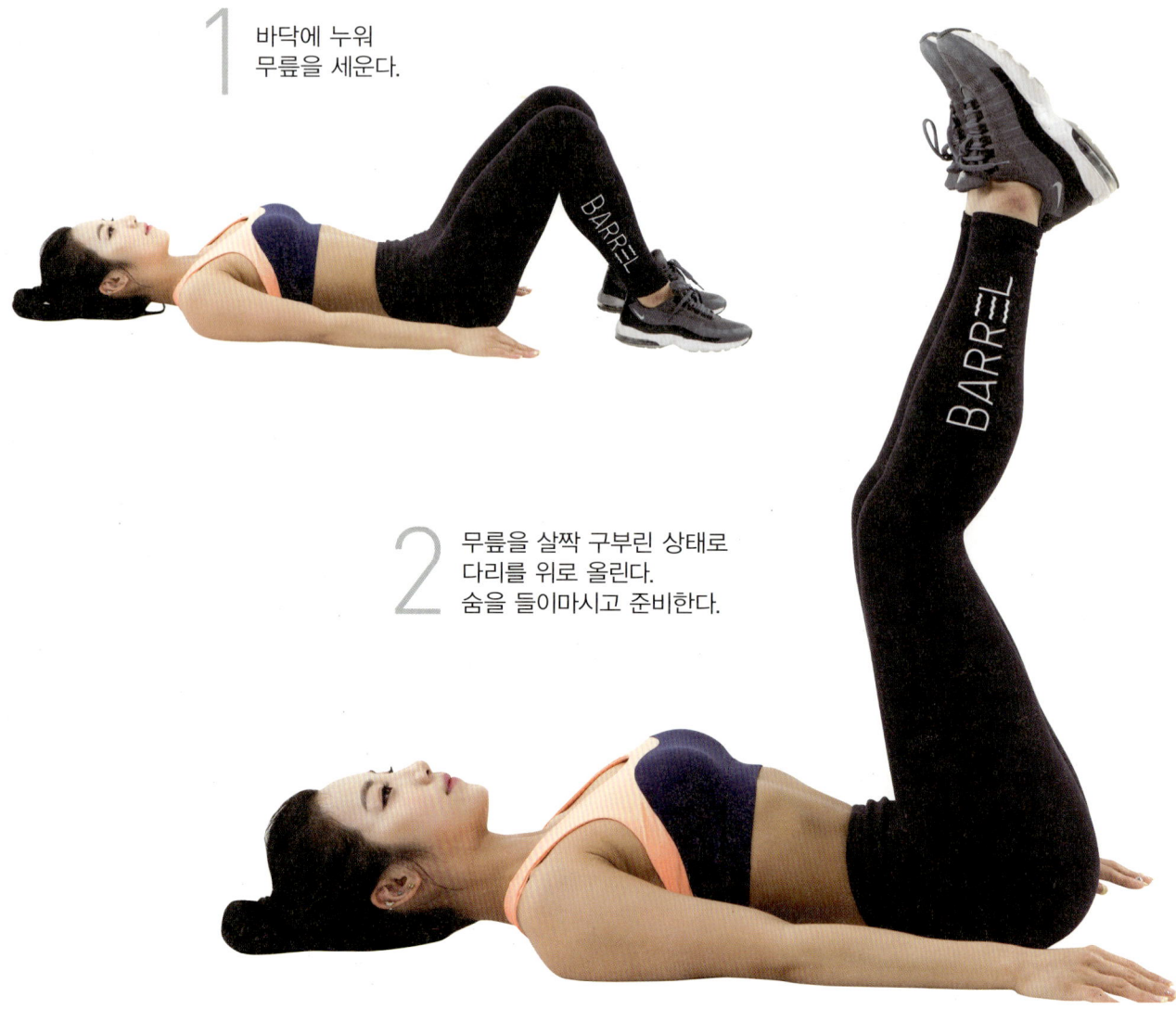

1 바닥에 누워 무릎을 세운다.

2 무릎을 살짝 구부린 상태로 다리를 위로 올린다. 숨을 들이마시고 준비한다.

ACTION

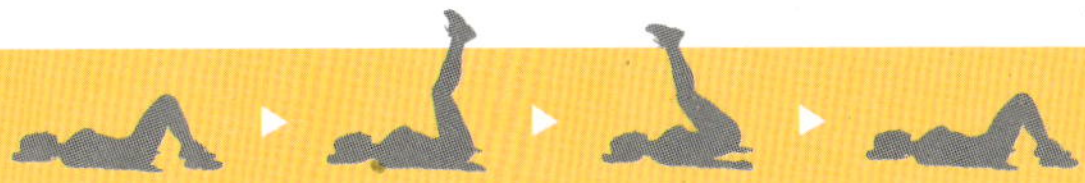

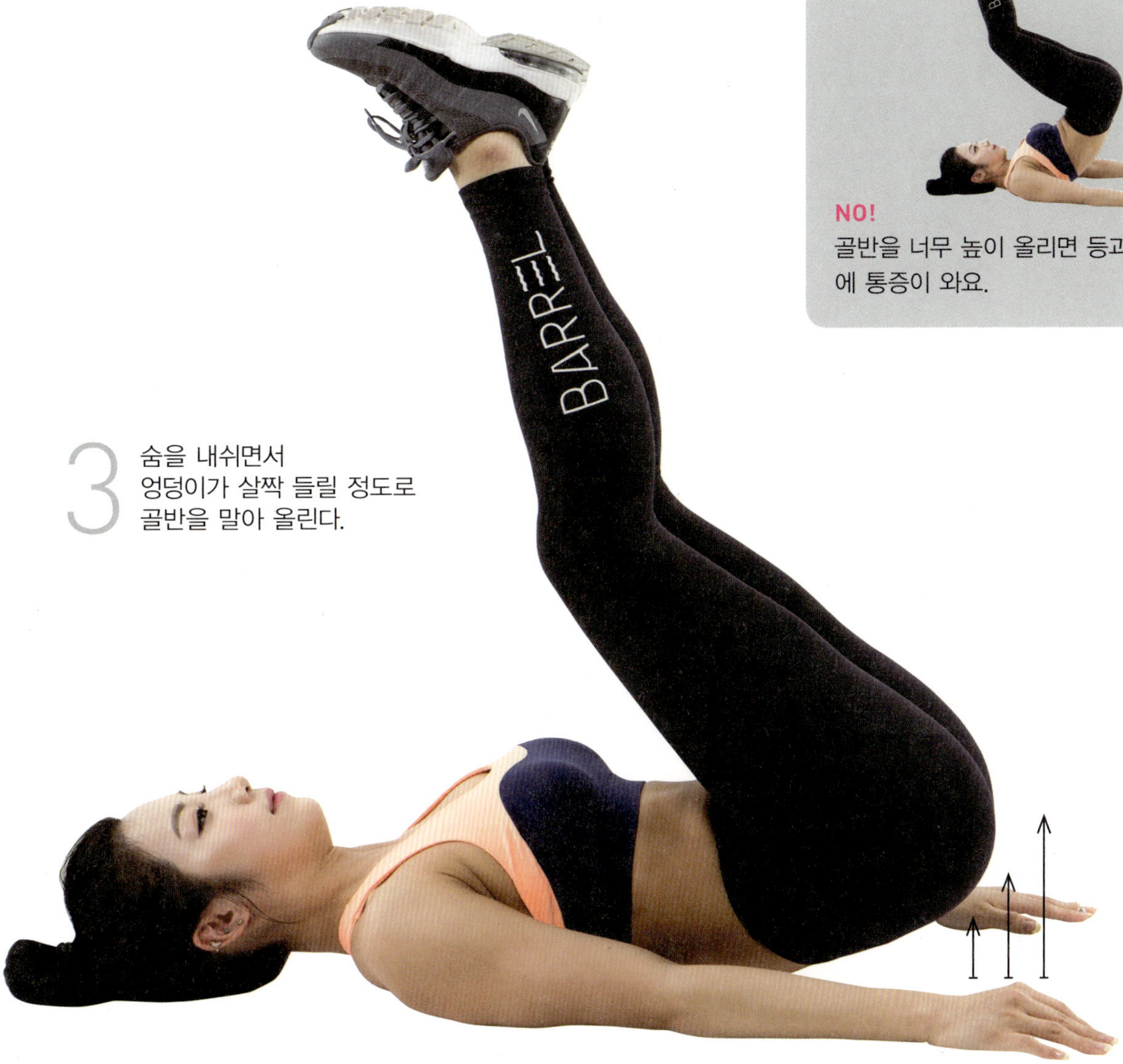

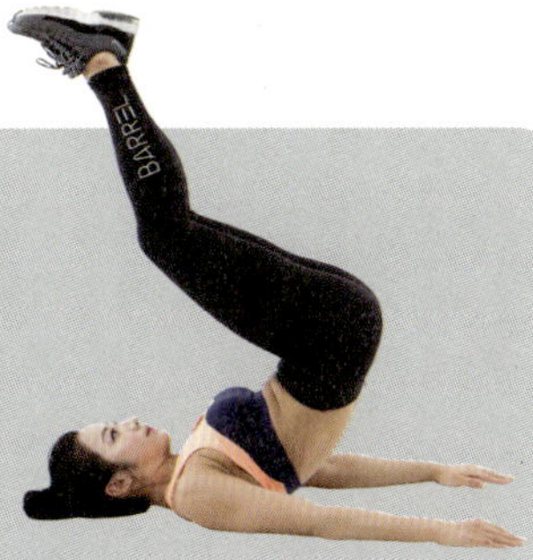

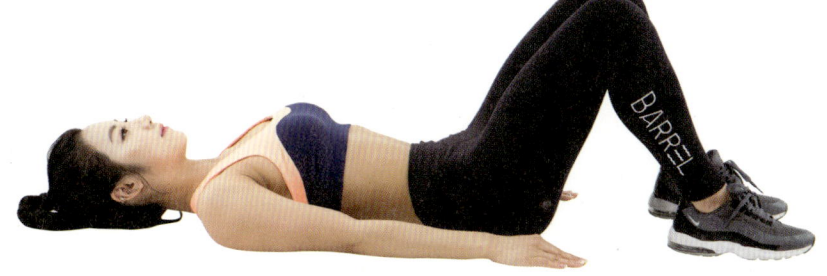

NO!
골반을 너무 높이 올리면 등과 허리에 통증이 와요.

3 숨을 내쉬면서 엉덩이가 살짝 들릴 정도로 골반을 말아 올린다.

4 숨을 들이마시면서 천천히 시작 자세로 돌아온다.

비키니 상체 라인 91

복부

4

20회씩 3세트

▶ 4p 연속 동작

TWIST CRUNCH

몸통 비틀기

팔다리를 이용해 복부를 X자로 수축하며 11자 복근을 만들어요. 겨드랑이부터 골반까지 S라인을 만드는 데 효과적이지요. 쭉 뻗은 다리는 바닥에 닿지 않게 주의하고 팔다리를 움직일 때 몸통이 심하게 흔들리지 않게 천천히 실시해요.

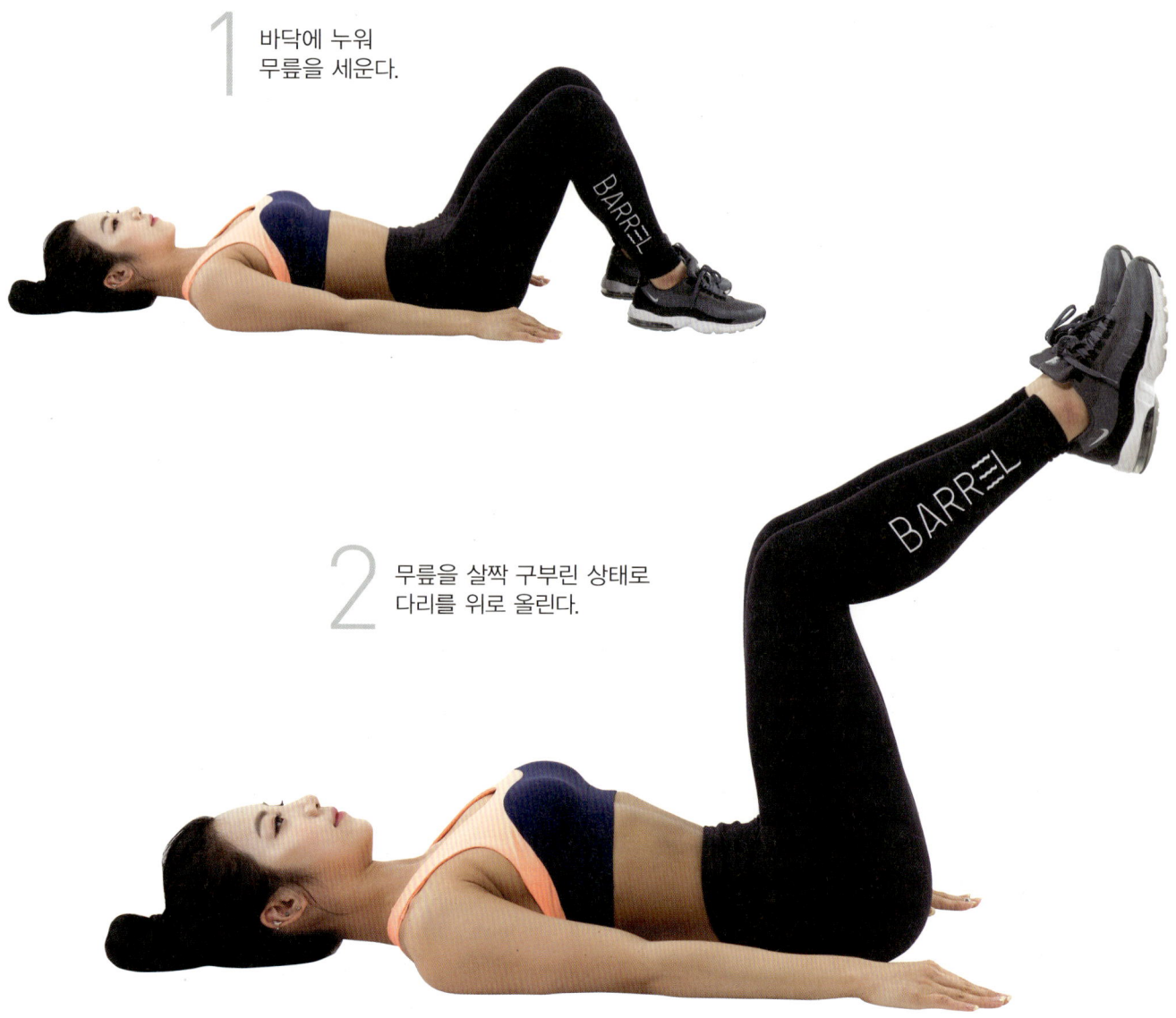

1 바닥에 누워 무릎을 세운다.

2 무릎을 살짝 구부린 상태로 다리를 위로 올린다.

ACTION

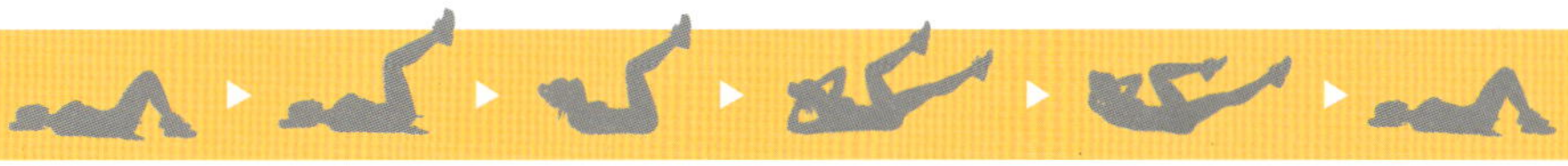

> **NO!**
> 팔꿈치와 무릎이 최대한 가까워지게 상체를 비틀어요.
> 팔꿈치와 무릎 사이가 멀면 복부 자극이 잘 느껴지지 않아요.

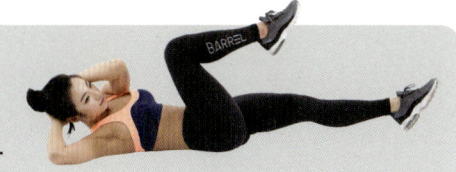

3 허리는 바닥에 고정하고
복부에 힘을 주면서 상체를 올린다.
숨을 들이마시고 준비한다.

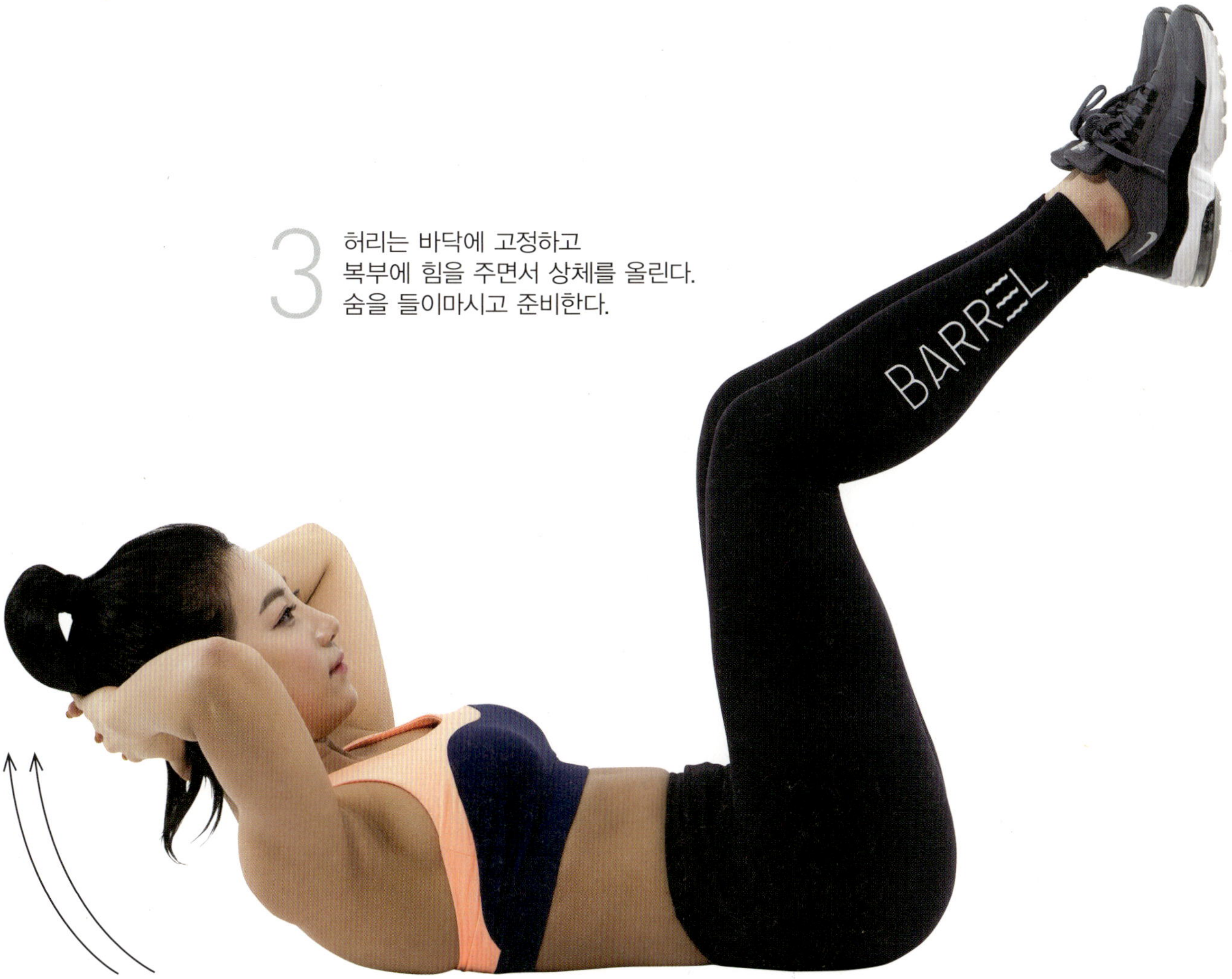

비키니 상체 라인 93

복부 — TWIST CRUNCH

▶ 4p 연속 동작

4 숨을 내쉬면서 한쪽 다리를 펴는 동시에 상체는 편 다리의 반대 방향으로 비튼다.

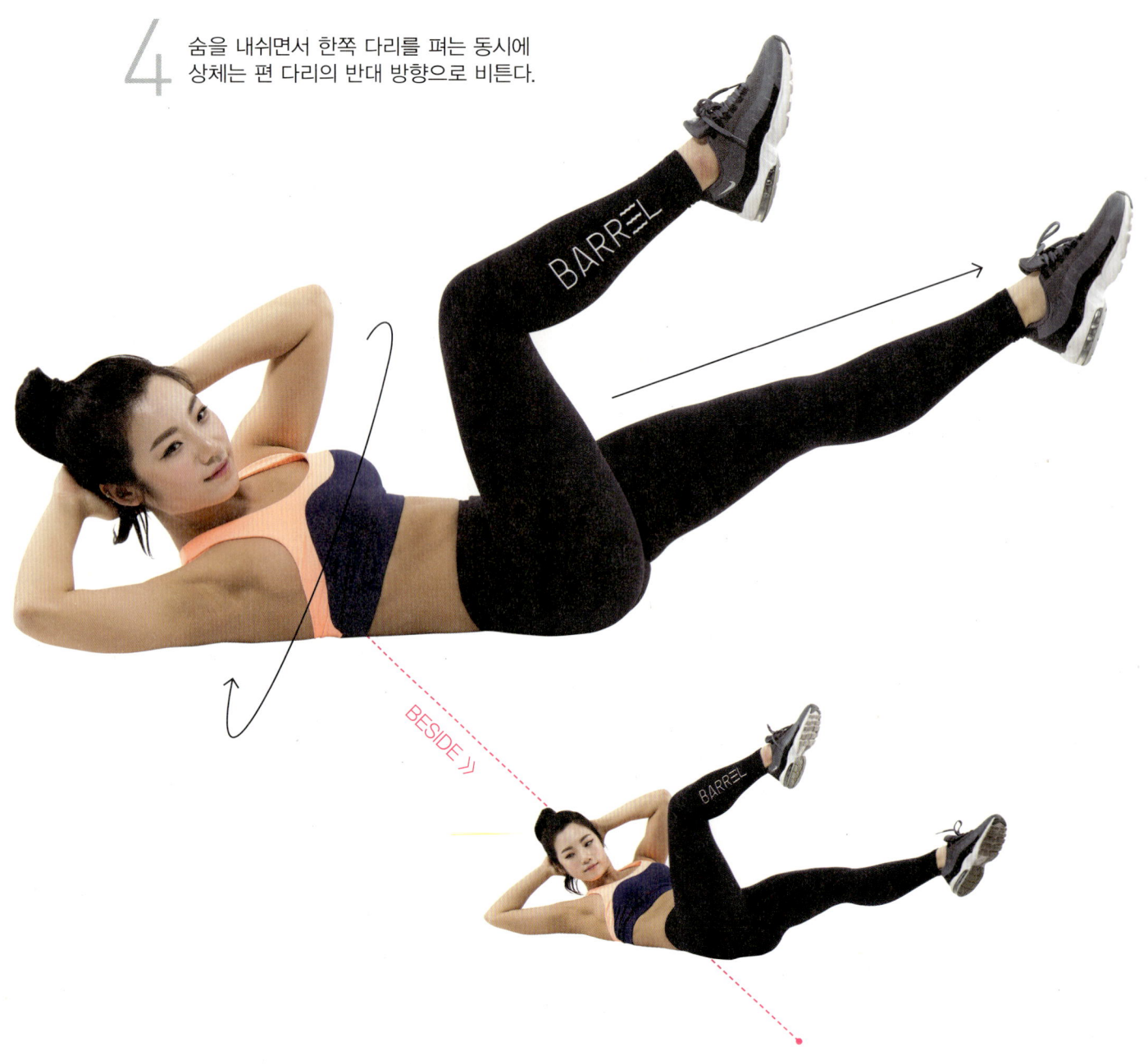

BESIDE »

ACTION

5 숨을 들이마시면서 반대쪽으로 비튼다.

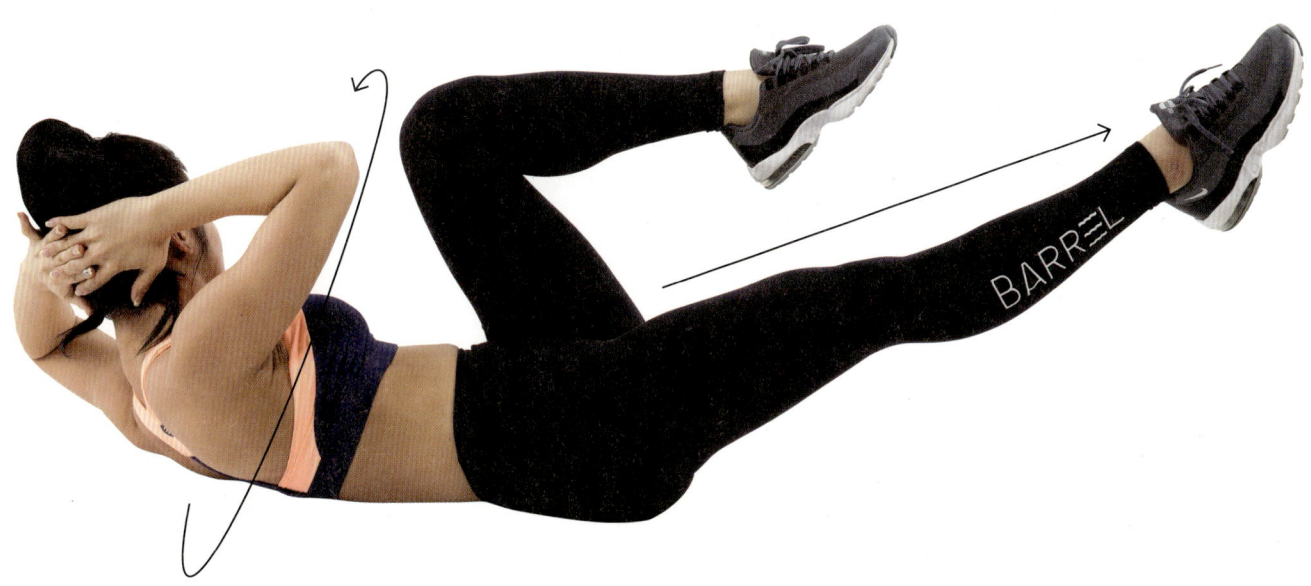

6 천천히 시작 자세로
돌아온다.

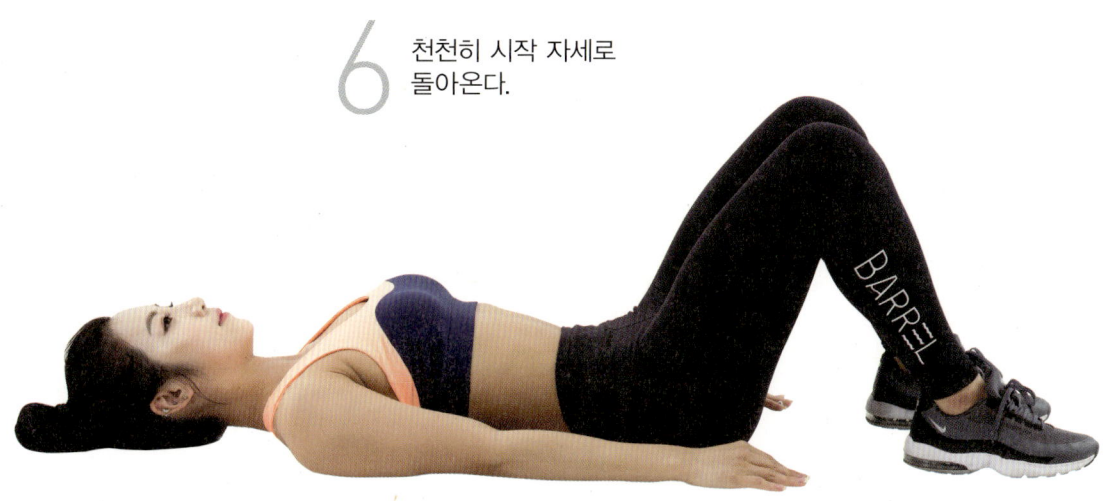

복부

LEG RAISE

5 다리 올렸다 내리기

20회씩 3세트

처진 아래 뱃살을 제거하는 데 가장 큰 효과가 있어요.
허리를 바닥에 고정한 뒤 복부의 힘으로 다리를 올렸다 내려요.

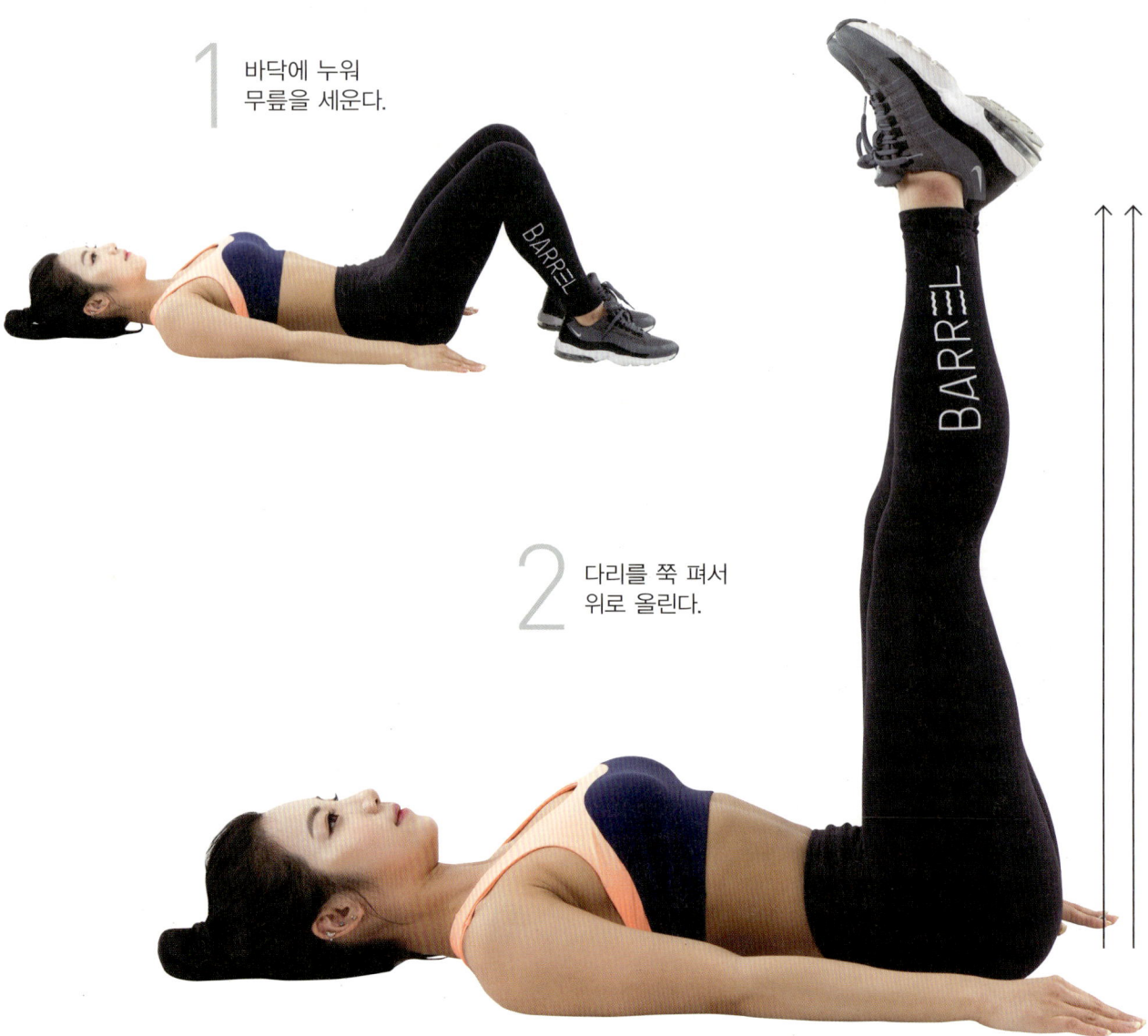

1 바닥에 누워 무릎을 세운다.

2 다리를 쭉 펴서 위로 올린다.

ACTION

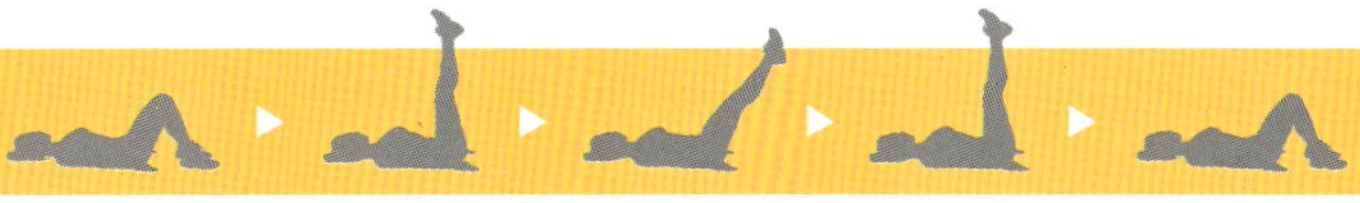

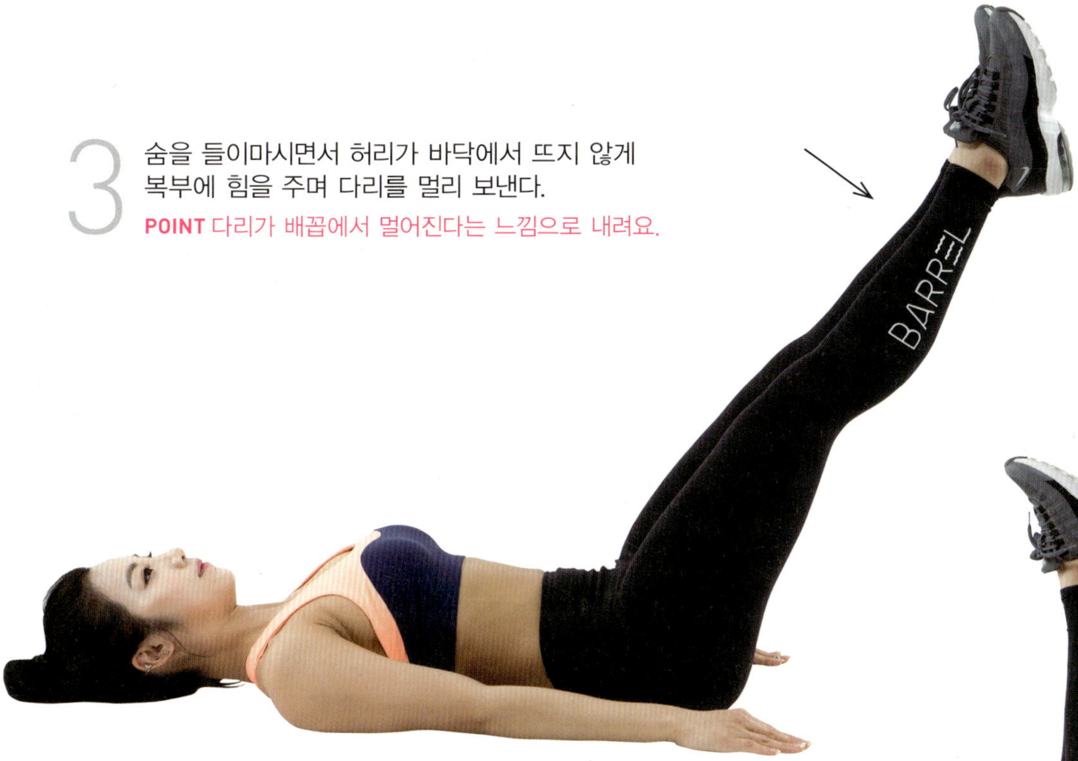

3 숨을 들이마시면서 허리가 바닥에서 뜨지 않게 복부에 힘을 주며 다리를 멀리 보낸다.
POINT 다리가 배꼽에서 멀어진다는 느낌으로 내려요.

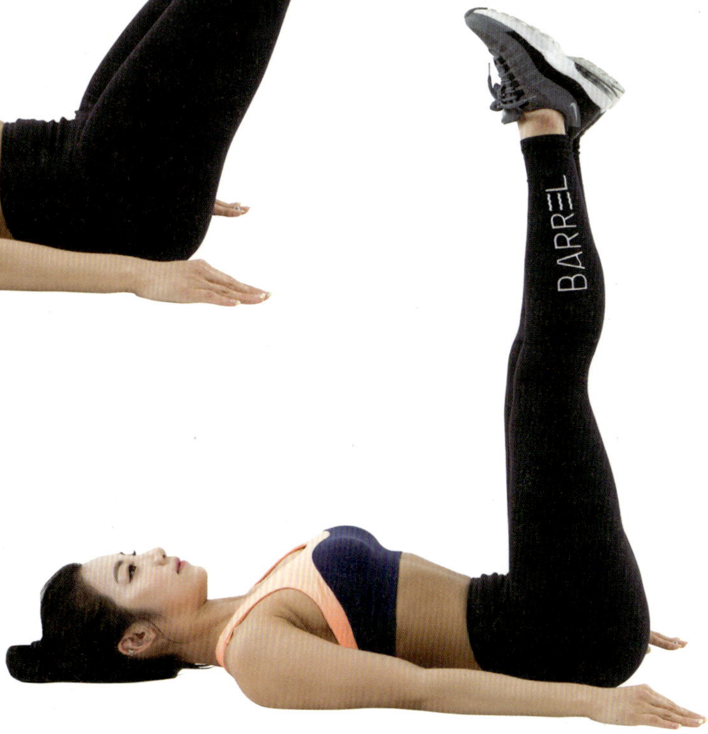

4 숨을 내쉬면서 다리를 들어 올린다.

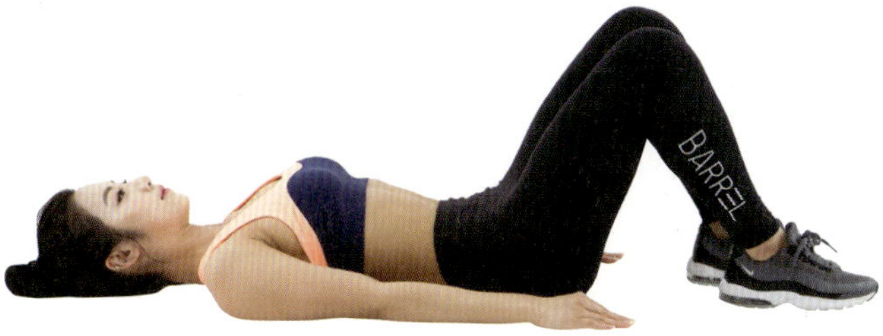

5 천천히 다리를 내리며 시작 자세로 돌아온다. 호흡에 신경 쓰며 올렸다 내렸다를 반복한다.

비키니 상체 라인 97

복부 | SCISSORS

6
20회씩 3세트

가위 자세

11자 복근을 만드는 운동이에요. 다리를 움직일 때 몸통과 골반이 흔들리지 않게 하복부에 힘을 주고 복부에 자극을 느끼면서 천천히 반복해요.

1 바닥에 누워 무릎을 세운다.

2 상체를 45도로 일으켜 세운 뒤 양 손바닥과 팔꿈치를 몸통 옆에 고정한다.

3 다리를 위로 올린다.

ACTION

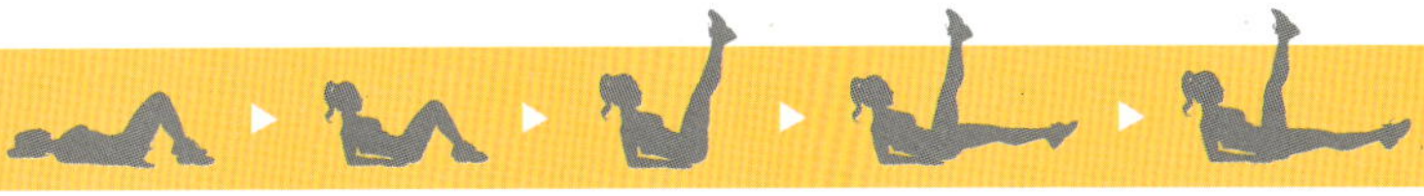

4 숨을 들이마시면서 한쪽 다리를 내렸다가 두 다리를 교차하면서 반대쪽 다리를 내린다.

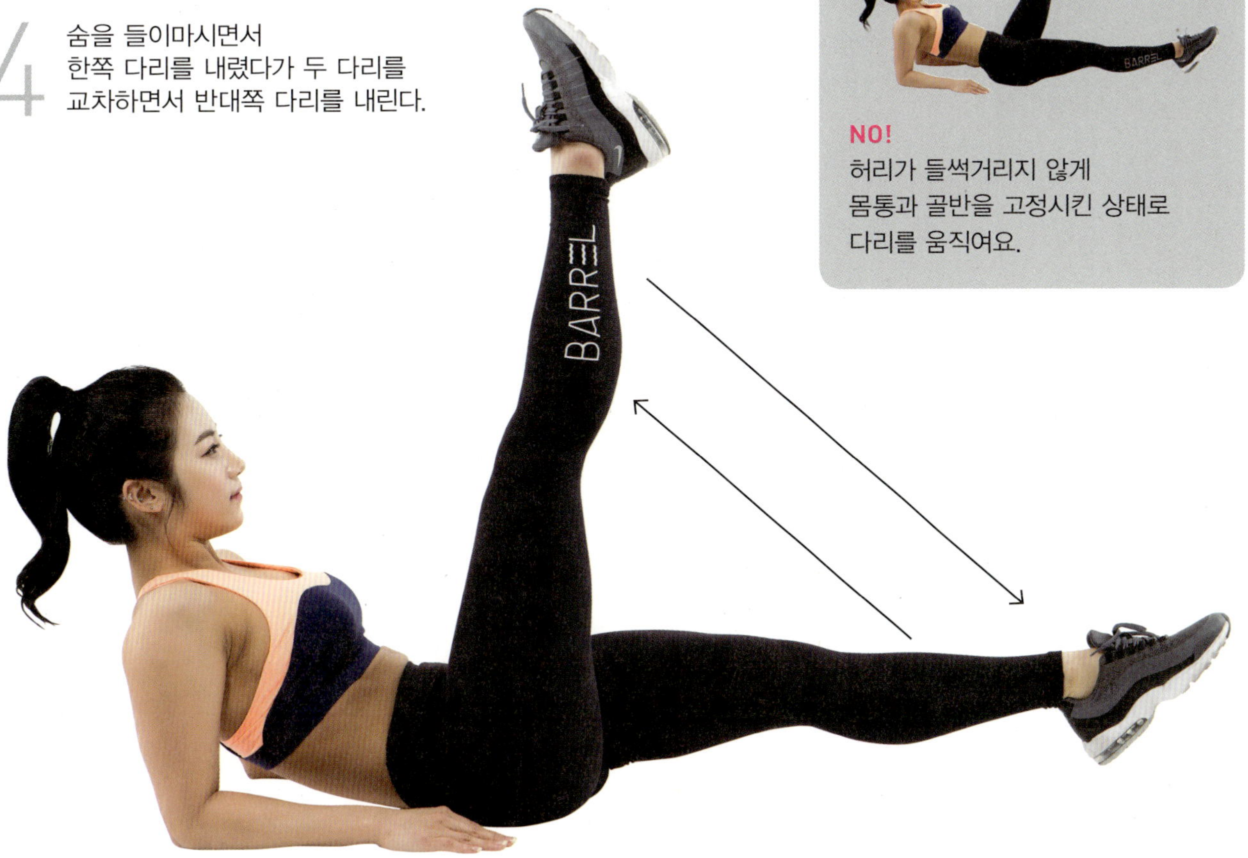

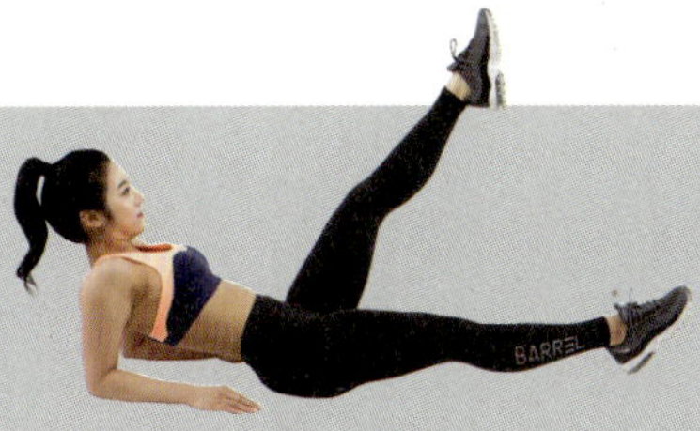

NO! 허리가 들썩거리지 않게 몸통과 골반을 고정시킨 상태로 다리를 움직여요.

5 숨을 내쉬면서 한쪽 다리를 내렸다가 두 다리를 교차파면서 반대쪽 다리를 내린다. 호흡에 신경 쓰며 4~5번을 반복한다.
POINT 몸의 중심선을 기준으로 두 다리를 교차시켜요.

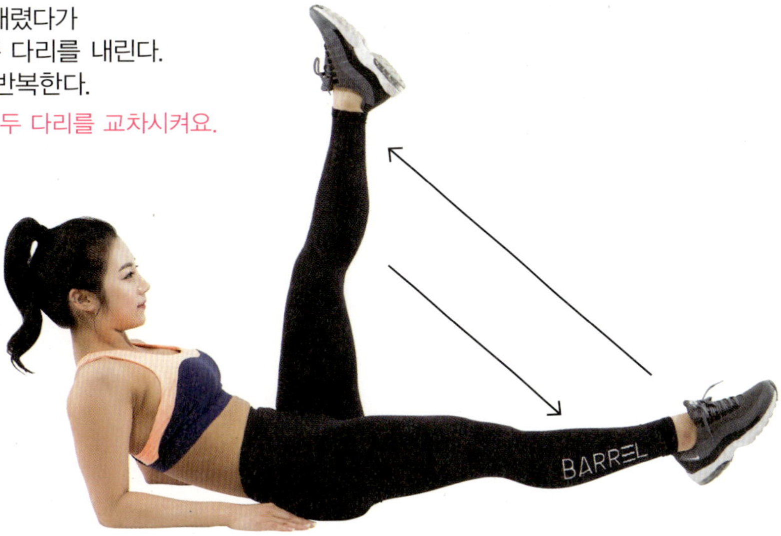

복부 7

TOE TOUCH

20회씩 3세트

손으로 발끝 터치하기

상복부를 단련하는 데 도움이 돼요.
목과 손에 힘을 빼고 오직 복부 힘으로 상체를 들어 올려요.

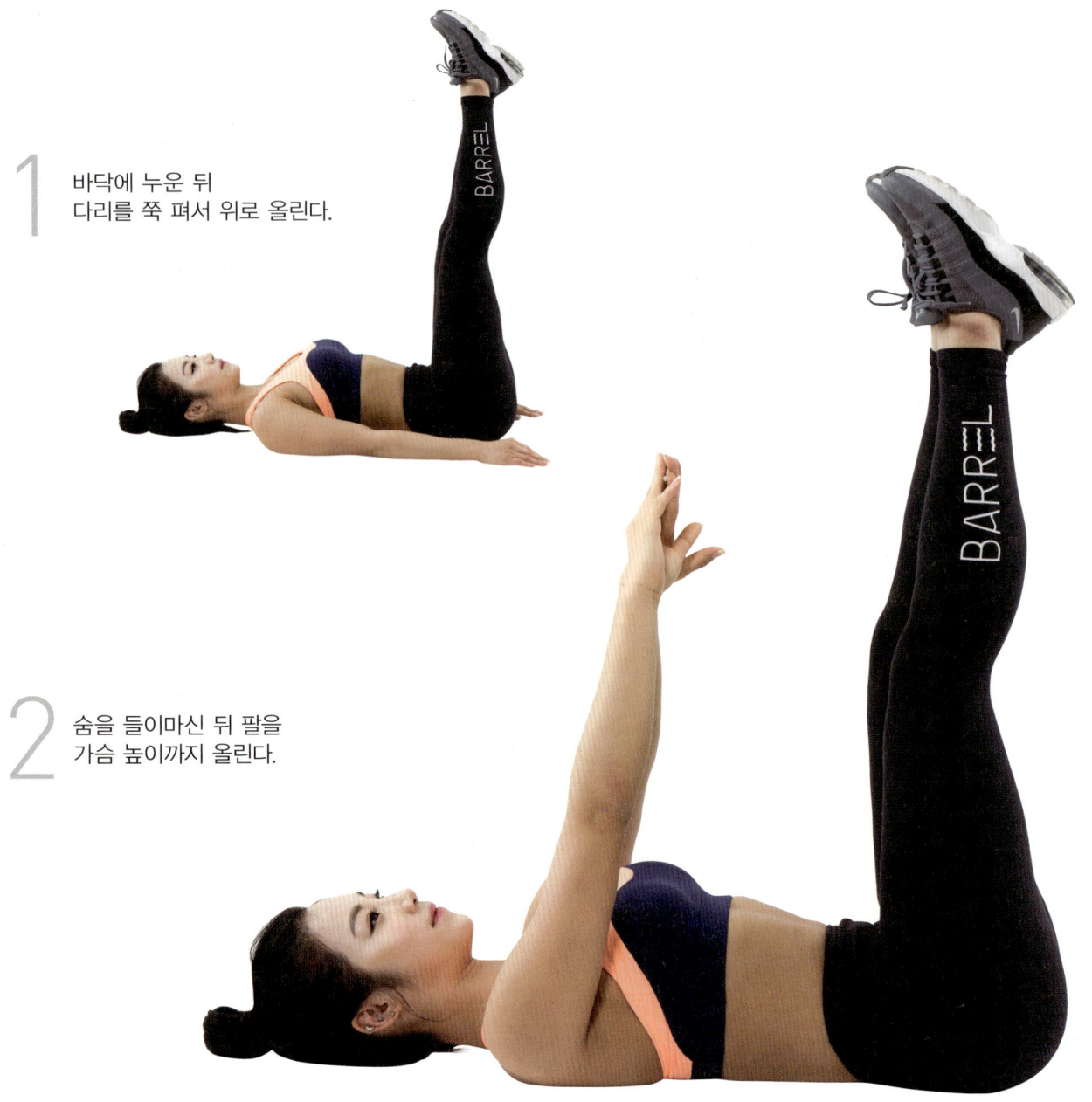

1. 바닥에 누운 뒤 다리를 쭉 펴서 위로 올린다.

2. 숨을 들이마신 뒤 팔을 가슴 높이까지 올린다.

ACTION

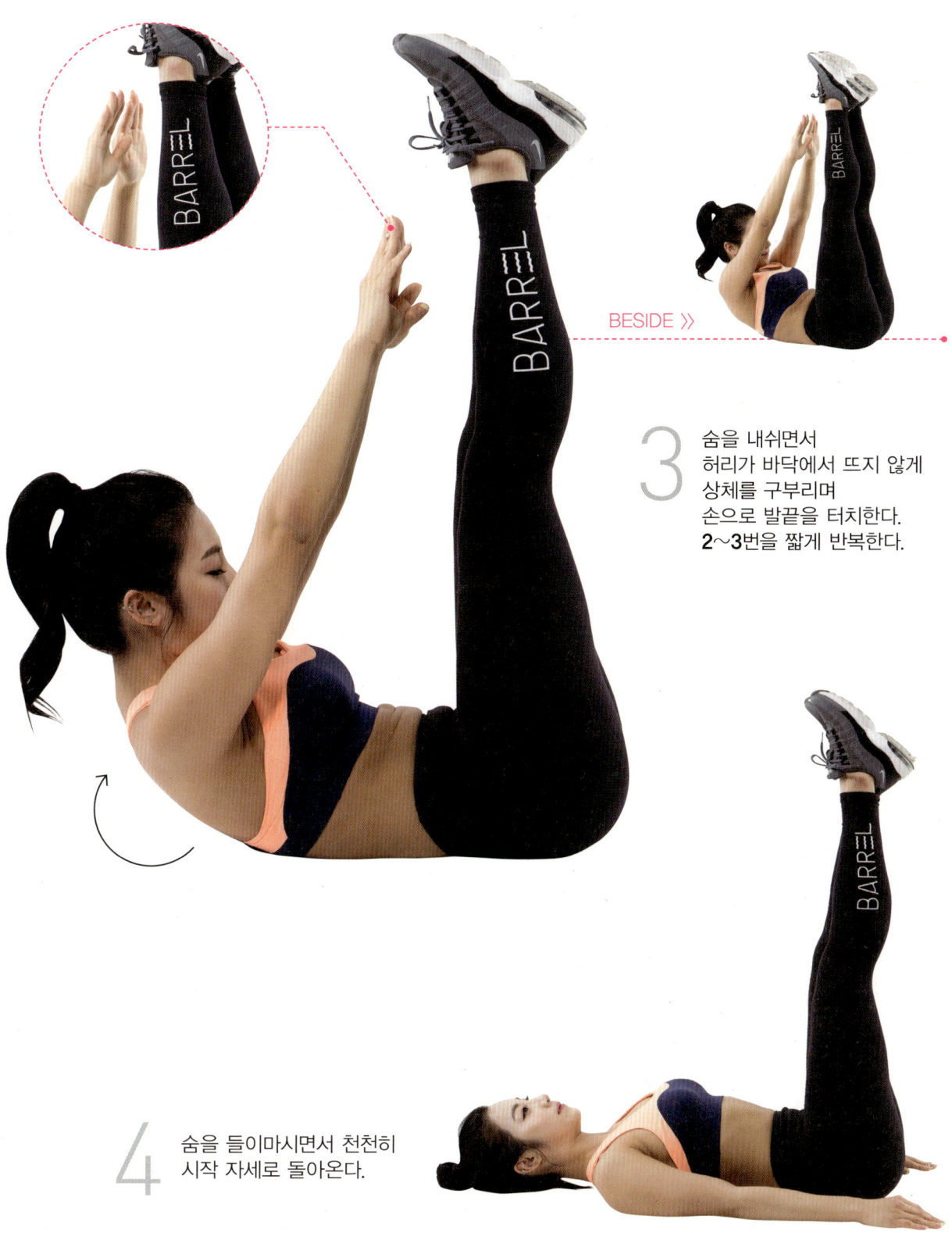

BESIDE »

3 숨을 내쉬면서 허리가 바닥에서 뜨지 않게 상체를 구부리며 손으로 발끝을 터치한다. 2~3번을 짧게 반복한다.

4 숨을 들이마시면서 천천히 시작 자세로 돌아온다.

복부 | V-UP

8
20회씩 3세트

V 자세

복부 전체를 자극해 복부 라인이 탄탄해져요. 팔다리보다 몸통이 먼저 V 모양이 된다는 느낌으로 동작을 실시해요.
강도가 높은 운동이니 허리디스크나 요통이 있다면 피하는 게 좋아요.

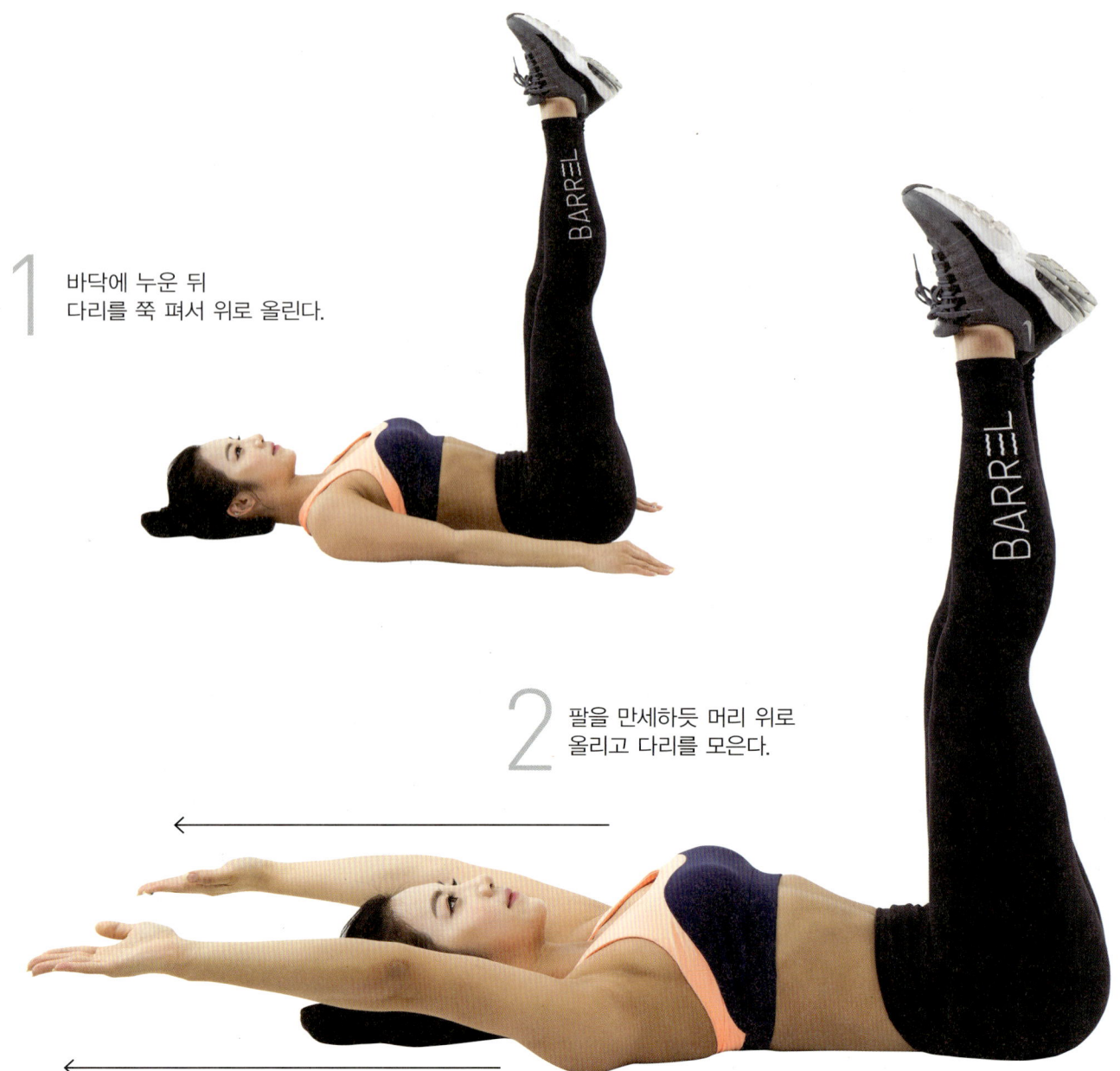

1 바닥에 누운 뒤 다리를 쭉 펴서 위로 올린다.

2 팔을 만세하듯 머리 위로 올리고 다리를 모은다.

ACTION

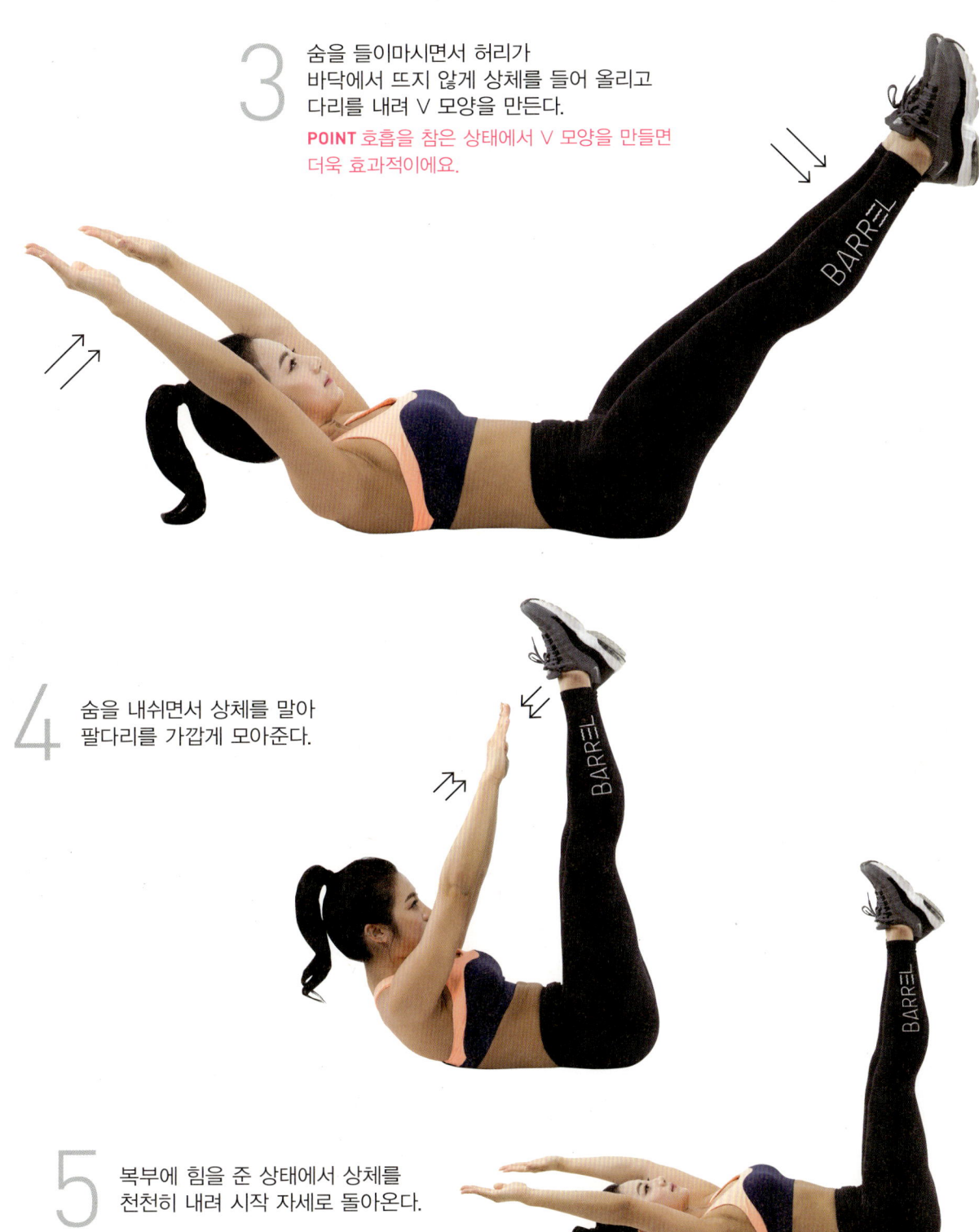

3 숨을 들이마시면서 허리가 바닥에서 뜨지 않게 상체를 들어 올리고 다리를 내려 V 모양을 만든다.
POINT 호흡을 참은 상태에서 V 모양을 만들면 더욱 효과적이에요.

4 숨을 내쉬면서 상체를 말아 팔다리를 가깝게 모아준다.

5 복부에 힘을 준 상태에서 상체를 천천히 내려 시작 자세로 돌아온다.

복부

SEATED KNEE UP

9

20회씩 3세트

앉아서 무릎 당기기

허리 통증 때문에 윗몸일으키기를 못하는 분들께 추천해요.
공간이 조금만 있다면 언제 어디서나 할 수 있어요. 허리에 힘이 들어가지 않게
복부를 수축하며 가슴을 바닥 쪽으로 내리고 무릎을 가슴 쪽으로 당겨요.

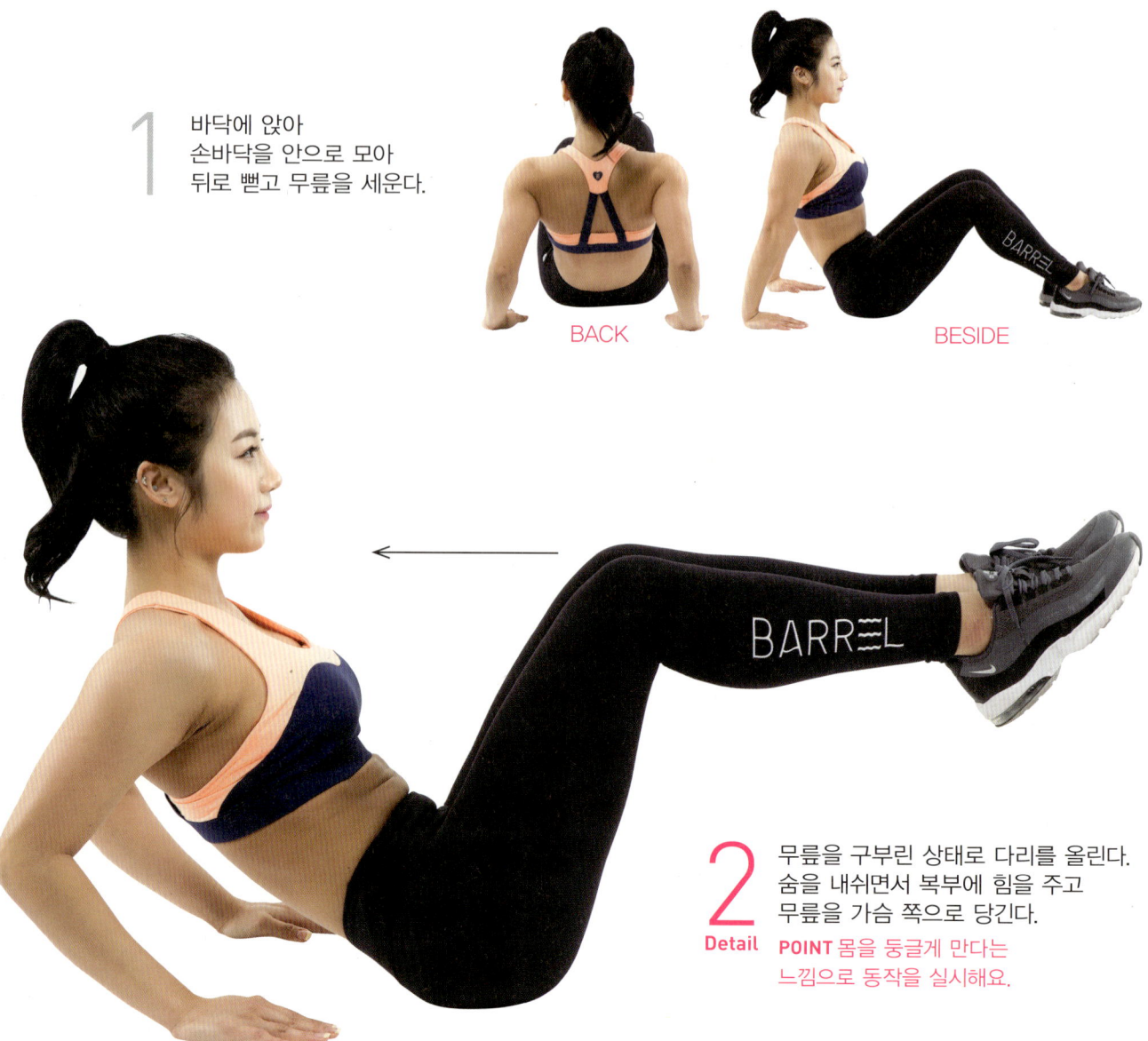

1 바닥에 앉아 손바닥을 안으로 모아 뒤로 뻗고 무릎을 세운다.

BACK   BESIDE

2 무릎을 구부린 상태로 다리를 올린다.
숨을 내쉬면서 복부에 힘을 주고
무릎을 가슴 쪽으로 당긴다.
Detail **POINT** 몸을 둥글게 만다는
느낌으로 동작을 실시해요.

ACTION

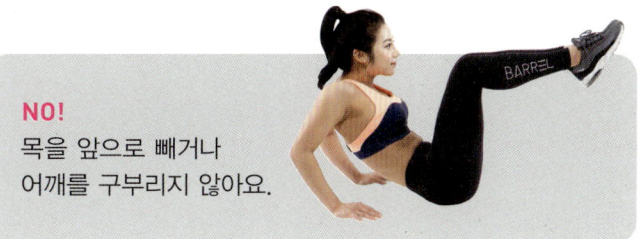

NO!
목을 앞으로 빼거나
어깨를 구부리지 않아요.

3
Detail

숨을 들이마시면서 다리를 쭉 뻗는다.
호흡에 신경 쓰며 **2~3**번 동작을 반복한다.

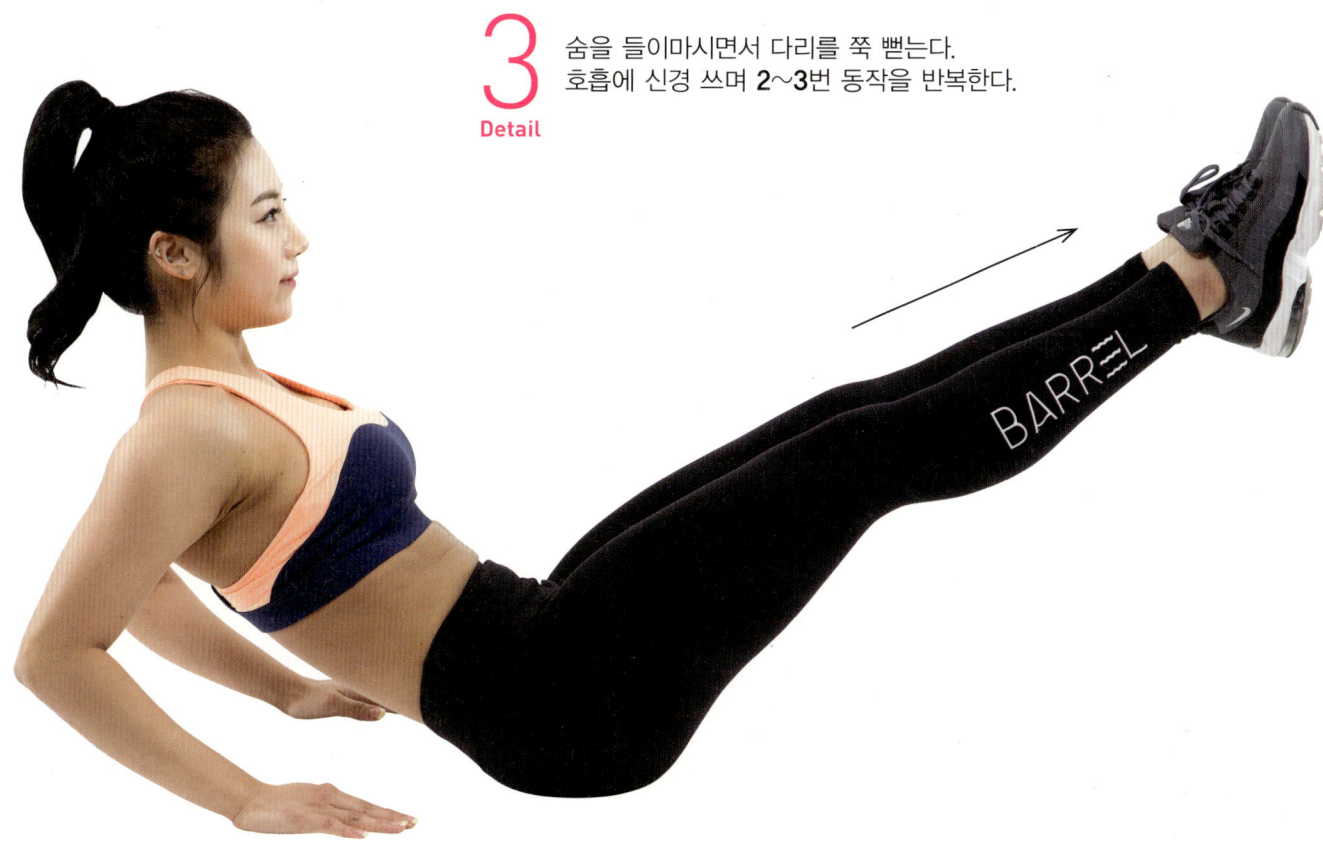

비키니 상체 라인

포인트 동작 자세히 보기

2 Detail

복부에 힘을 주며
가슴 쪽으로 당기기
어깨 펴기
BARREL
복부의 힘으로
다리 올리기
엉덩이 바닥에 고정
손바닥 힘으로 바닥을 지탱하며
상체 고정

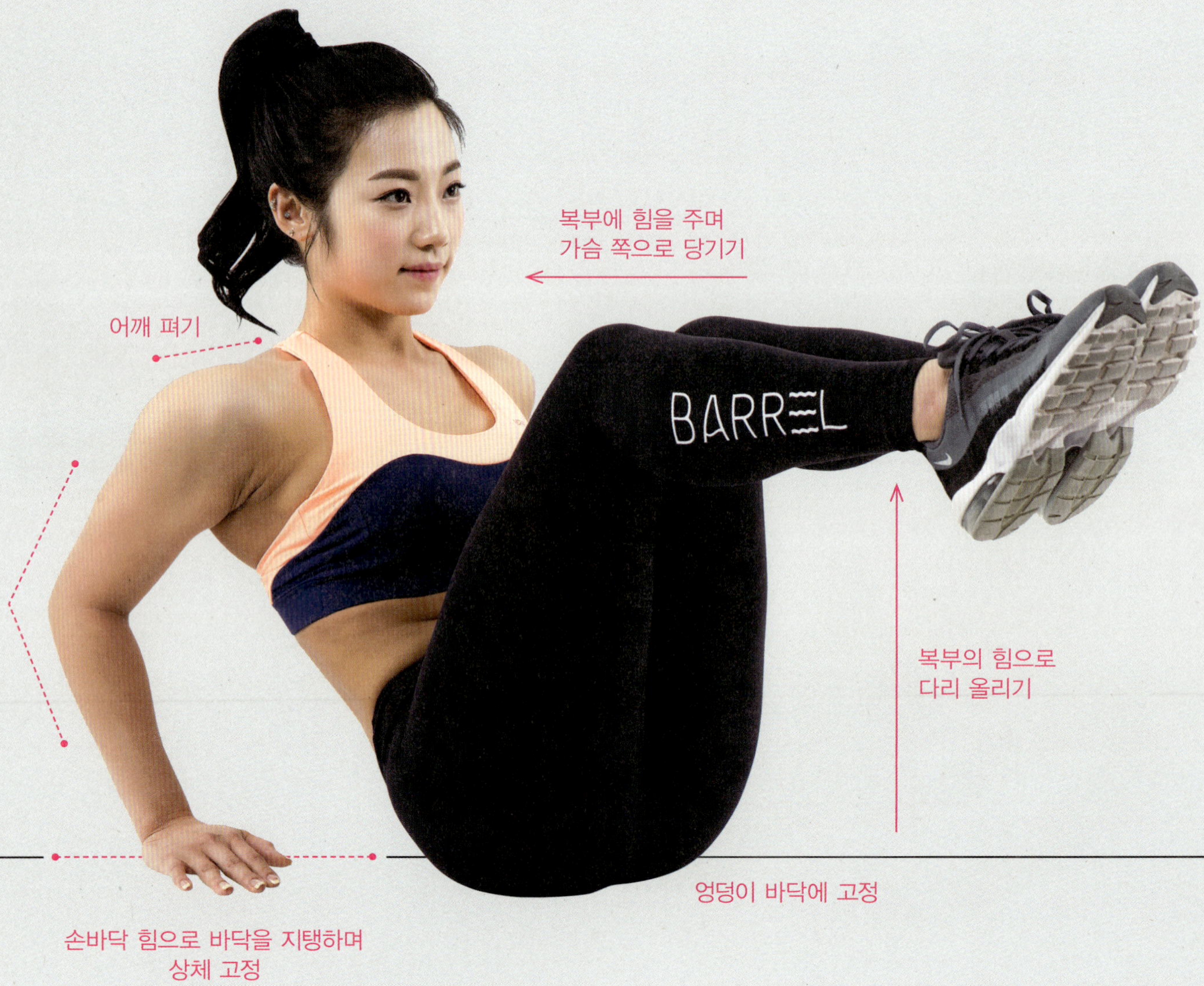

3 Detail
포인트 동작 자세히 보기

* 상체가 흔들리지 않게
손바닥과 복부에 힘을 줘 자세 유지

일직선으로 뻗기

복부의 자극 느끼기

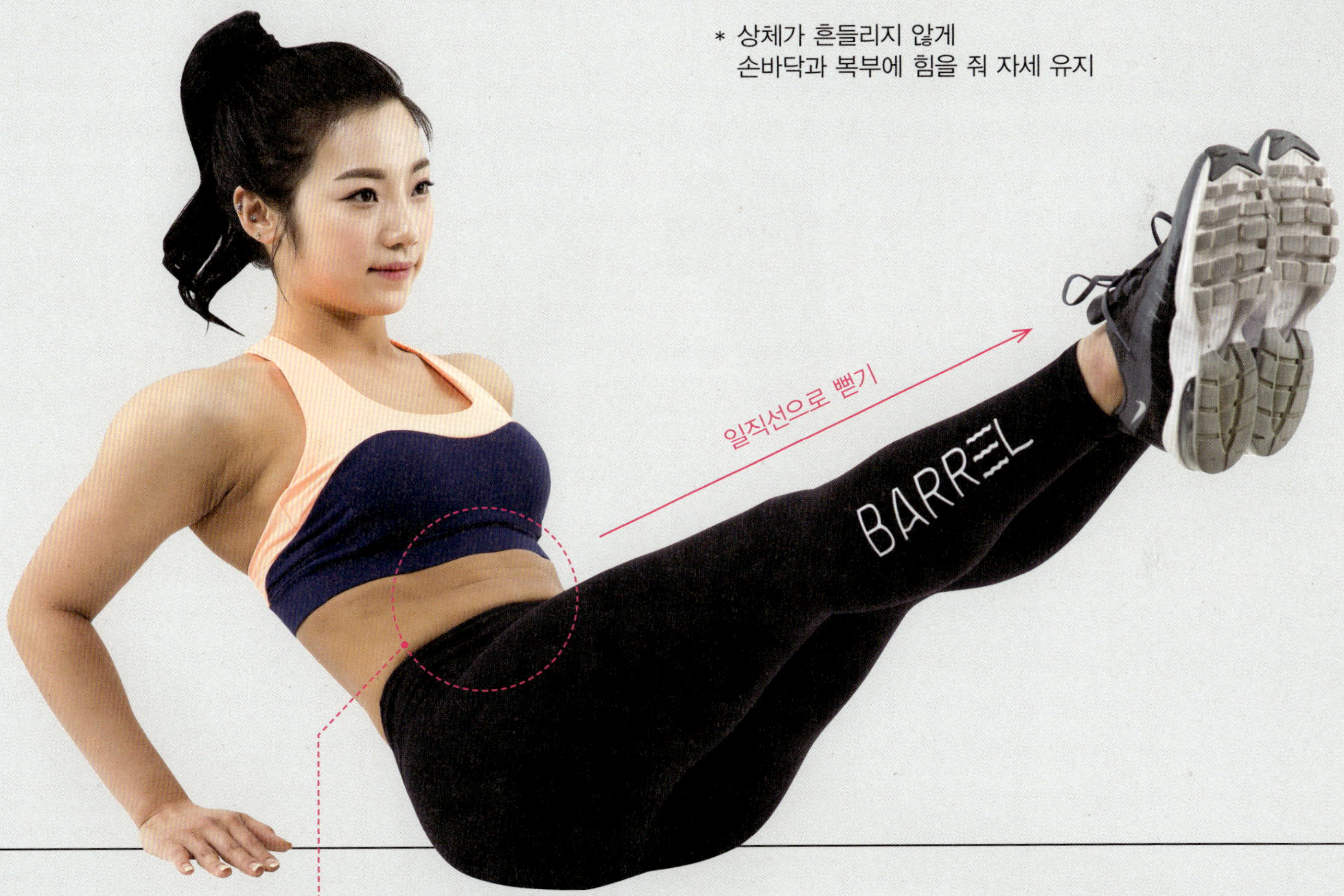

복부 · PLANK

10 플랭크

20초씩 3세트

코어+전신 운동으로 특히 복부에 강한 자극을 줘요. 동작이 익숙해지면 버티는 시간을 10초씩 늘려봐요. 어깨와 팔의 힘이 아닌 몸통의 힘으로 버티는 게 포인트!

1 엎드려 양손을 깍지 낀 뒤 팔꿈치를 바닥에 대고 어깨너비로 고정한다. 무릎을 구부려 바닥에 댄다.

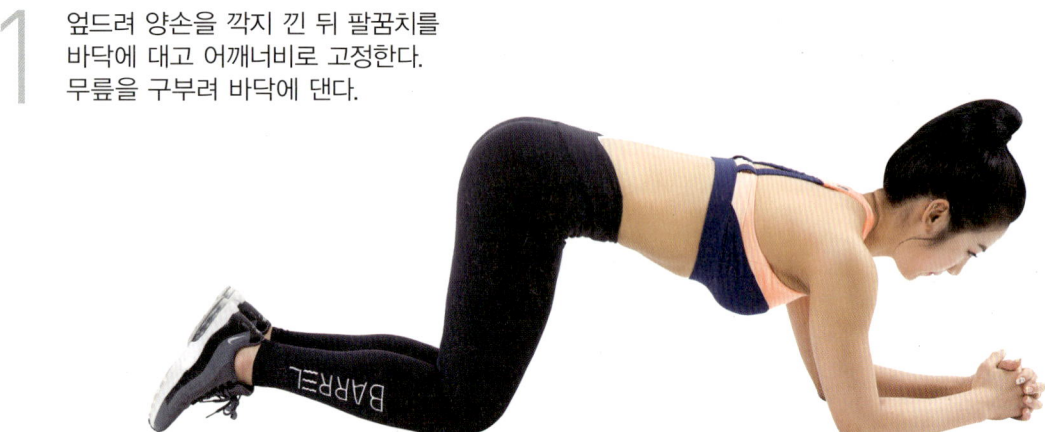

2 다리를 한쪽씩 편다.

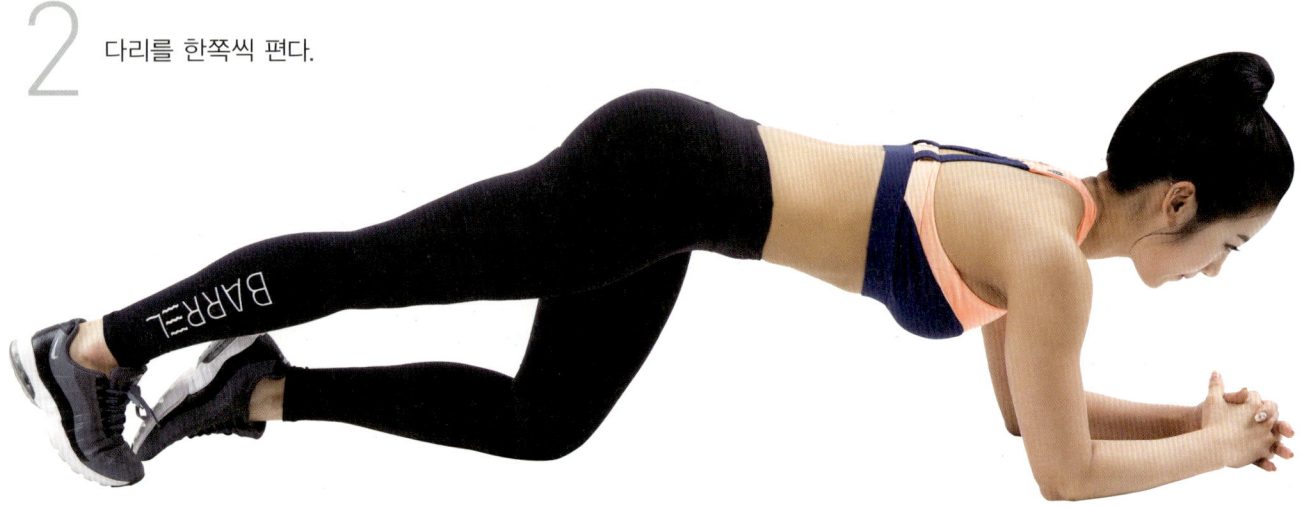

ACTION

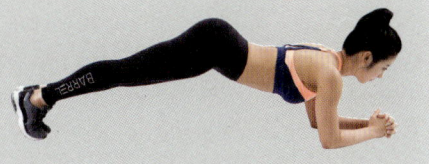

NO!
엉덩이가 위로 올라가지 않게
허리와 골판을 쭉 펴요.

3 　무릎을 모아 머리부터 발끝까지 일직선을 만들어
　　30초간 버틴다. 호흡을 자연스럽게 한다.
　　POINT 엉덩이와 복부에 계속 힘을 주며 일직선을 유지해요.

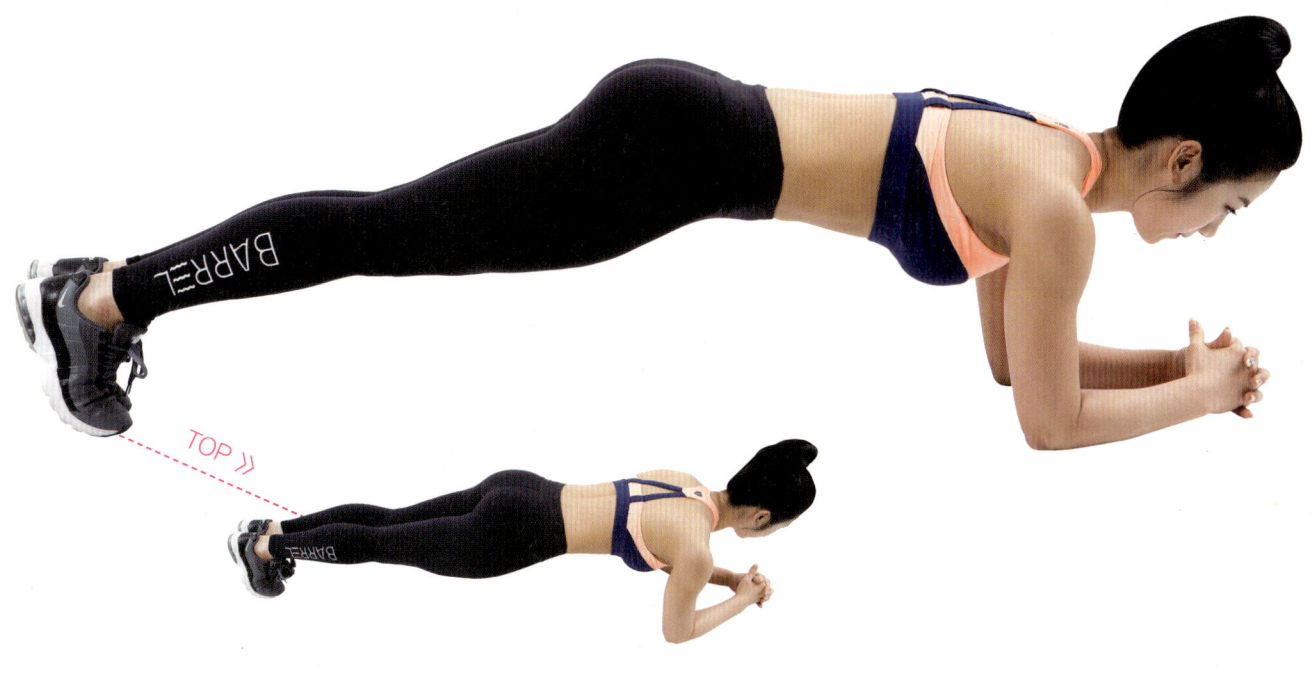

4 　무릎을 잠시 바닥에
　　내려놓았다가 다시 실시한다.

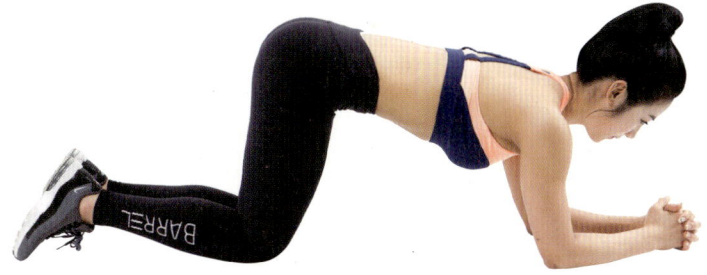

복부

11

20초씩 3세트

PLANK WITH LEG LIFT

플랭크하며 다리 들기

복근은 물론 팔, 엉덩이 라인까지 잡아주는 운동이에요. 엉덩이에 힘을 주며 다리를 올리는 게 포인트! 균형감각을 키우는 데 도움이 돼요. 〈플랭크(108p)〉 동작이 익숙해지면 실시해요.

1. 엎드려 양손을 깍지 낀 뒤 팔꿈치를 바닥에 대고 어깨너비로 고정한다. 무릎을 구부려 바닥에 댄다.

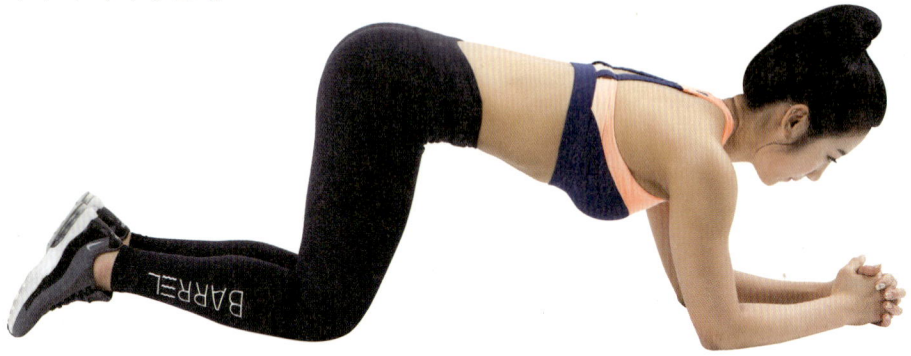

2. 다리를 한쪽씩 편다.

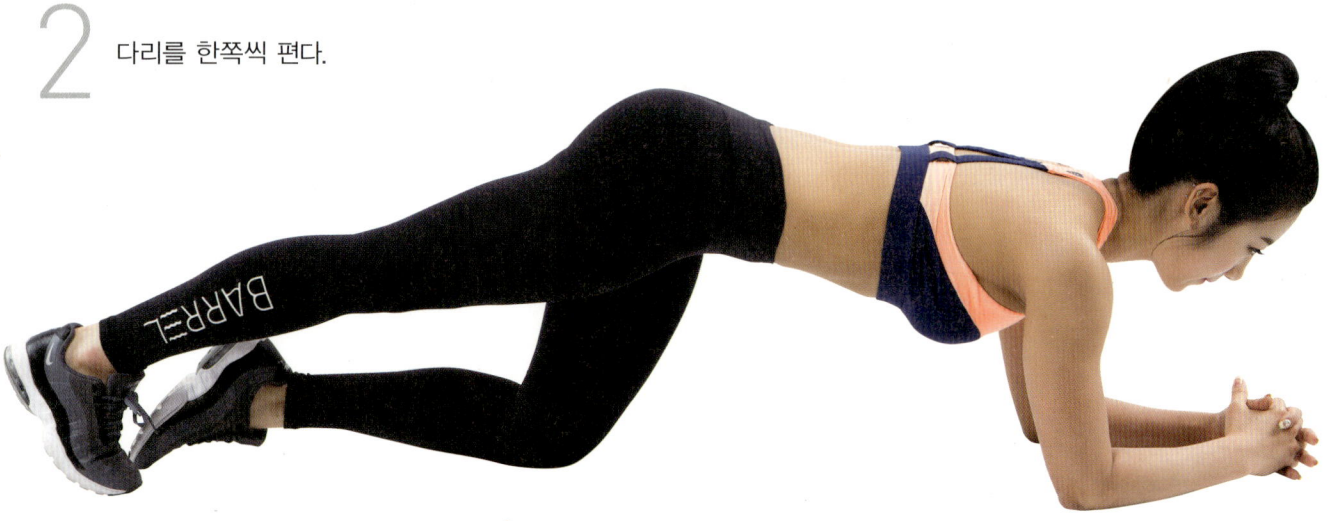

ACTION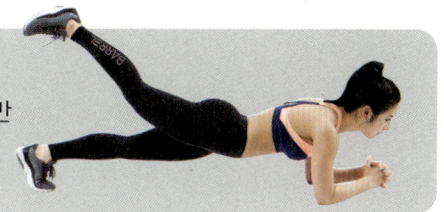

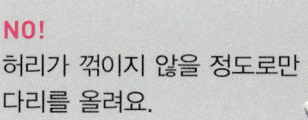

NO!
허리가 꺾이지 않을 정도로만
다리를 올려요.

3 무릎을 모아 머리부터
발끝까지 일직선을 만든다.

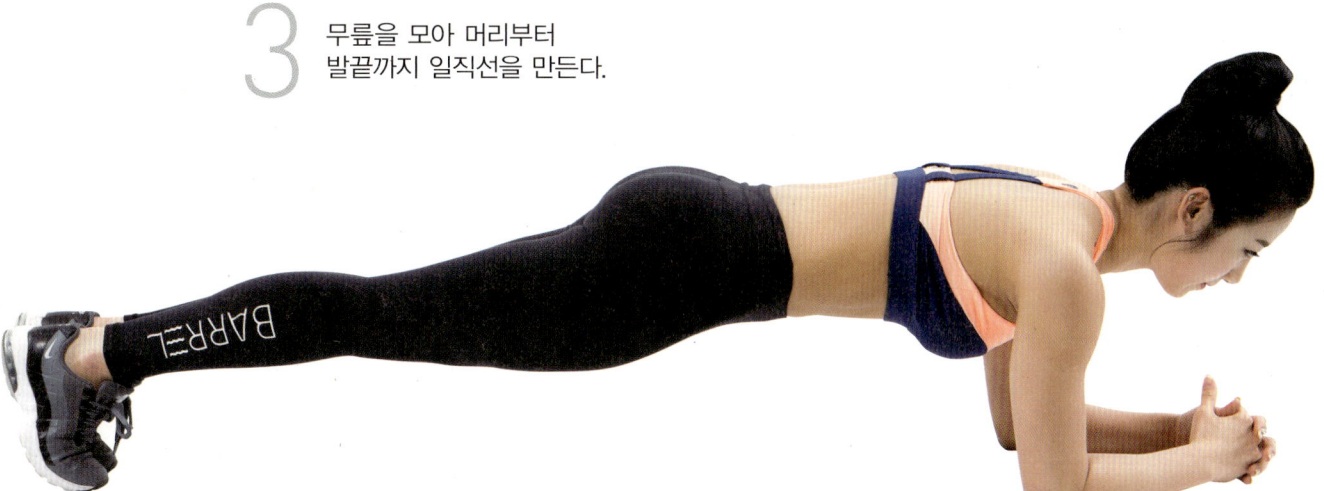

4 숨을 내쉬면서 한쪽 다리를 올리고
들이마시면서 내린다. 반대쪽도 실시한다.

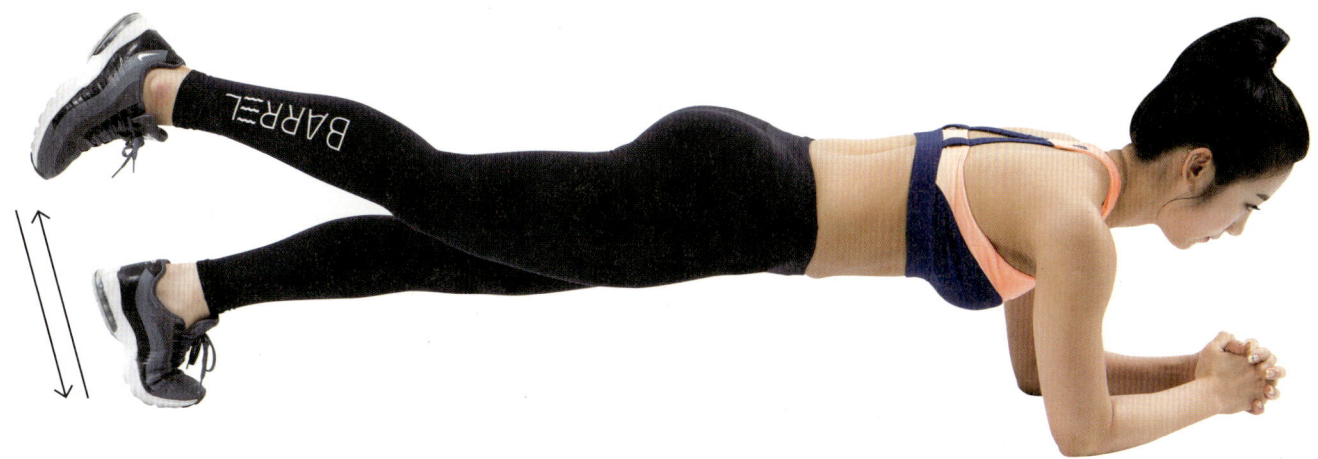

복부

SIDE PLANK

12
20초씩 3세트

사이드플랭크

옆구리 살을 빼는 대표 운동이에요. 옆으로 누워 어깨를 고정한 뒤 골반만 들어요.
이때 힘이 다른 부위에 분산되지 않게 옆구리에 집중하며 버티는 게 중요해요.
초보자들은 반대쪽 손을 바닥에 대고 지탱하며 동작을 따라 해도 좋아요.

1 옆으로 누운 뒤 다리를 모으고
발을 앞뒤로 놓는다.
바닥 쪽 팔꿈치를 구부려
바닥에 고정하고 반대쪽 손은 허리에 댄다.

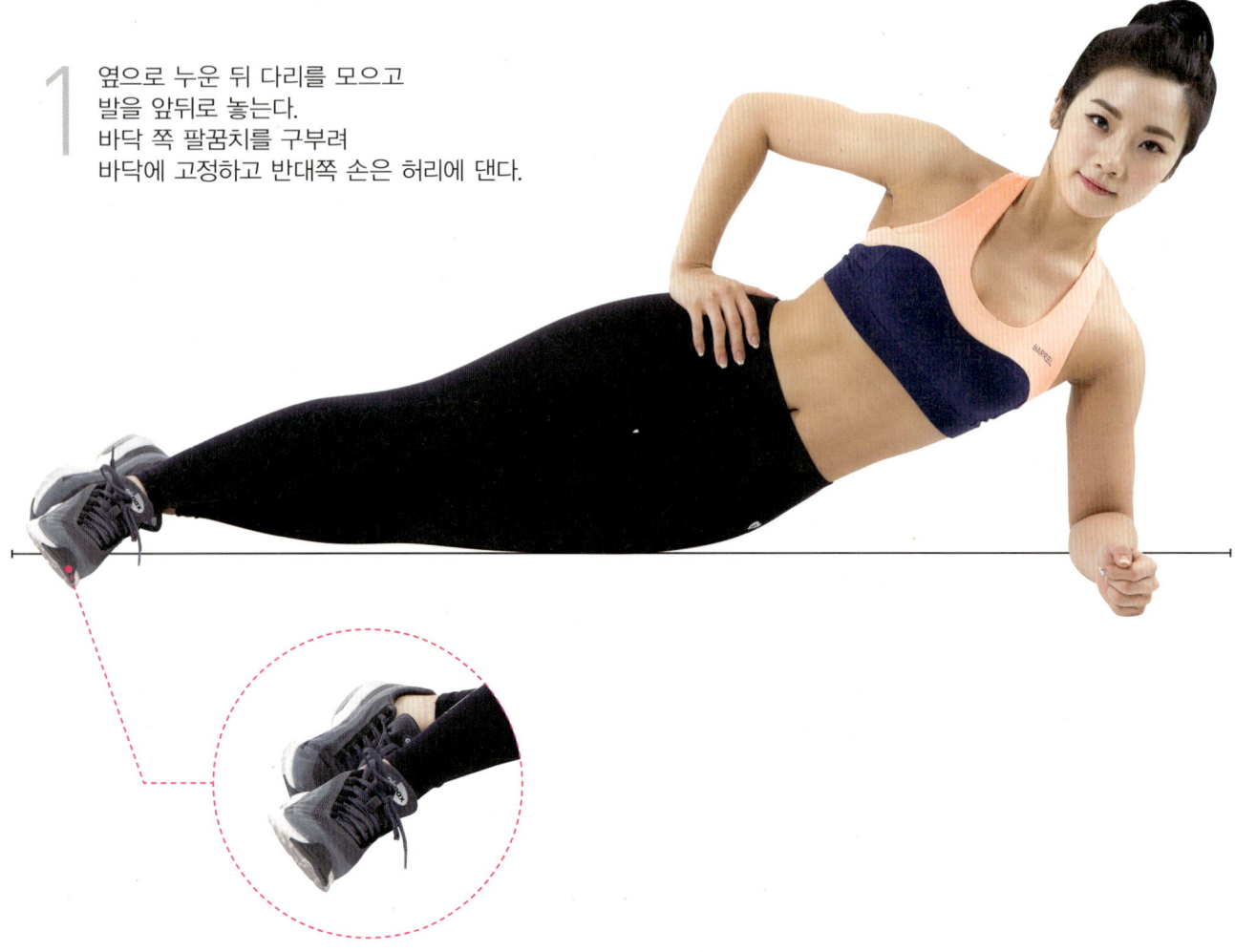

ACTION

2 골반을 들어 머리부터 발끝까지 일직선을 만들어 20초간 버틴다.
호흡은 자연스럽게 한다.
POINT 몸이 바닥에 최대한 멀어진다는 느낌으로 골반을 들어요.

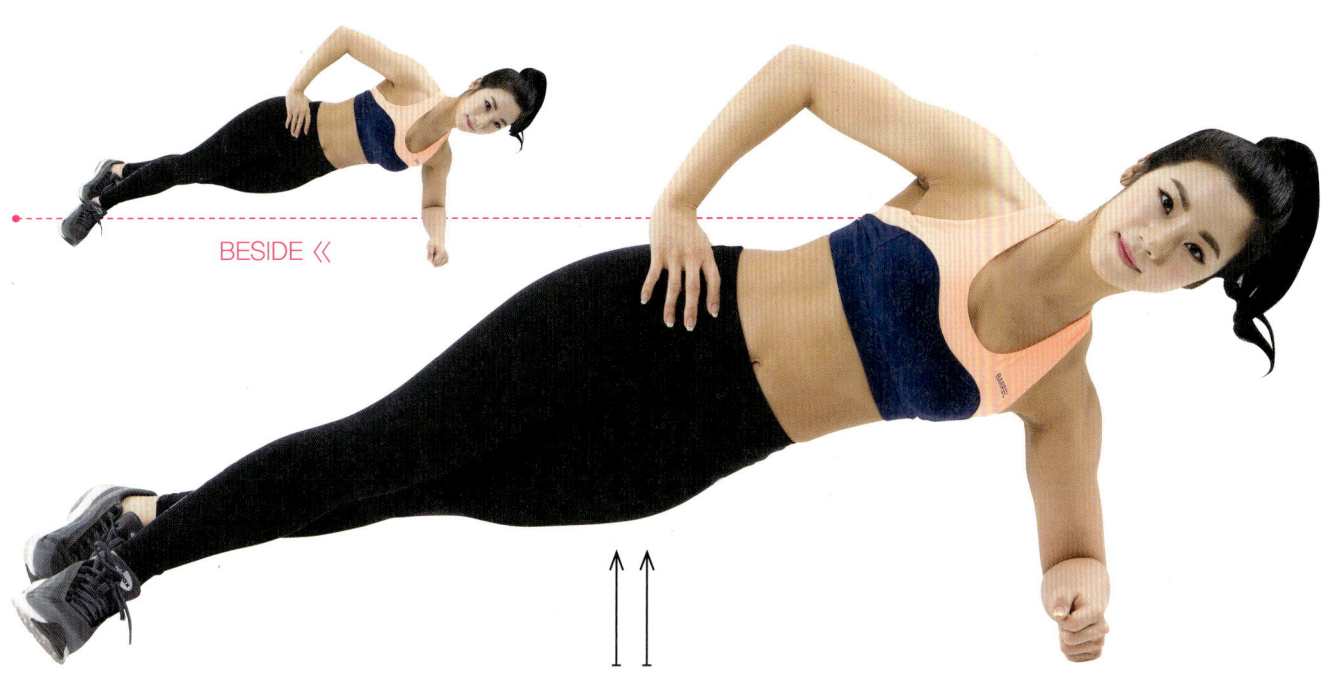

BESIDE 《

3 다리를 잠시 바닥에 내려놓은 뒤 **2번** 동작을 반복한다.

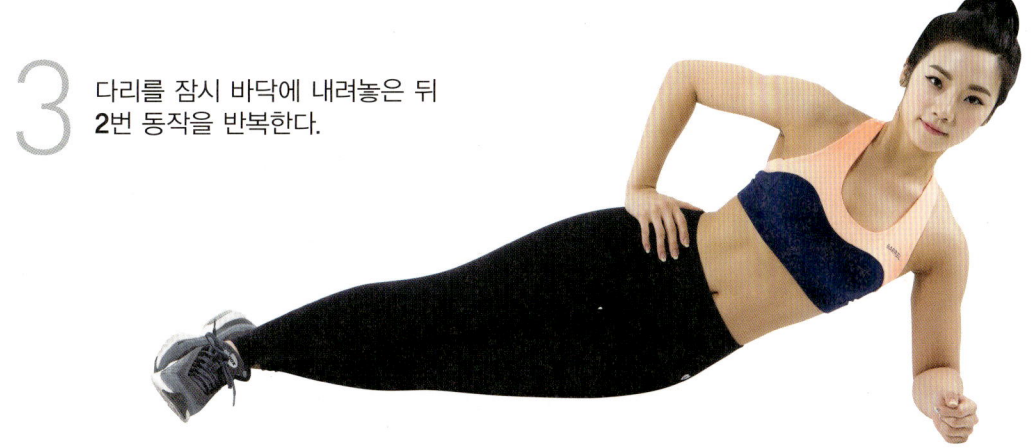

비키니 상체 라인 113

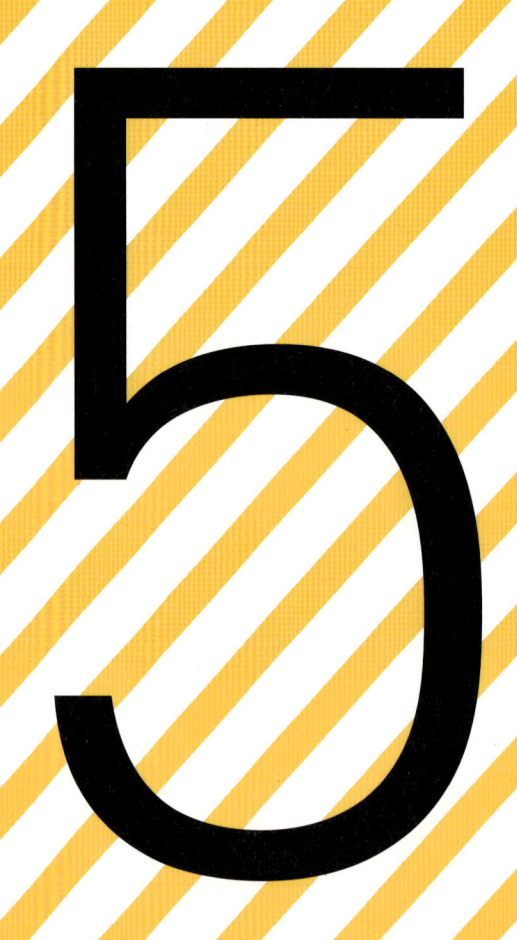

5

잘록한 허리 & 매끈한 등

비키니 위아래로 삐져나온 등살과 잘록한 허리 라인을 망치는 옆구리 살은 비키니를 입었을 때 자신감을 떨어뜨리는 대표 군살이지요. 특히 지방이 많이 축적되어 있어 별도로 운동을 하지 않으면 근육 발달이 어렵고 체지방 감소에 많은 시간이 걸려요. 유산소 운동과 근력 운동 위주로 활동량을 늘리고 의자에 엉덩이 깊숙이 넣고 앉기, 허리를 꼿꼿이 세우고 걷기 등 올바른 자세로 활동하는 습관을 길러봐요.

지금부터 허리와 등 군살 제거에 도움이 되는 효과적인 운동법을 소개할게요. 꾸준하게 열심히 따라 하면 어느 각도에서나 자신감 넘치는 비키니 라인을 만들 수 있어요.

허리 & 등

SUPERMAN

1 슈퍼맨 자세

20회씩 3세트

등 근육을 자극해 군살을 제거하고 허리 근력을 강화해요.
팔다리를 길게 늘인다는 느낌으로 상체와 하체를 최대한 높게 들어요.
디스크나 요추 질환이 있다면 전문의와 상담 후 실시하세요.

1 바닥에 엎드려 팔을 위로 쭉 뻗고
다리는 어깨너비로 벌린다.

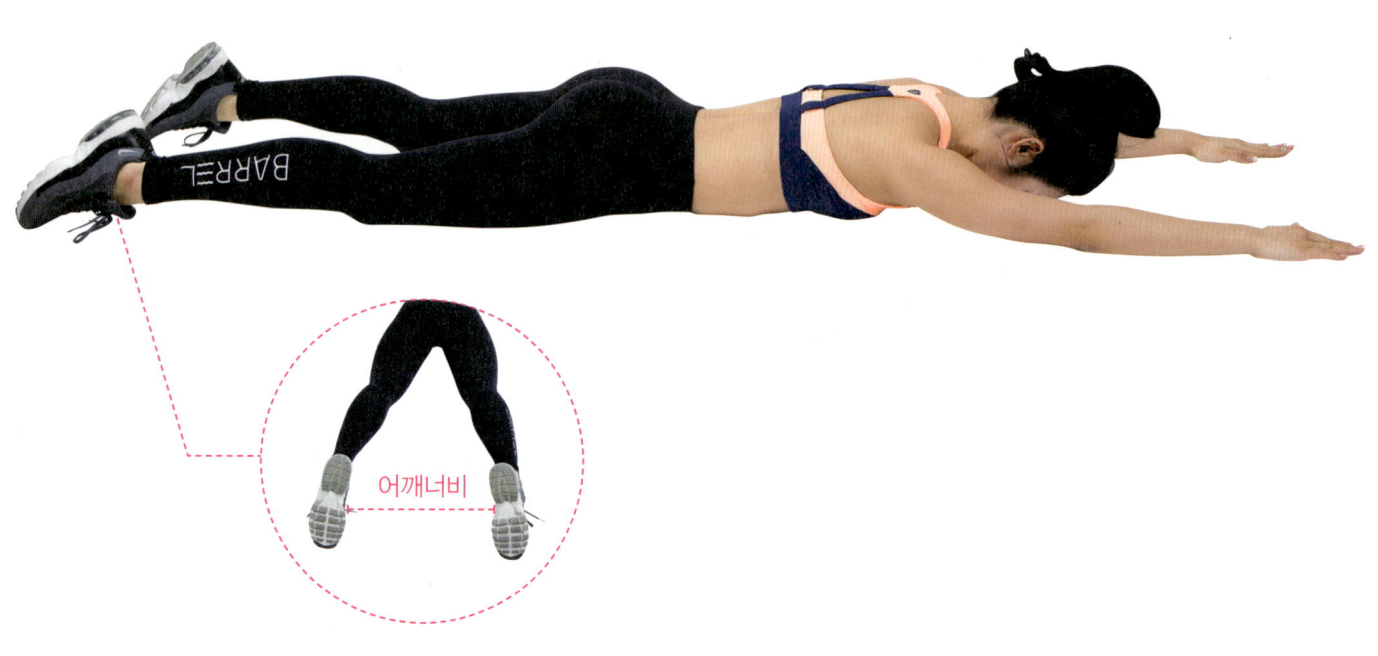

ACTION

> **NO!**
> 허리와 목이 꺾이지 않게 주의해요.
> 복부에 힘을 주고 치골을 완전히
> 바닥에 내린 상태에서 팔다리를 위로 들어요.
> 목은 무리가 가지 않게 조금만 들어요.

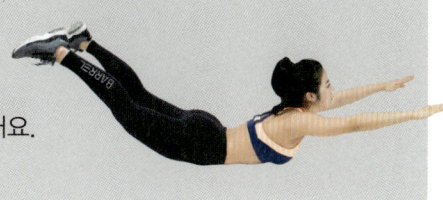

2 숨을 들이마시면서 팔다리를 위로 든다.
POINT 엉덩이와 복부에 힘을 줘 팔다리를 동시에 올려요.

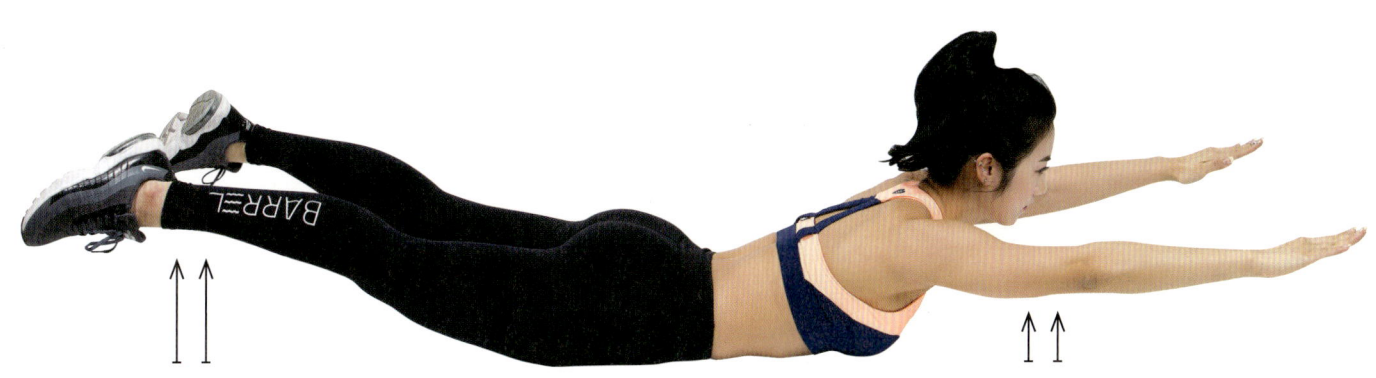

3 숨을 내쉬면서
팔다리를 바닥에 내린다.

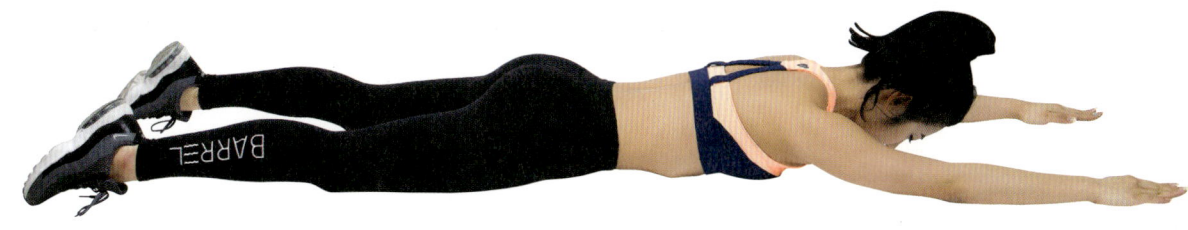

비키니 상체 라인 117

허리 & 등

SWIMMING

2 수영 자세

20회씩 3세트

팔과 다리를 교차하며 위아래로 움직여요. 몸이 흔들리지 않게 복부에 힘을 주는 게 포인트. 척추디스크와 요통 완화에도 효과적이에요.

1 바닥에 엎드려 팔을 위로 쭉 뻗고 다리는 어깨너비로 벌린다.

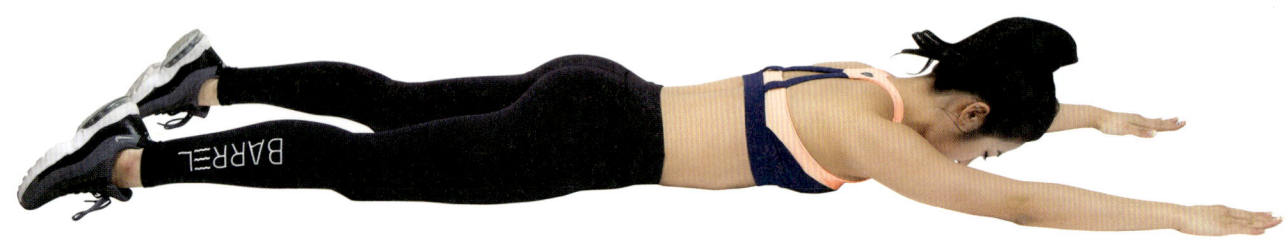

2 숨을 들이마시면서 복부에 힘을 주고 팔다리를 위로 든다.

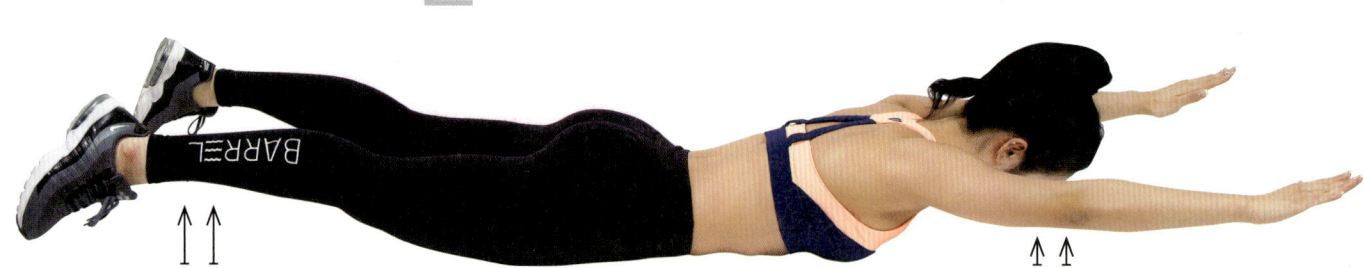

ACTION

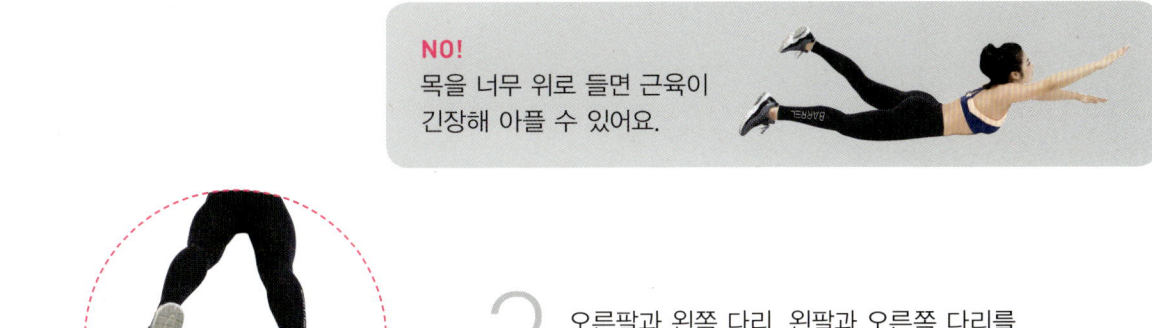

NO!
목을 너무 위로 들면 근육이 긴장해 아플 수 있어요.

3 오른팔과 왼쪽 다리, 왼팔과 오른쪽 다리를 헤엄치듯 교차로 들어준다. 호흡은 자연스럽게 한다.

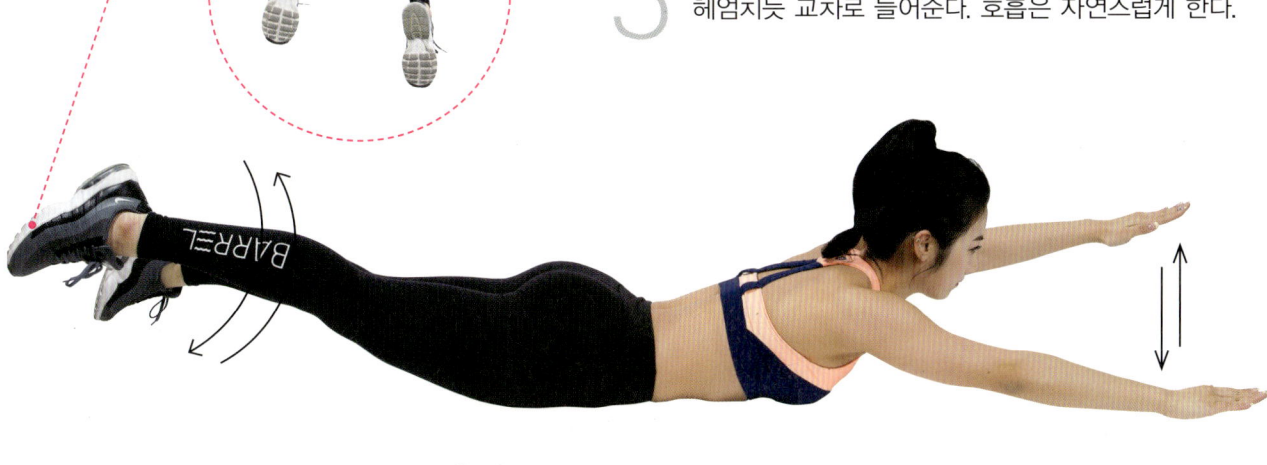

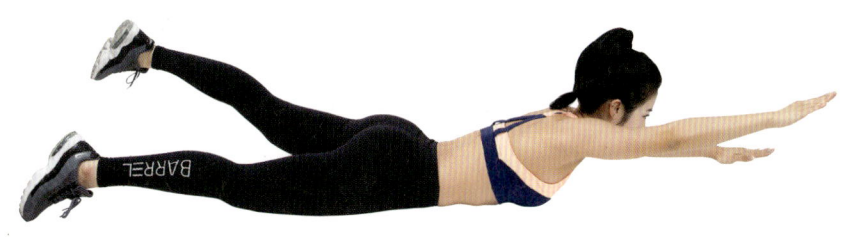

4 숨을 내쉬면서 팔다리를 바닥에 내려 시작 자세로 돌아온다.

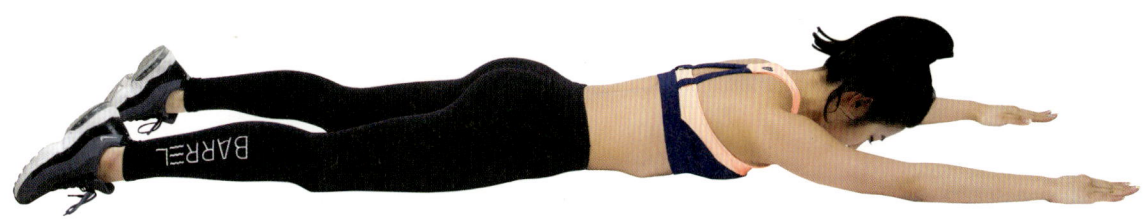

비키니 상체 라인 119

허리 & 등

ELBOW DOWN, LAT PULL DOWN

3

20회씩 3세트

W 자세

평소 사용하지 않는 등 근육을 수축하고 이완시키는 운동이에요.
등 근육을 단단히 조인다는 기분으로 팔꿈치를 옆구리 쪽으로 당겨요.
뭉친 근육이 풀리고 겨드랑이 군살도 제거할 수 있어요.

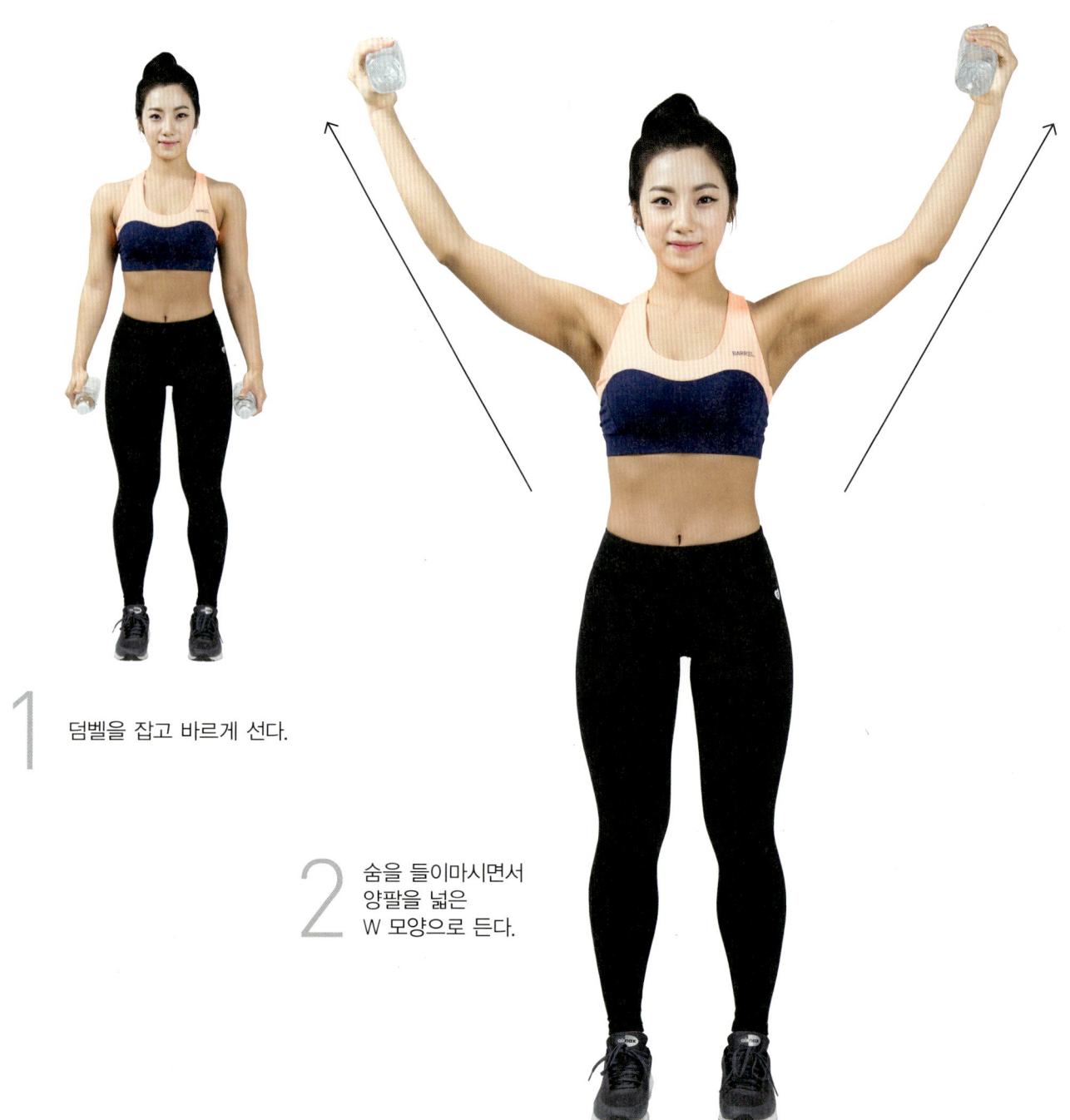

1 덤벨을 잡고 바르게 선다.

2 숨을 들이마시면서 양팔을 넓은 W 모양으로 든다.

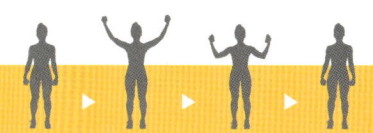

ACTION

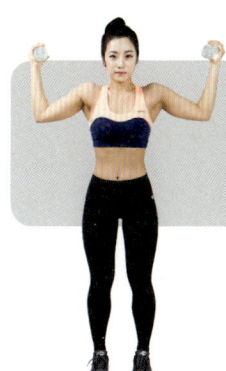

NO!
어깨가 올라가지 않게 주의해요. 수평을 유지하며 겨드랑이 자극에 집중해요.

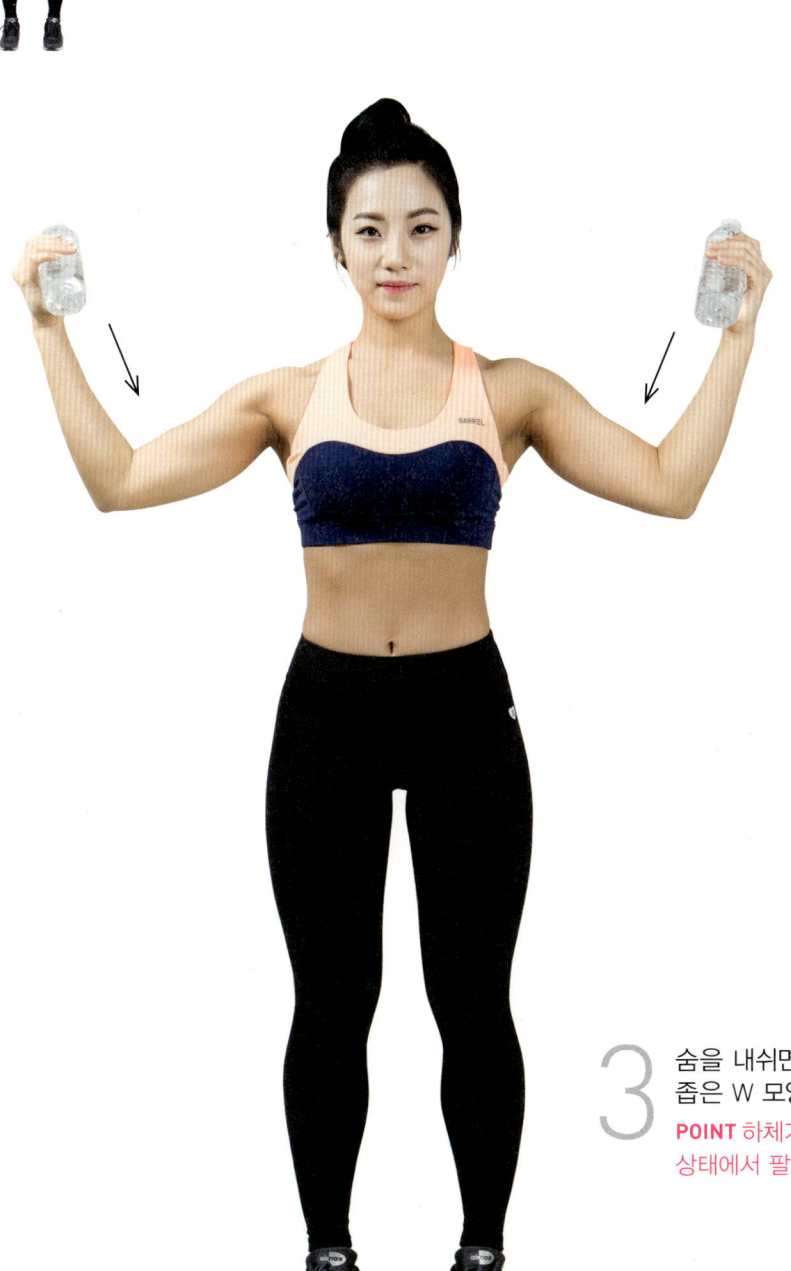

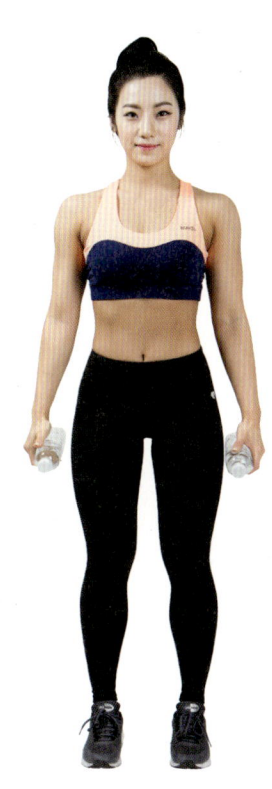

4 팔을 천천히 내리며 시작 자세로 돌아온다.

3 숨을 내쉬면서 팔을 구부려 좁은 W 모양을 만든다.
POINT 하체가 움직이지 않게 고정한 상태에서 팔꿈치를 옆구리 쪽으로 내려요.

비키니 상체 라인 121

허리 & 등

BENTOVER LAT PULL DOWN

4

20회씩 3세트

허리 구부려 W 자세

허리를 45도로 숙이고 팔을 구부렸다 펴요. 허리에 부담이 간다면 횟수를 줄이고 호흡에 집중하며 천천히 움직여요.

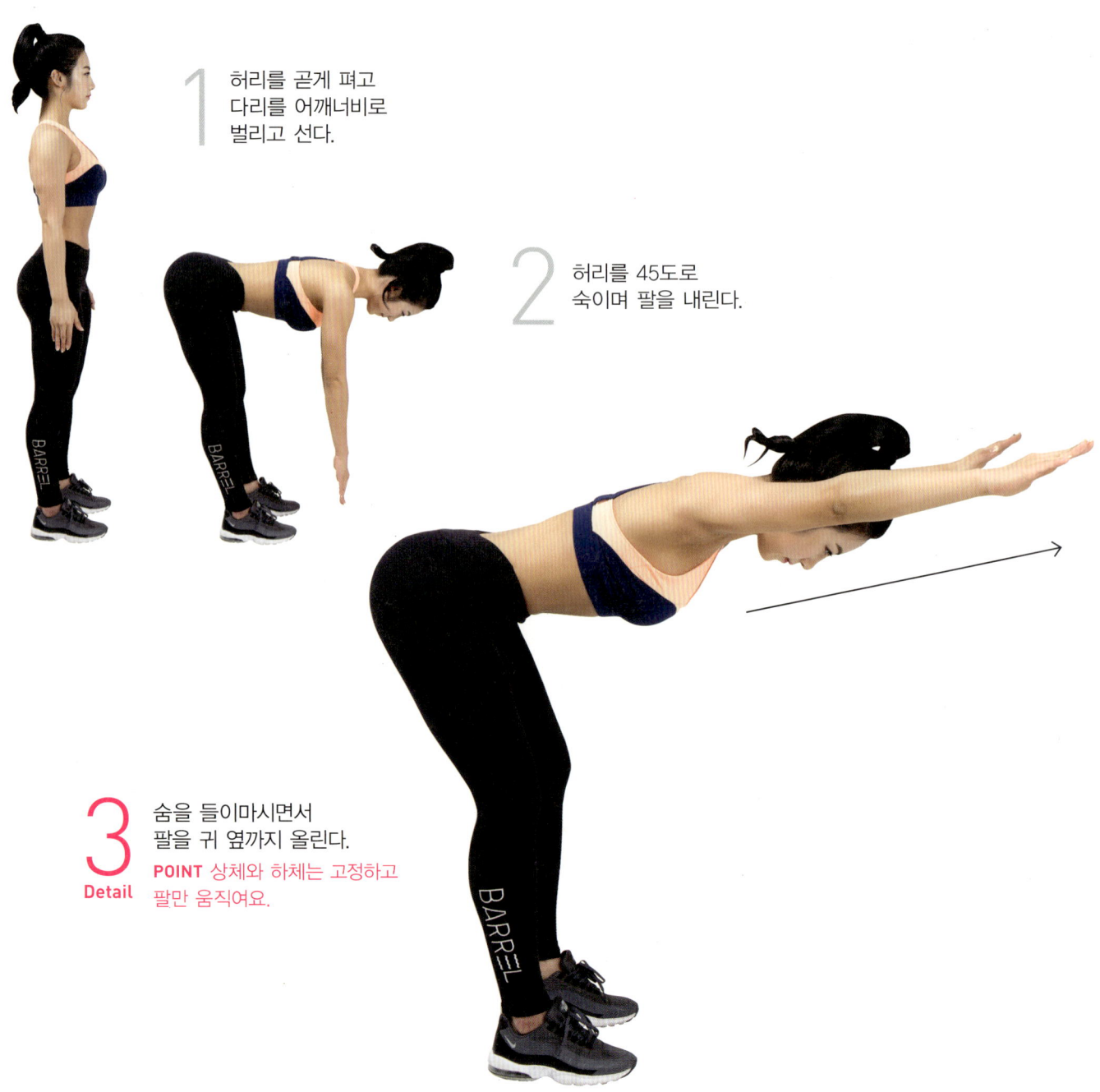

1 허리를 곧게 펴고 다리를 어깨너비로 벌리고 선다.

2 허리를 45도로 숙이며 팔을 내린다.

3 Detail 숨을 들이마시면서 팔을 귀 옆까지 올린다.
POINT 상체와 하체는 고정하고 팔만 움직여요.

ACTION

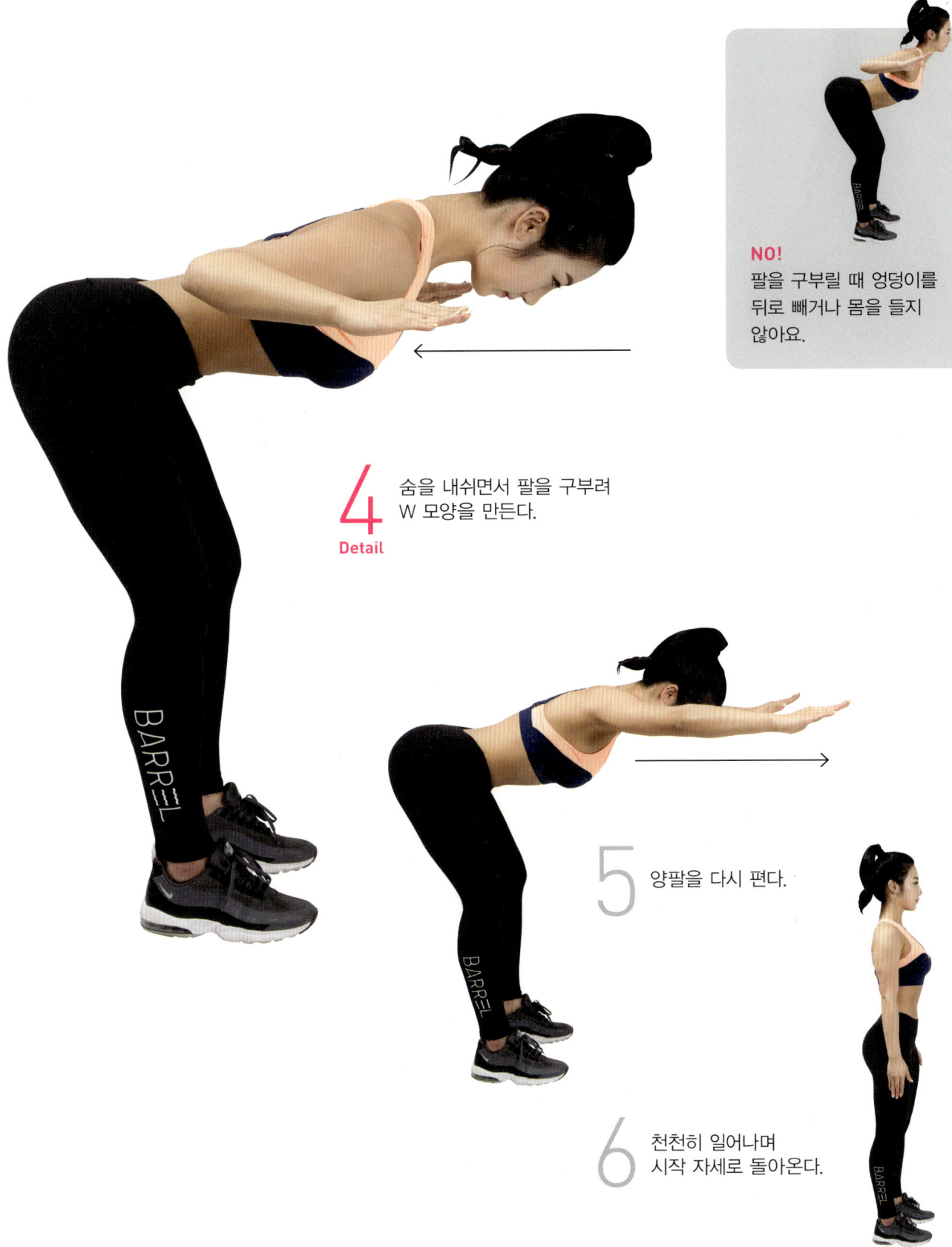

NO!
팔을 구부릴 때 엉덩이를 뒤로 빼거나 몸을 들지 않아요.

4 숨을 내쉬면서 팔을 구부려 W 모양을 만든다.
Detail

5 양팔을 다시 편다.

6 천천히 일어나며 시작 자세로 돌아온다.

비키니 상체 라인 123

3 Detail
포인트 동작 자세히 보기

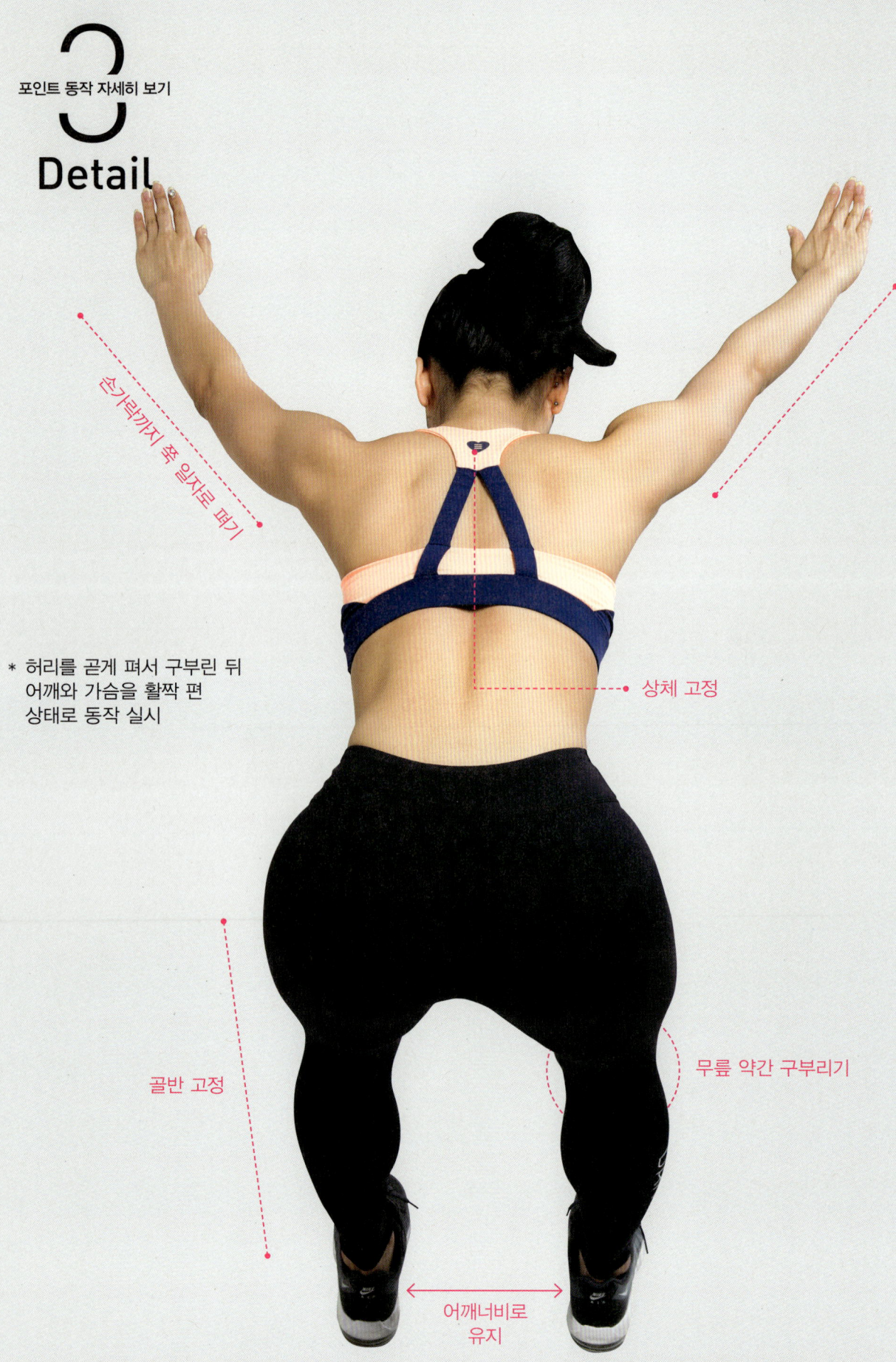

- 손가락까지 쭉 일자로 펴기
- 상체 고정
- 골반 고정
- 무릎 약간 구부리기
- 어깨너비로 유지

* 허리를 곧게 펴서 구부린 뒤 어깨와 가슴을 활짝 편 상태로 동작 실시

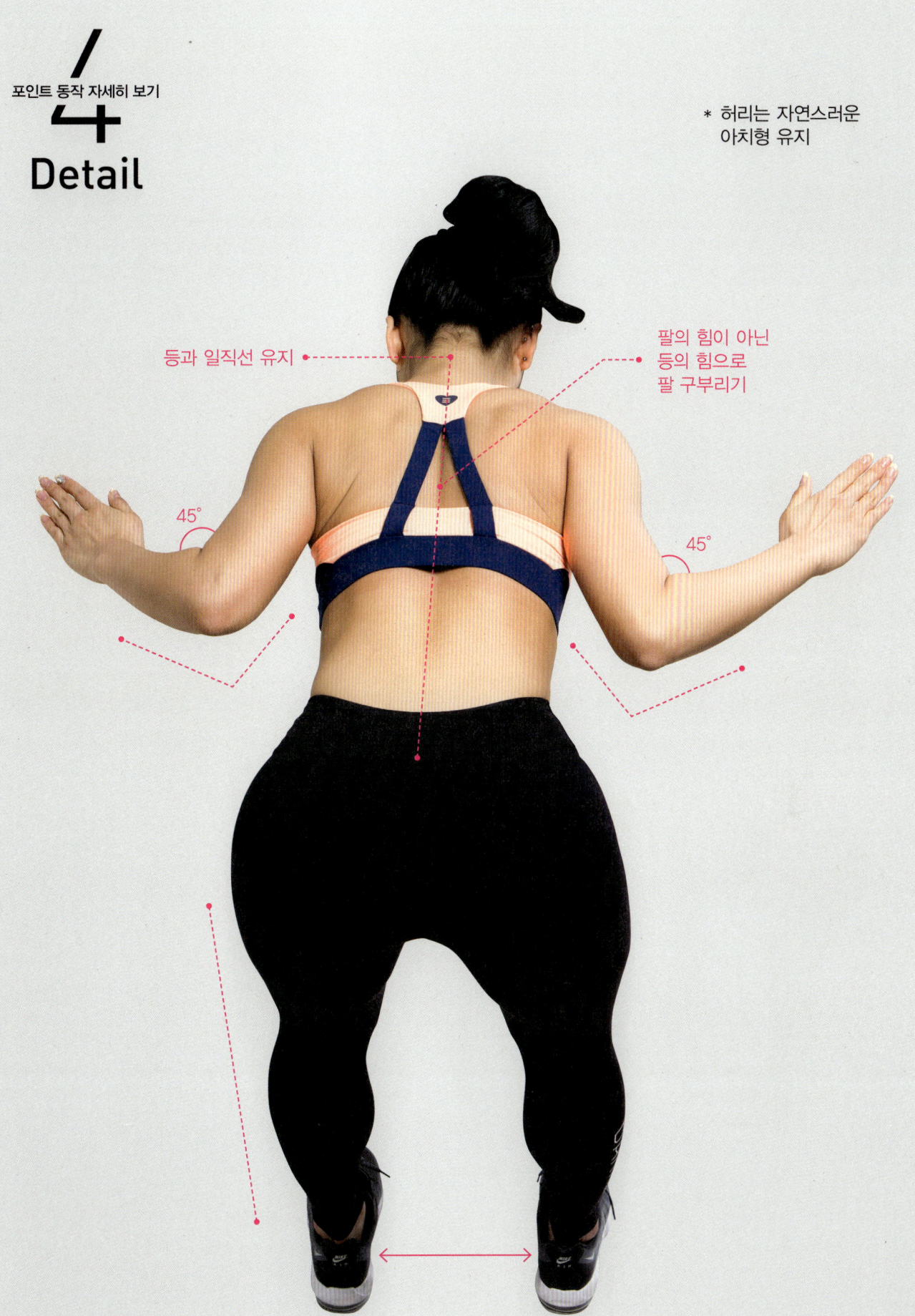

허리 & 등　Y RAISE

5

20회씩 3세트

허리 구부려 팔 Y 모양 만들기

등과 어깨를 펴주고 등 군살을 제거해요.
동작을 할 때 등에 자극을 느끼지 못했다면 가벼운 덤벨을 들고 실시해도 좋아요.

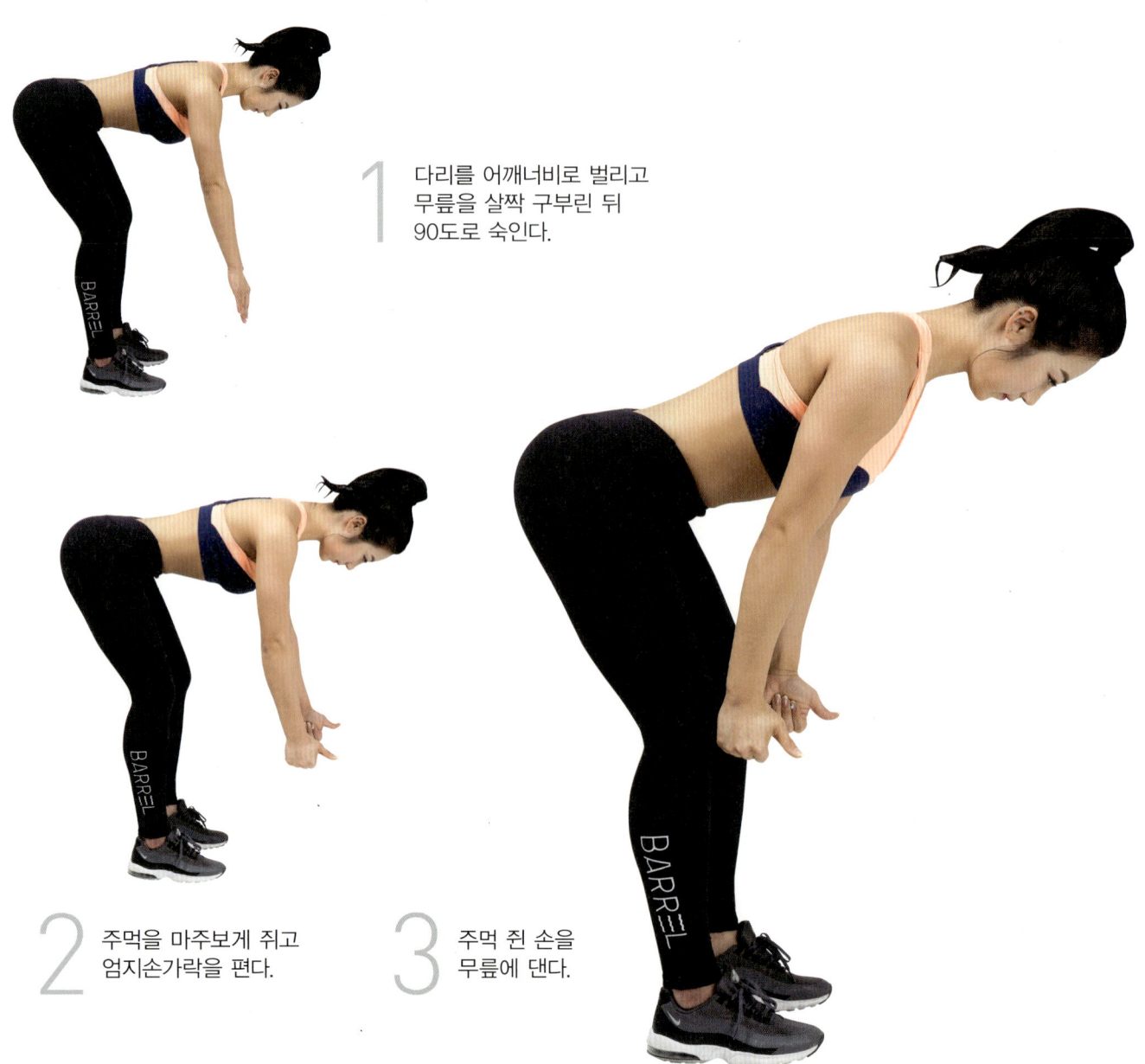

1 다리를 어깨너비로 벌리고 무릎을 살짝 구부린 뒤 90도로 숙인다.

2 주먹을 마주보게 쥐고 엄지손가락을 편다.

3 주먹 쥔 손을 무릎에 댄다.

ACTION

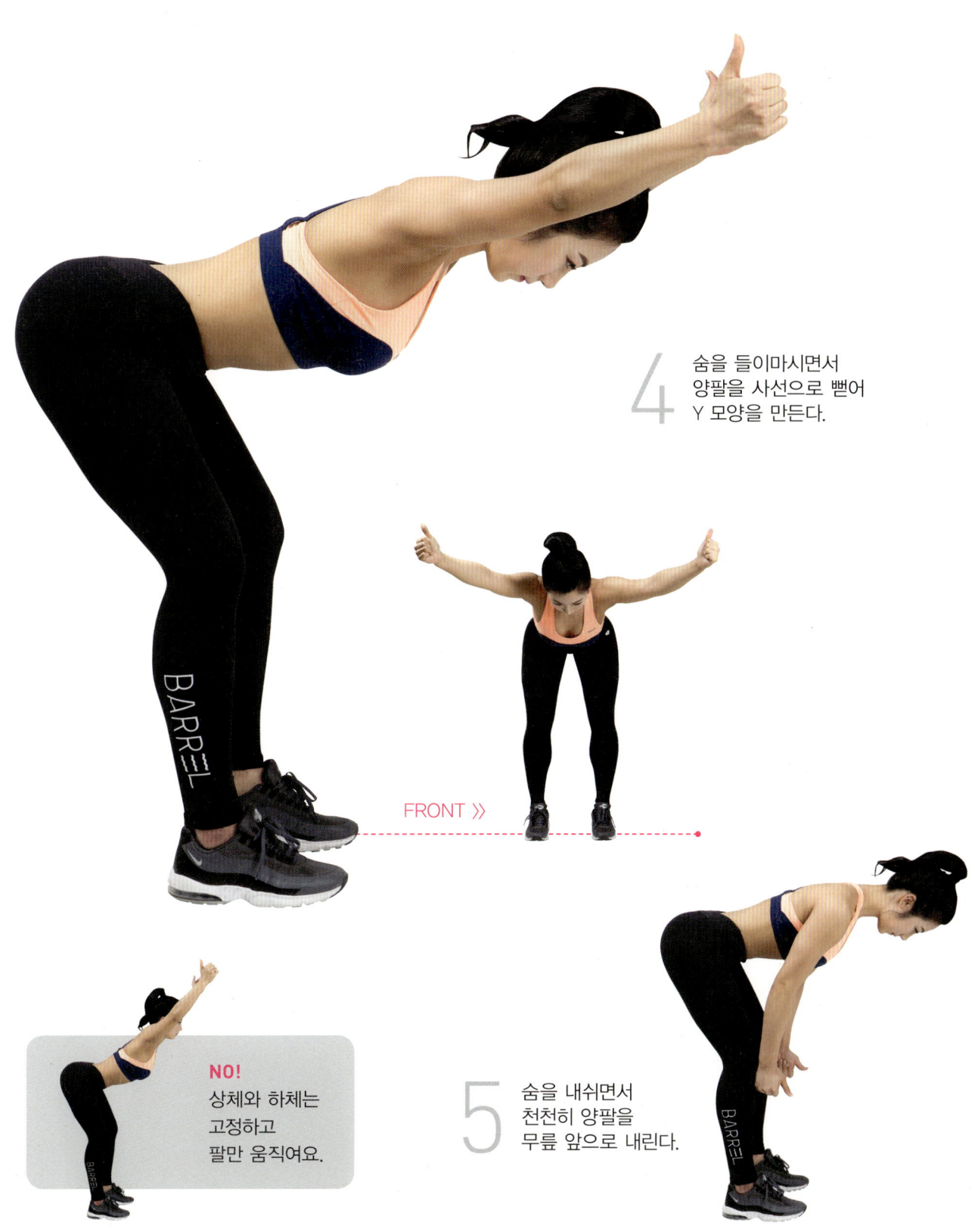

4 숨을 들이마시면서 양팔을 사선으로 뻗어 Y 모양을 만든다.

FRONT »

5 숨을 내쉬면서 천천히 양팔을 무릎 앞으로 내린다.

NO! 상체와 하체는 고정하고 팔만 움직여요.

비키니 상체 라인 127

허리 & 등

GOOD MORNING EXERCISE

6

20회씩 3세트

허리 구부리기

양손을 올리고 몸을 구부리는 이 운동은 등 군살을 제거하고 척추와 허리 유연성도 높여줘요.

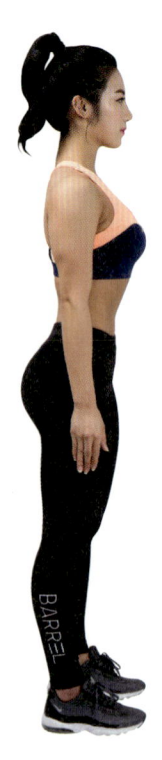

1. 허리를 곧게 펴고 다리를 어깨너비로 벌리고 선다.

2. 만세 하듯 양손을 귀 옆으로 올린다.

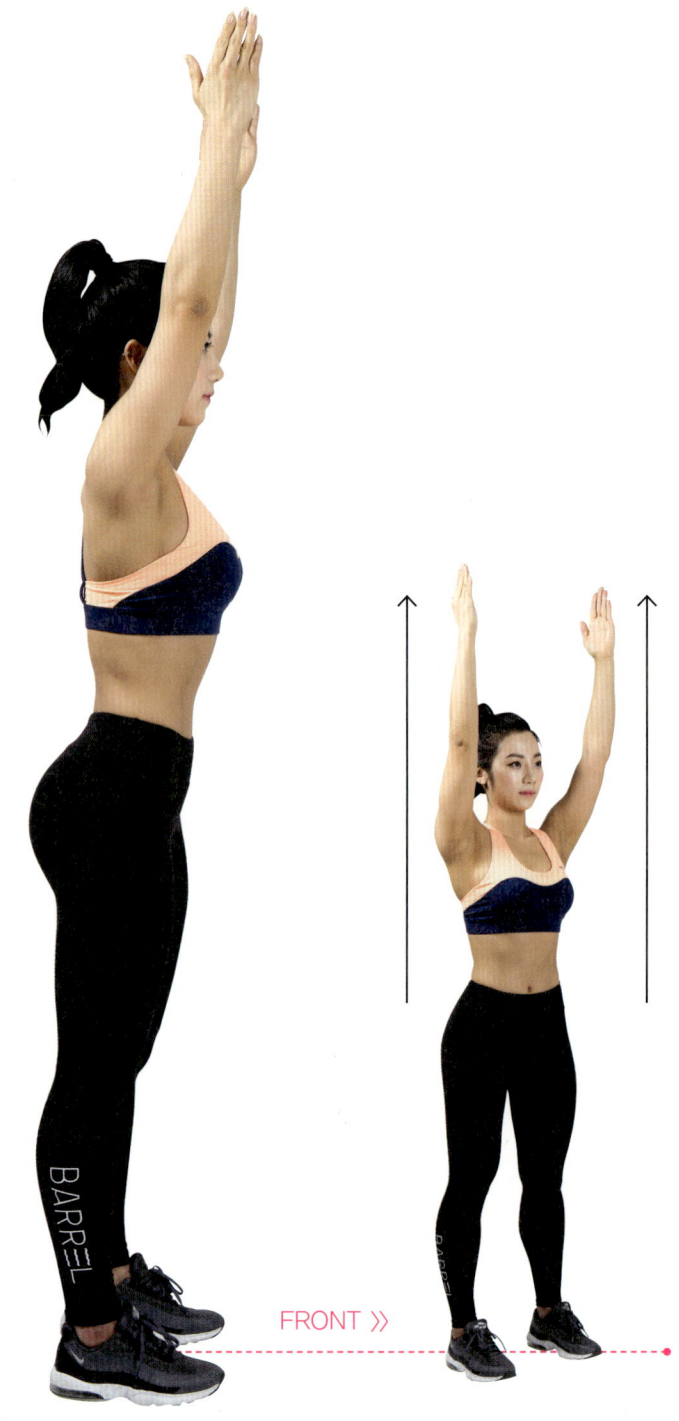

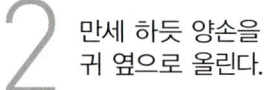
FRONT »

ACTION

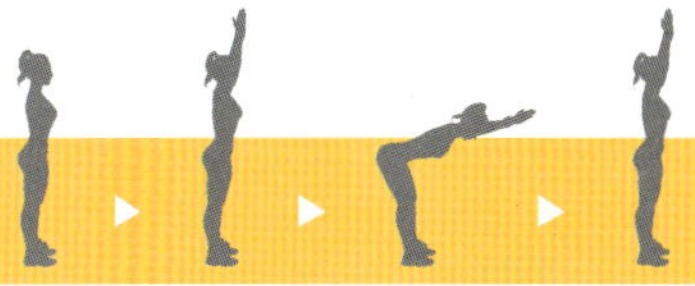

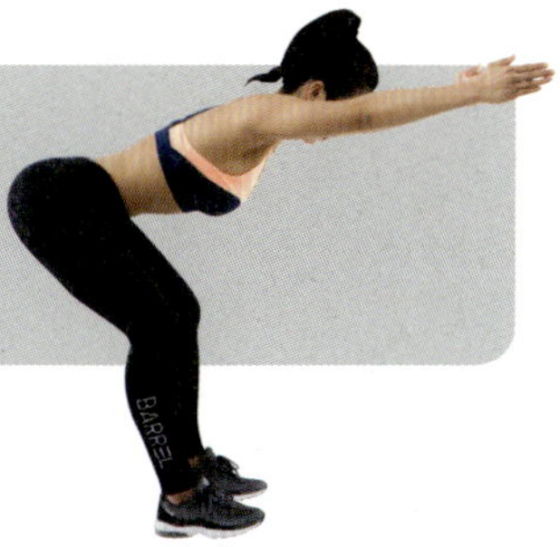

NO!
엉덩이가 뒤로 빠지지 않게 주의해요.

3 상체를 고정한 상태에서 숨을 들이마시면서 몸을 앞으로 구부린다.
POINT 하체를 고정하고 무게 중심이 앞으로 쏠리는 느낌으로 인사하듯 상체를 숙여요.

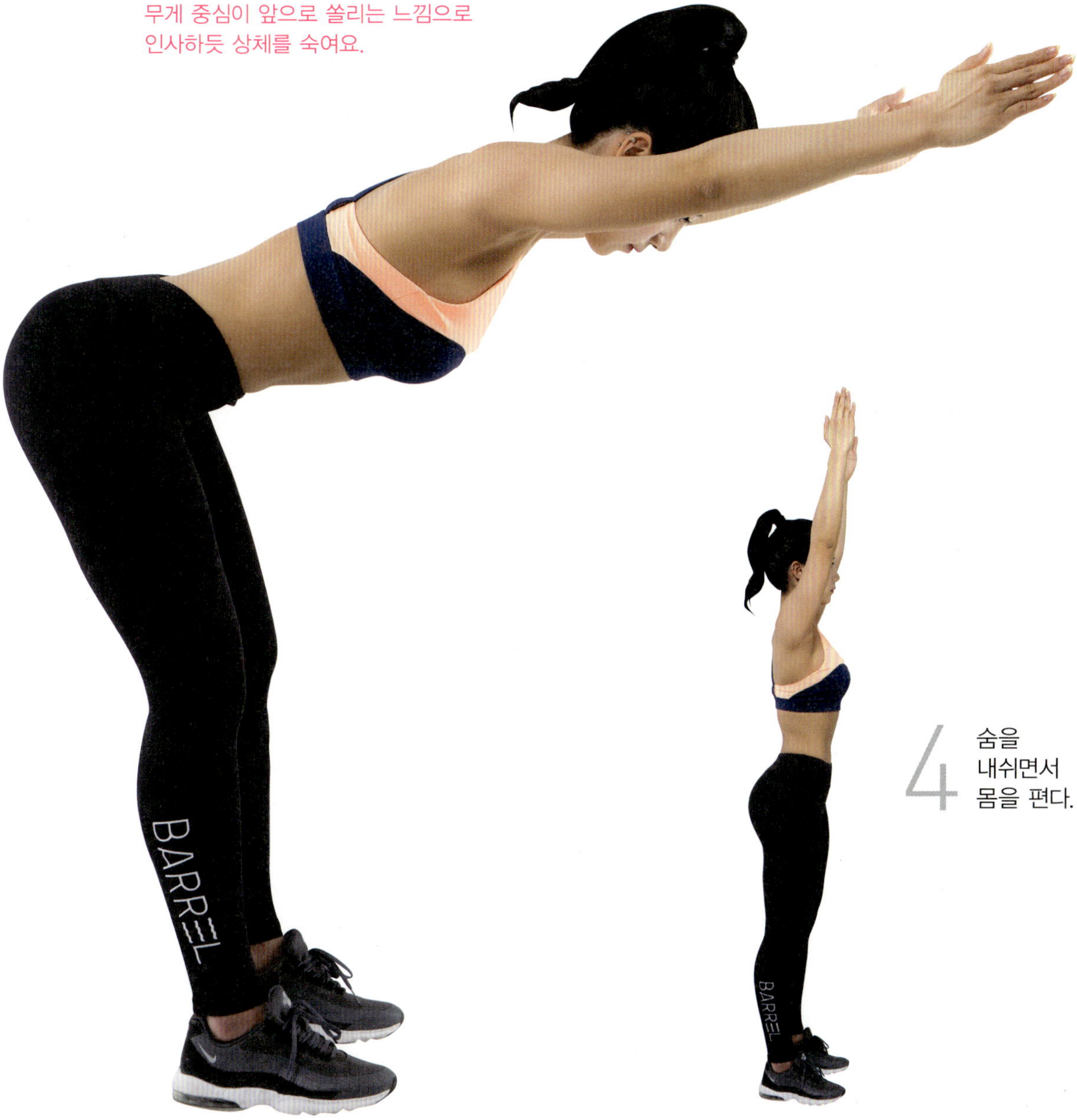

4 숨을 내쉬면서 몸을 편다.

비키니 상체 라인 129

허리 & 등

RUMANIAN DEADLIFT

7

20회씩 3세트

허리 구부렸다 펴기

등과 허리를 편 상태로 덤벨이 몸에서 멀리 떨어지지 않게 해요. 처음부터 무거운 덤벨을 사용하면 허리를 다칠 수 있어요. 자극에 집중하며 서서히 무게를 늘려요.

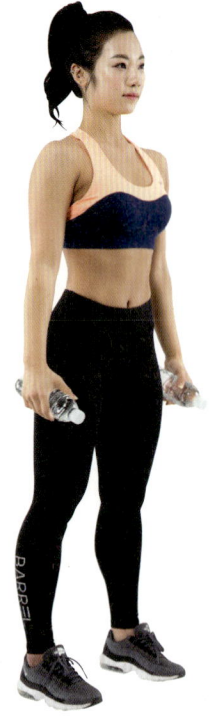

1 덤벨을 잡고 다리를 어깨너비로 벌리고 선다.

2 숨을 들이마시면서 무릎을 약간 굽히고 몸을 숙이면서 덤벨을 내린다.

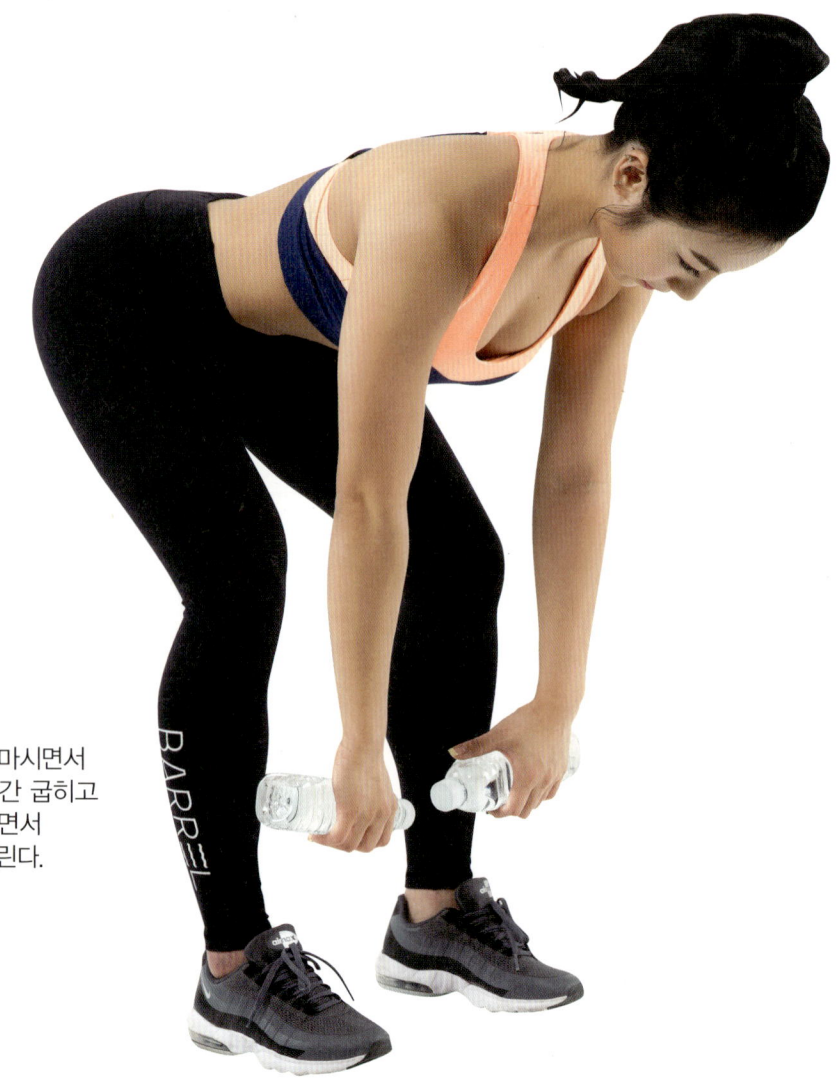

ACTION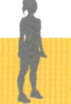

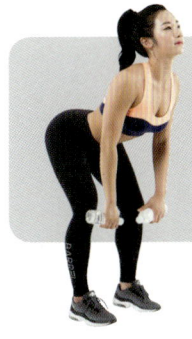

NO!
머리를 먼저 올리거나
엉덩이를 빼면 안 돼요.
등과 머리를 한 번에 같이 올려요.

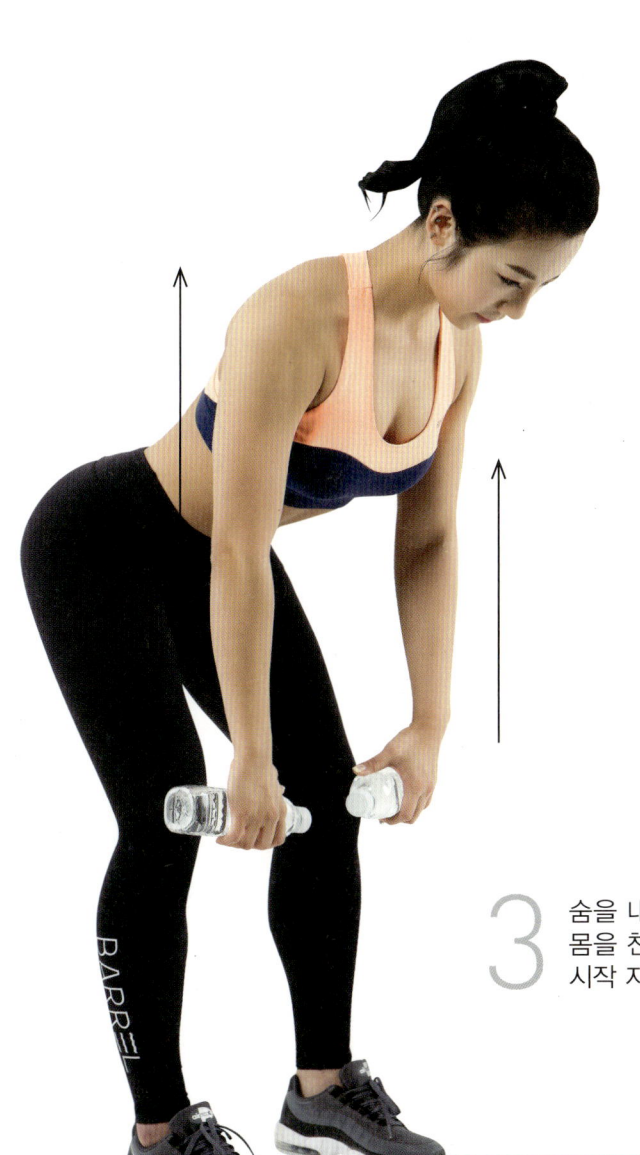

3 숨을 내쉬면서
몸을 천천히 들며
시작 자세로 돌아온다.

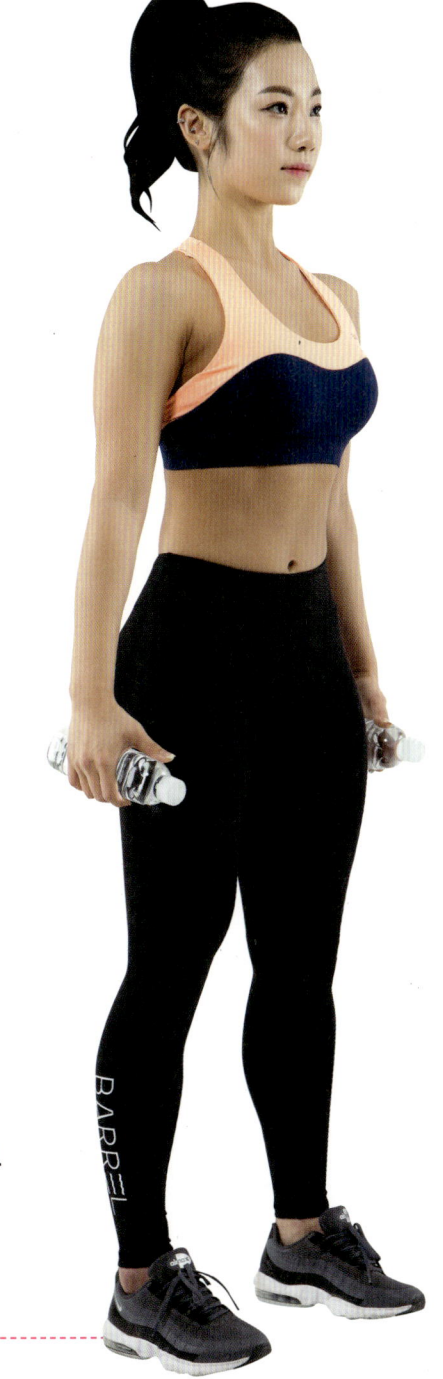

비키니 상체 라인 131

허리 & 등

BENTOVER LOW

8

20회씩 3세트

허리 구부려 덤벨 들었다 내리기

움직임의 범위가 넓어 몸의 중심선인 척추 부근의 등 근육을 발달시킬 수 있어요.
처음에는 가벼운 덤벨로 가볍게 실시하다가
점차 덤벨의 무게와 세트 수를 늘리는 게 좋아요.

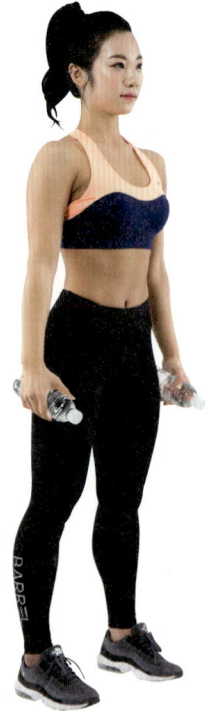

1 덤벨을 잡고 다리를 어깨너비로 벌리고 선다.

2 숨을 들이마시면서 무릎을 약간 굽히고 몸을 70도 정도 숙이면서 덤벨을 내린다.

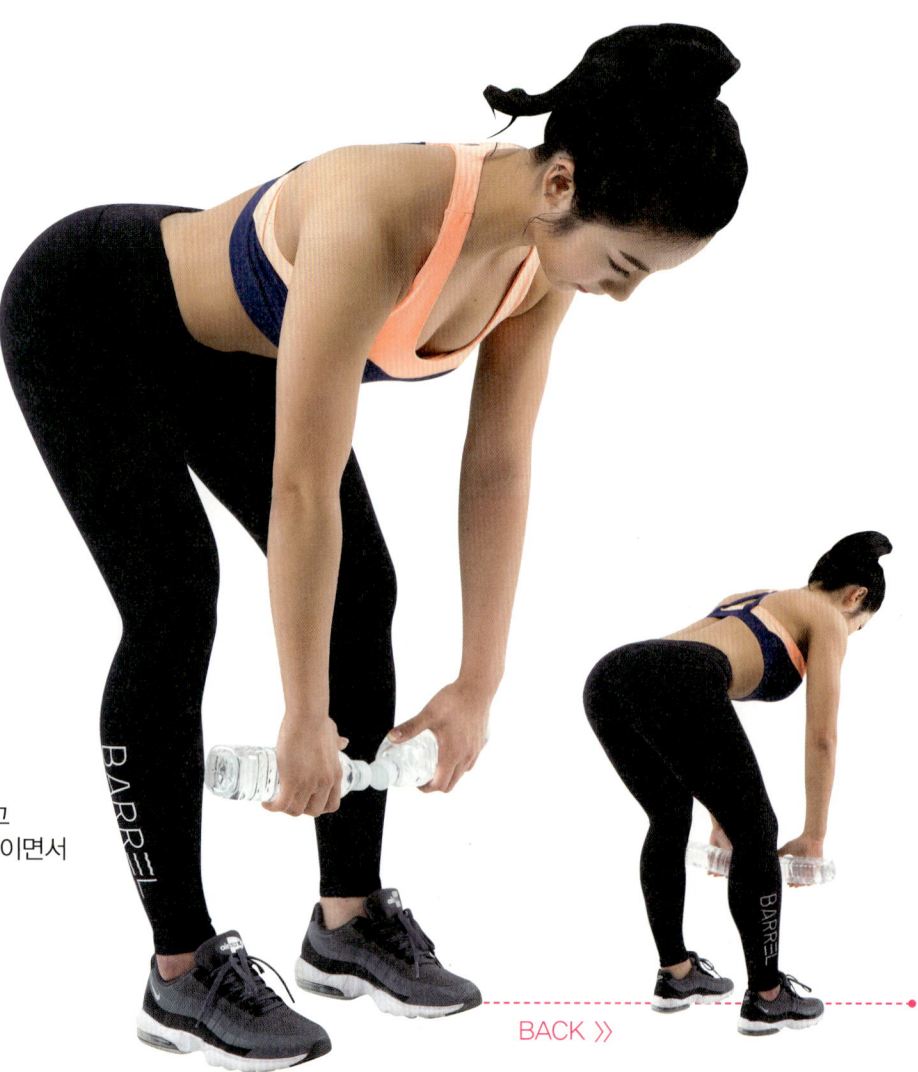

BACK »

ACTION

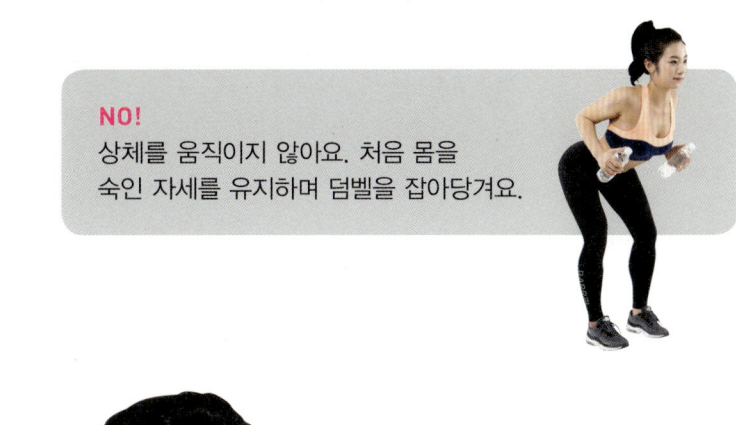

NO!
상체를 움직이지 않아요. 처음 몸을
숙인 자세를 유지하며 덤벨을 잡아당겨요.

3 숨을 내쉬면서 복부에
힘을 주고 날개뼈를 모아주는
느낌으로 팔꿈치를 당긴다.
POINT 날개뼈가 서로 만난다는
느낌으로 팔꿈치를 당겨요.

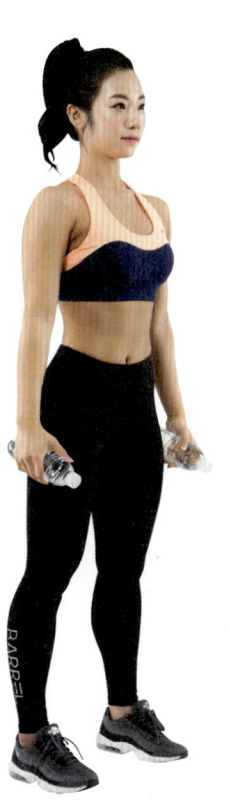

4 팔을 내리고
몸을 천천히 펴며
시작 자세로
돌아온다.

비키니 상체 라인 133

허리 & 등

ONE ARM LOW

9 한쪽 팔 구부렸다 펴기

15회씩 3세트

등 근육을 만들고 겨드랑이 뒤쪽에 접히는 등살을 빼줘요.
덤벨을 끌어당길 때 상체가 지나치게 돌아가지 않게 주의해요.

1 한 손에 덤벨을 잡는다.
덤벨을 잡지 않은 반대쪽 발을
앞으로 뻗고 몸을 구부린다.
뻗은 발과 같은쪽 팔을
약간 구부려 무릎 위에 댄다.

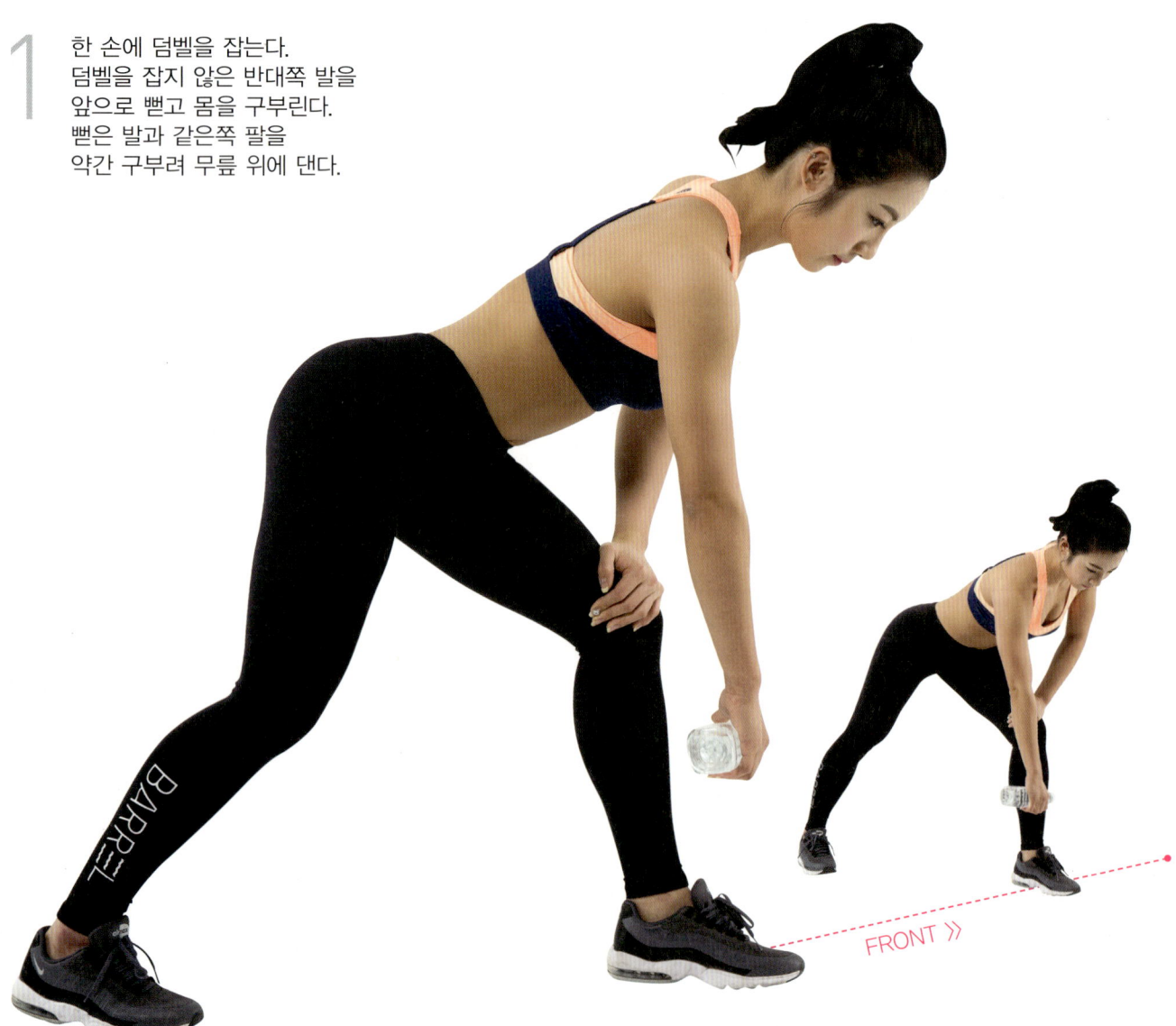

FRONT ≫

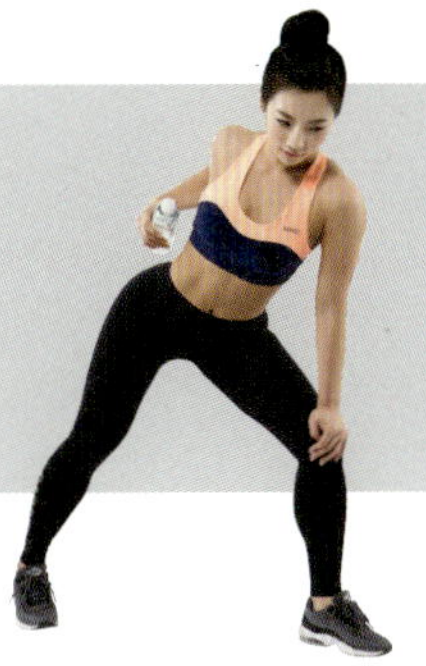

NO!
덤벨을 끌어당길 때 무릎 위에 올려둔 팔이 펴지지 않게 주의해요.

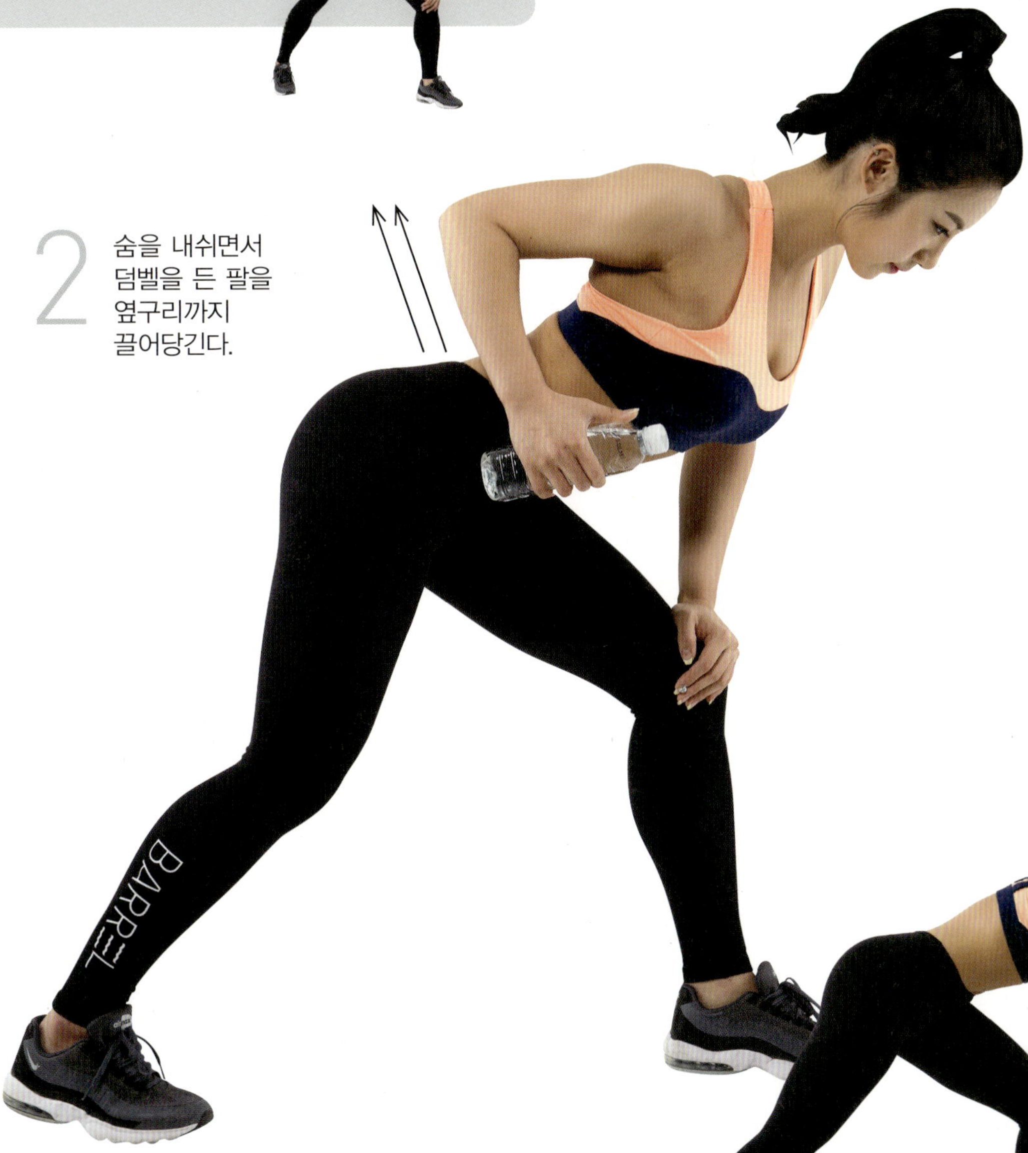

2 숨을 내쉬면서 덤벨을 든 팔을 옆구리까지 끌어당긴다.

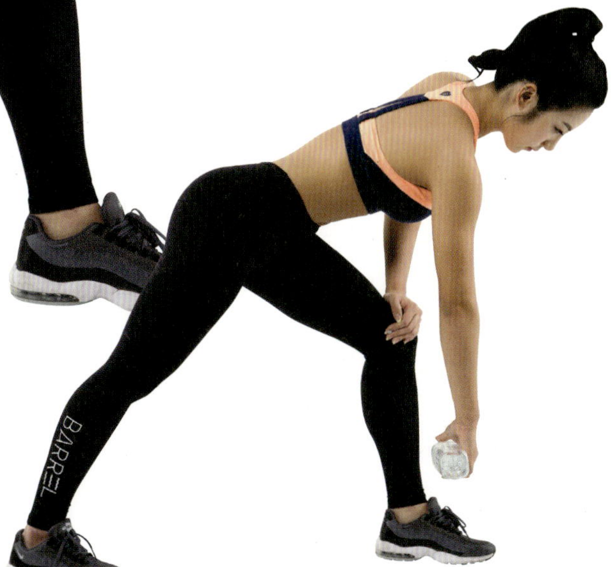

3 숨을 들이마시면서 덤벨을 천천히 내리며 시작 자세로 돌아온다.

허리 & 등

10

20회씩 3세트

SWAN

스완 자세

등을 쭉 펴면서 매끈한 등 라인을 만드는 데 효과적이에요.
허리에 부담이 가지 않게 상체를 들어 올리는 게 포인트!

1 바닥에 엎드려 양팔을 구부리고 손바닥은 바닥을 짚는다.
다리는 골반너비보다 넓게 벌린다.

2 숨을 내쉬면서
팔을 펴며 머리부터 허리까지
상체를 천천히 들어 올린다.

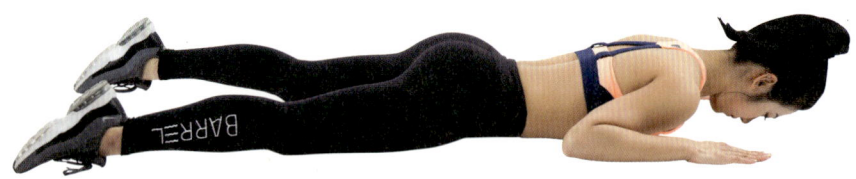

FRONT   BACK

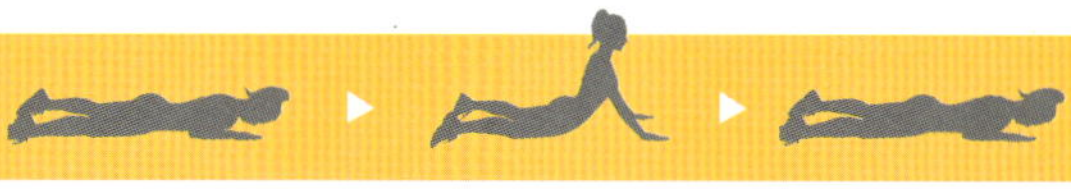

ACTION

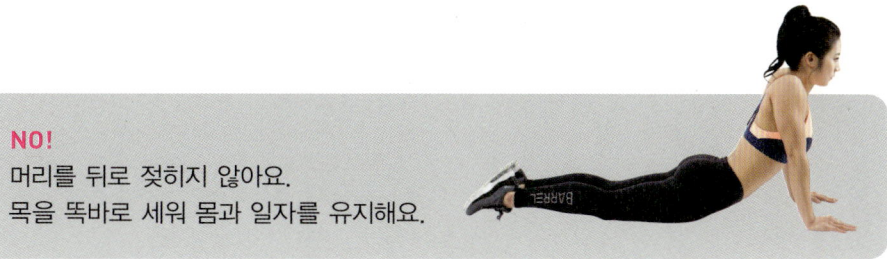

NO!
머리를 뒤로 젖히지 않아요.
목을 똑바로 세워 몸과 일자를 유지해요.

3 숨을 들이마시면서
몸을 천천히 내리며 시작 자세로 돌아온다.

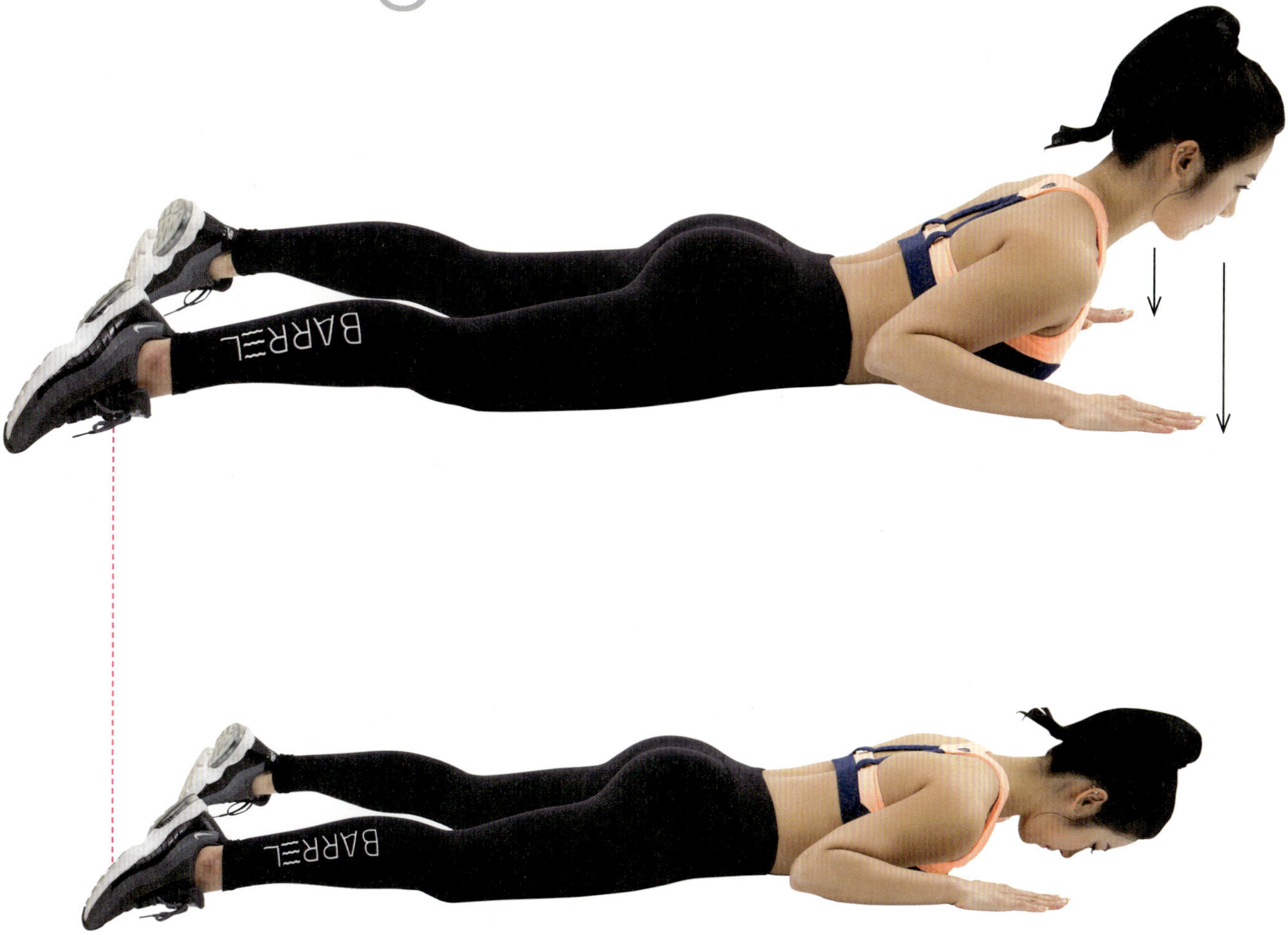

PART 2
뒤돌아보게 만드는 숨 막히는 비키니 하체 라인

라인을 잡고 체형을 교정하는 하체 맞춤 운동

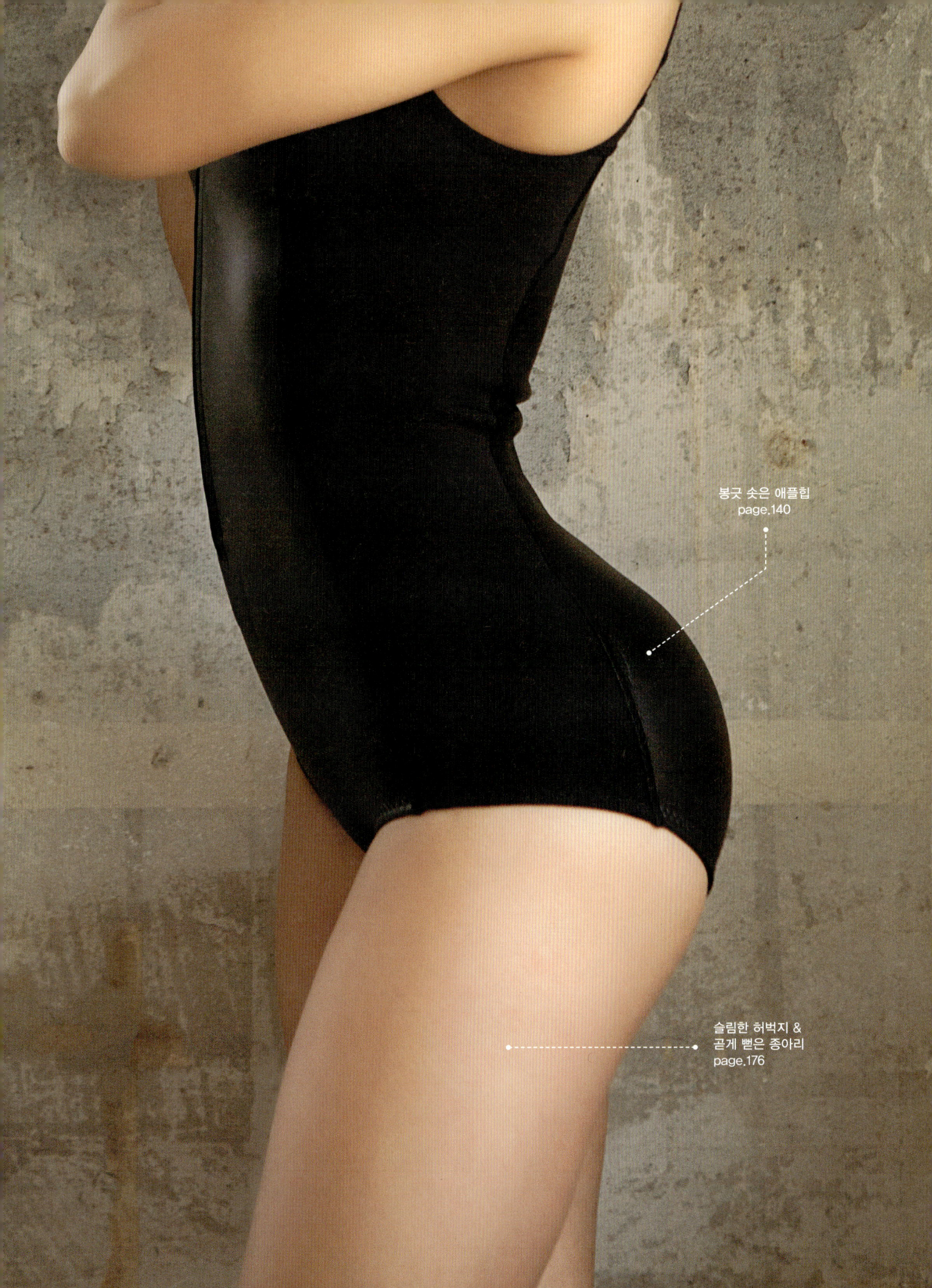

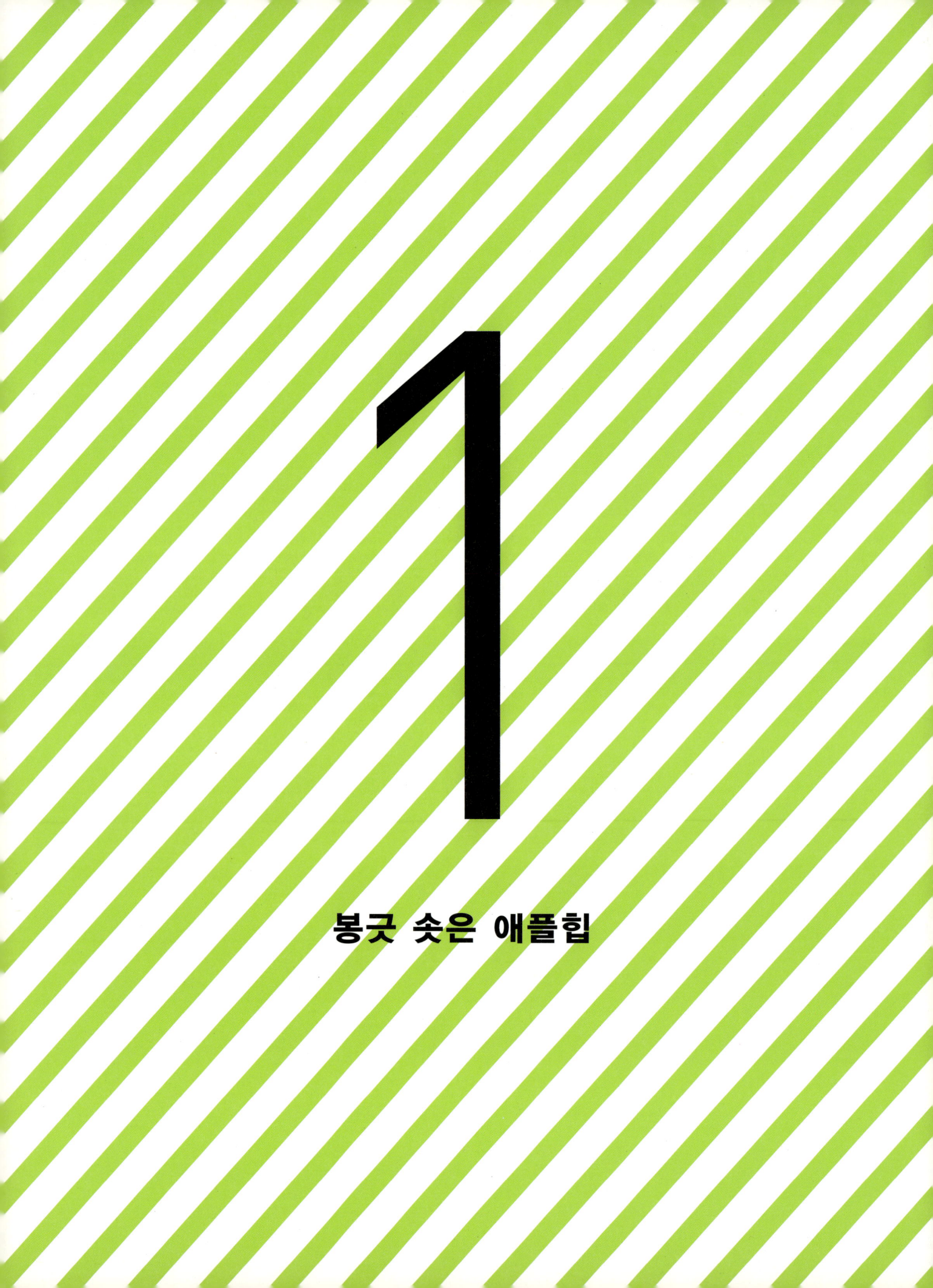

엉덩이에 지방이 잘 축적되는 이유는 여성 호르몬 분비 때문이

에요. 따로 관리해주지 않으면 엉덩이를 덮고 있는 지방에 탄력

이 약해져서 피부가 축 늘어지고 옷을 입어도 태가 나지 않아요.

살을 찌웠다 뺐다를 반복하거나 평소에 아랫배 힘을 빼고 생활

해도 엉덩이가 늘어져요. 엉덩이 근육을 키우고 군살을 빼는 운

동을 함께 진행하면 누구나 힙 업! 할 수 있어요. 제가 누굽니까!

힙으뜸! 엉덩이 라인 운동은 누구보다 자신 있어요. 저만 믿고

따라 해보세요.

엉덩이

BRIDGE

1

20회씩 3세트

누워서 골반 들기

엉덩이 근육을 발달시켜 힙 업에 효과적이에요. 장시간 앉아 있거나 요통이 있는 경우 이 동작을 반복하면 뭉친 허리 근육을 풀 수 있어요.

1 바닥에 누워 손바닥을 바닥에 댄다.
   무릎을 세운 뒤 다리를 골반너비로 벌린다.

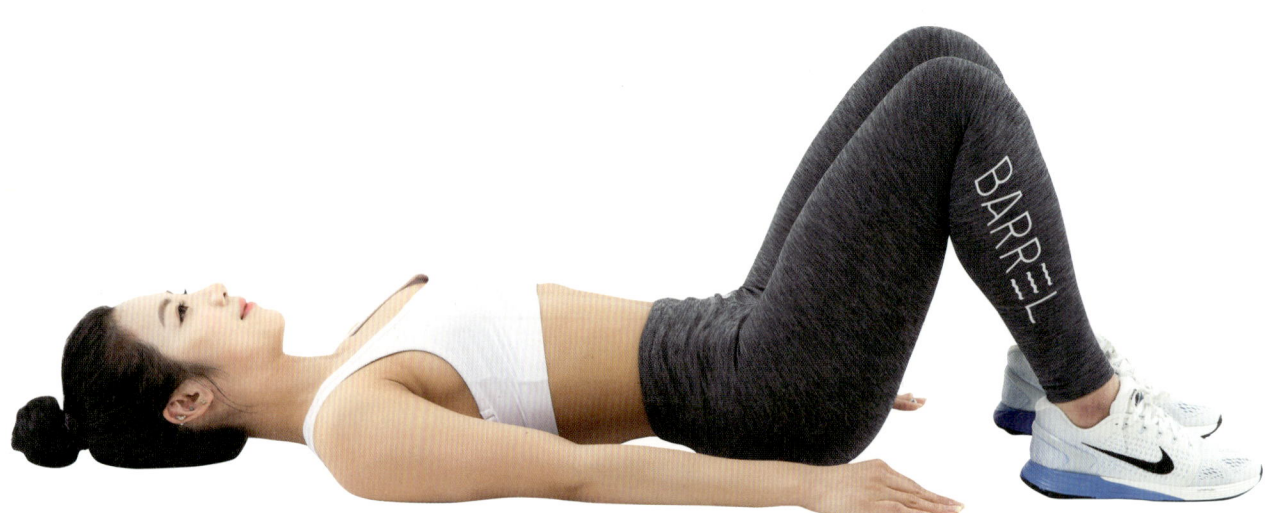

ACTION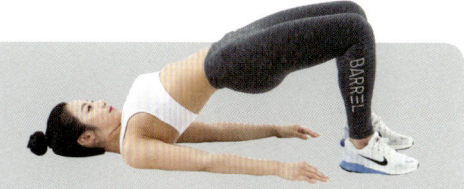

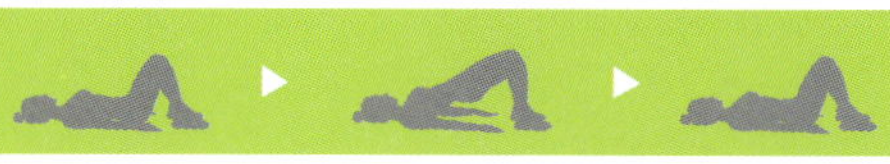

NO!
허리가 꺾이거나 갈비뼈가
튀어나오지 않게 주의해요.

2   숨을 내쉬면서 엉덩이에 힘을 줘
    골반을 들어 올린다.
    갈비뼈부터 무릎까지 일직선을 만든다.

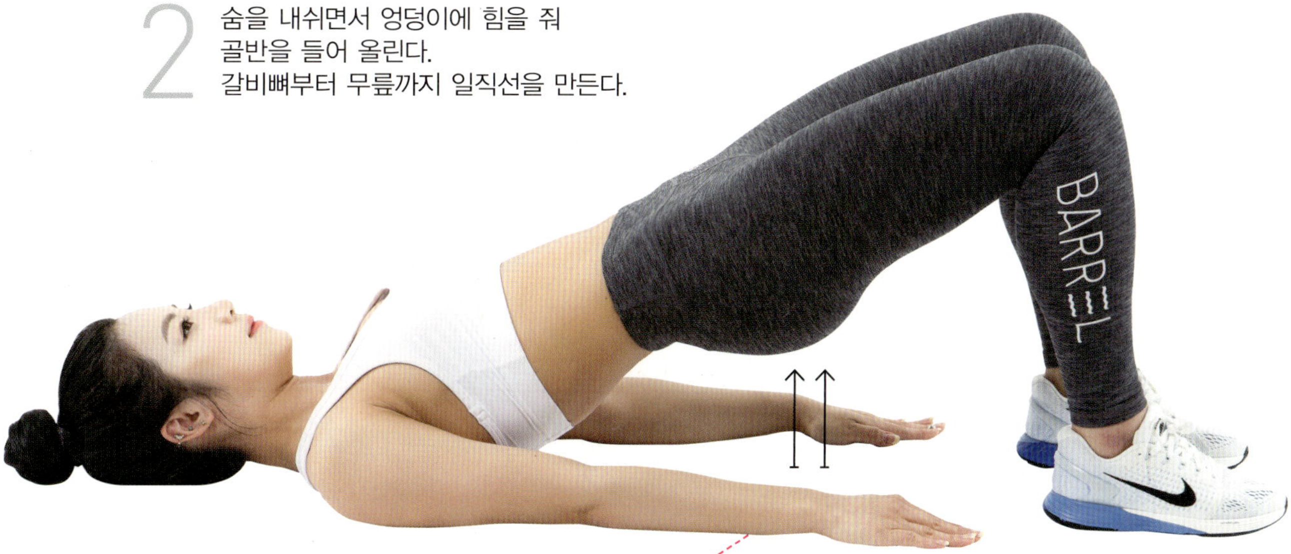

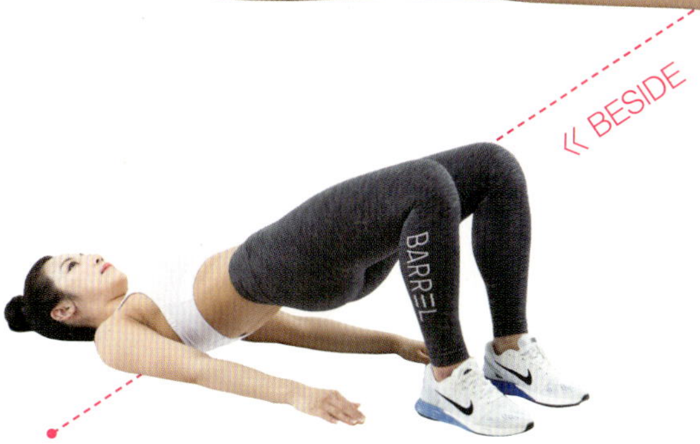

《 BESIDE

3   숨을 들이마시면서
    골반을 천천히 내린다.

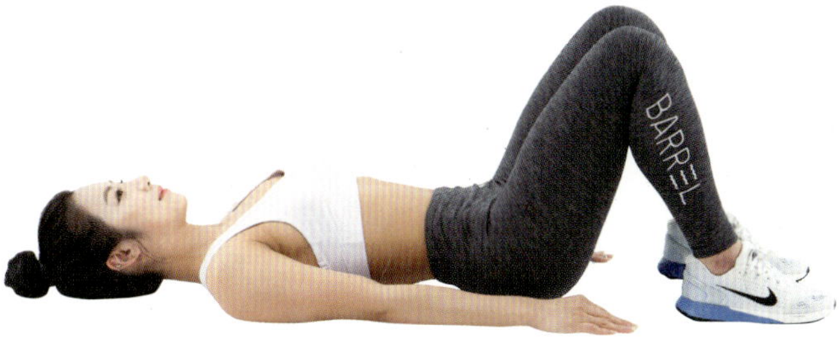

비키니 하체 라인 143

엉덩이

2. 누워서 골반 올려 다리 한쪽씩 들기

BRIDGE WITH ONE LEG LIFT

15회씩 3세트

▶ 4p 연속 동작

골반 균형을 잡아줘요. 골반 수평을 유지하며 무게 중심이 목으로 가지 않게 주의하세요. 동작을 할 때 허리 통증이 느껴지면 하지 않는 게 좋아요.

1. 바닥에 누워 손바닥을 바닥에 댄다. 무릎을 세운 뒤 다리를 골반너비로 벌린다.

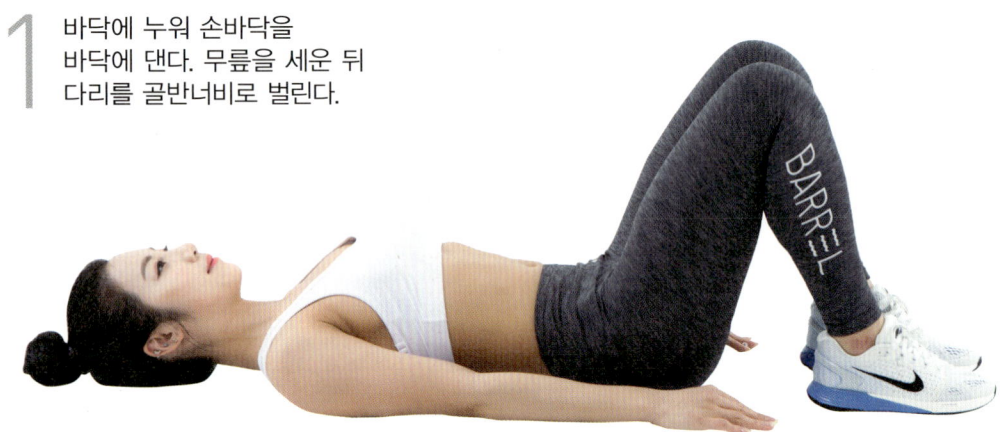

2. 숨을 들이마시면서 엉덩이에 힘을 줘 골반을 들어 올린다. 갈비뼈부터 무릎까지 일직선을 만든다.

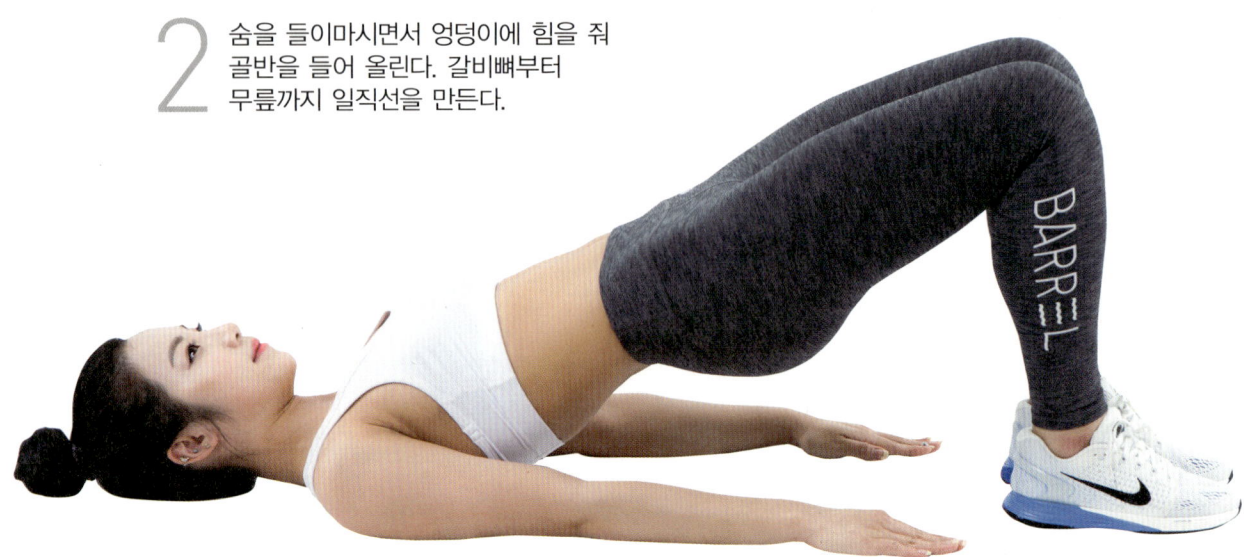

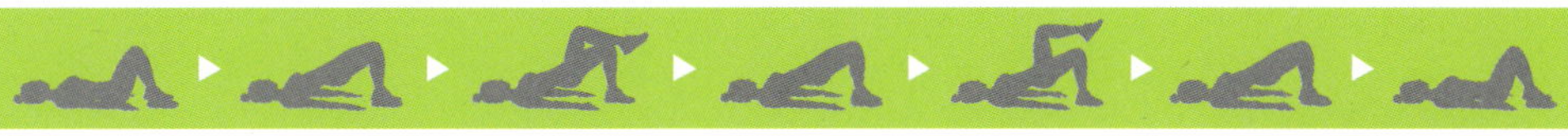

ACTION

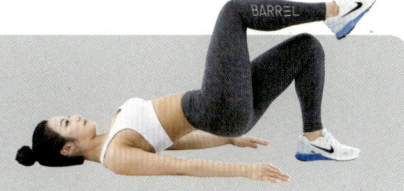

NO!
다리를 올릴 때 골반이
틀어지거나 꺾이지 않게 주의해요.

3 숨을 내쉬면서 뒤꿈치로 바닥을
밀어내듯이 한쪽 다리에 힘을 주고
반대쪽 다리를 든다.

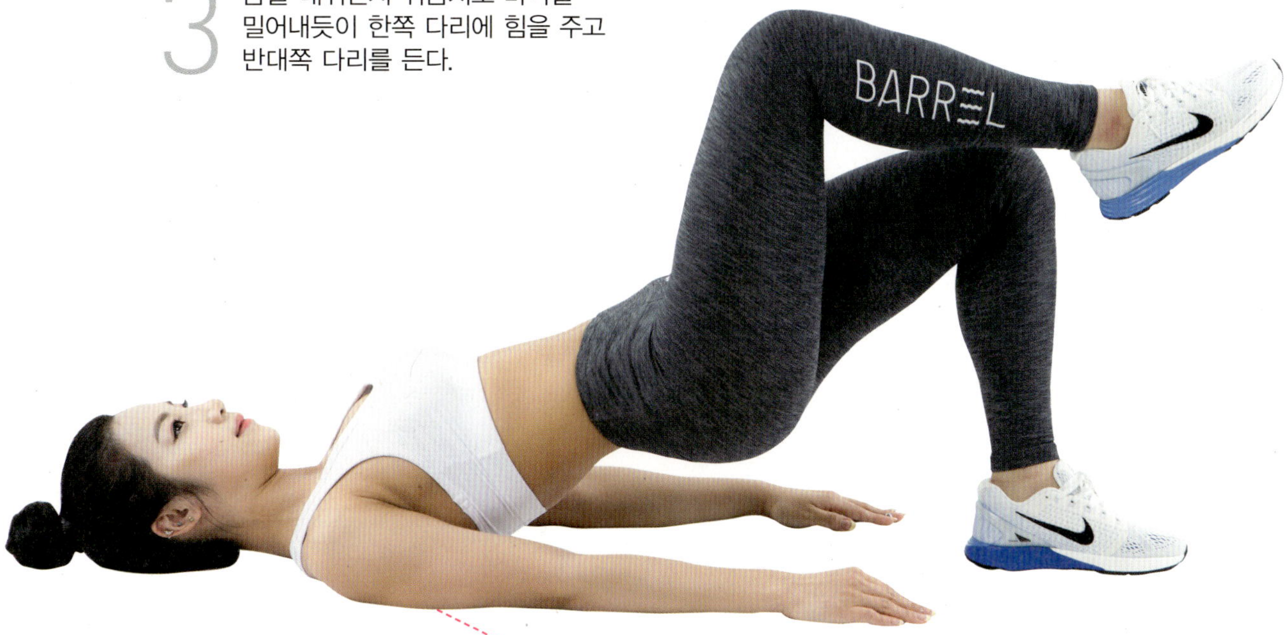

BESIDE ≫

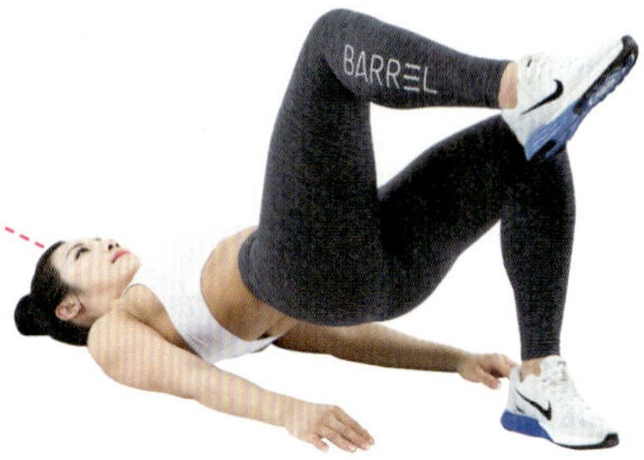

비키니 하체 라인 145

엉덩이

▶ 4p 연속 동작

BRIDGE WITH ONE LEG LIFT

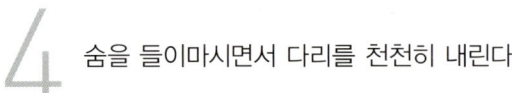

4 숨을 들이마시면서 다리를 천천히 내린다.

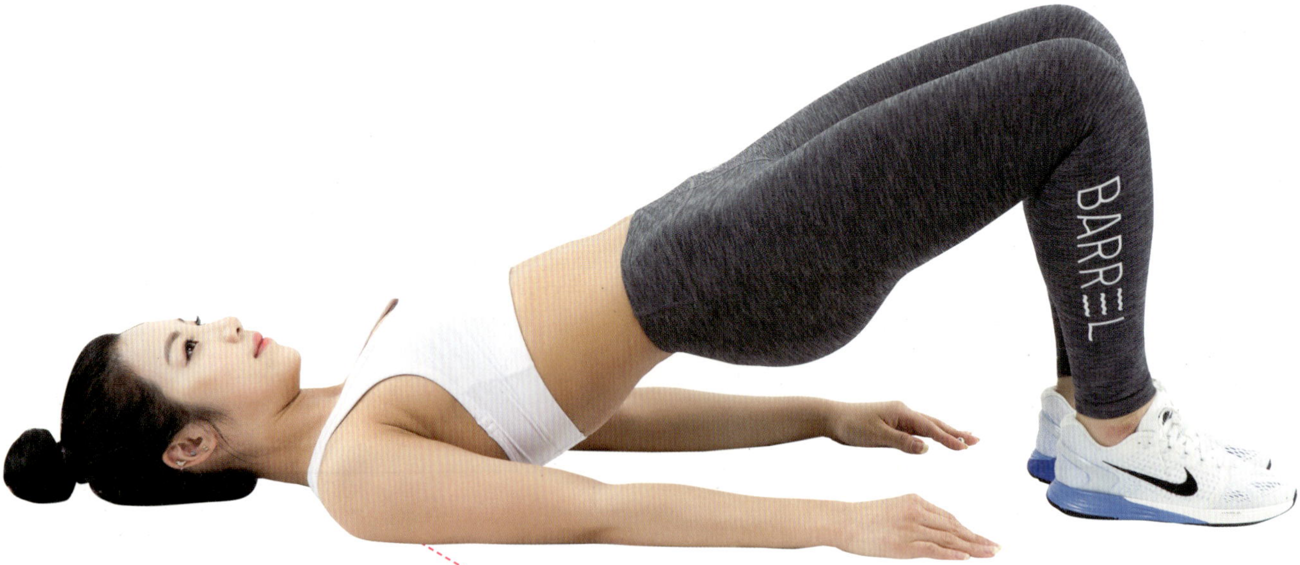

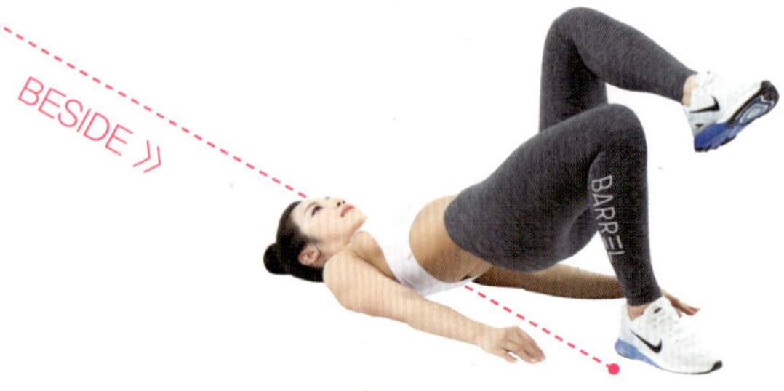

ACTION

5 숨을 내쉬면서 뒤꿈치로 바닥을 밀어내듯이
한쪽 다리(3번과 반대쪽)에 힘을 주고 반대쪽 다리를 든다.
숨을 들이마시면서 다리를 내리고 천천히 시작 자세로 돌아온다.

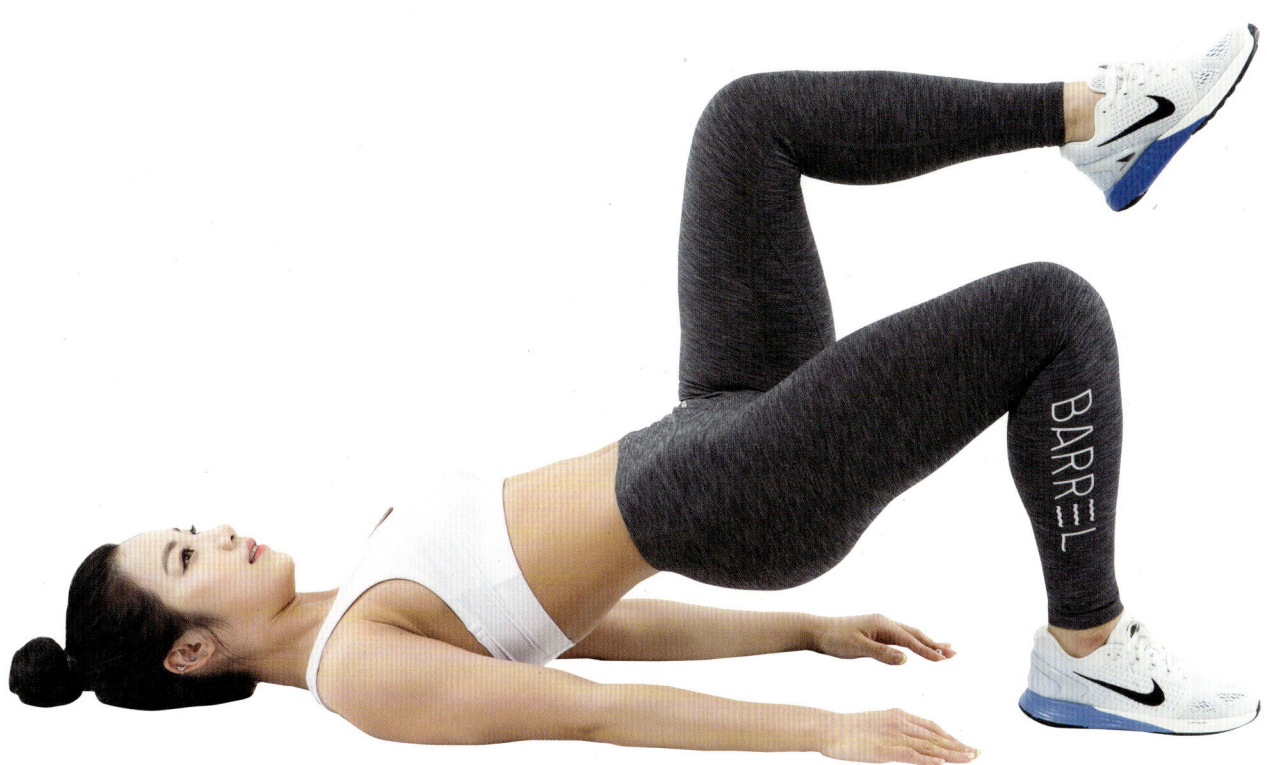

비키니 하체 라인 147

엉덩이

3 — DONKEY KICK

15회씩 3세트

▶ 4p 연속 동작

네 발 자세로 다리 차 올리기

엉덩이를 탄력 있게 만들어요. 골반이 틀어지지 않게 몸통에 중심을 잡고 엉덩이 자극을 느끼며 다리를 천천히 올려요. 매트가 없다면 수건을 무릎에 대고 실시해요.

1. 엎드려 무릎을 구부리고 골반 아래에 무릎, 어깨 아래에 손바닥을 놓는다.

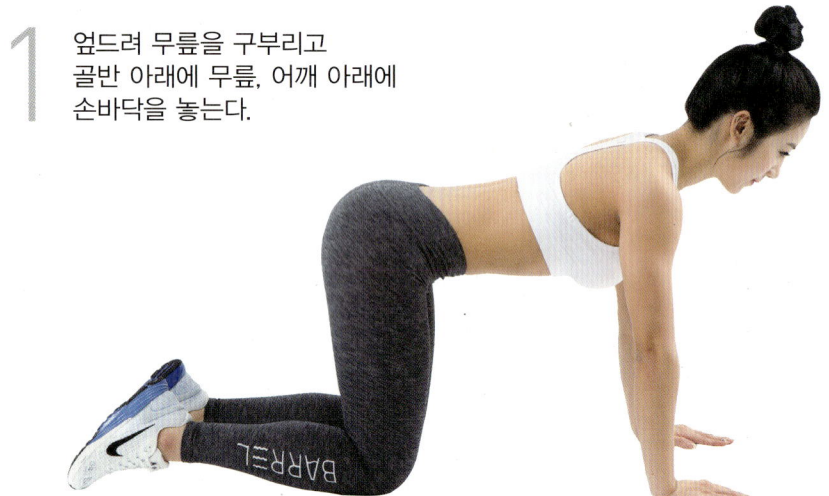

2. 숨을 들이마시면서 한쪽 다리의 무릎과 발목을 직각으로 만들어 뒤로 든다.

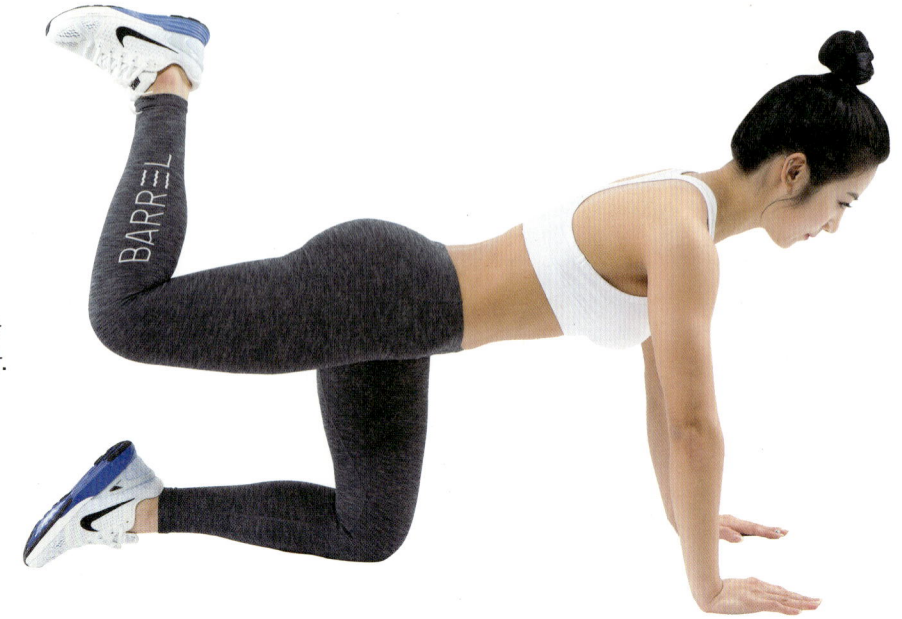

ACTION

NO!
허리나 목을 꺾지 않아요.
목 라인과 등은 일직선을 만들어요.

3 무릎과 발목을 고정한 상태에서 숨을 내쉬면서 엉덩이에 힘을 주며 다리를 천장 쪽으로 올린다.
POINT 다리는 엉덩이 자극이 느껴질 정도로만 적당히 올려요.

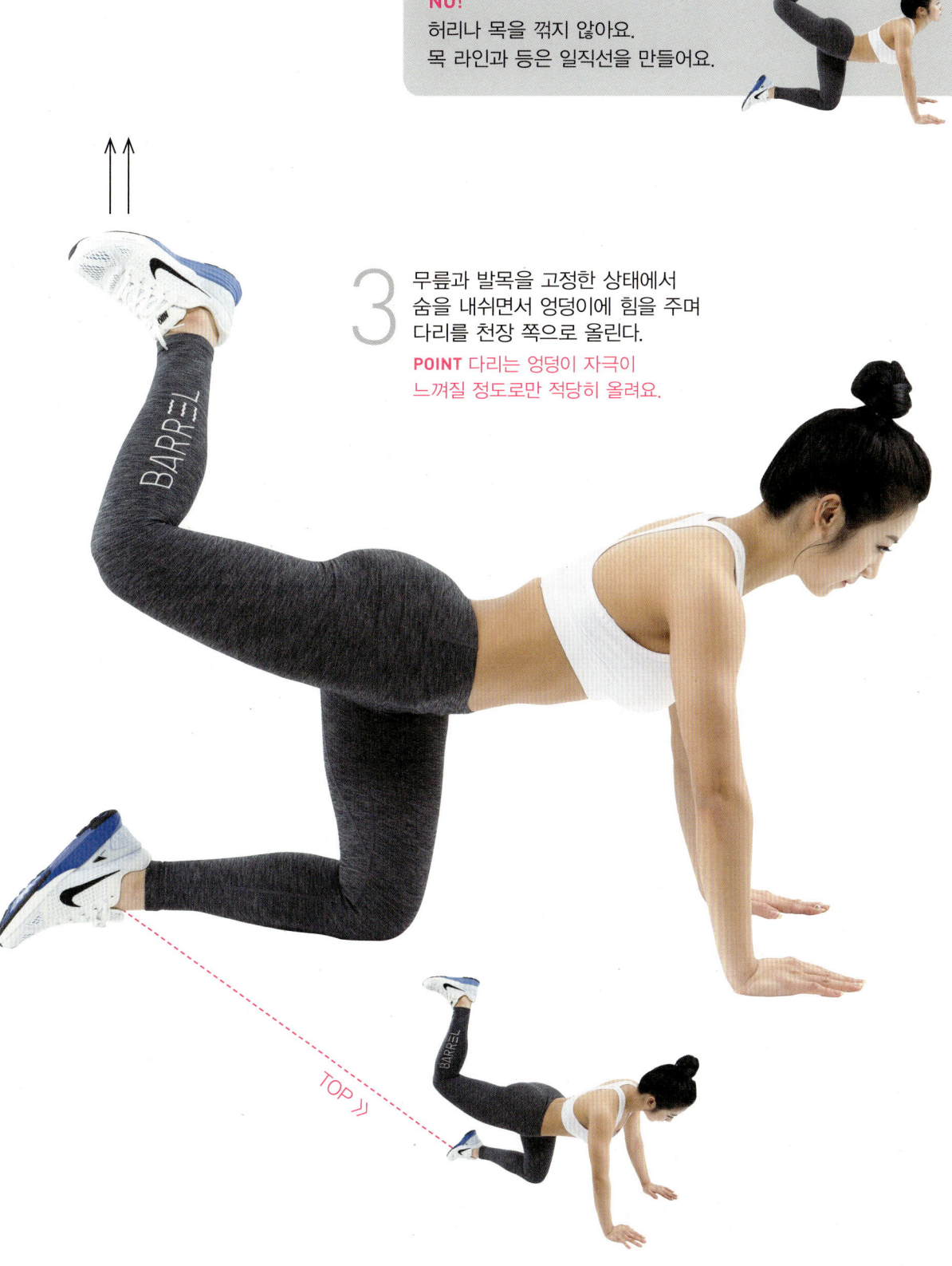

TOP 》

비키니 하체 라인 149

| 엉덩이 | **DONKEY KICK** |

▶ 4p 연속 동작

4 다리를 천천히 내려 시작 자세로 돌아온다.

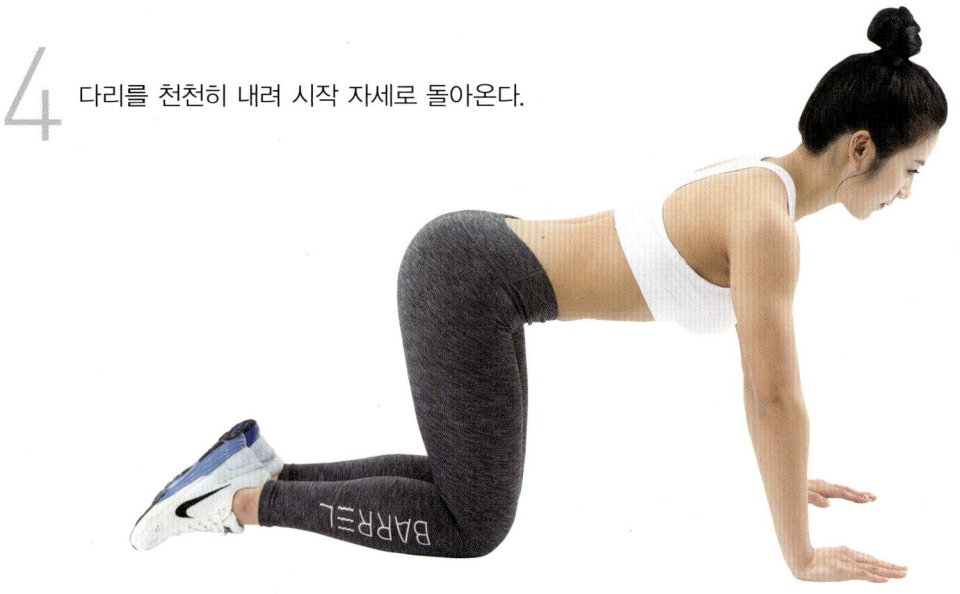

5 숨을 들이마시면서 반대쪽 다리의 무릎과 발목을 직각으로 만들어 뒤로 든다.

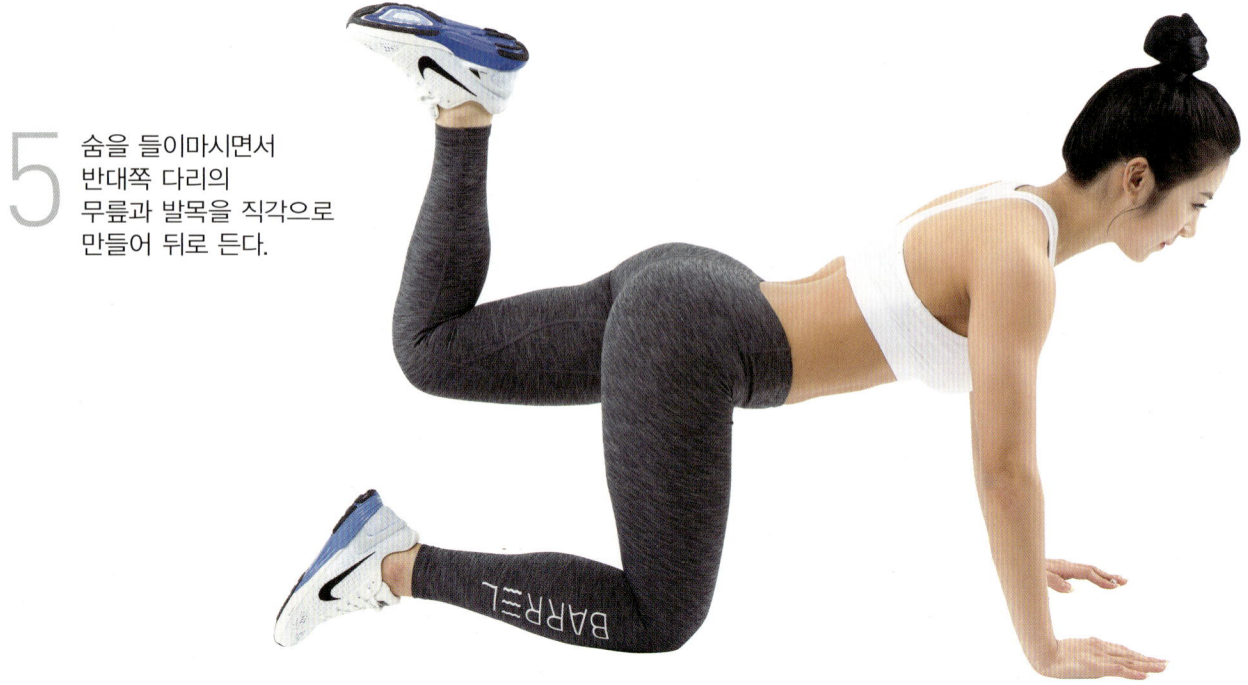

ACTION

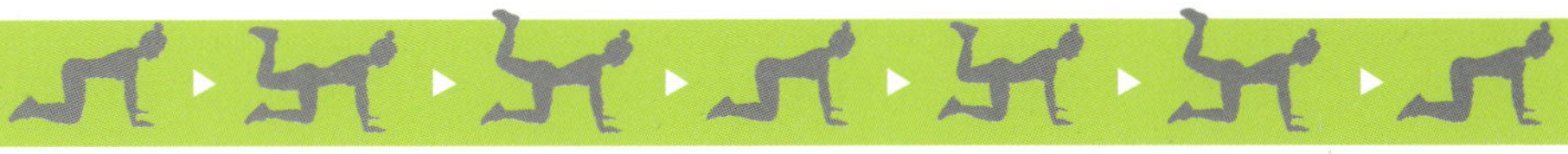

6 무릎과 발목을 고정한 상태에서 숨을 내쉬면서 엉덩이에 힘을 주며 다리를 천장 쪽으로 올린다.

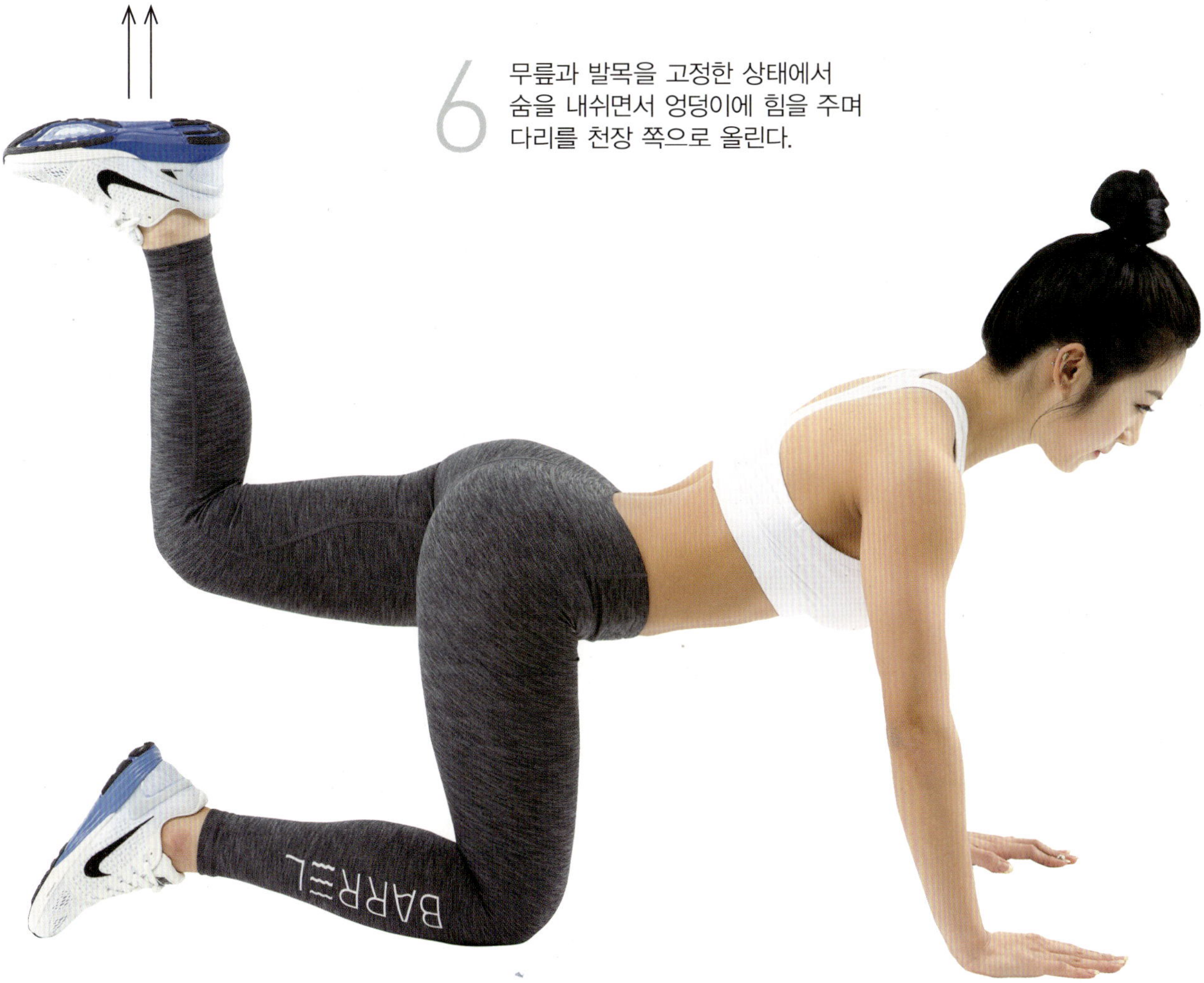

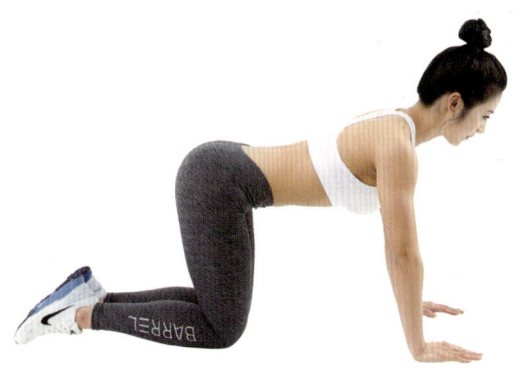

7 숨을 들이마시면서 다리를 천천히 내려 시작 자세로 돌아온다.

비키니 하체 라인 151

엉덩이

4

20회씩 3세트

SQUAT

스쿼트

탄탄하고 볼륨감 있는 힙을 만들기 위해 빠지면 안 되는 스쿼트! 뒤꿈치로 바닥을 밀어낸다는 느낌으로 동작을 실시해요. 일어날 때 꼬리뼈에 힘을 줘 엉덩이를 최대한 수축하는 게 포인트.

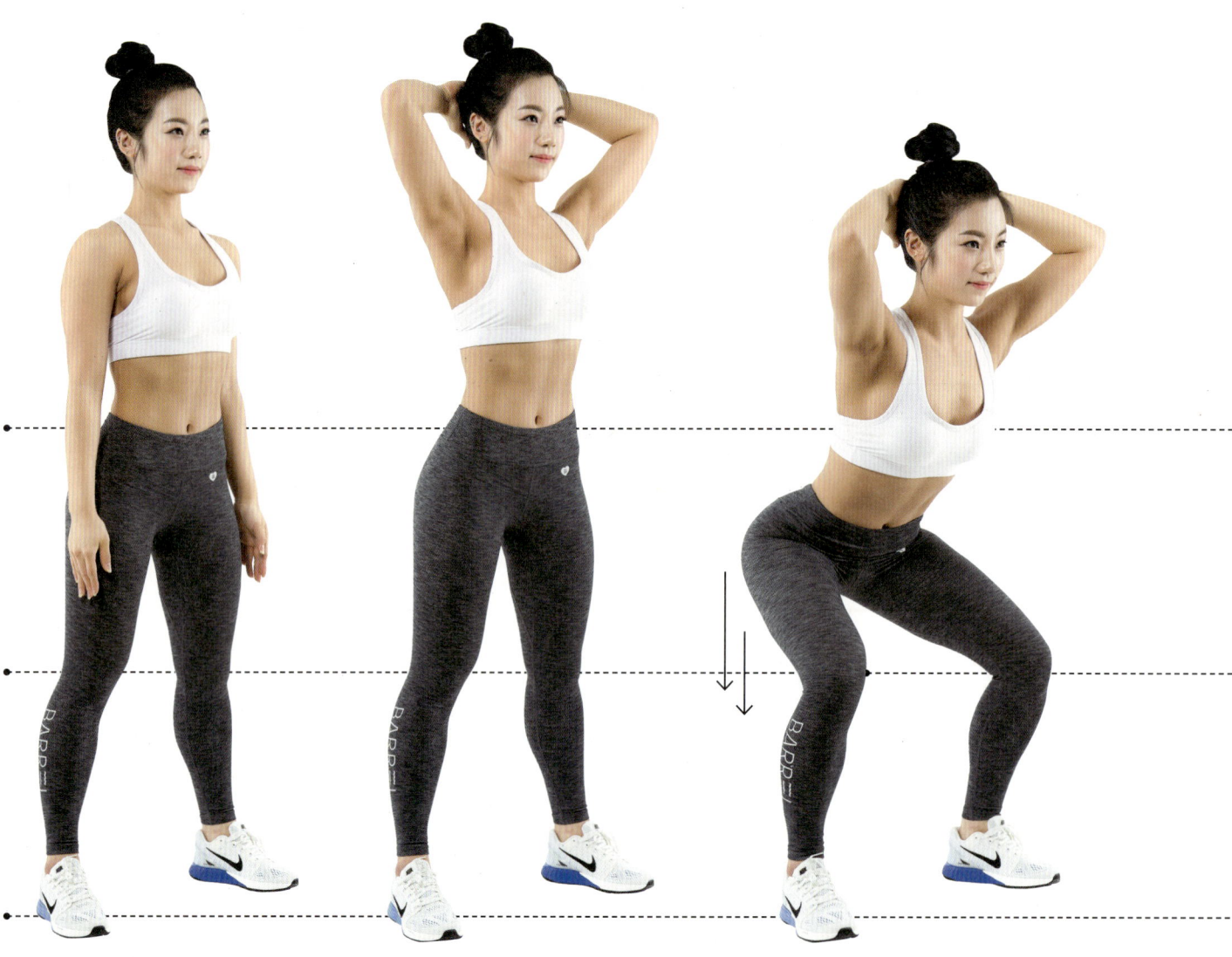

1. 다리를 어깨너비보다 넓게 벌리고 선다.

2. 양팔을 구부려 머리 뒤에 댄 뒤 손깍지를 낀다.

3. 숨을 들이마시면서 허벅지가 바닥과 수평이 되는 지점까지 앉는다.
   Detail

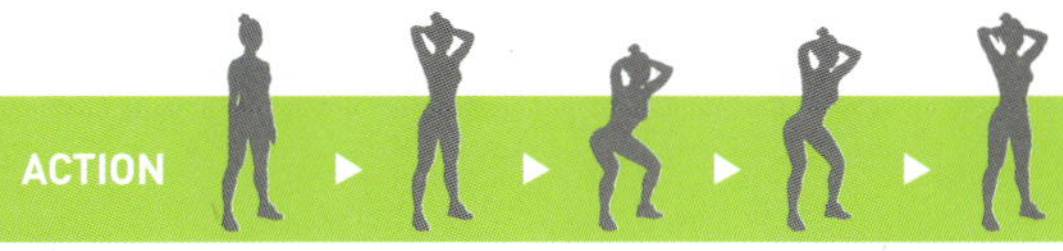

ACTION

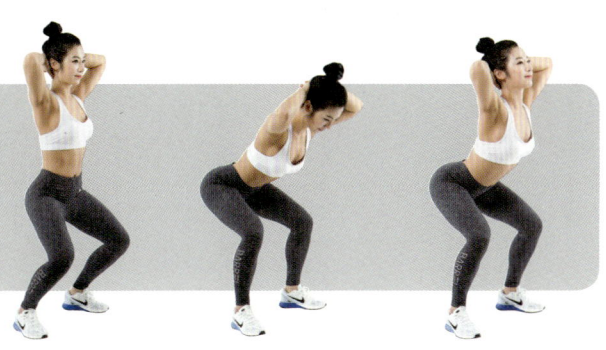

NO! NO! NO!
무게 중심이 앞으로 쏠리지 않고 무릎을 구부릴 때 상체를 앞으로 너무 숙이거나 허리가 꺾이지 않게 주의해요.

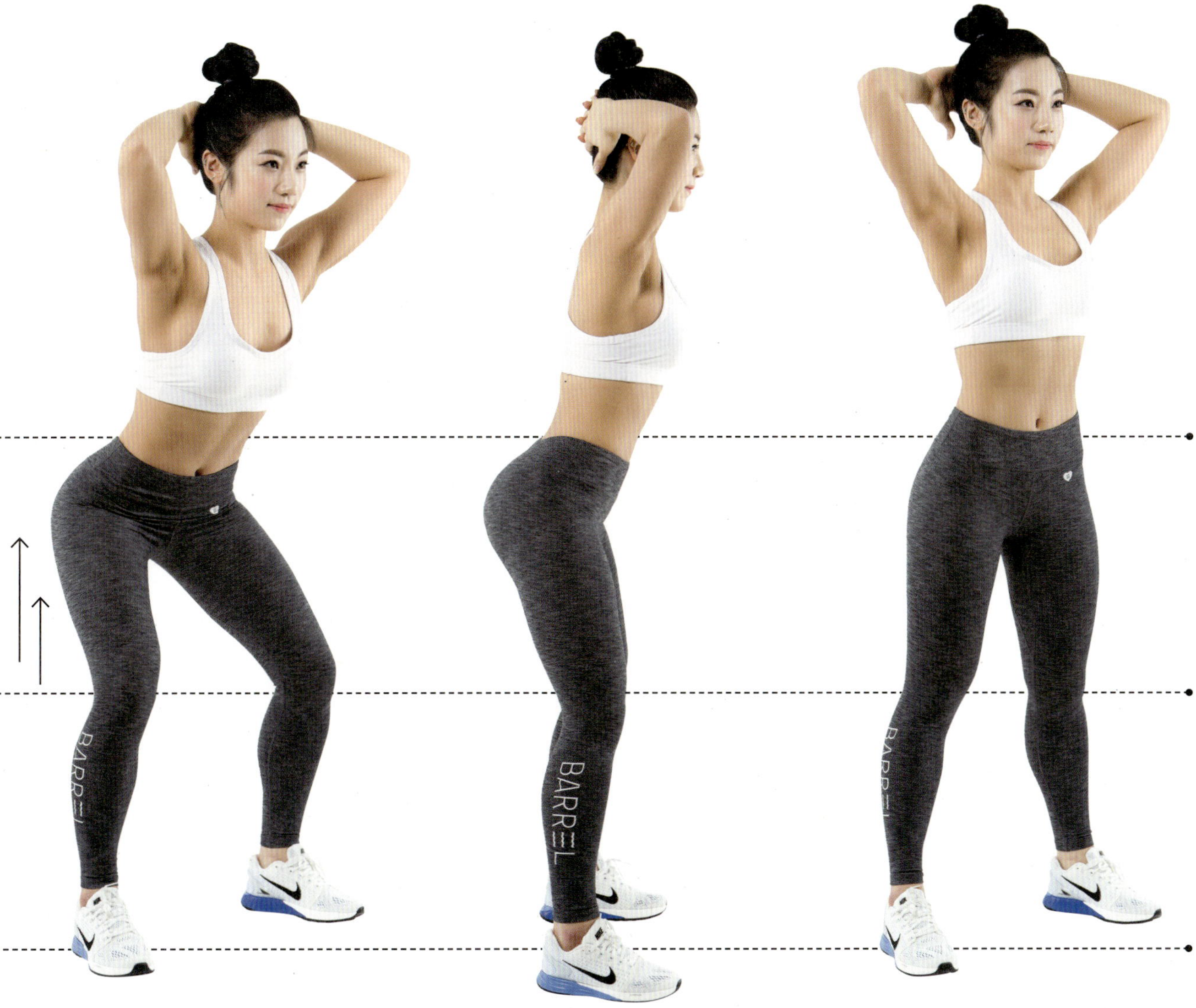

4 숨을 내쉬면서 일어난다. 이때 뒤꿈치로 바닥을 밀어내는 느낌으로 엉덩이에 힘을 주며 동작을 실시한다.

비키니 하체 라인 153

3 Detail

포인트 동작 자세히 보기

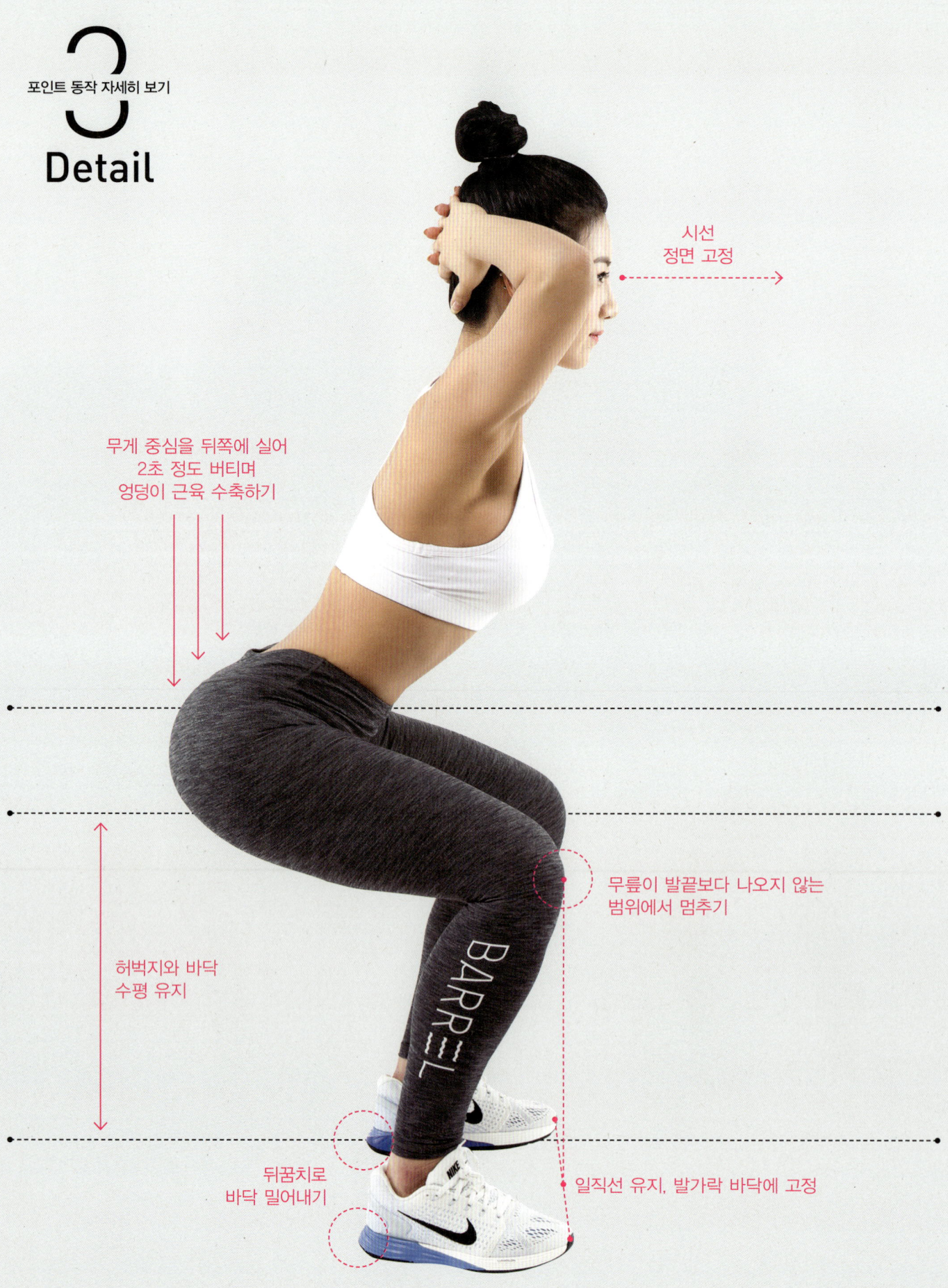

시선 정면 고정

무게 중심을 뒤쪽에 실어 2초 정도 버티며 엉덩이 근육 수축하기

무릎이 발끝보다 나오지 않는 범위에서 멈추기

허벅지와 바닥 수평 유지

뒤꿈치로 바닥 밀어내기

일직선 유지, 발가락 바닥에 고정

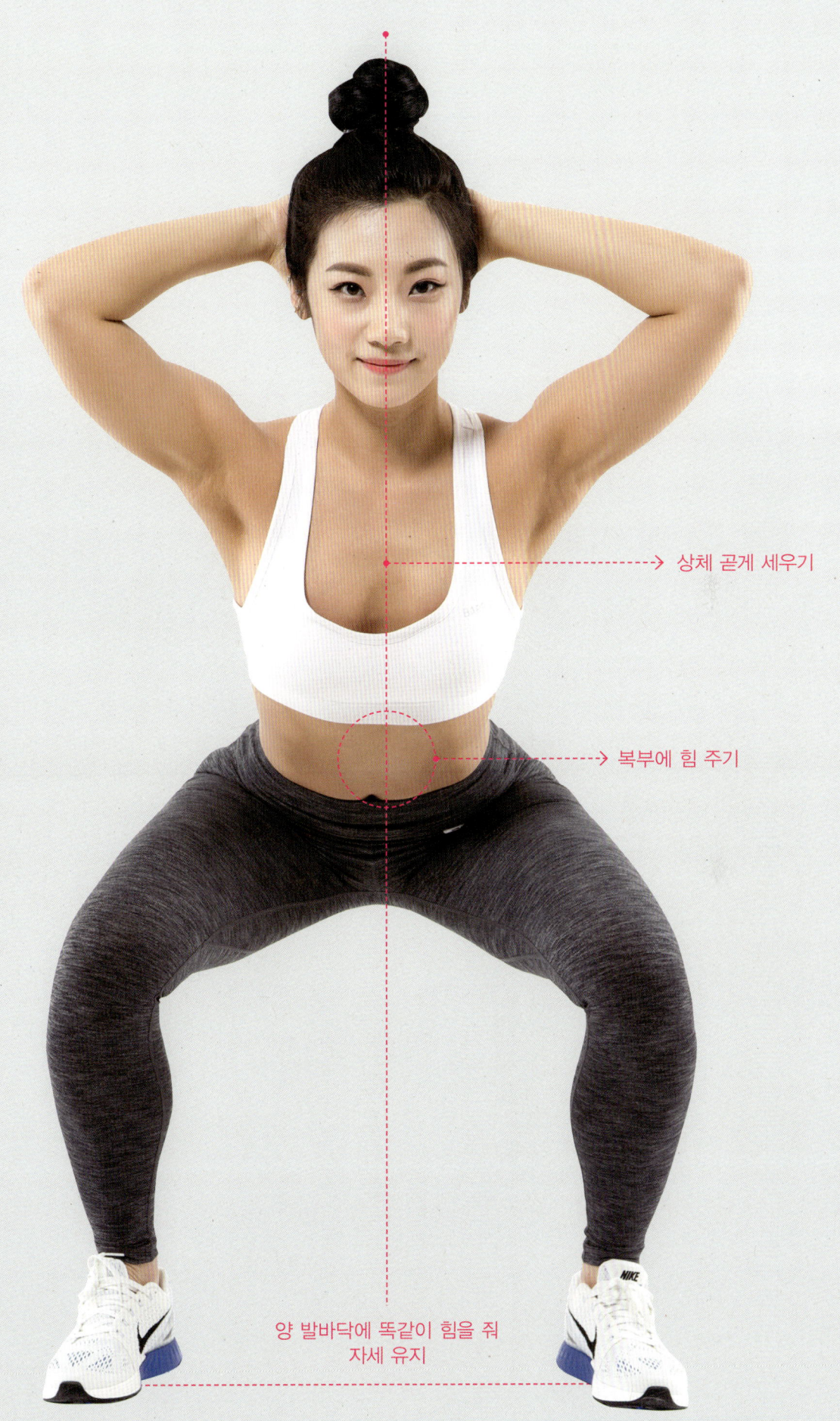

엉덩이

NARROW SQUAT

5

20회씩 3세트

다리 모아 스쿼트

힙과 허벅지를 자극해 하체 라인이 매끄러워져요. 특히 허벅지 안쪽 근육을 강화해 오다리 교정에도 도움이 되고 셀룰라이트 제거에도 효과적이에요.

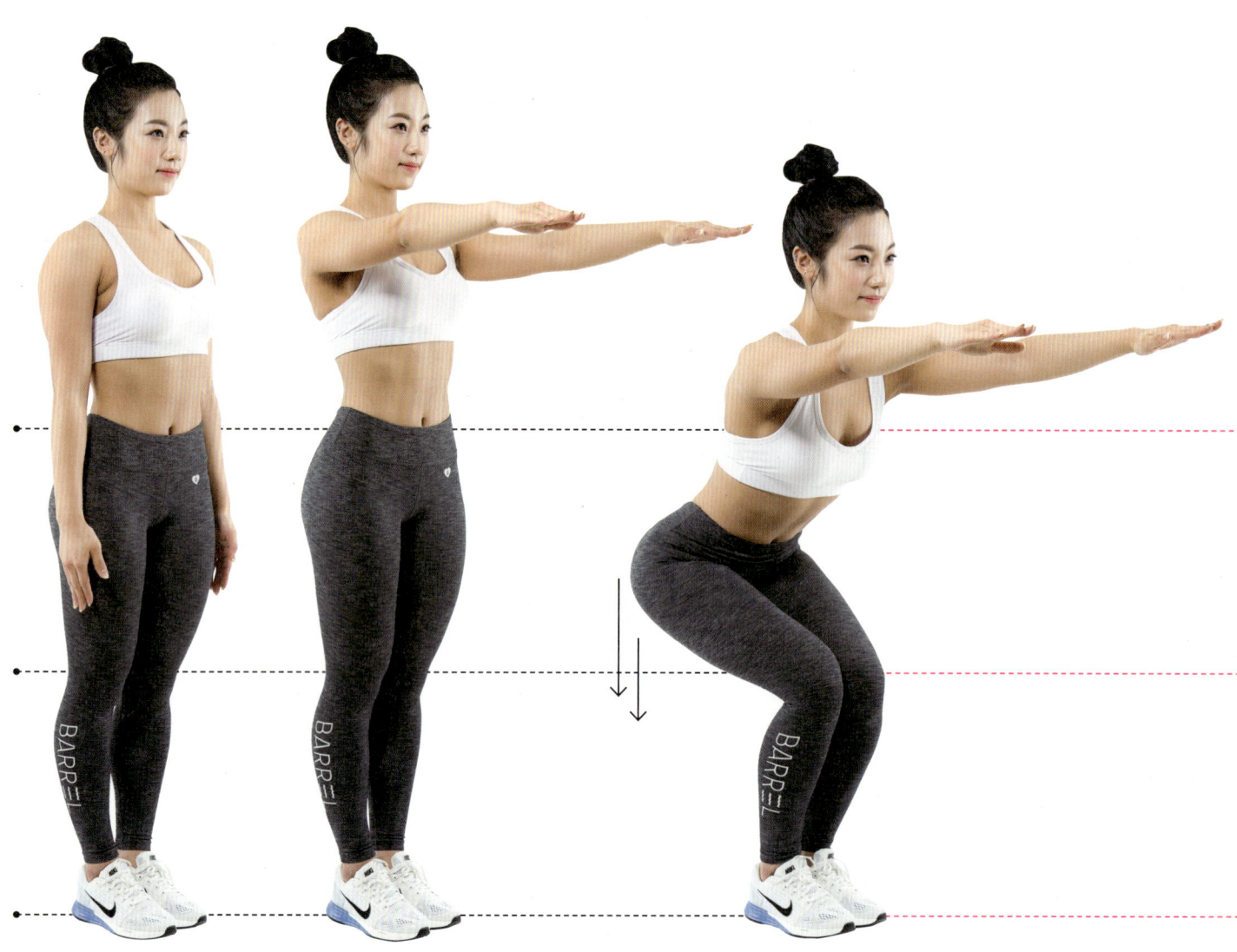

1 다리를 모으고 바르게 선다.

2 양팔을 어깨높이로 뻗는다.

3 무게 중심을 뒤쪽에 실어 숨을 들이마시면서 내려갈 수 있는 만큼만 앉는다.

ACTION

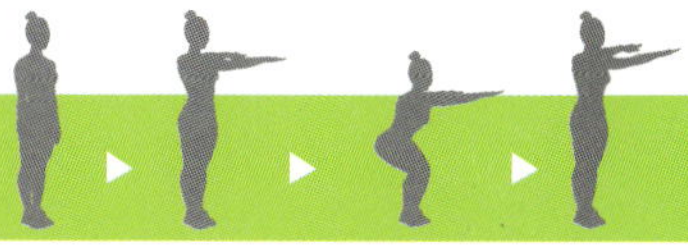

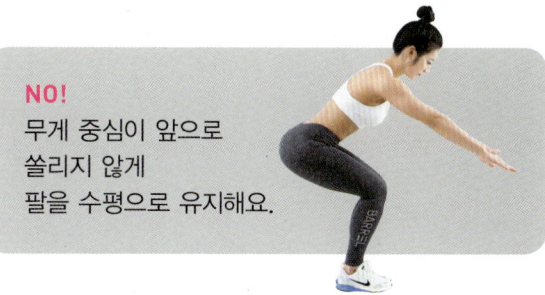

NO!
무게 중심이 앞으로
쏠리지 않게
팔을 수평으로 유지해요.

3번 FRONT »

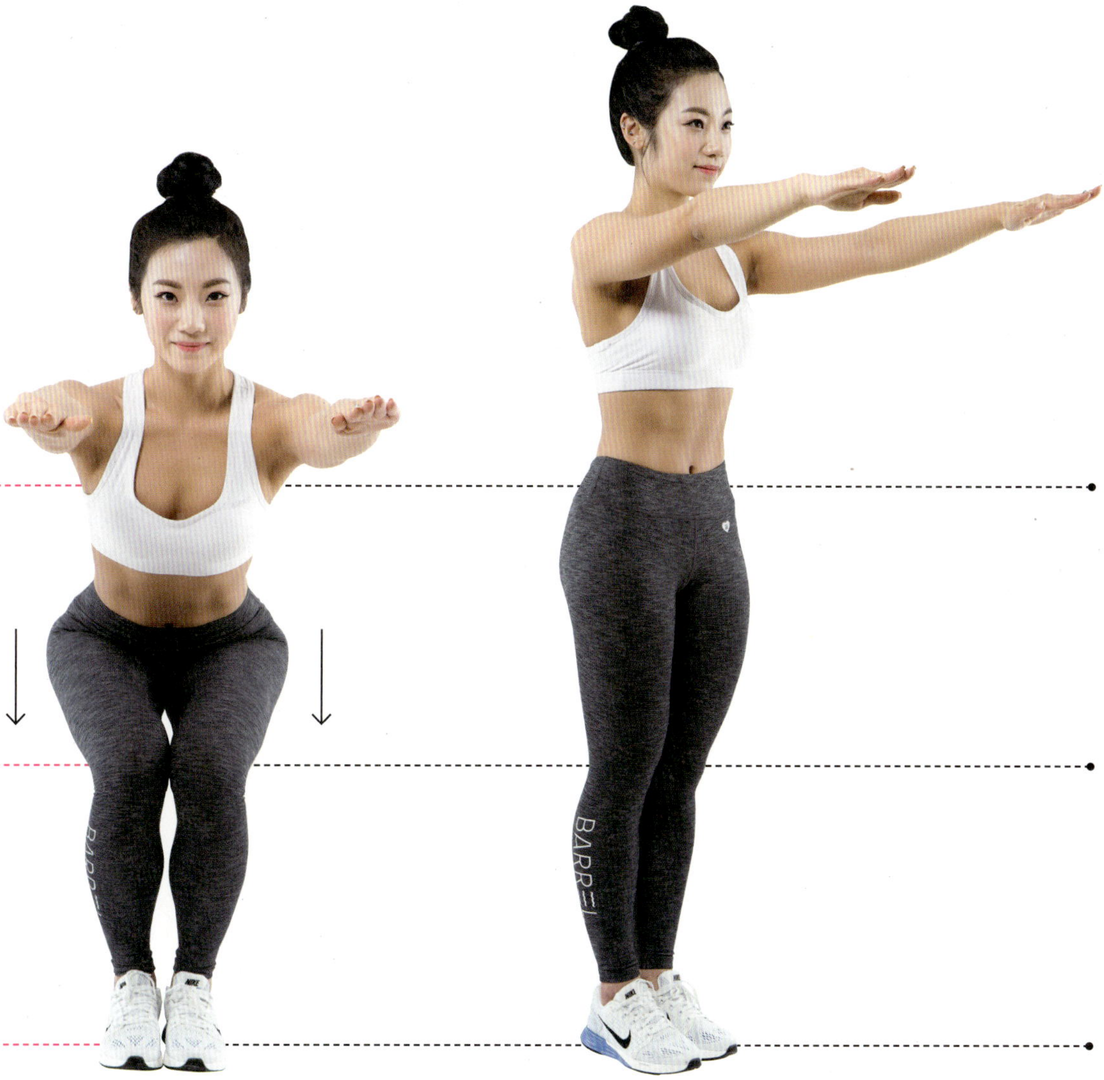

4 숨을 내쉬면서 일어난다.
이때 뒤꿈치로 바닥을 밀어내는 느낌으로
엉덩이에 힘을 주며 동작을 실시한다.

비키니 하체 라인 157

엉덩이 6 — BALLET SQUAT

20회씩 3세트

발레스쿼트

다리 안쪽을 자극하는 운동으로 하체 균형을 잡아줘요.
발레리나처럼 우아하고 가볍게 움직여봐요.

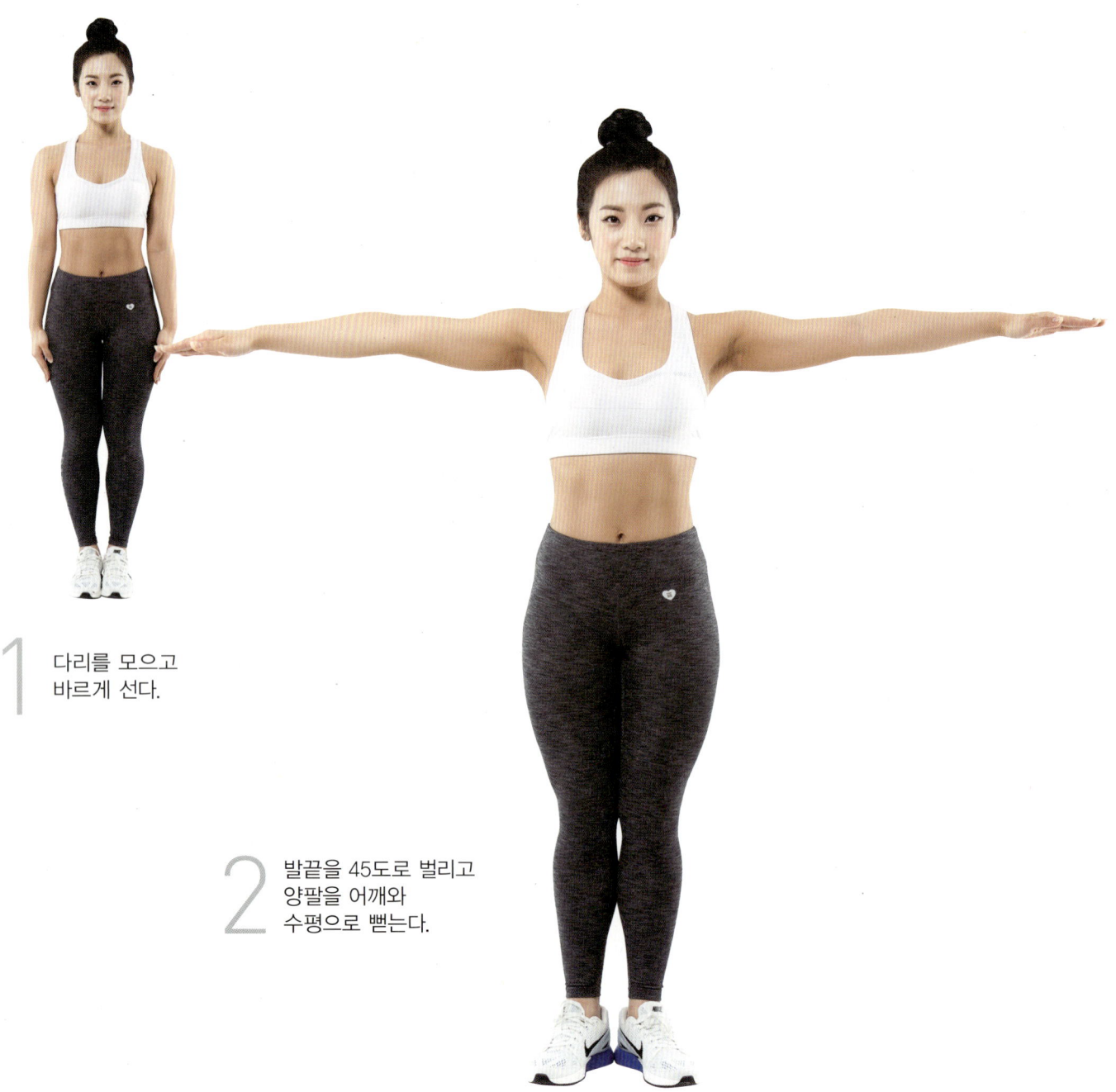

1. 다리를 모으고 바르게 선다.

2. 발끝을 45도로 벌리고 양팔을 어깨와 수평으로 뻗는다.

ACTION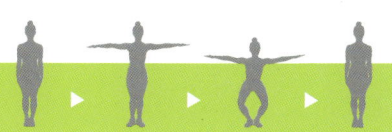

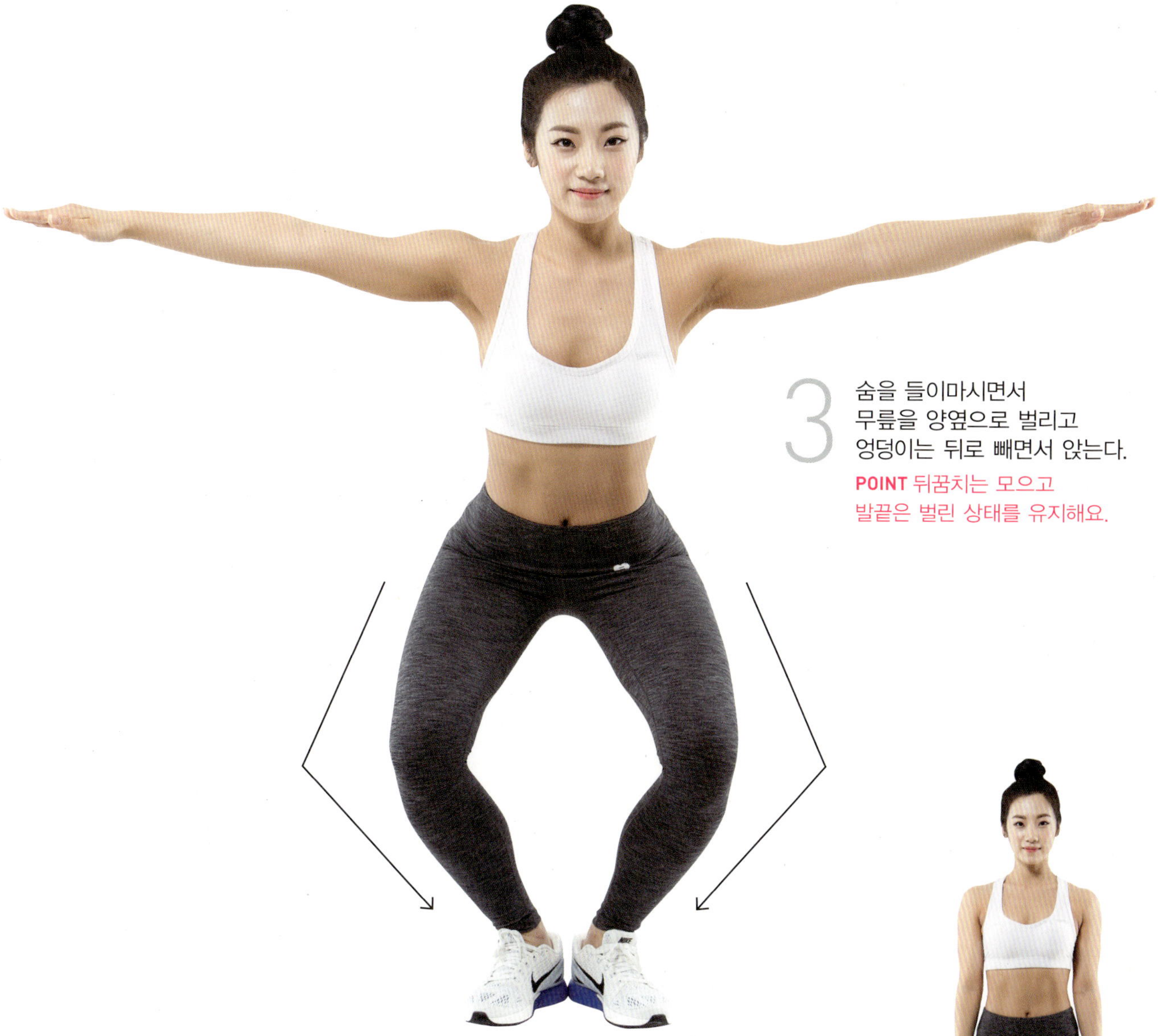

3 숨을 들이마시면서 무릎을 양옆으로 벌리고 엉덩이는 뒤로 빼면서 앉는다.
POINT 뒤꿈치는 모으고 발끝은 벌린 상태를 유지해요.

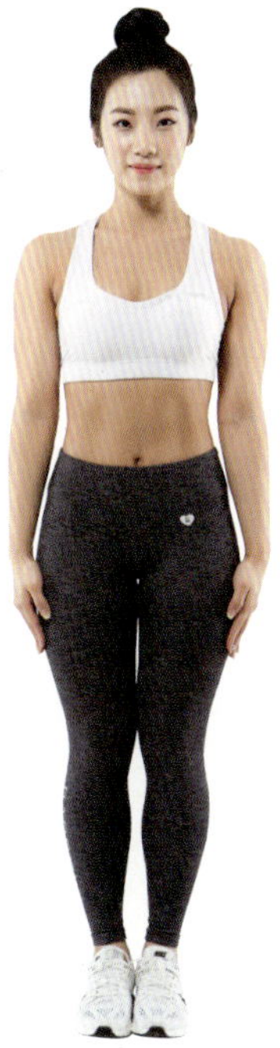

4 숨을 내쉬면서 뒤꿈치부터 허벅지 안쪽을 수축하며 천천히 일어난다.

비키니 하체 라인 159

엉덩이 7

15회씩 3세트

ONE LEG SQUAT

다리 한쪽씩 번갈아 스쿼트

다리를 한쪽씩 번갈아가며 스쿼트하는 동작으로 틀어진 골반과 허벅지 균형을 잡아줘요. 무릎이 너무 앞으로 나오지 않게 주의해요. 중심 잡기 힘들면 벽을 잡고 실시해도 좋아요.

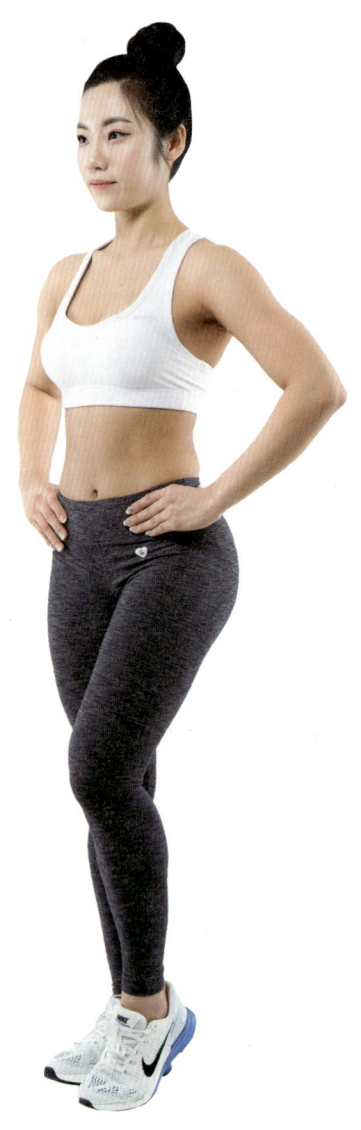
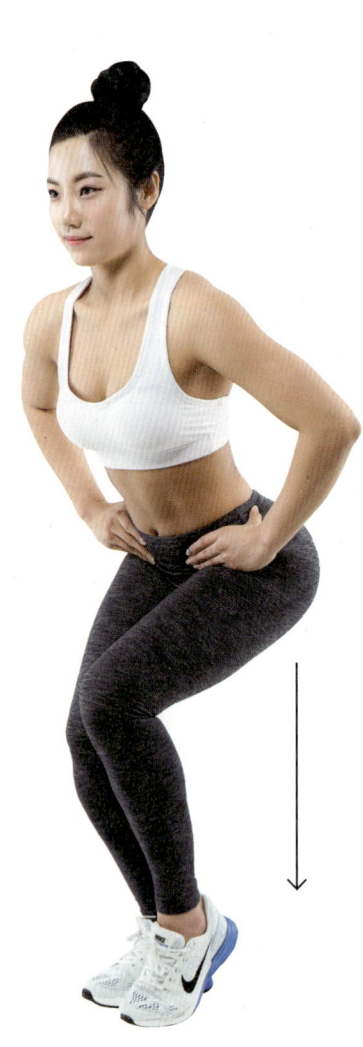
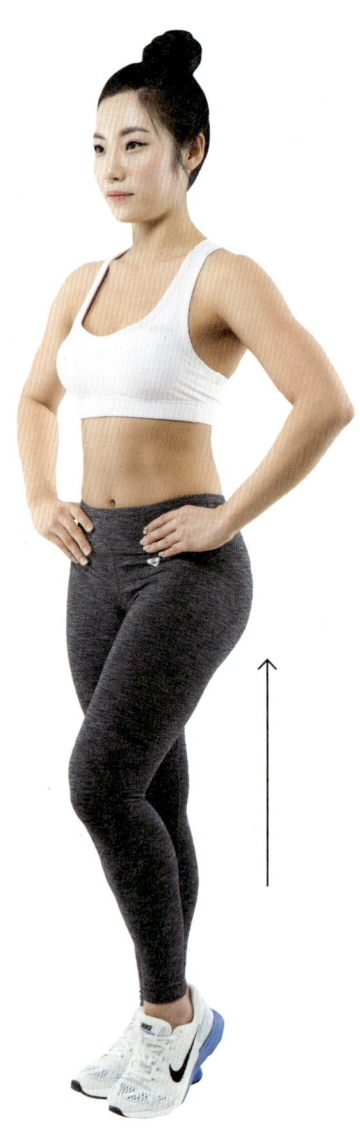

1 팔을 구부려 양손을 허리에 대고 바르게 선다. 한쪽 뒤꿈치를 든다.

2 숨을 들이마시면서 무게 중심을 뒤쪽에 실어 가능한 범위까지 앉는다.

3 숨을 내쉬면서 엉덩이를 수축하며 일어난다.

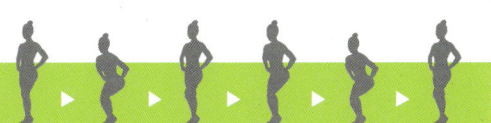

ACTION

> **NO!**
> 엉덩이를 뒤로 빼거나 상체를 앞으로 숙이지 않아요.

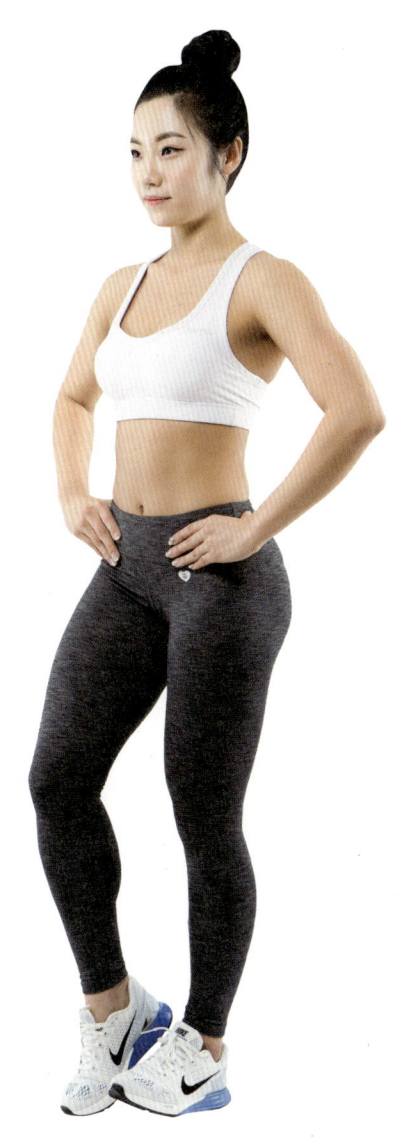

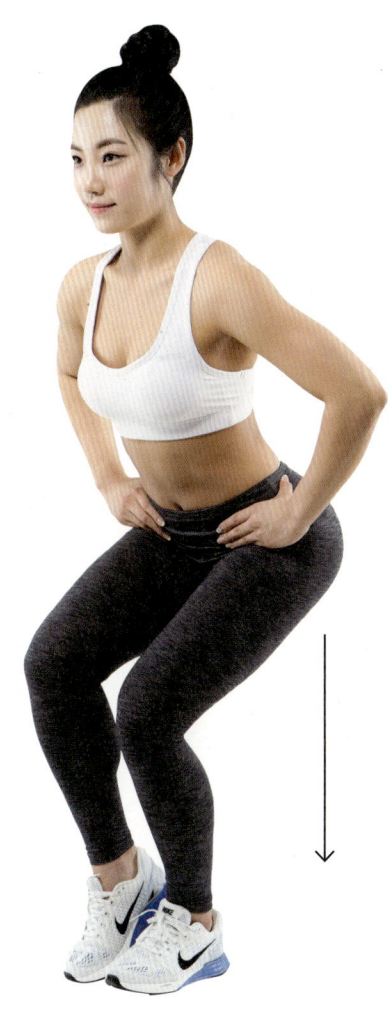

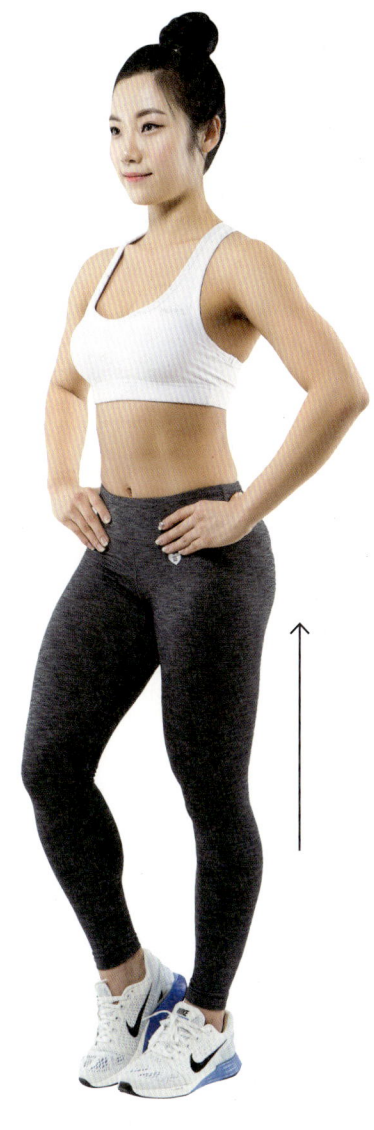

4 반대쪽 뒤꿈치를 든다.
POINT 뒤꿈치로 바닥을 밀어낸다는 느낌을 잃지 않도록 해요.

5 숨을 들이마시면서 무게 중심을 뒤쪽에 실어 가능한 범위까지 앉는다.

6 숨을 내쉬면서 엉덩이를 수축하며 일어난다.

엉덩이

8 만세 스쿼트
OVERHEAD SQUAT

20회씩 3세트

엉덩이 밑살과 등살 제거를 한번에! 전신을 탄력 있게 만들어주는 운동이에요.
파트너와 마주보거나 긴 바를 잡고 실시하면 자세교정에도 도움이 돼요.

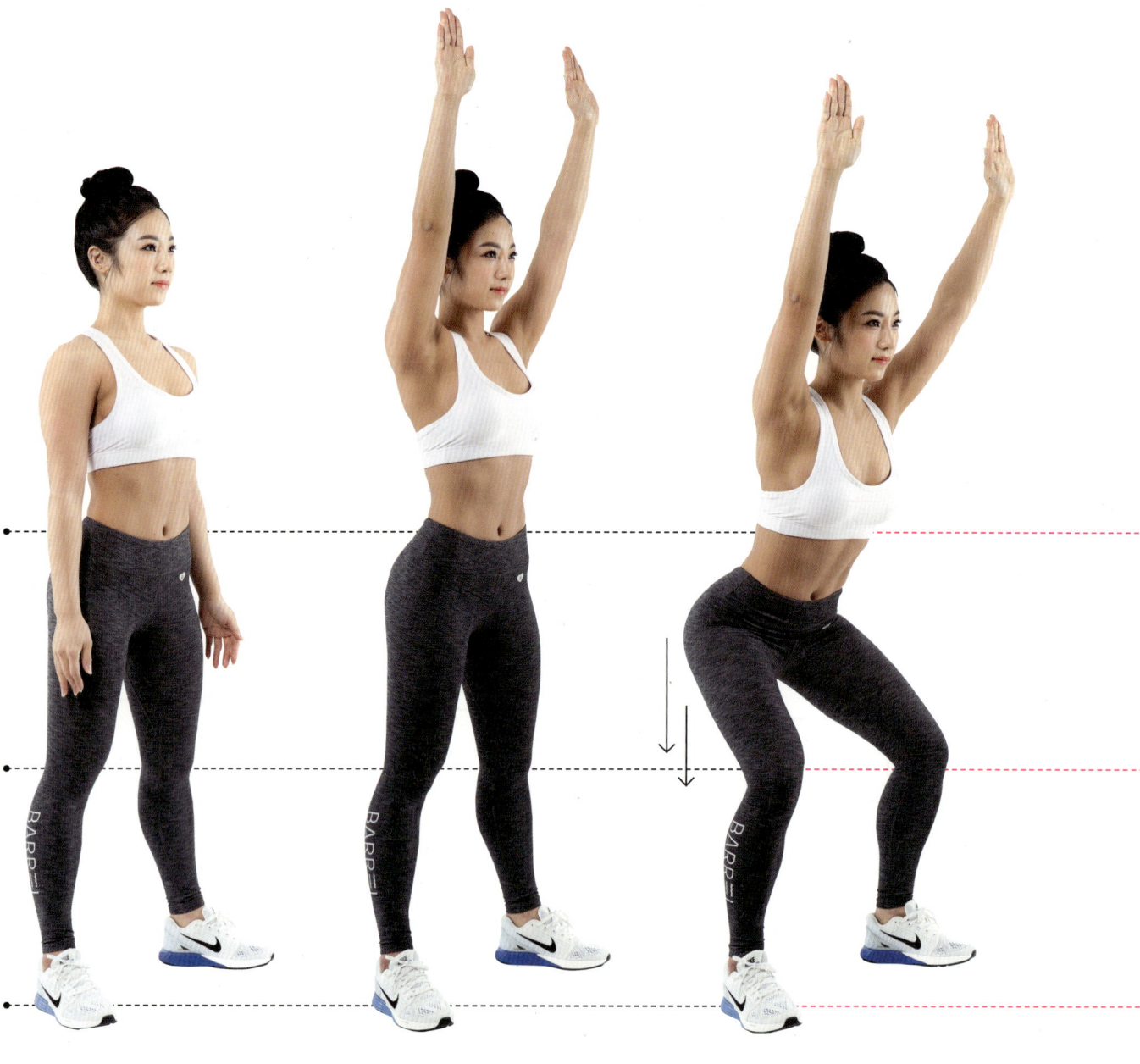

1 다리를 어깨너비보다 넓게 벌리고 선다.

2 양팔을 머리 위로 올린다.

3 무게 중심을 뒤쪽에 실어 숨을 들이마시면서 허벅지가 바닥과 수평이 되는 지점까지 앉는다.

ACTION

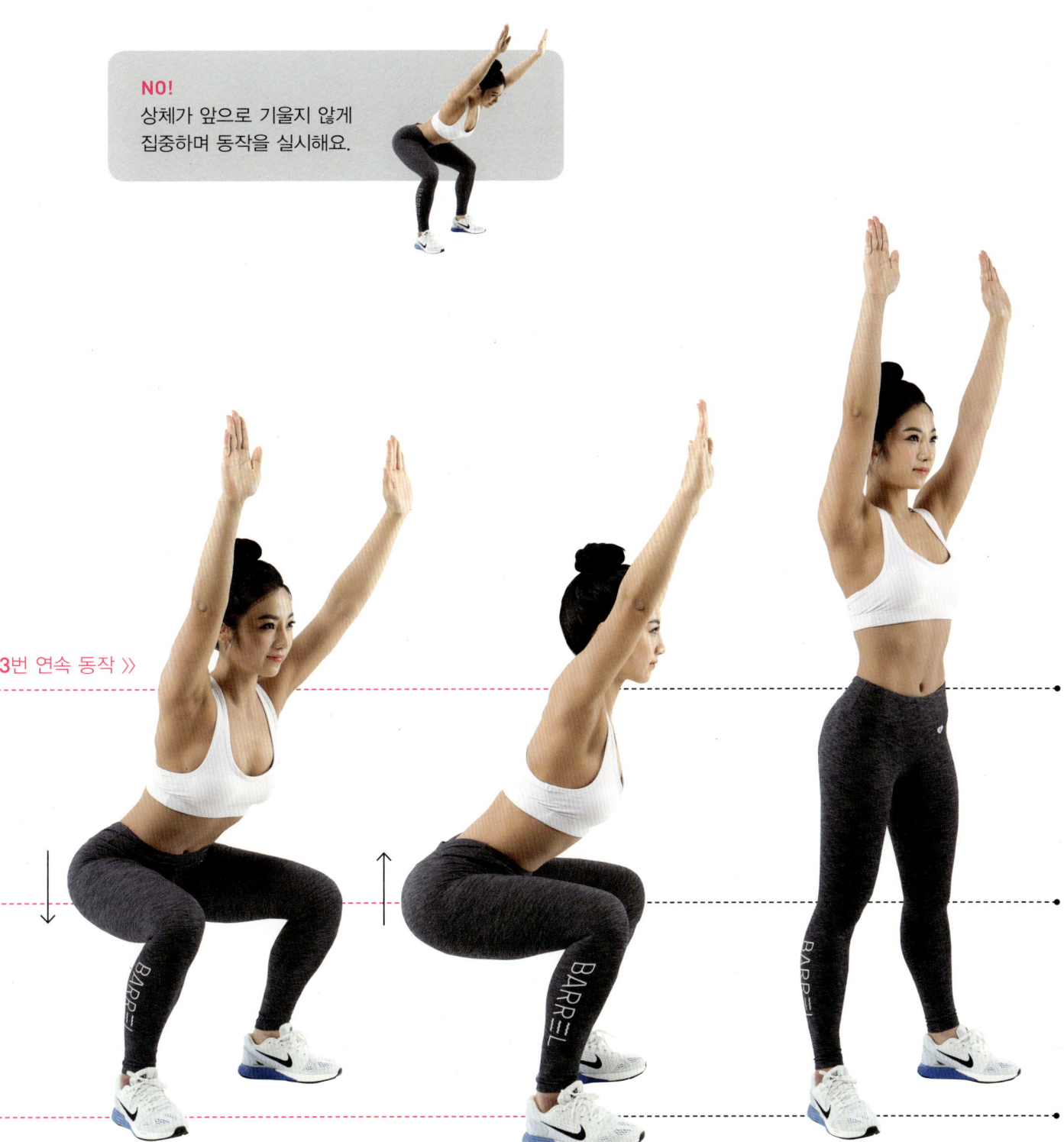

NO!
상체가 앞으로 기울지 않게
집중하며 동작을 실시해요.

3번 연속 동작 »

4 숨을 내쉬면서 일어난다.
이때 뒤꿈치로 바닥을 밀어내는 느낌으로
엉덩이에 힘을 주며 동작을 실시한다.

비키니 하체 라인 163

엉덩이

SIDE STEP SQUAT

9

20회씩 3세트

스쿼트하며 옆으로 이동하기

하체 근력과 순발력, 유산소 운동 효과까지 얻을 수 있어요. 상체를 똑바로 세우고 엉덩이 높이를 유지하며 좌우로 움직여요. 엉덩이와 뒤꿈치에 무게 중심을 두고 바닥을 밀어내는 느낌으로 실시해요.

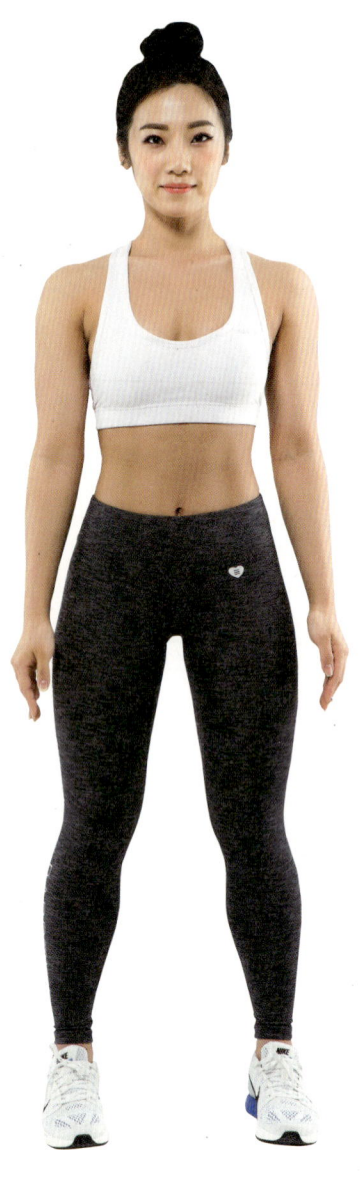

1 다리를 어깨너비로 벌리고 선다.

2 팔을 구부려 양손 깍지를 끼고 가슴 앞으로 올린다. 무게 중심을 뒤쪽에 실어 허벅지가 바닥과 수평이 될 때까지 앉는다.

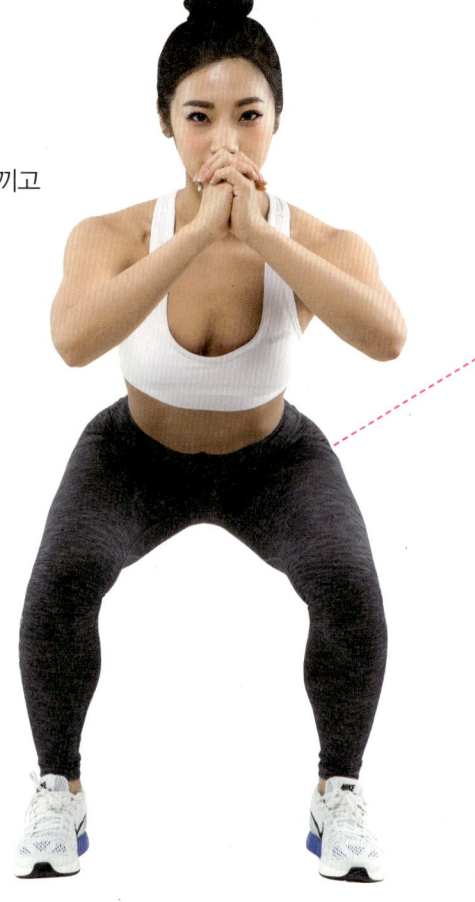

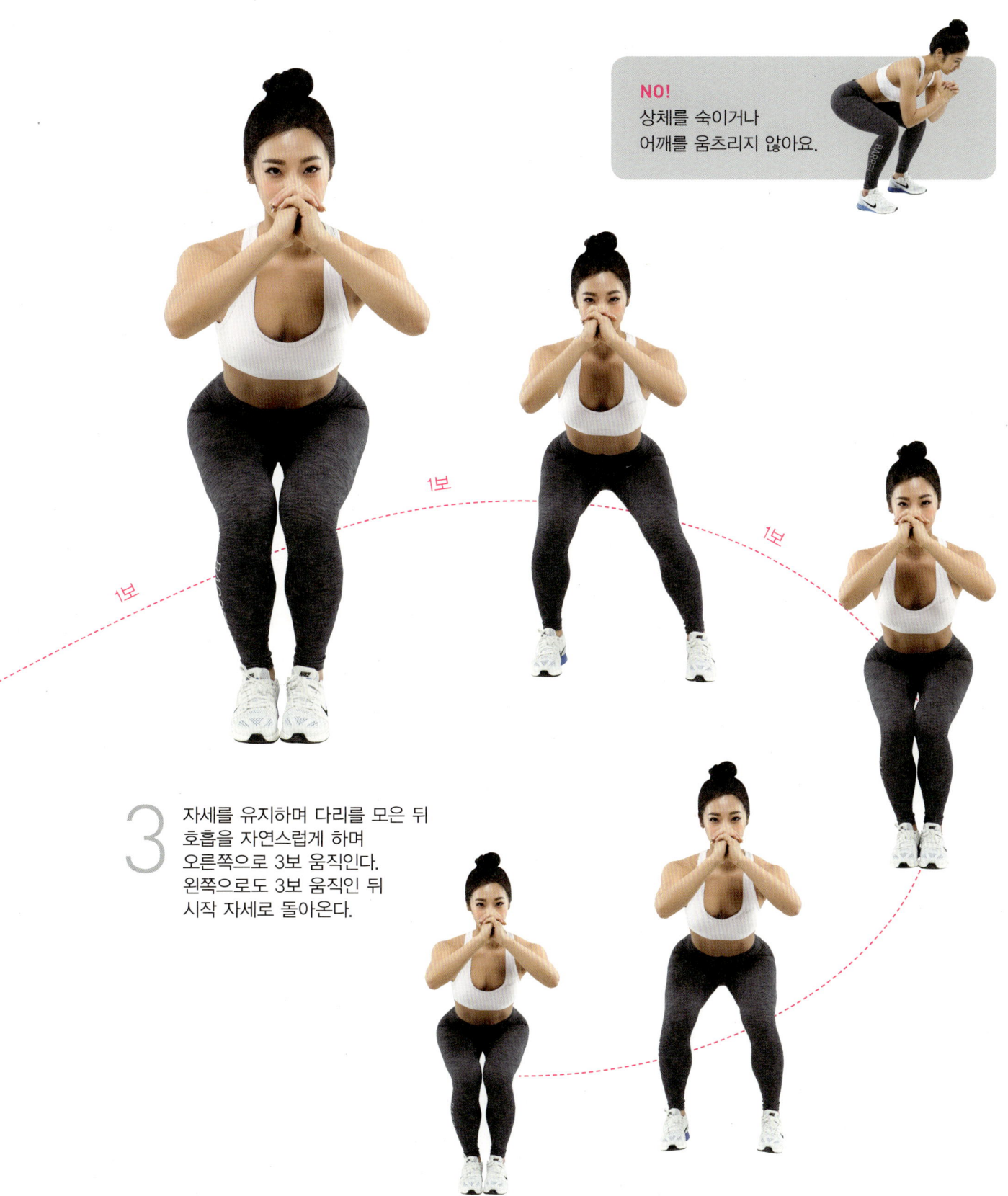

ACTION

NO!
상체를 숙이거나 어깨를 움츠리지 않아요.

1보

3 자세를 유지하며 다리를 모은 뒤 호흡을 자연스럽게 하며 오른쪽으로 3보 움직인다. 왼쪽으로도 3보 움직인 뒤 시작 자세로 돌아온다.

비키니 하체 라인 165

엉덩이 10

15회씩 3세트

SQUAT SIDE KICK

스쿼트하며 다리 옆으로 뻗기

힙에서 허벅지로 이어지는 라인을 잡아주고 옆구리 살을 빼는 데 도움이 돼요.
무릎에 통증이 오면 기본 스쿼트 동작을 완벽하게 숙지한 후 실시하세요.

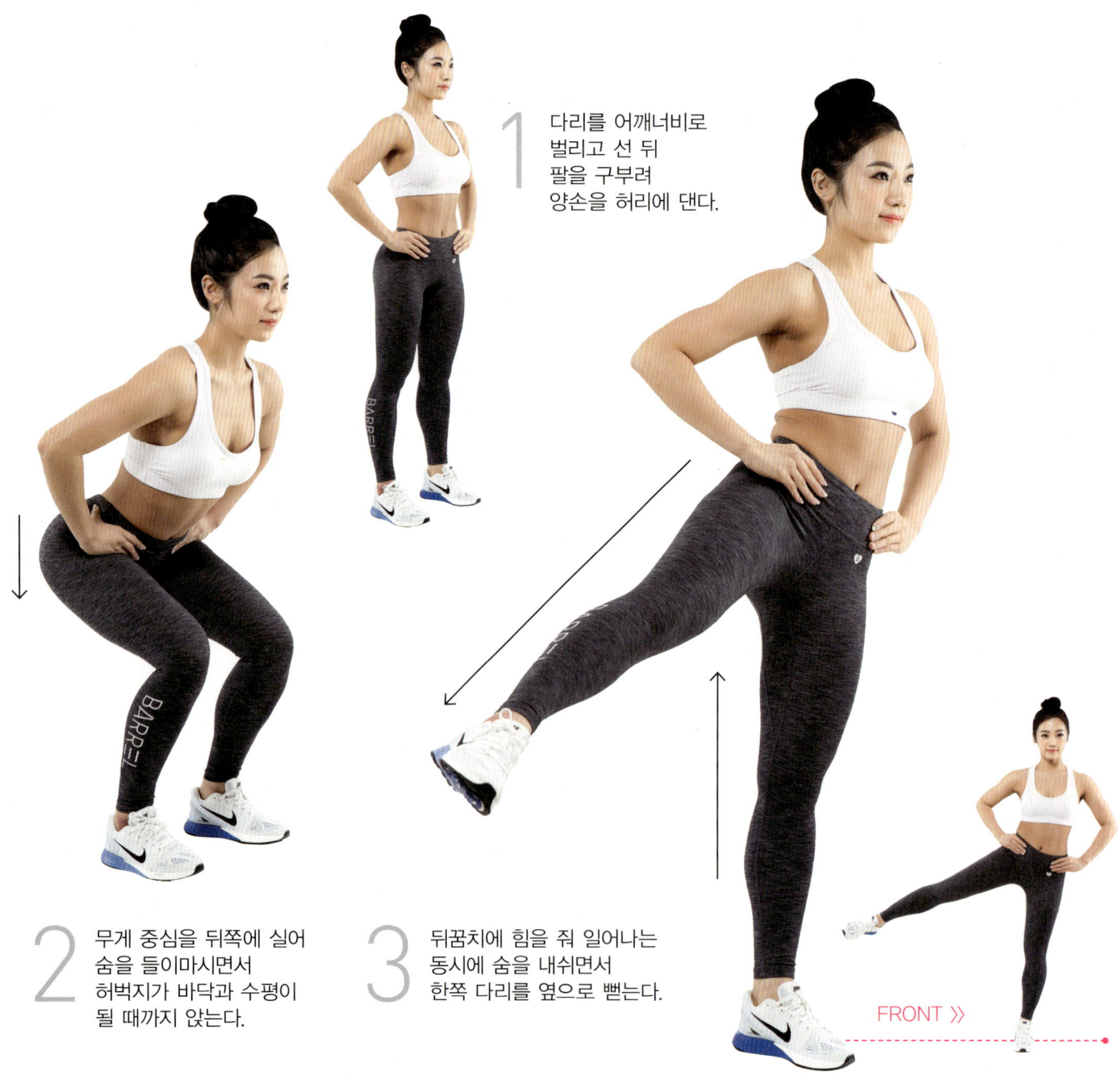

1 다리를 어깨너비로 벌리고 선 뒤 팔을 구부려 양손을 허리에 댄다.

2 무게 중심을 뒤쪽에 실어 숨을 들이마시면서 허벅지가 바닥과 수평이 될 때까지 앉는다.

3 뒤꿈치에 힘을 줘 일어나는 동시에 숨을 내쉬면서 한쪽 다리를 옆으로 뻗는다.

FRONT »

ACTION

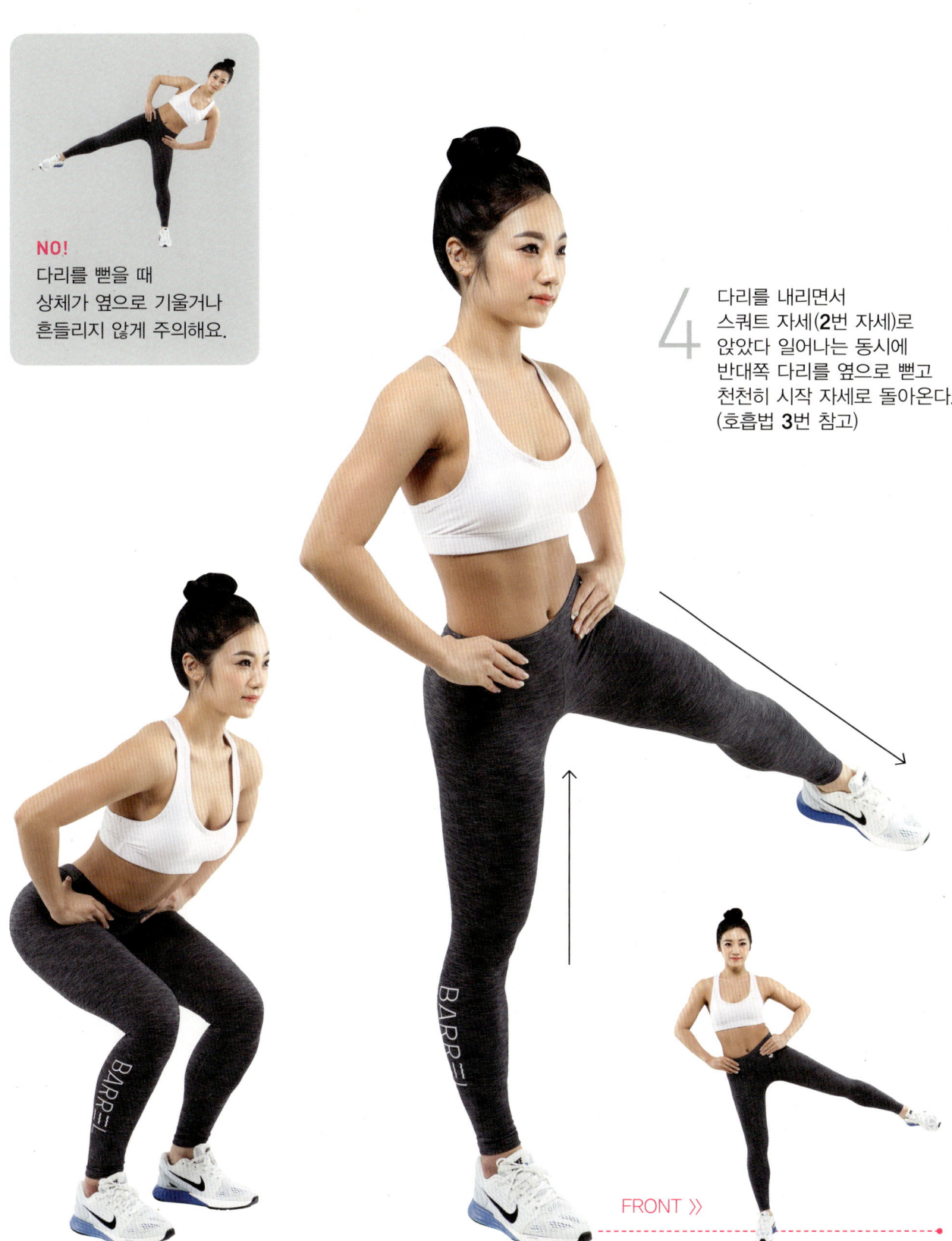

NO!
다리를 뻗을 때 상체가 옆으로 기울거나 흔들리지 않게 주의해요.

4 다리를 내리면서 스쿼트 자세(**2**번 자세)로 앉았다 일어나는 동시에 반대쪽 다리를 옆으로 뻗고 천천히 시작 자세로 돌아온다. (호흡법 **3**번 참고)

FRONT »

비키니 하체 라인 167

엉덩이

11 — SQUAT HIP EXTENSION

15회씩 3세트

스쿼트하며 다리 뒤로 뻗기

골반과 허리 균형을 잡아주고 힙 업 효과가 있어요. 다리를 뒤로 뻗을 때 상체가 앞으로 기울어지지 않게 주의하며 실시해요.

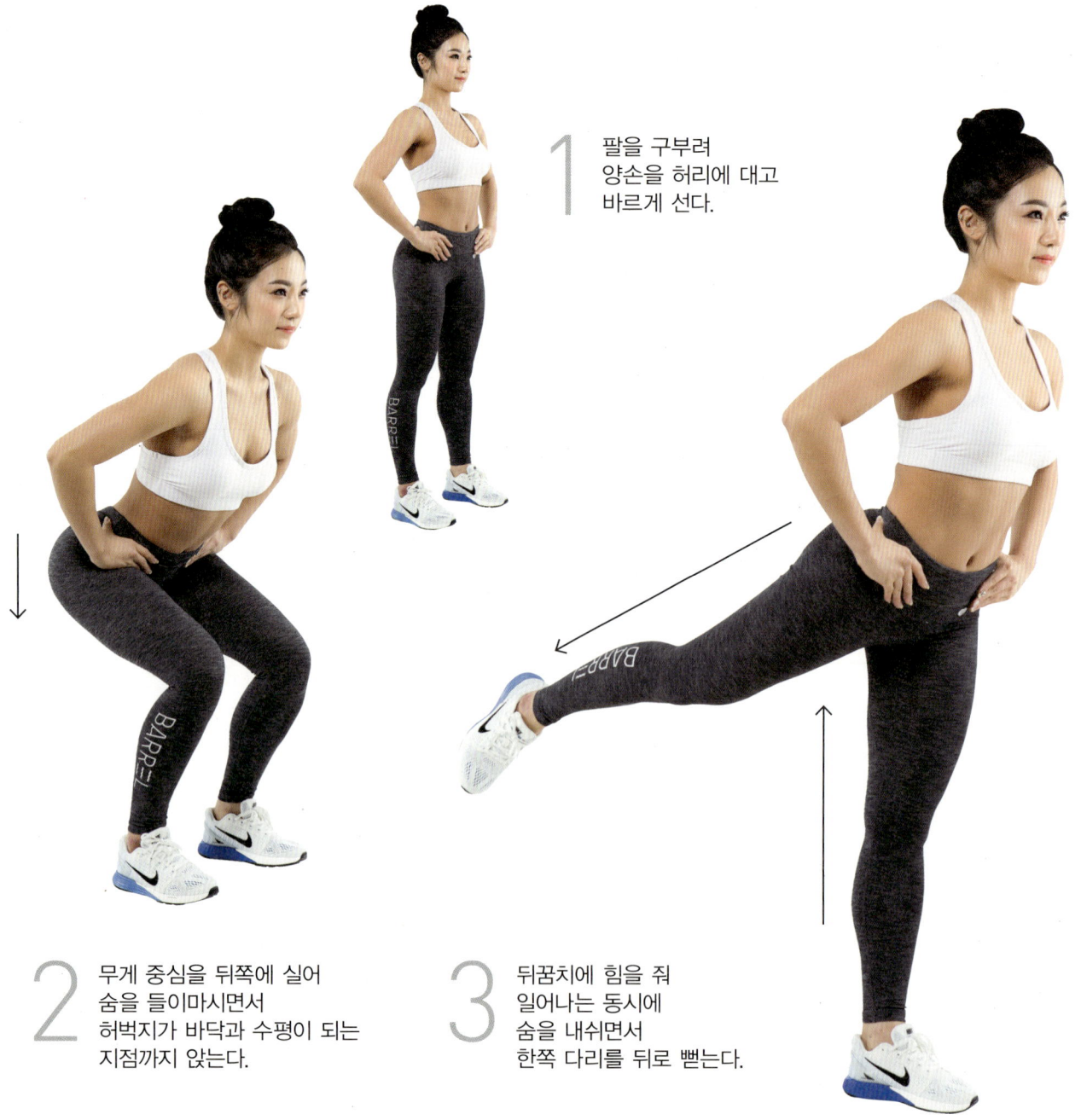

1. 팔을 구부려 양손을 허리에 대고 바르게 선다.

2. 무게 중심을 뒤쪽에 실어 숨을 들이마시면서 허벅지가 바닥과 수평이 되는 지점까지 앉는다.

3. 뒤꿈치에 힘을 줘 일어나는 동시에 숨을 내쉬면서 한쪽 다리를 뒤로 뻗는다.

ACTION

NO!
다리를 뒤로 뻗을 때 상체가 뒤로 기울거나 허리가 꺾이지 않게 주의해요.

4 다리를 내리면서 스쿼트 자세(2번 자세)로 앉았다 일어나는 동시에 반대쪽 다리를 뒤로 뻗고 천천히 시작 자세로 돌아온다.
(호흡법 2~3번 참고)

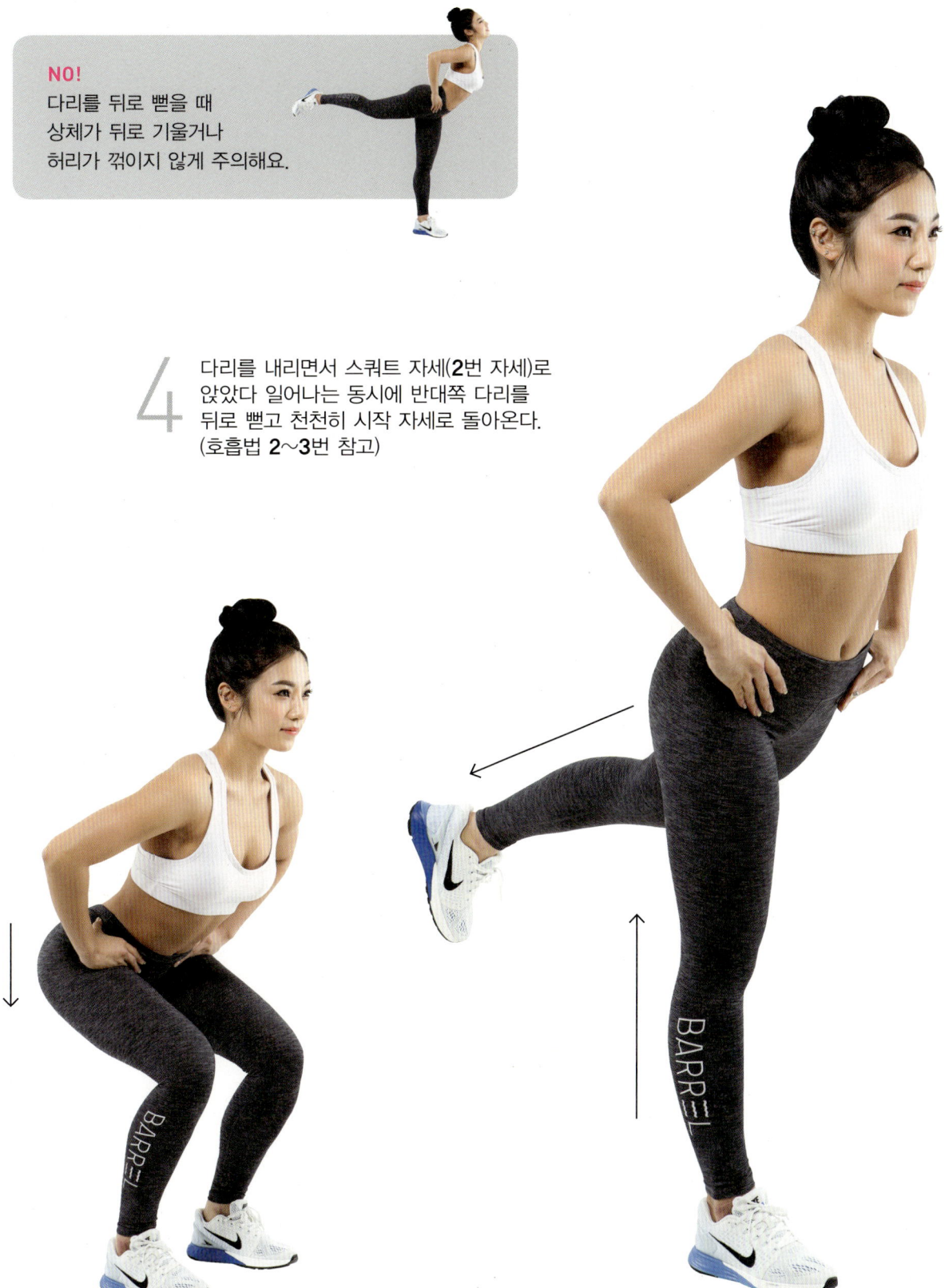

비키니 하체 라인 169

엉덩이

STANDING HIP EXTENSION

12

20회씩 3세트

한쪽 다리 뒤로 뻗기

한쪽 다리는 고정하고 엉덩이 힘으로 반대쪽 다리를 올리는 동작이에요.
근육이 생겨 탄탄해지는 것은 물론 엉덩이가 처지는 것도 막아줘요.

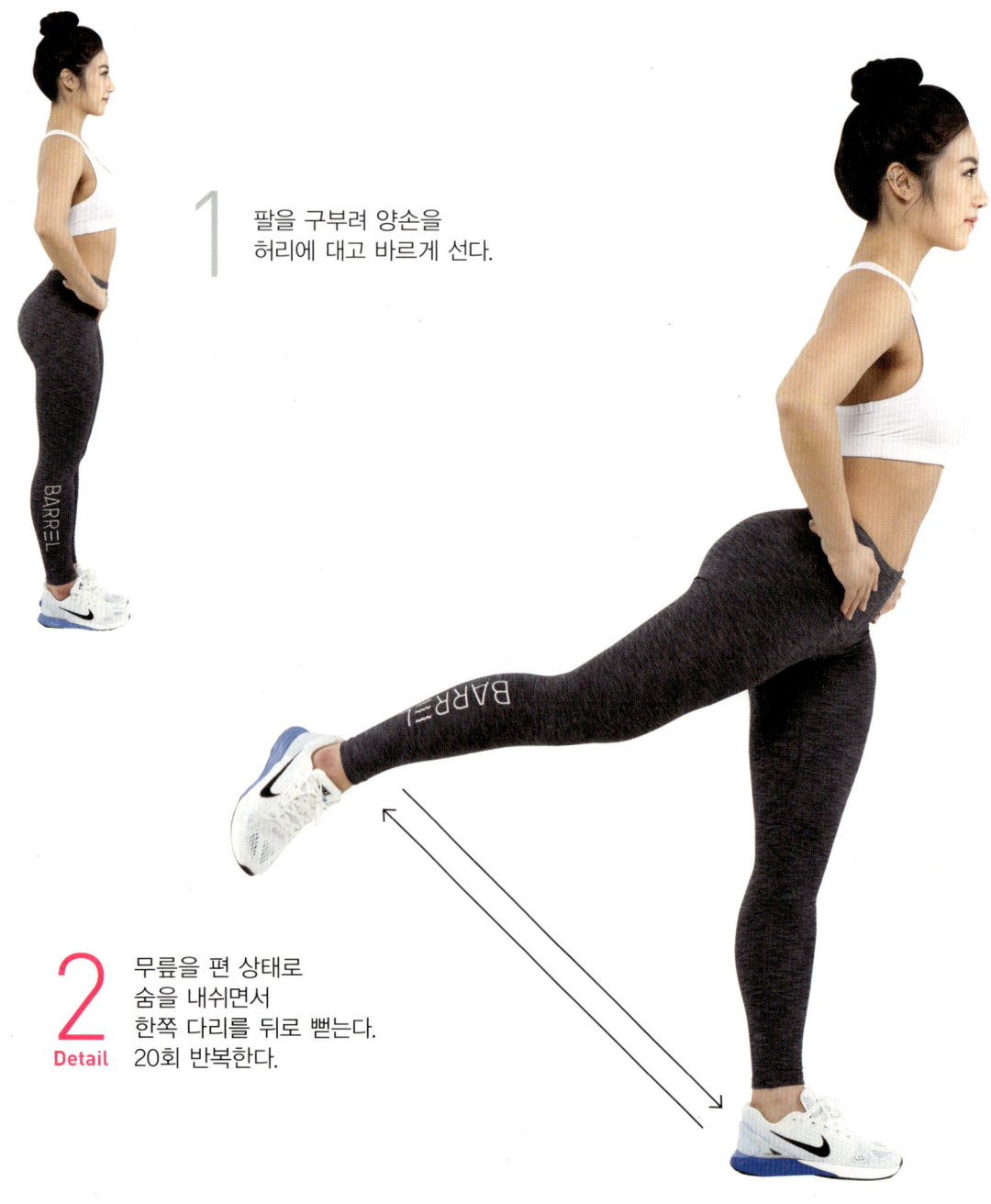

1. 팔을 구부려 양손을 허리에 대고 바르게 선다.

2. **Detail** 무릎을 편 상태로 숨을 내쉬면서 한쪽 다리를 뒤로 뻗는다. 20회 반복한다.

ACTION

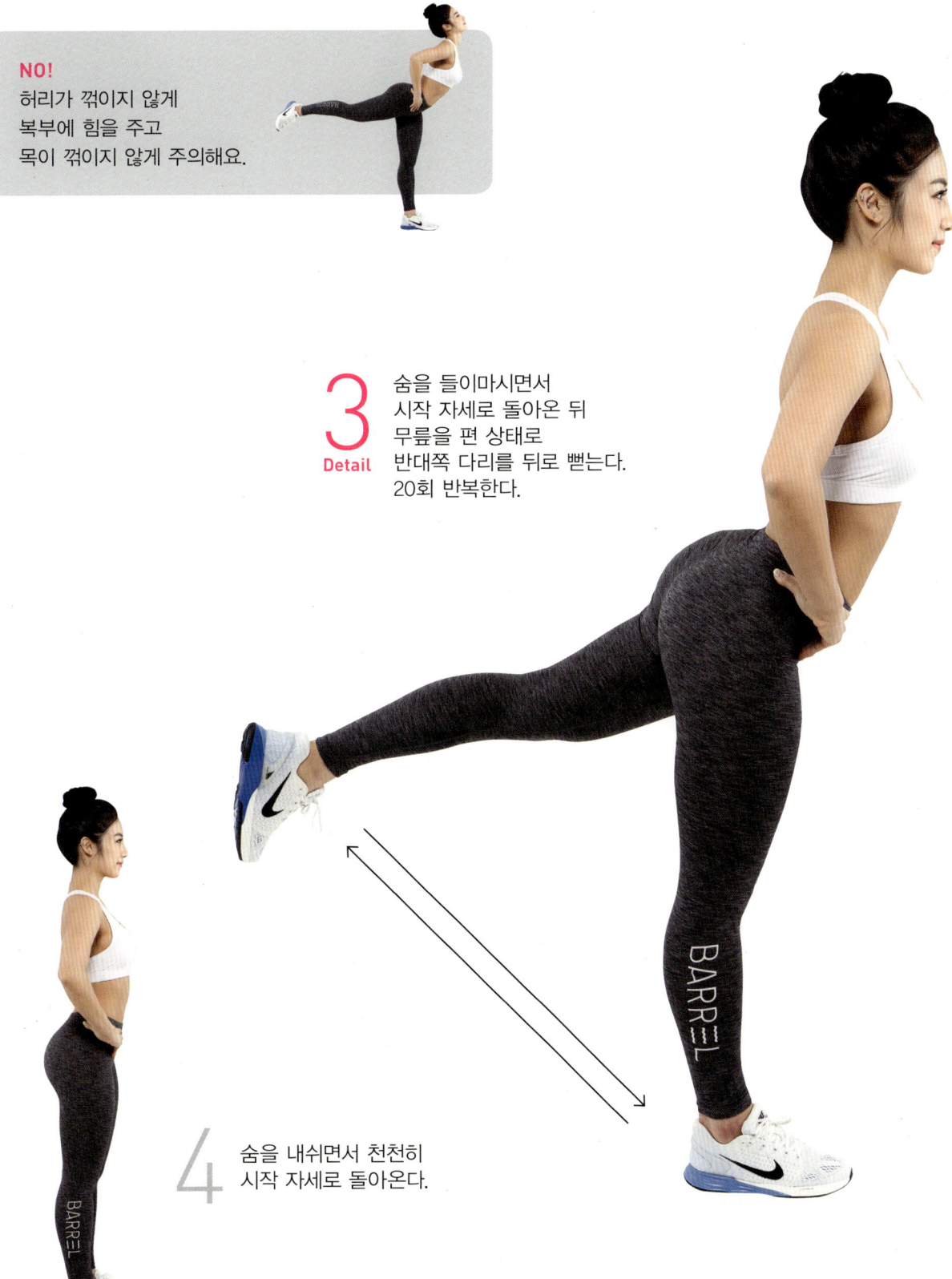

NO!
허리가 꺾이지 않게
복부에 힘을 주고
목이 꺾이지 않게 주의해요.

3 Detail
숨을 들이마시면서
시작 자세로 돌아온 뒤
무릎을 편 상태로
반대쪽 다리를 뒤로 뻗는다.
20회 반복한다.

4 숨을 내쉬면서 천천히
시작 자세로 돌아온다.

비키니 하체 라인 171

포인트 동작 자세히 보기
2 Detail

* 엉덩이와 복부에 힘을 주며 동작 실시

시선 정면 고정

상체 고정

양손 허리에 고정

뒤꿈치를 천장 쪽으로 멀리 보내기

발바닥에 체중을 실어 버티기

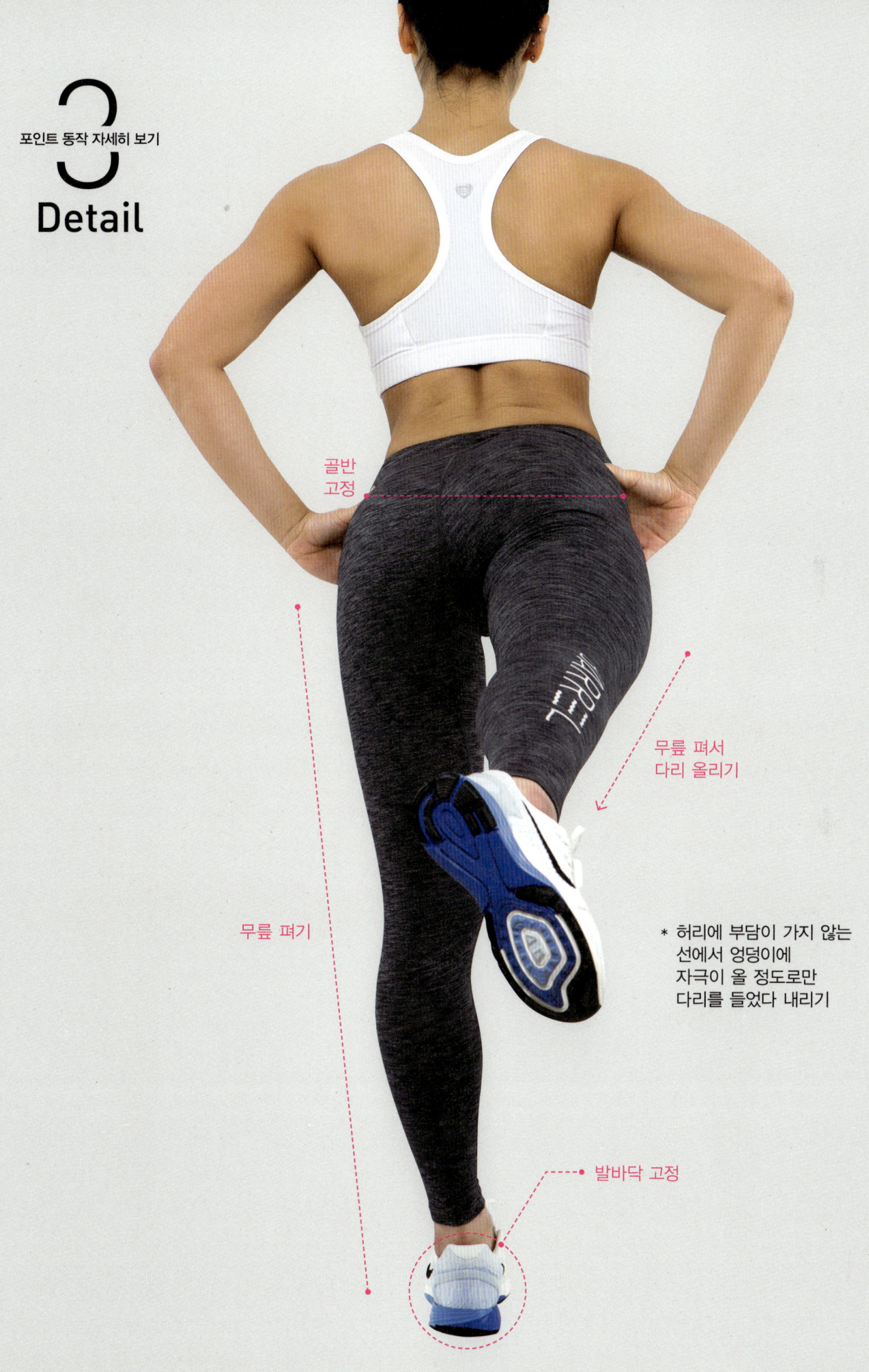

엉덩이 13

15회씩 3세트

STANDING FRONT & SIDE KICK

다리 앞-옆으로 뻗기

엉덩이 전체 근육을 사용하는 운동으로 탄력 있고 봉긋한 힙 라인을 만드는 데 가장 효과적이에요. 허벅지, 종아리에도 자극이 가해져 하체 다이어트에도 도움이 되지요. 다리를 뻗을 때 상체를 꼿꼿이 세우고 몸이 흔들리지 않게 주의해요.

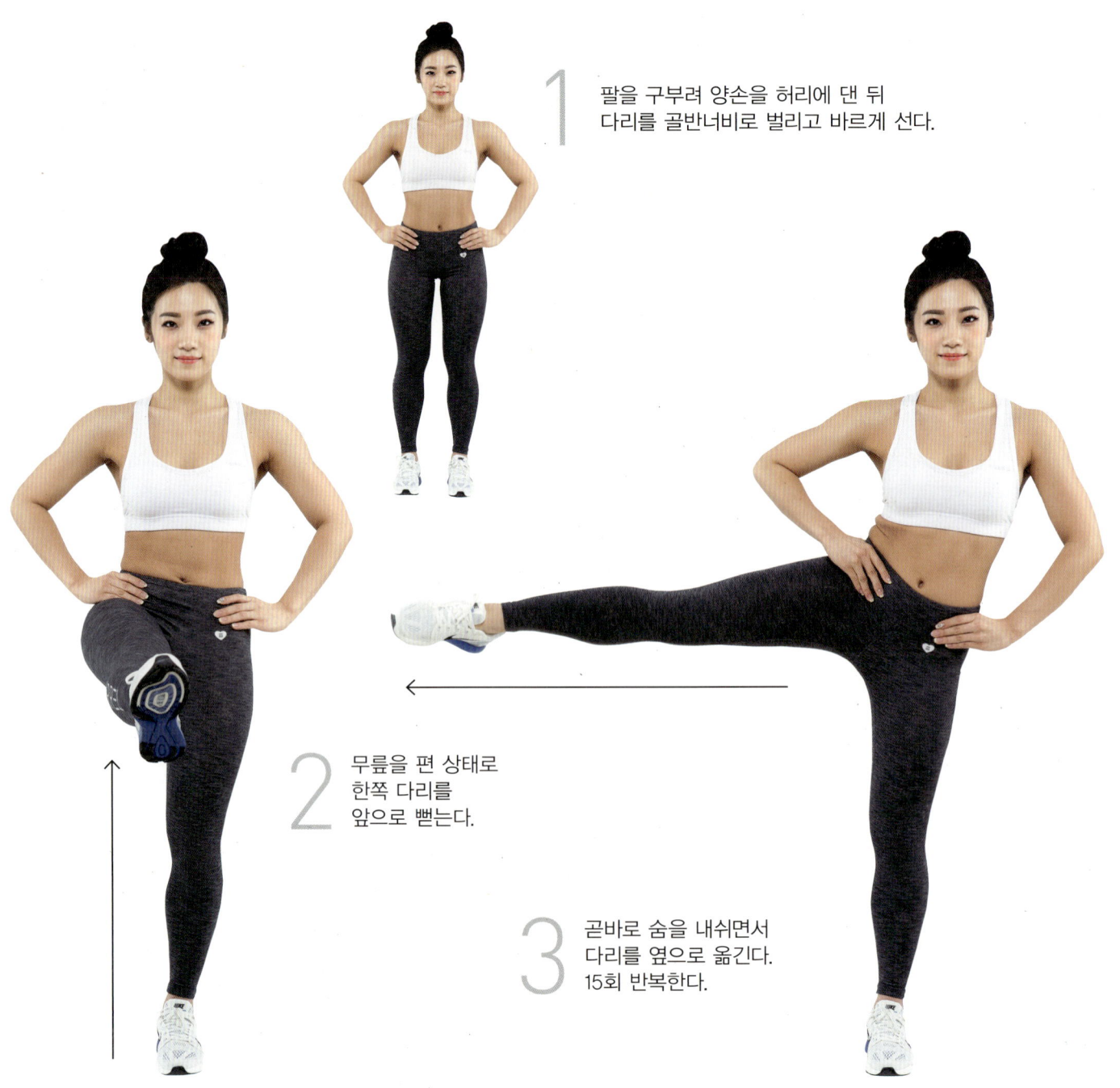

1 팔을 구부려 양손을 허리에 댄 뒤 다리를 골반너비로 벌리고 바르게 선다.

2 무릎을 편 상태로 한쪽 다리를 앞으로 뻗는다.

3 곧바로 숨을 내쉬면서 다리를 옆으로 옮긴다. 15회 반복한다.

ACTION

NO!
상체를 구부리지 않고
다리만 뻗어요.

4 다리를 내리며 천천히
시작 자세로 돌아온다.

5 무릎을 편 상태로
숨을 들이마시면서
반대쪽 다리를
앞으로 뻗는다.

6 곧바로 숨을 내쉬면서 다리를
옆으로 옮긴다. 15회 반복한다.
다리를 내리며 천천히
시작 자세로 돌아온다.

비키니 하체 라인 175

2

슬림한 허벅지 & 곧게 뻗은 종아리

저주받은 하체는 평생 바꿀 수 없다? NO! NO! 꾸준한 운동으로 하체비만을 충분히 벗어날 수 있어요. 하체 균형을 잡아주는 허벅지와 종아리는 근육이 잘 발달된 부위예요. 지방과 근육을 모두 자극하는 운동을 해야 슬림하고 곧게 뻗은 다리 라인을 만들 수 있지요. 지방은 태우고 근육은 채우는 운동과 안쪽, 바깥쪽 등 쉽게 빼지 못하는 부분까지 가꾸는 동작을 병행해 늘씬하고 가벼운 하체 라인을 만들어봐요. 정확한 자세로 따라 하는 게 포인트!

허벅지 & 종아리

1 — LEG CROSS BRIDGE

15회씩 3세트

▶ 4p 연속 동작

양반다리하고 골반 들기

허벅지 군살을 제거하고 엉덩이에 볼륨감을 줘요. 허벅지 뒤쪽과 엉덩이에 자극이 느껴지게 뒤꿈치와 엉덩이에 힘을 준 상태로 골반을 올리는 게 포인트! 허리가 꺾이지 않게 주의하며 동작을 실시해요.

1. 바닥에 누워 손바닥을 바닥에 댄다. 무릎을 세운 뒤 다리를 어깨너비보다 좁게 벌린다.

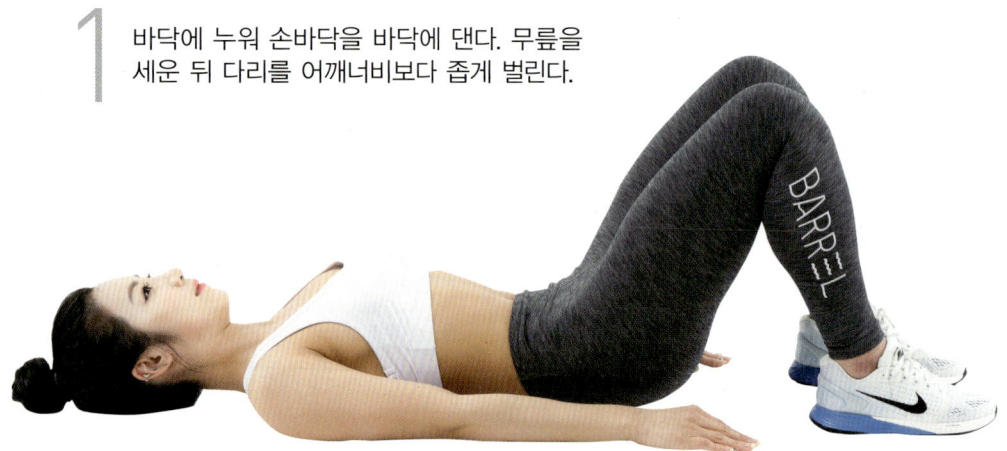

2. 오른쪽 다리를 왼쪽 허벅지 위에 양반다리하듯 올린다.

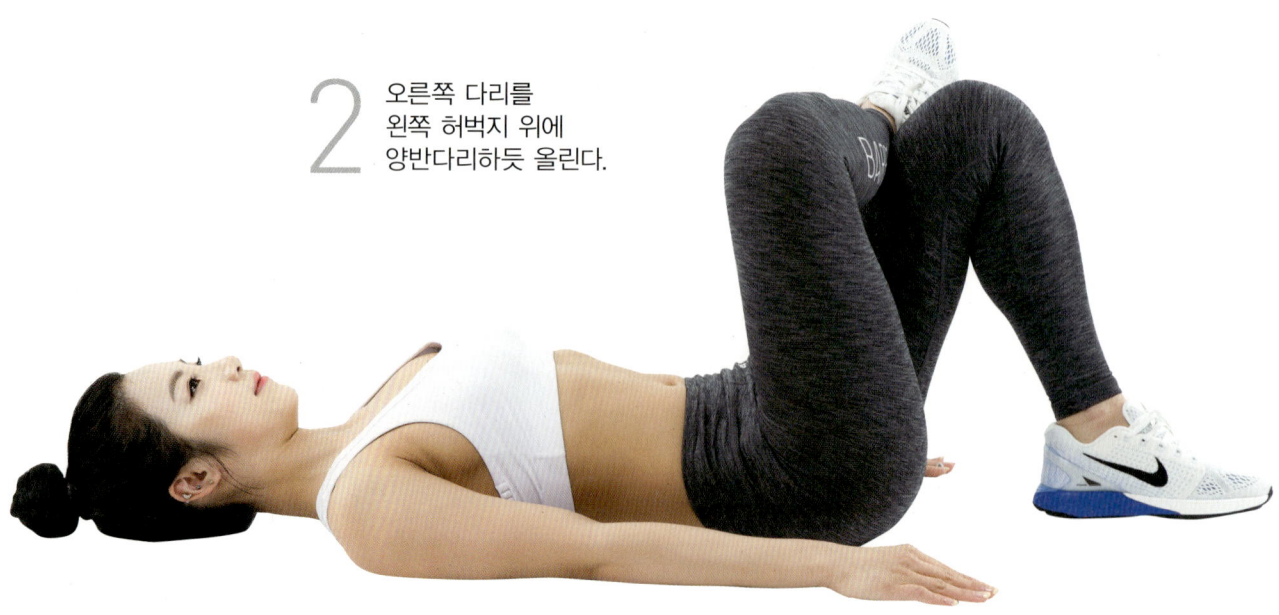

ACTION

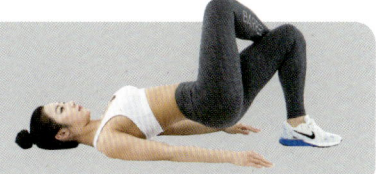

NO!
허리가 꺾이면 안돼요. 갈비뼈부터 무릎까지 일직선이 되게 골반을 올려요.

3   숨을 내쉬면서 골반을 들어 올린다.
    갈비뼈부터 무릎까지 일직선을 만든다.

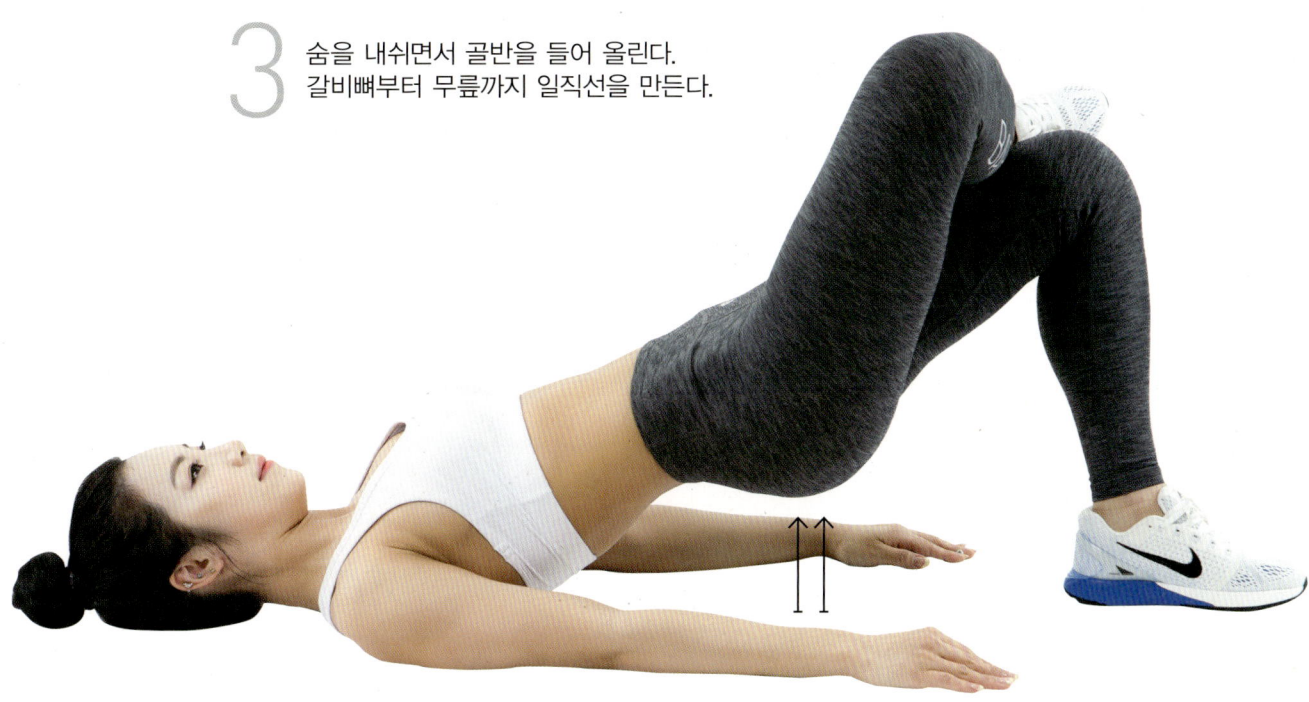

4   숨을 들이마시면서
    골반을 천천히 내린다.

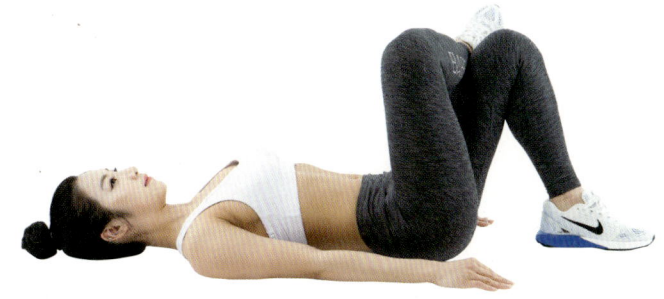

허벅지 & 종아리 — LEG CROSS BRIDGE

▶ 4p 연속 동작

5 다리를 내리고 시작 자세로 돌아온다.

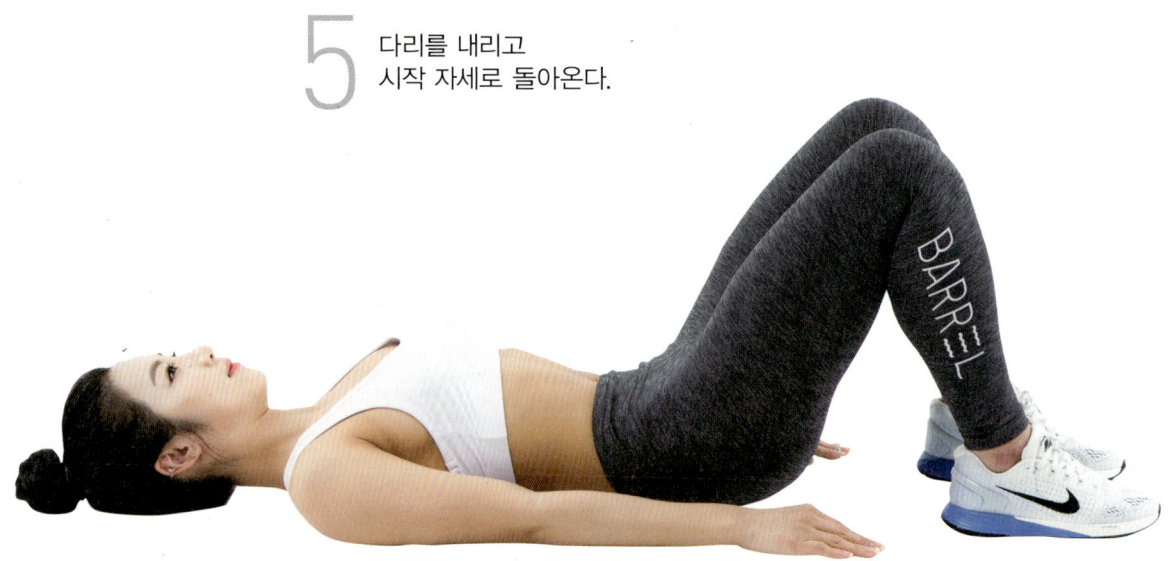

6 왼쪽 다리를 오른쪽 허벅지 위에 양반다리하듯 올린다.

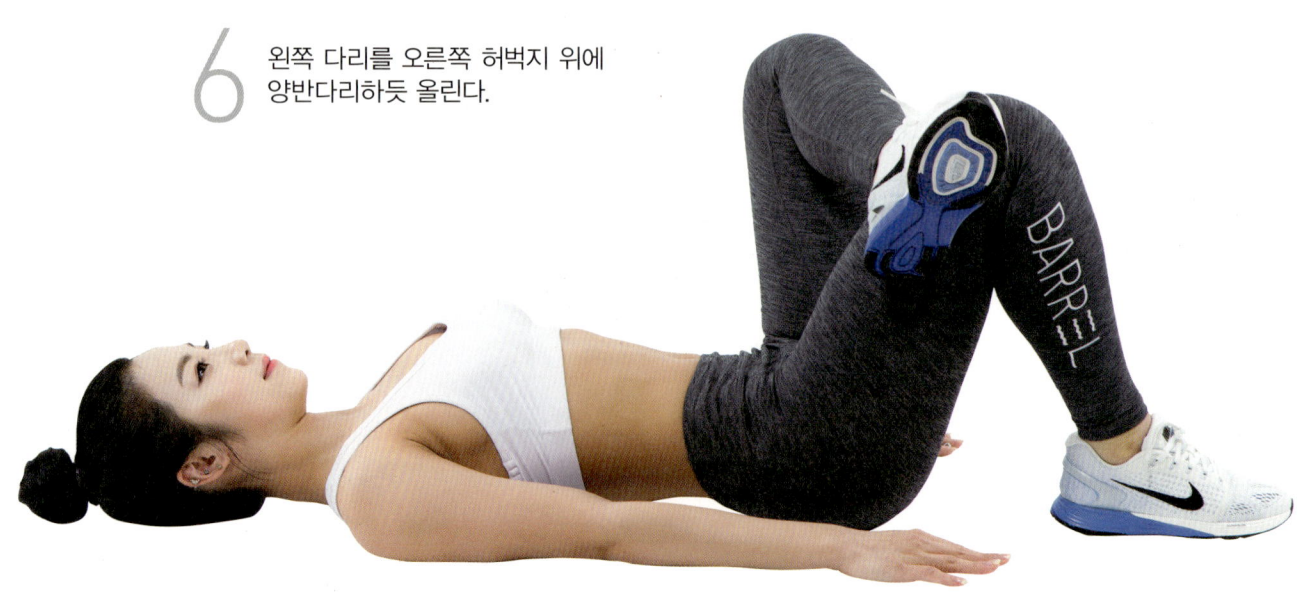

ACTION

7 숨을 내쉬면서 골반을 들어 올린다.
갈비뼈부터 무릎까지 일직선을 만든다.

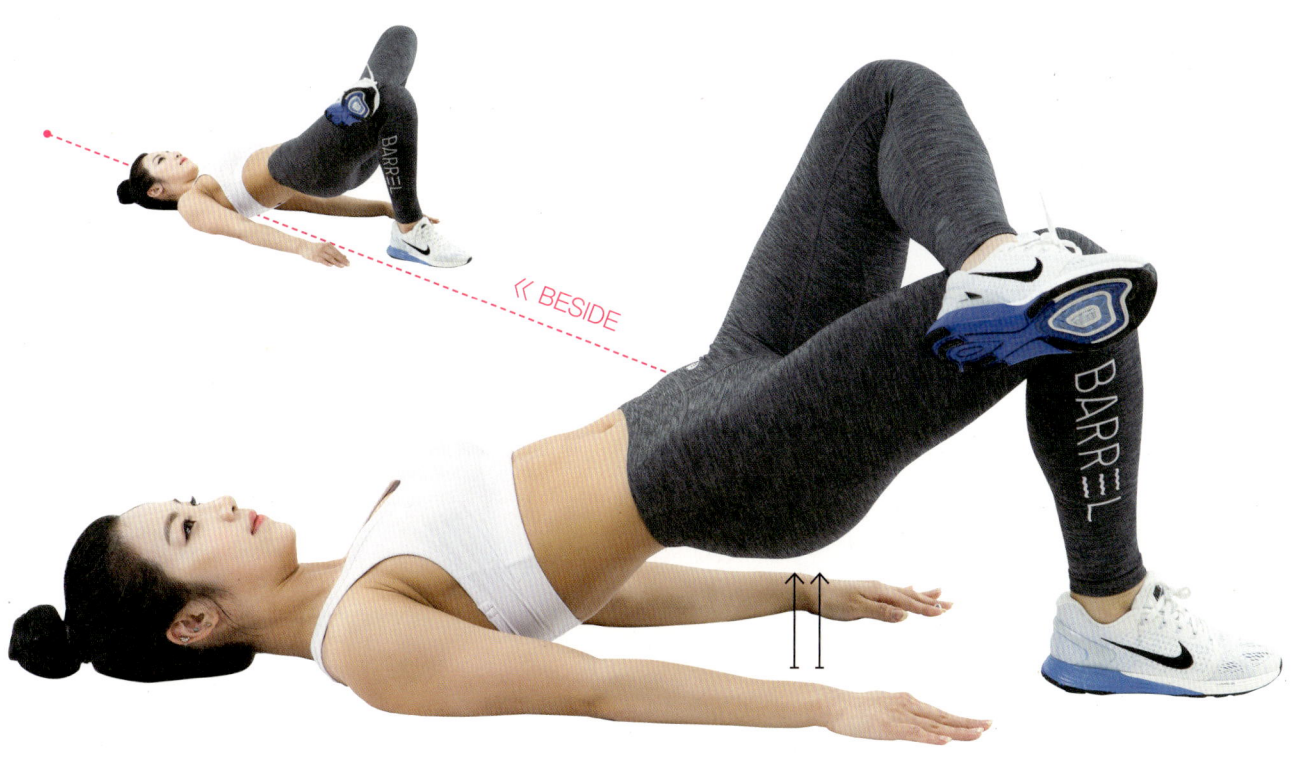

《 BESIDE

8 숨을 들이마시면서
골반을 천천히 내리며
시작 자세로 돌아온다.

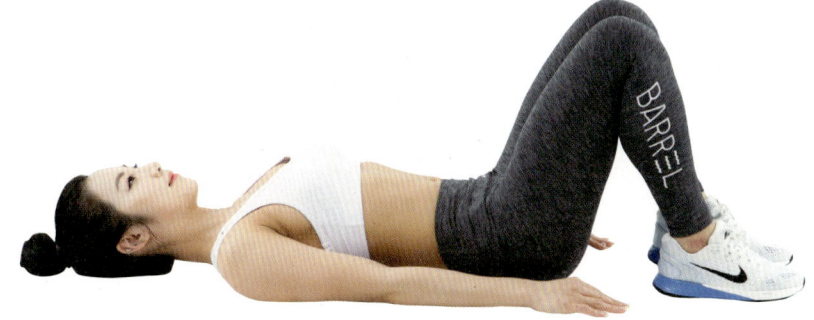

비키니 하체 라인 181

허벅지 & 종아리

PRONE HIP EXTENSION

2

15회씩 3세트

엎드려 다리 뒤로 뻗기

바닥에 엎드린 뒤 엉덩이에 힘을 줘 다리를 한쪽씩 올려요. 치골로 바닥을 지그시 누르며 다리를 하늘로 길게 뻗는 느낌으로 동작을 반복해요.

1 양손을 포개어 이마에 대고 엎드린다.

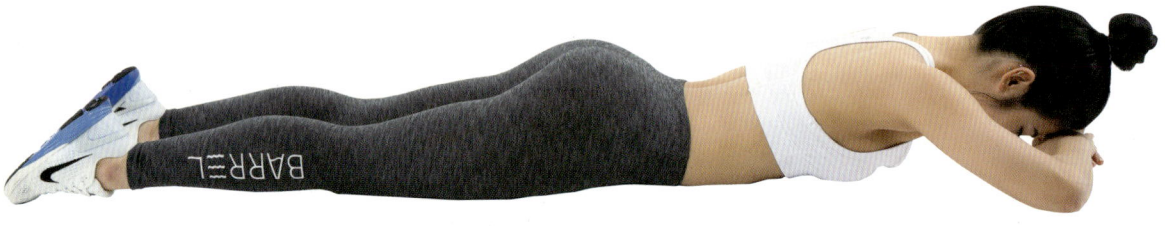

2 숨을 내쉬면서 한쪽 다리를 들고 5초 정도 버틴다.
숨을 들이마시면서 다리를
천천히 내리며 시작 자세로 돌아온다.

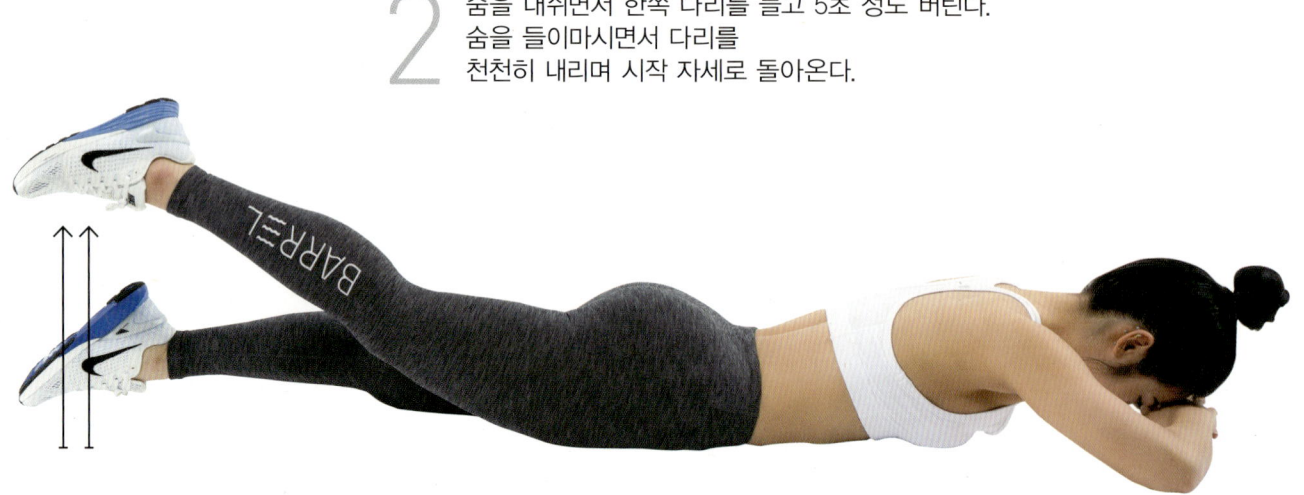

ACTION

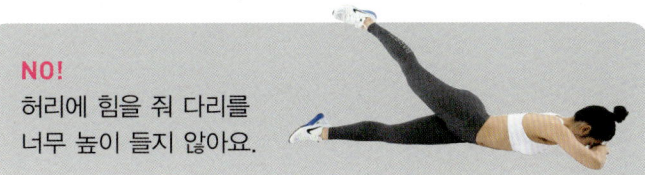

NO!
허리에 힘을 줘 다리를
너무 높이 들지 않아요.

3 숨을 내쉬면서 반대쪽 다리를 들고
5초 정도 버틴다.

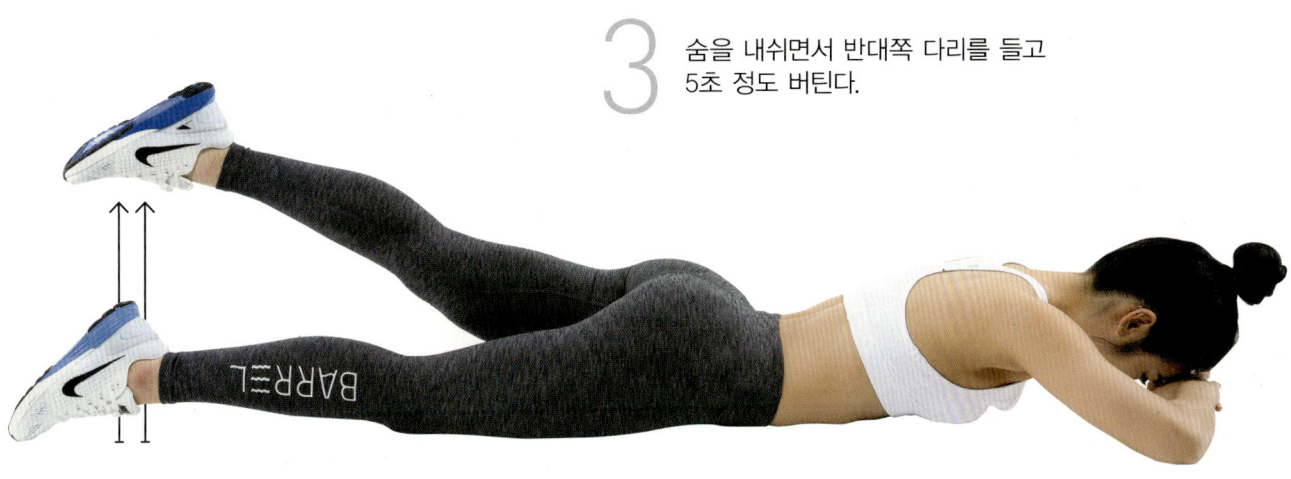

4 숨을 들이마시면서 다리를 천천히 내리며
시작 자세로 돌아온다.

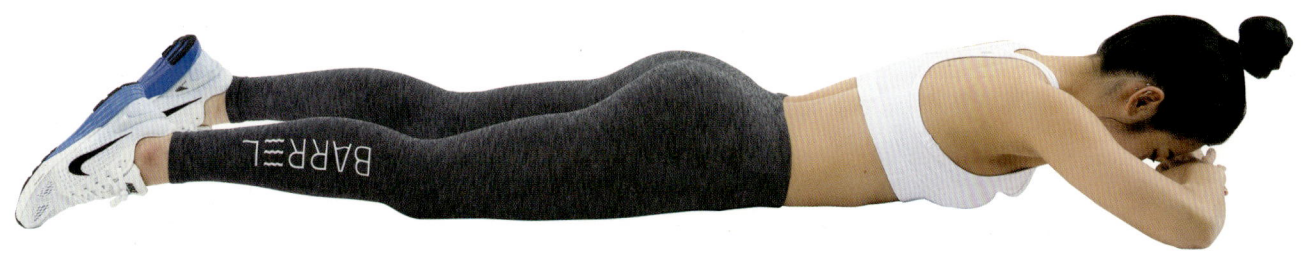

허벅지 & 종아리

FROG SQUEEZE

3 개구리 자세

20회씩 3세트

코어 근육(속근육)을 비롯해
골반 주변 근육까지 단련시킬 수 있어요.

1 양손을 포개어 이마에 대고 엎드린다.

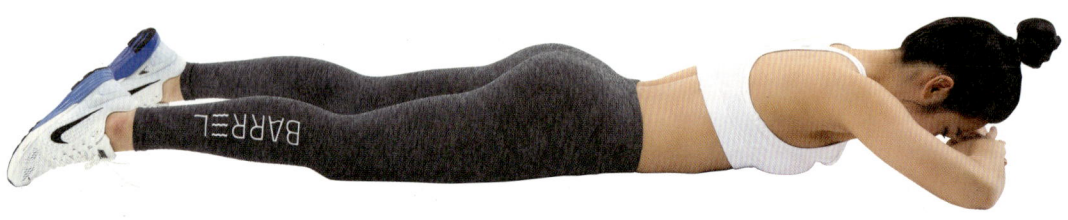

2 무릎을 구부리고 양 뒤꿈치를 붙인 상태에서
다리를 벌린다.

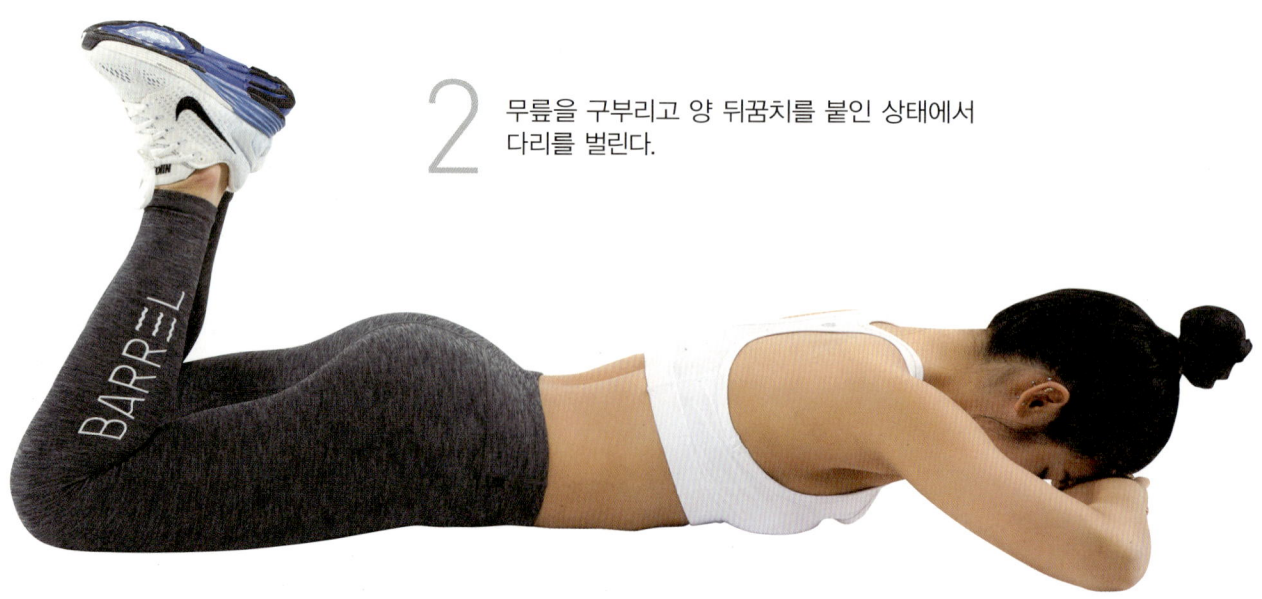

ACTION

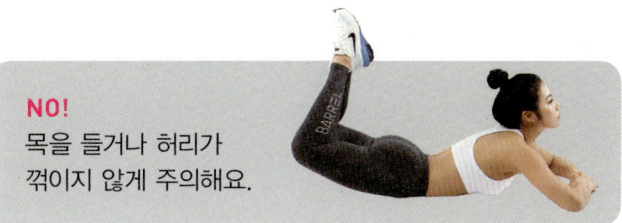

NO!
목을 들거나 허리가
꺾이지 않게 주의해요.

3 마주 댄 뒤꿈치에 힘을 준다. 숨을 내쉬면서
무릎을 바닥에서 떼고 5초 정도 버틴다.
POINT 처음부터 끝까지 양 뒤꿈치를 붙이고 움직여야 효과가 있어요.

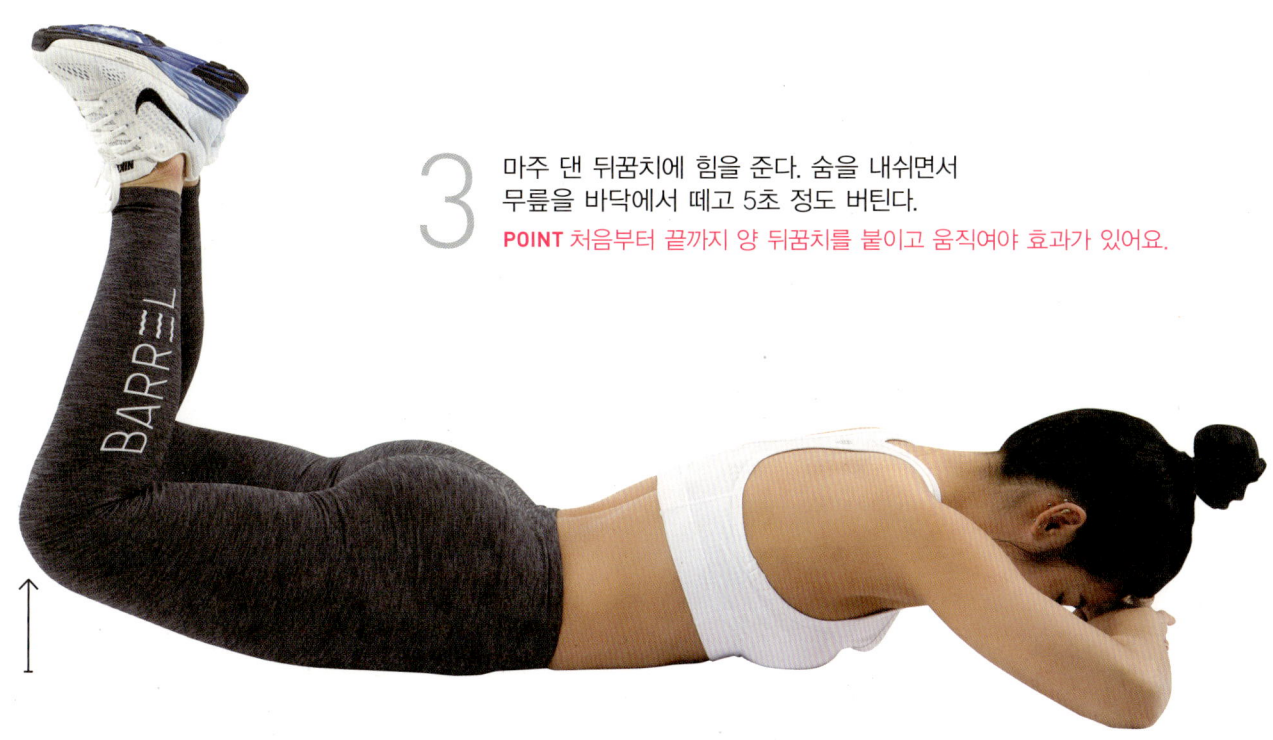

4 숨을 들이마시면서 무릎을 천천히 내리고
시작 자세로 돌아온다.

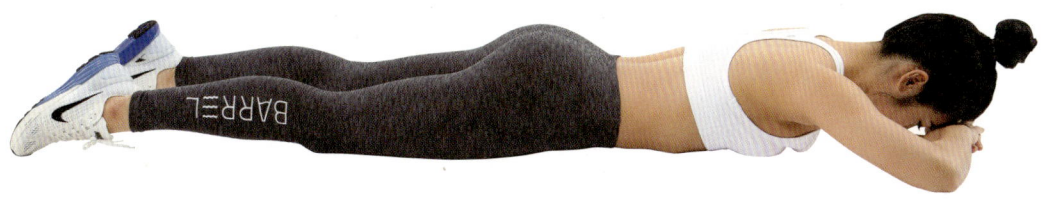

비키니 하체 라인 185

허벅지 & 종아리   FULL SQUAT

4

20회씩 3세트

풀스쿼트

허벅지 바깥쪽 군살을 없애주는 동작이에요. 다리는 스쿼드보다 넓게 벌리고 더 깊게 내려가는 게 포인트! 무게 중심을 뒤쪽에 실어 엉덩이를 조여준다는 느낌으로 천천히 실시해요.

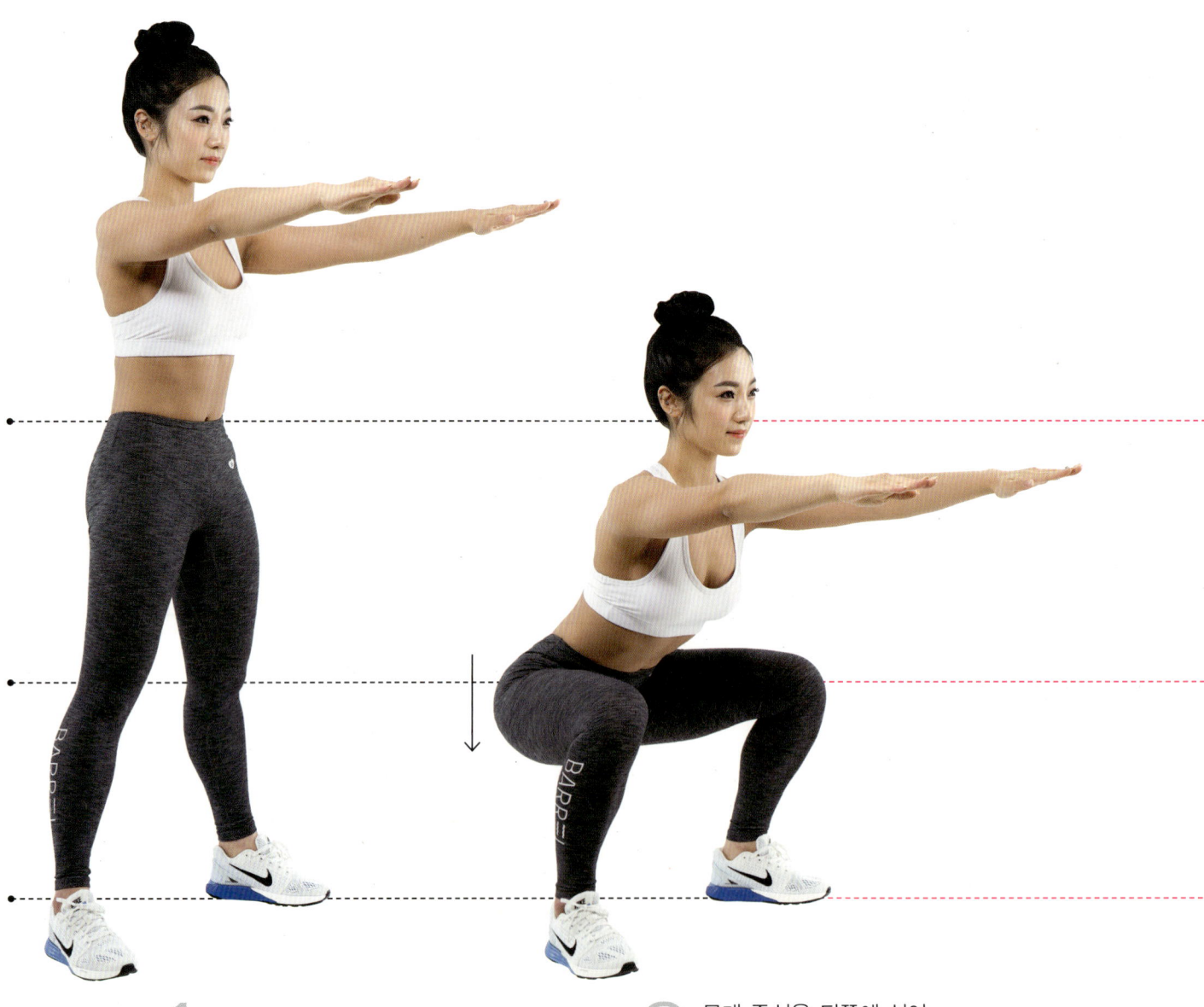

1   다리는 어깨너비보다 넓게 벌리고 양팔을 어깨높이로 뻗는다.

2   무게 중심을 뒤쪽에 실어 숨을 들이마시면서 최대한 깊이 앉는다.
POINT 엉덩이로 바닥을 눌러준다는 느낌으로 실시해요.

ACTION

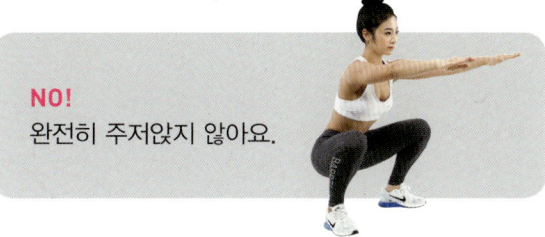

NO!
완전히 주저앉지 않아요.

2번 FRONT »

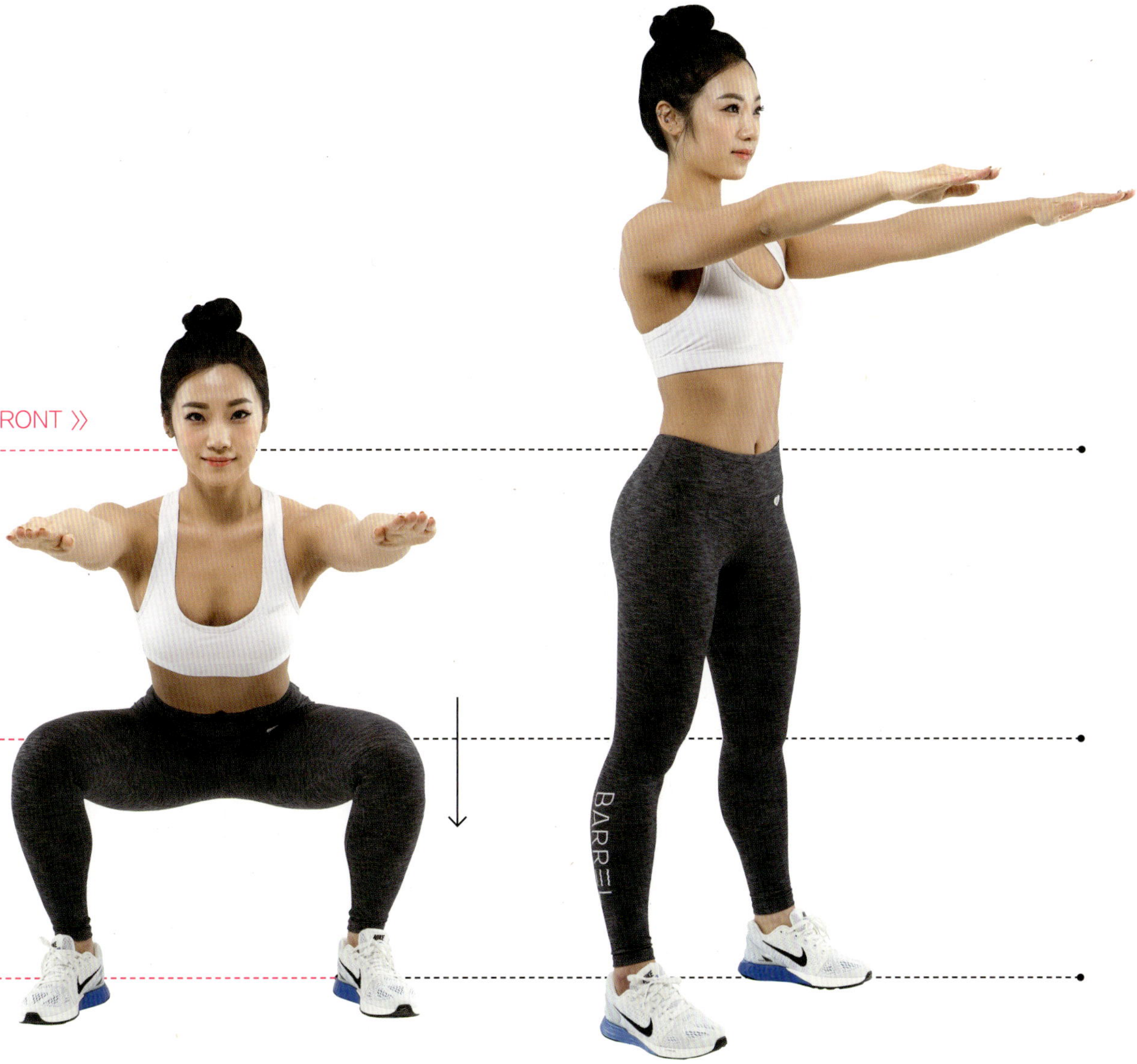

3   숨을 내쉬면서 일어난다. 이때 뒤꿈치로
바닥을 밀어내는 느낌으로 엉덩이에 힘을 주며
천천히 일어난다.

허벅지 & 종아리

JUMP SQUAT

점프스쿼트

20회씩 3세트

하체 체지방을 태우고 탄력이 생겨요. 빠르고 높게 점프할수록 운동 강도가 높아져요. 점프할 때는 체중이 앞으로 쏠리지 않게 주의하고 착지할 때는 앞꿈치부터 바닥에 떨어져야 무릎 관절에 무리가 가지 않아요.

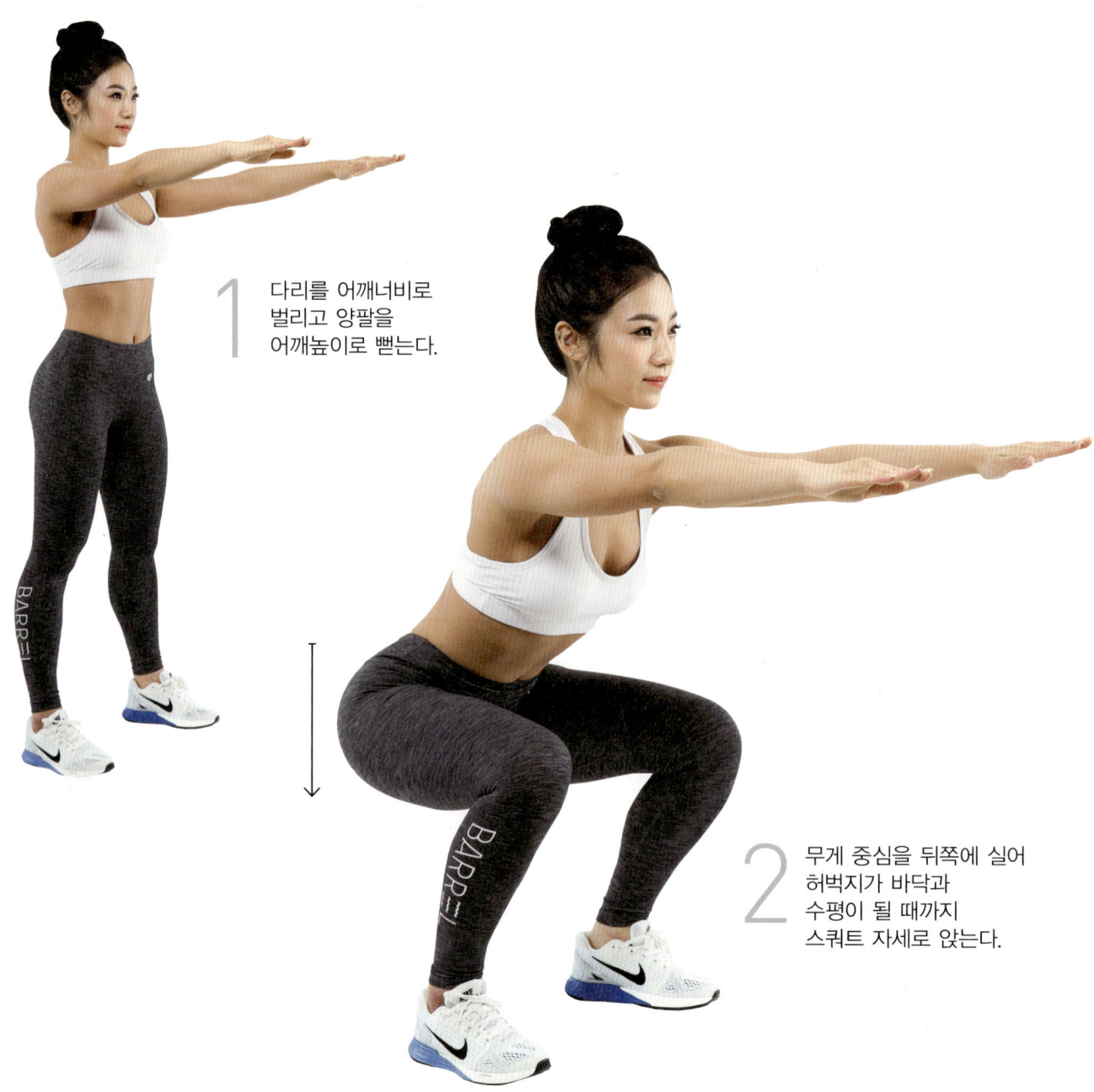

1 다리를 어깨너비로 벌리고 양팔을 어깨높이로 뻗는다.

2 무게 중심을 뒤쪽에 실어 허벅지가 바닥과 수평이 될 때까지 스쿼트 자세로 앉는다.

ACTION

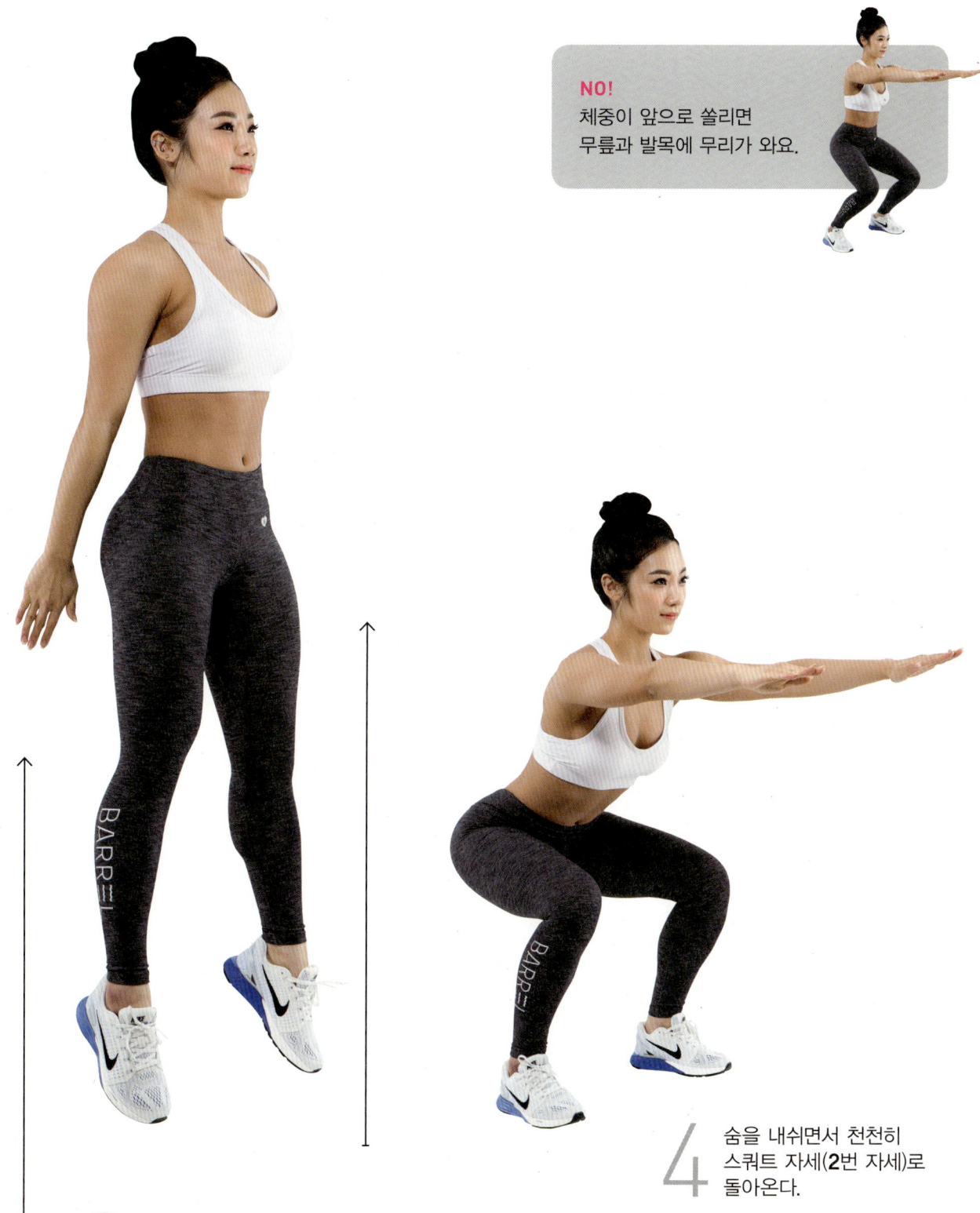

NO!
체중이 앞으로 쏠리면
무릎과 발목에 무리가 와요.

3 숨을 들이마시면서 다리에 힘을 주고 팔을 뒤로
힘껏 밀면서 점프한다.
POINT 키가 커지는 느낌으로 높이 점프해요.

4 숨을 내쉬면서 천천히
스쿼트 자세(**2**번 자세)로
돌아온다.

허벅지 & 종아리 WIDE SQUAT

6 와이드스쿼트

20회씩 3세트

다리, 엉덩이, 허벅지 안쪽을 자극해요. 특히 여성들의 허벅지 안쪽과 엉덩이 옆 라인을 탄력적으로 다듬는 데 도움이 돼요.

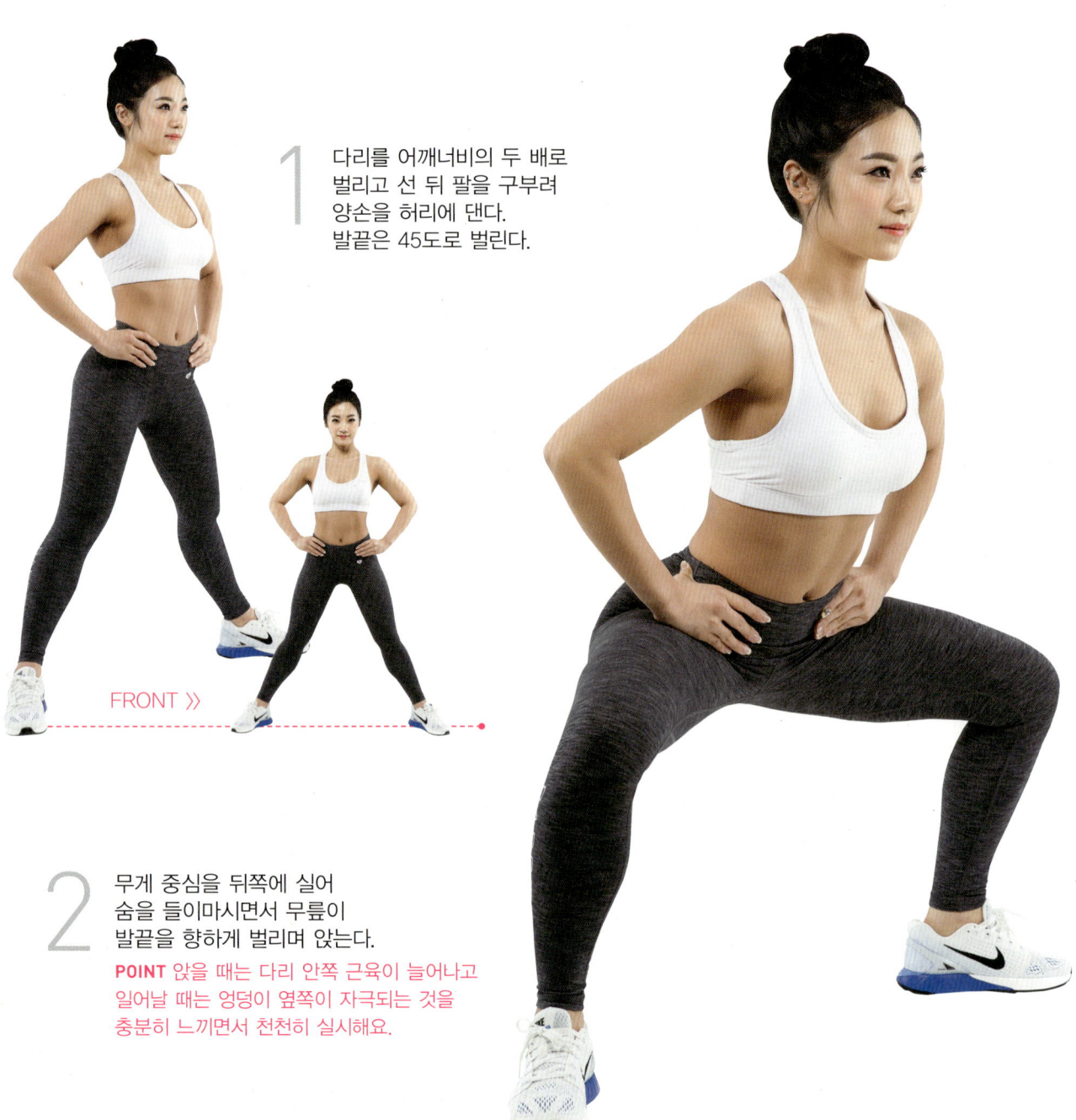

1 다리를 어깨너비의 두 배로 벌리고 선 뒤 팔을 구부려 양손을 허리에 댄다. 발끝은 45도로 벌린다.

FRONT »

2 무게 중심을 뒤쪽에 실어 숨을 들이마시면서 무릎이 발끝을 향하게 벌리며 앉는다.
POINT 앉을 때는 다리 안쪽 근육이 늘어나고 일어날 때는 엉덩이 옆쪽이 자극되는 것을 충분히 느끼면서 천천히 실시해요.

ACTION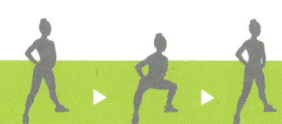

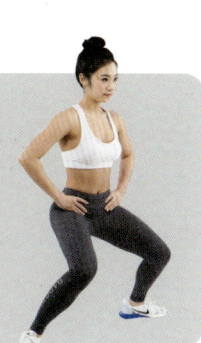

NO!
무릎을 오므리며 앉지 않아요. 안쪽 허벅지가 스트레칭되는 느낌으로 무릎이 발끝을 향하게 벌리며 앉아요.

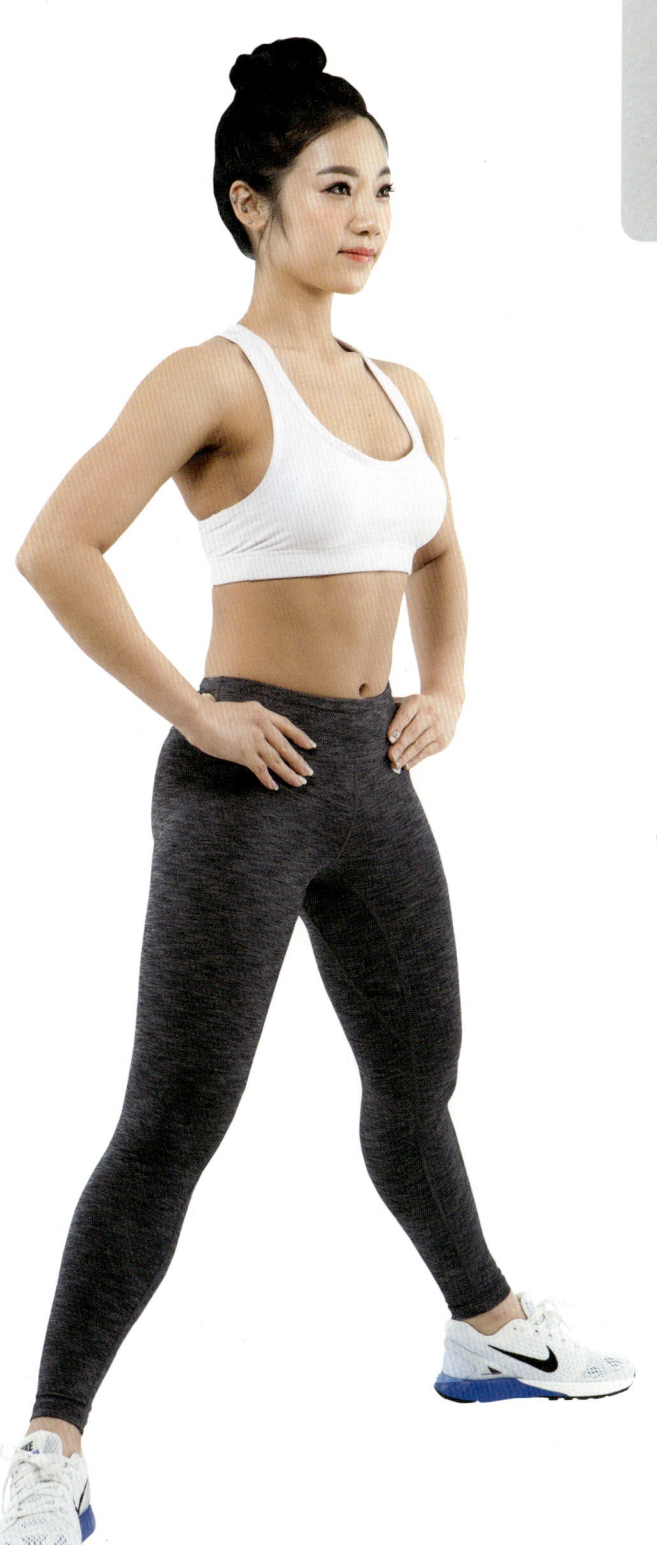

3 숨을 내쉬면서 일어난다. 이때 뒤꿈치로 바닥을 밀어내는 느낌으로 엉덩이에 힘을 주며 동작을 실시한다.

비키니 하체 라인

허벅지 & 종아리

7 — SINGLE WIDE SQUAT

20회씩 3세트

한쪽 다리 와이드스쿼트

골반을 똑바로 세우고 한쪽 뒤꿈치를 들어요. 뒤꿈치를 들어준 쪽은 엉덩이에 힘을 주며 다리를 최대한 고정시키고 반대쪽은 뒤꿈치에 체중을 실어 짧게 앉았다 일어나요. 허벅지 안쪽과 옆 라인을 탄력적으로 만들어줘요.

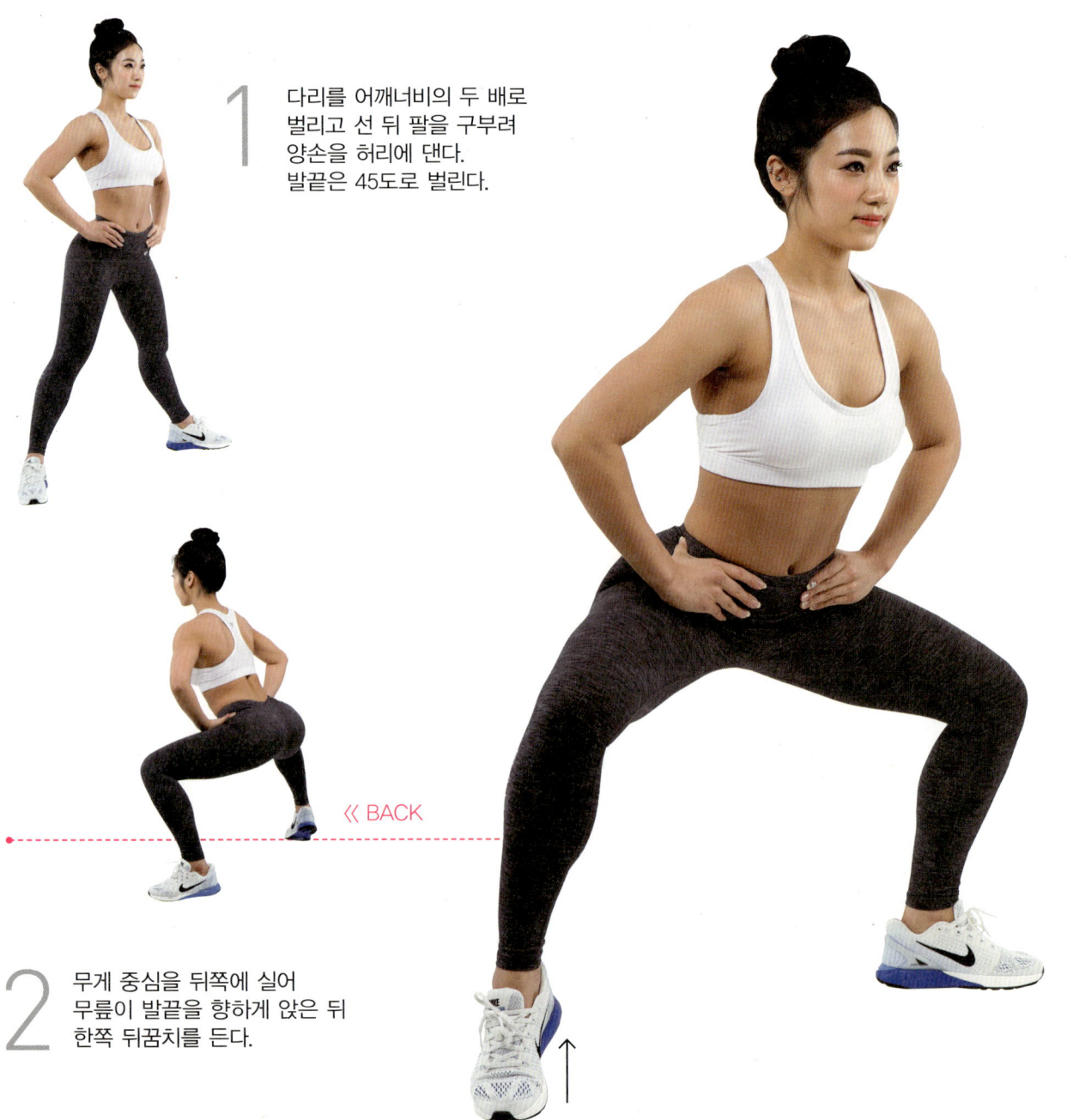

1 다리를 어깨너비의 두 배로 벌리고 선 뒤 팔을 구부려 양손을 허리에 댄다. 발끝은 45도로 벌린다.

2 무게 중심을 뒤쪽에 실어 무릎이 발끝을 향하게 앉은 뒤 한쪽 뒤꿈치를 든다.

《 BACK

ACTION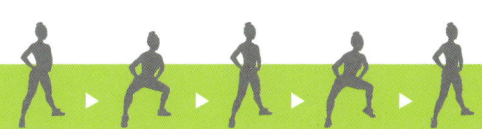

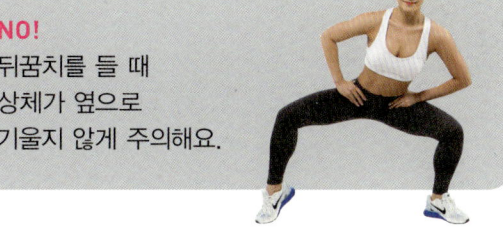

NO!
뒤꿈치를 들 때
상체가 옆으로
기울지 않게 주의해요.

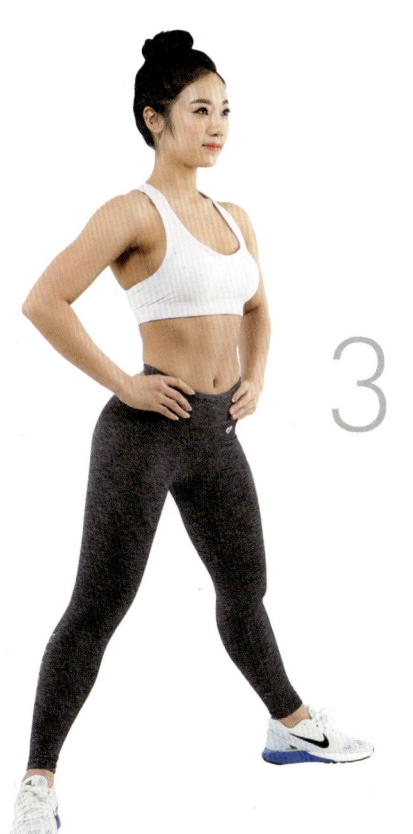

3 숨을 내쉬면서 일어난다.
이때 뒤꿈치로 바닥을 밀어내는
느낌으로 엉덩이에 힘을 주며
천천히 일어난다.

4 숨을 들이마시면서
무게 중심을 뒤쪽에 실어
무릎이 발끝을 향하게
앉은 뒤 반대쪽 뒤꿈치를 든다.

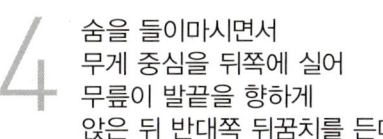

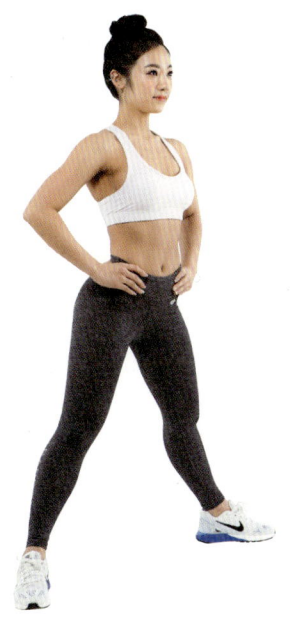

5 숨을 내쉬면서 일어난다. 이때 뒤꿈치로 바닥을
밀어내는 느낌으로 엉덩이에 힘을 주며 천천히 일어난다.

비키니 하체 라인 193

허벅지 & 종아리

8

15회씩 3세트

SPLIT SQUAT

한쪽 다리 구부리며 스쿼트하기

하체 근력을 전체적으로 키워 매끈한 다리 라인을 만들어요.
뒤로 뻗은 다리는 힘을 완전히 빼고 바닥에 닿을 듯 말 듯한 상태를 유지해요.
의자 위에 한쪽 다리를 올려놓고 실시해도 좋아요.

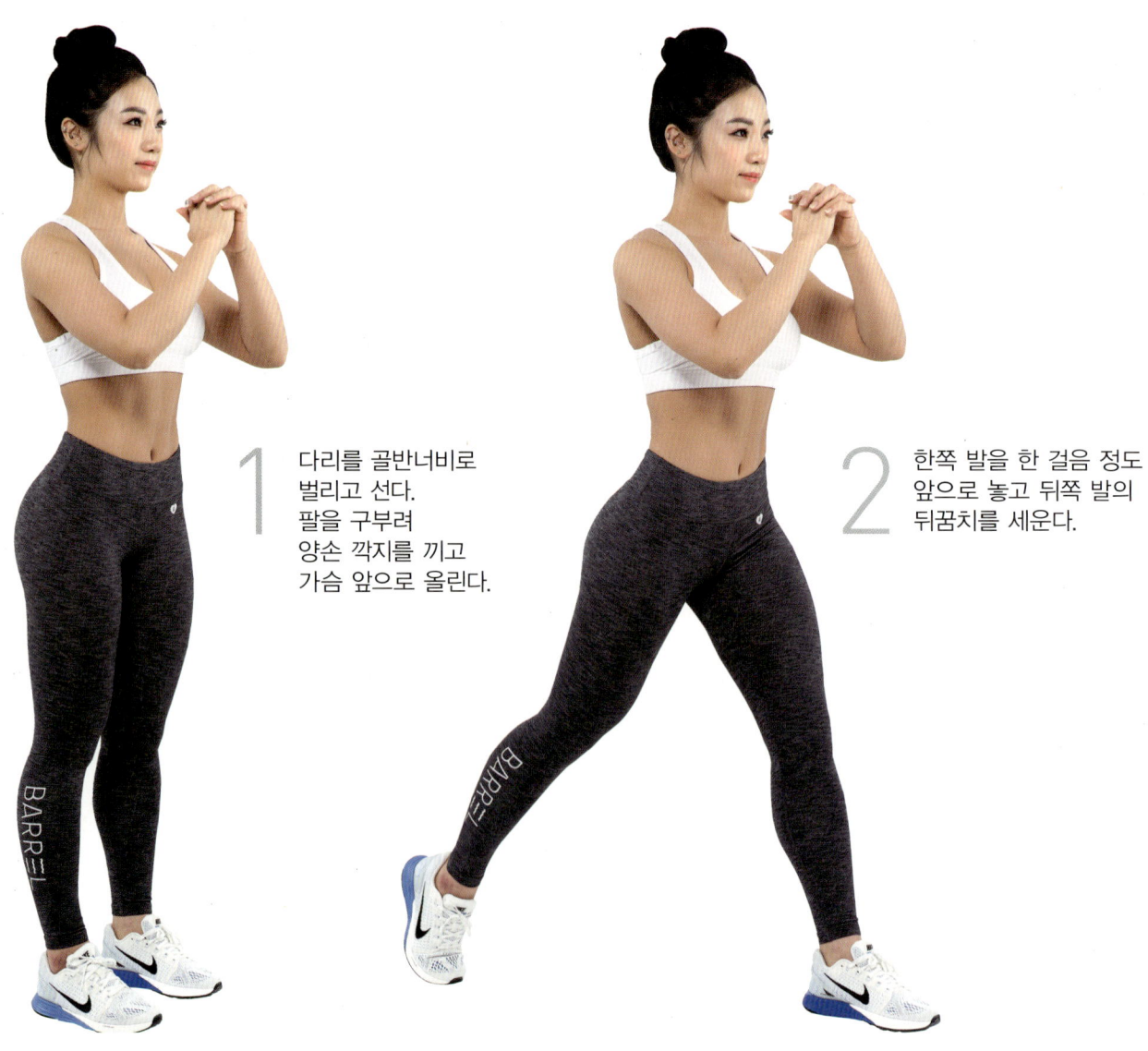

1 다리를 골반너비로 벌리고 선다.
팔을 구부려 양손 깍지를 끼고 가슴 앞으로 올린다.

2 한쪽 발을 한 걸음 정도 앞으로 놓고 뒤쪽 발의 뒤꿈치를 세운다.

ACTION

BESIDE 《

NO!
무릎이 너무 앞으로
나오지 않게 주의해요.

3 허리를 편 상태로 숨을 들이마시면서
무게 중심을 뒤쪽에 실어 다리를 구부린다.
15회 반복한다.
POINT 앞으로 구부린 다리는
스쿼트하는 느낌으로 앉았다 일어나요.

4 숨을 내쉬면서 앞쪽 뒤꿈치와
엉덩이에 힘을 주며 천천히 시작 자세로 돌아온다.
반대쪽도 똑같이 실시한다.

비키니 하체 라인 195

허벅지 & 종아리 — LUNGE

9 런지

15회씩 3세트

허벅지 앞 군살을 빼고 엉덩이에 탄력을 줘요. 앞으로 구부린 다리는 뒤꿈치에 무게 중심을 두고 엉덩이 힘으로 균형을 잡아요. 뒤로 뻗은 다리는 허벅지 앞쪽 근육을 늘리는 느낌으로 움직여요.

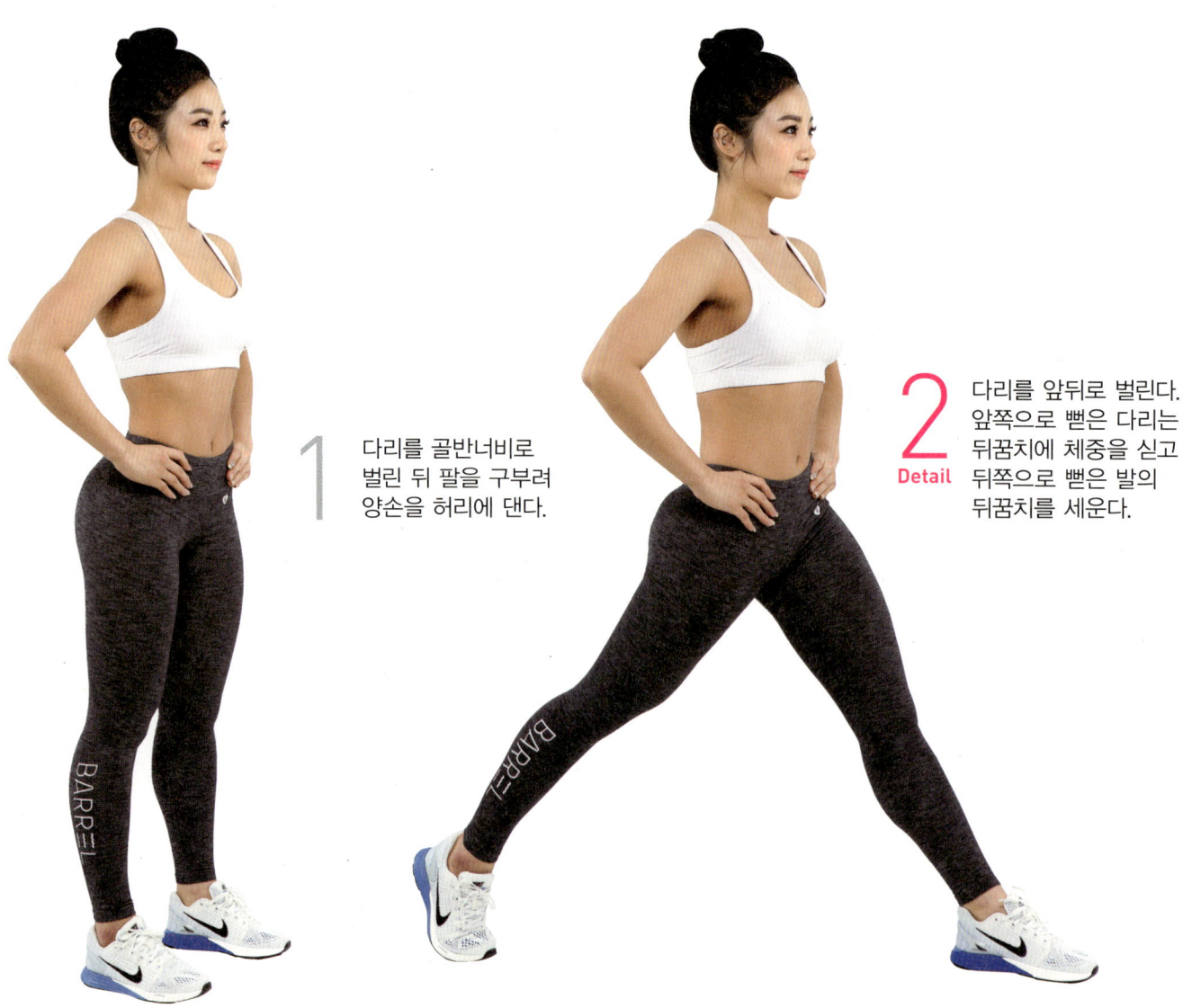

1 다리를 골반너비로 벌린 뒤 팔을 구부려 양손을 허리에 댄다.

2 Detail 다리를 앞뒤로 벌린다. 앞쪽으로 뻗은 다리는 뒤꿈치에 체중을 싣고 뒤쪽으로 뻗은 발의 뒤꿈치를 세운다.

ACTION

3
Detail

허리를 편 상태에서 숨을 내쉬면서 앞쪽으로 뻗은 다리를 90도로 구부리고 뒤쪽으로 뻗은 다리는 무릎이 바닥에 닿는 느낌으로 내린다.

NO!
상체가 앞으로 기울지 않게 허리를 꼿꼿이 세워 실시해요.

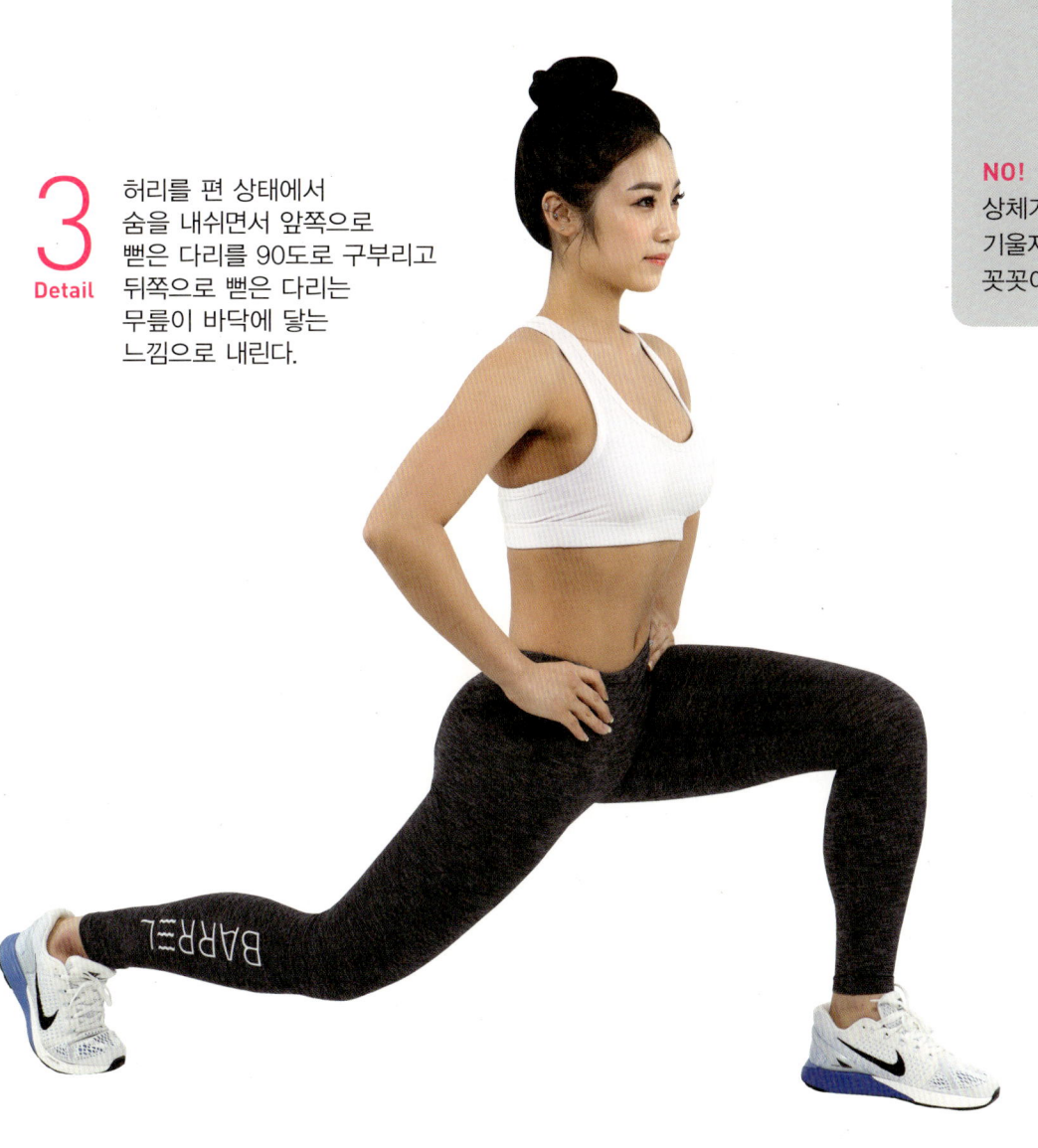

4 숨을 들이마시면서 앞쪽 다리 뒤꿈치와 뒤쪽 다리 허벅지에 동시에 힘을 주며 무릎을 천천히 편 뒤 시작 자세로 돌아온다. 반대쪽도 똑같이 실시한다.

2 Detail
포인트 동작 자세히 보기

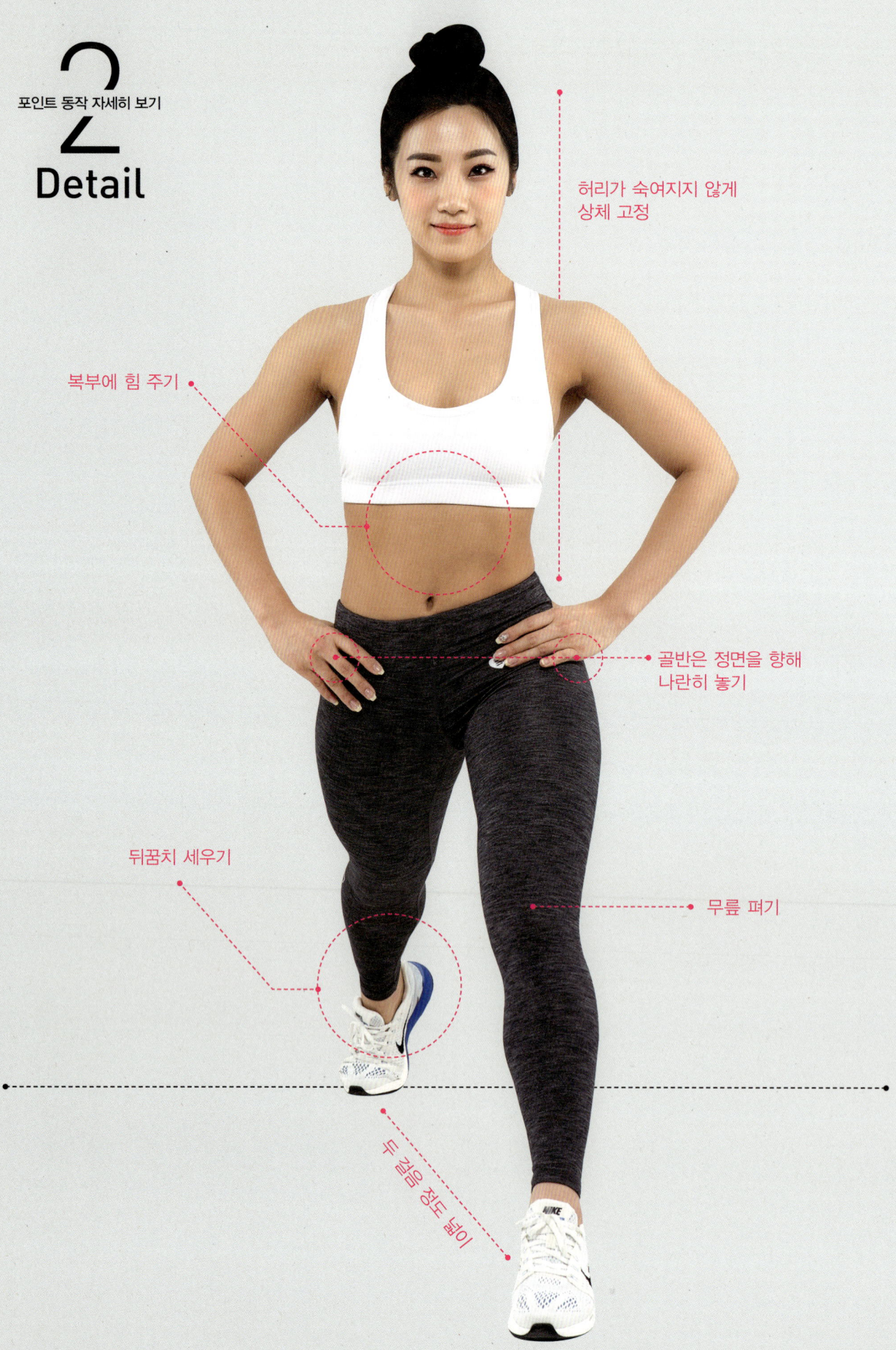

- 허리가 숙여지지 않게 상체 고정
- 복부에 힘 주기
- 골반은 정면을 향해 나란히 놓기
- 뒤꿈치 세우기
- 무릎 펴기
- 두 걸음 정도 넓이

3 Detail
포인트 동작 자세히 보기

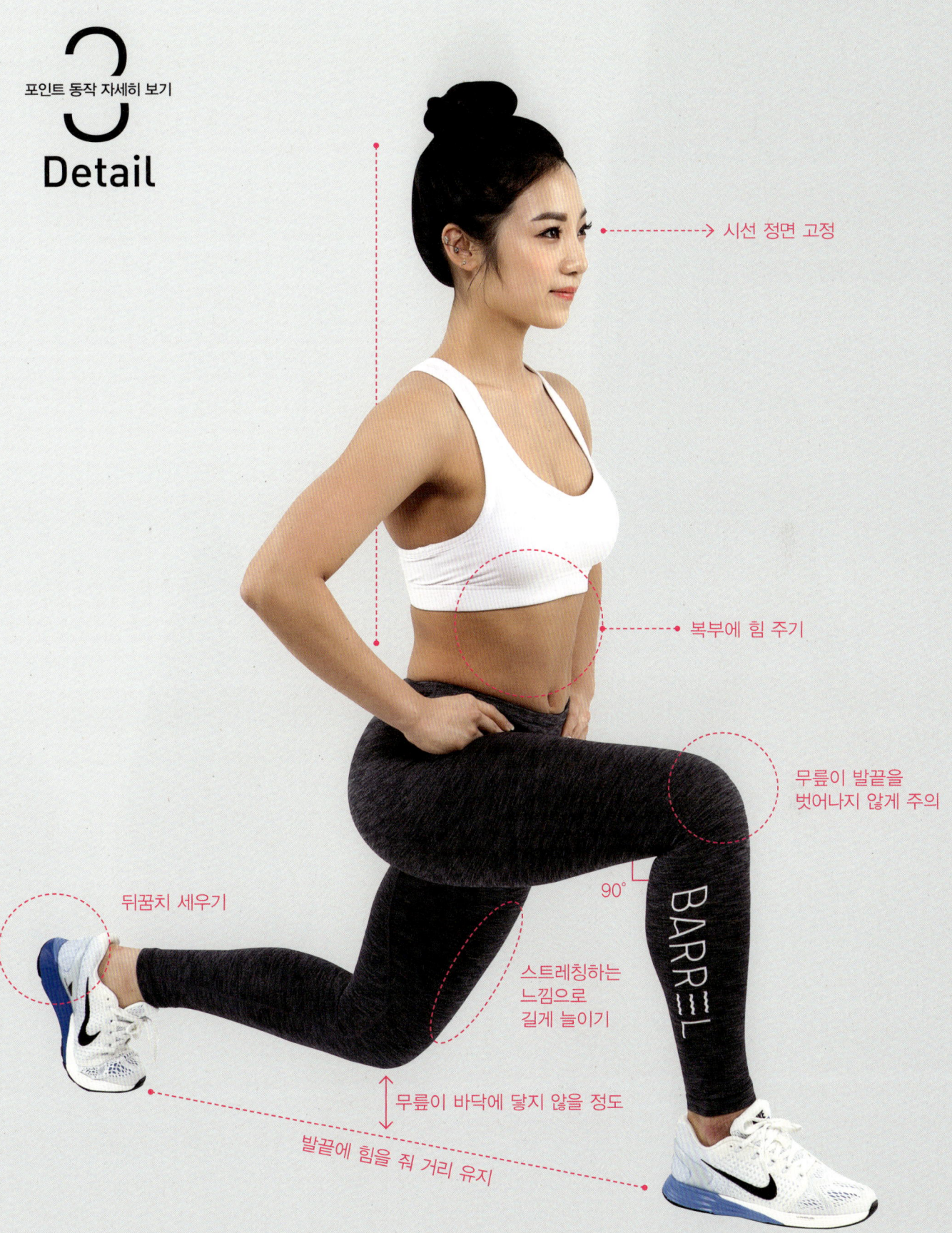

허벅지 & 종아리 SIDE LUNGE

10

15회씩 3세트

사이드런지

허벅지 안쪽을 집중 자극하는 운동이에요. 꾸준히 하면 허벅지가 슬림하고 길어 보이는 효과가 있어요. 허리는 곧게 세우고 가슴은 활짝 편 상태로 실시해요.

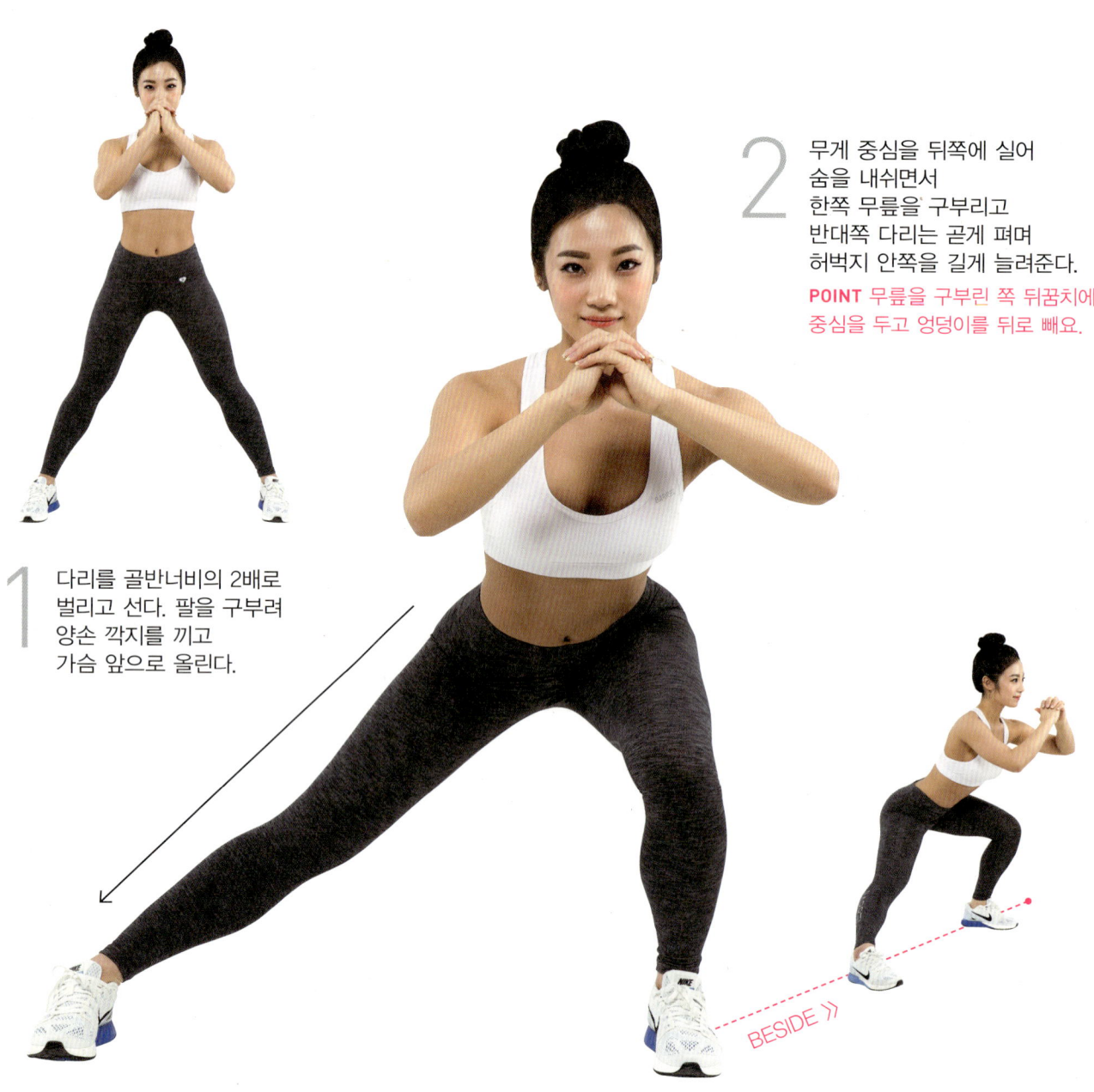

1 다리를 골반너비의 2배로 벌리고 선다. 팔을 구부려 양손 깍지를 끼고 가슴 앞으로 올린다.

2 무게 중심을 뒤쪽에 실어 숨을 내쉬면서 한쪽 무릎을 구부리고 반대쪽 다리는 곧게 펴며 허벅지 안쪽을 길게 늘려준다.
POINT 무릎을 구부린 쪽 뒤꿈치에 중심을 두고 엉덩이를 뒤로 빼요.

BESIDE ≫

ACTION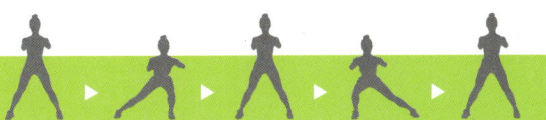

NO! 상체가 무너질 정도로 깊게 앉거나 어깨를 움츠리지 않아요.

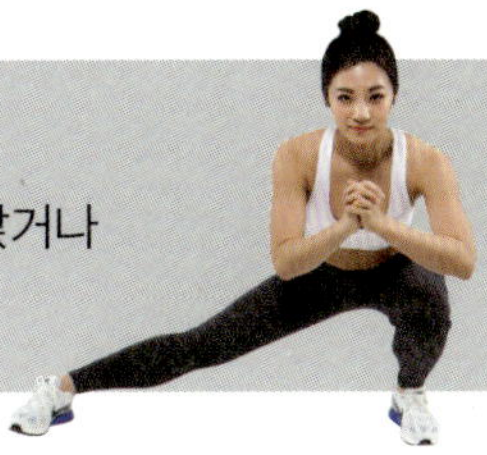

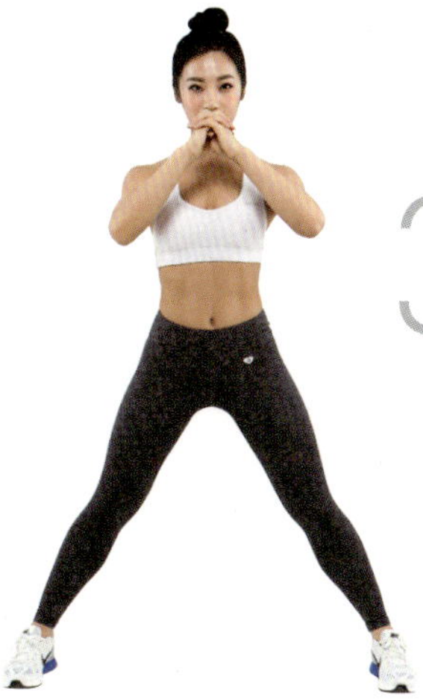

3 숨을 들이마시면서 구부린 다리를 쭉 펴며 시작 자세로 돌아온다.

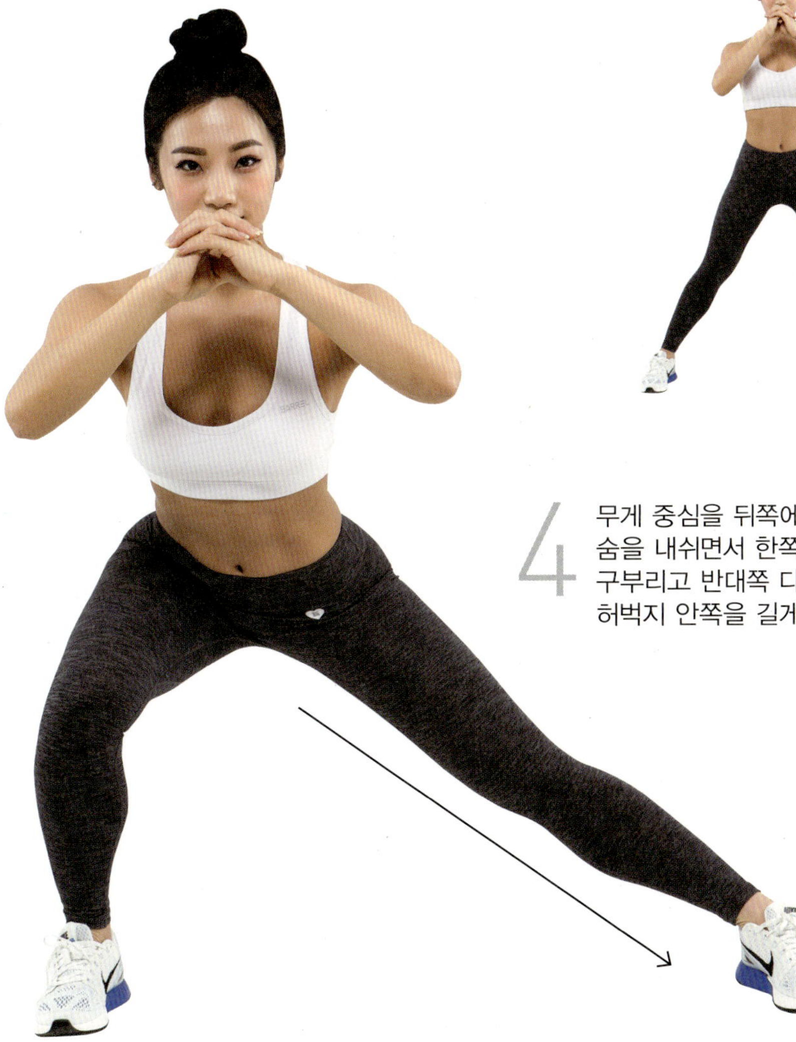

4 무게 중심을 뒤쪽에 실어 숨을 내쉬면서 한쪽 무릎(2번과 반대쪽)을 구부리고 반대쪽 다리는 곧게 펴며 허벅지 안쪽을 길게 늘려준다.

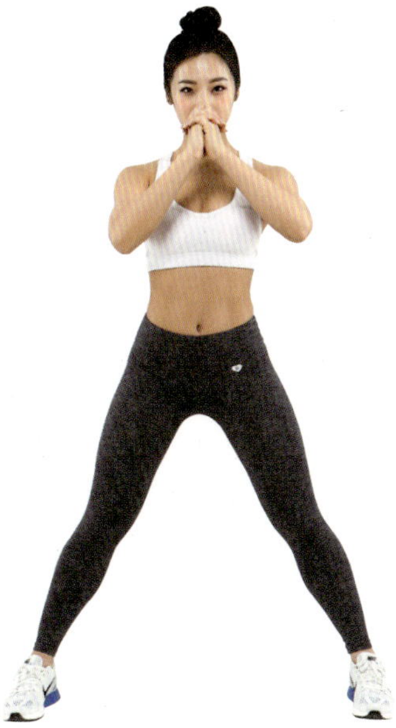

5 숨을 들이마시면서 구부린 다리를 쭉 펴며 시작 자세로 돌아온다.

허벅지 & 종아리

11

20회씩 3세트

STIFF DEADLIFT

골반 뒤로 빼면서 상체 내리기

탄력 있고 섹시한 뒤태를 원하는 사람에게 강력 추천해요. 허벅지, 힙, 등까지 자극을 줘 뒷라인을 예쁘게 다듬어줘요. 특히 허벅지 뒤쪽 근육을 강하게 자극해 허벅지 군살을 빼는 데 도움이 되지요. 잘못된 자세로 하면 허리에 통증이 올 수 있으니 동작을 미리 숙지한 후 실시해요.

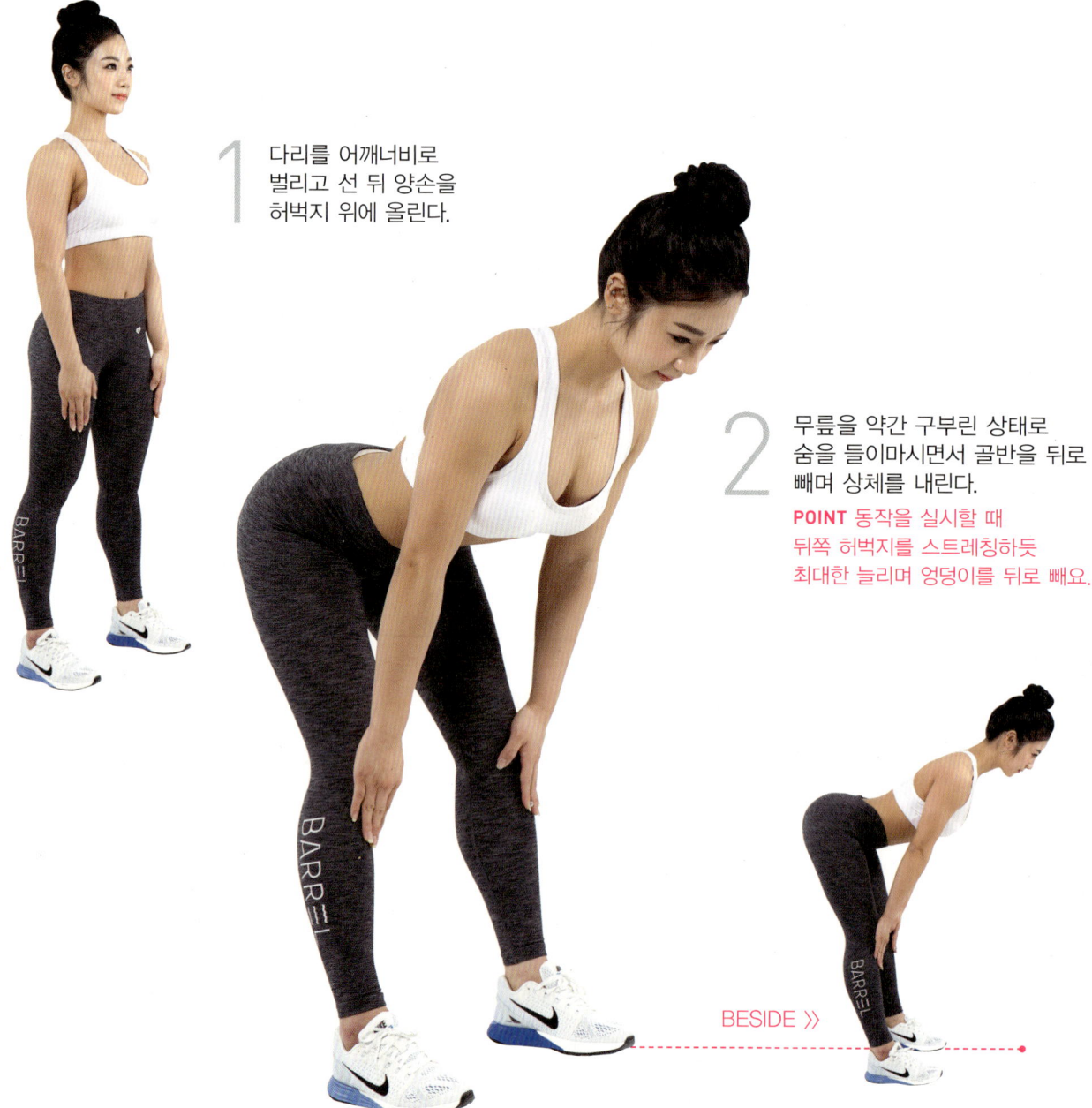

1 다리를 어깨너비로 벌리고 선 뒤 양손을 허벅지 위에 올린다.

2 무릎을 약간 구부린 상태로 숨을 들이마시면서 골반을 뒤로 빼며 상체를 내린다.
POINT 동작을 실시할 때 뒤쪽 허벅지를 스트레칭하듯 최대한 늘리며 엉덩이를 뒤로 빼요.

BESIDE »

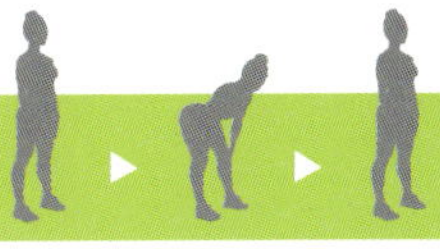

ACTION

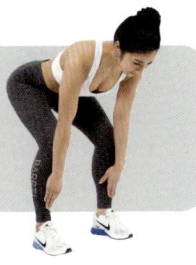

NO!
무릎을 많이 구부리거나 무게 중심이 앞으로 쏠리지 않게 주의해요.

3 숨을 내쉬면서 천천히 시작 자세로 돌아온다.

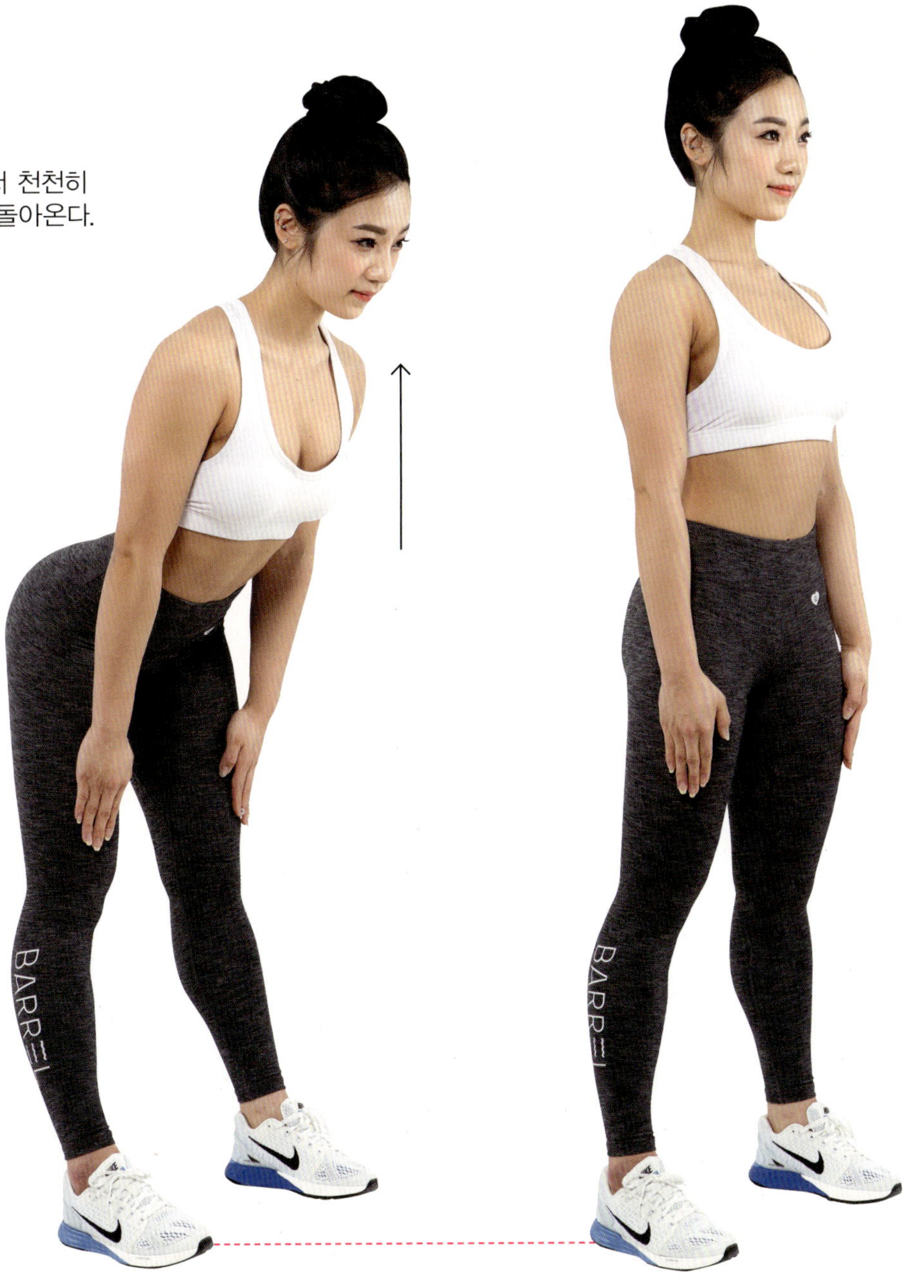

비키니 하체 라인 203

허벅지 & 종아리

12 CROSS LUNGE BACK KICK

골반 뒤로 빼고
한쪽 다리 뒤로 뻗기

15회씩 3세트

딱딱하게 굳은 등 근육을 부드럽게 하고 허벅지 뒤쪽 군살을 없애줘요.
뒤태를 전체적으로 자극하는 동작으로 유산소 운동과 전신 운동 효과도 있어요.
다리를 뻗을 때 골반이 돌아가지 않게 주의해요.

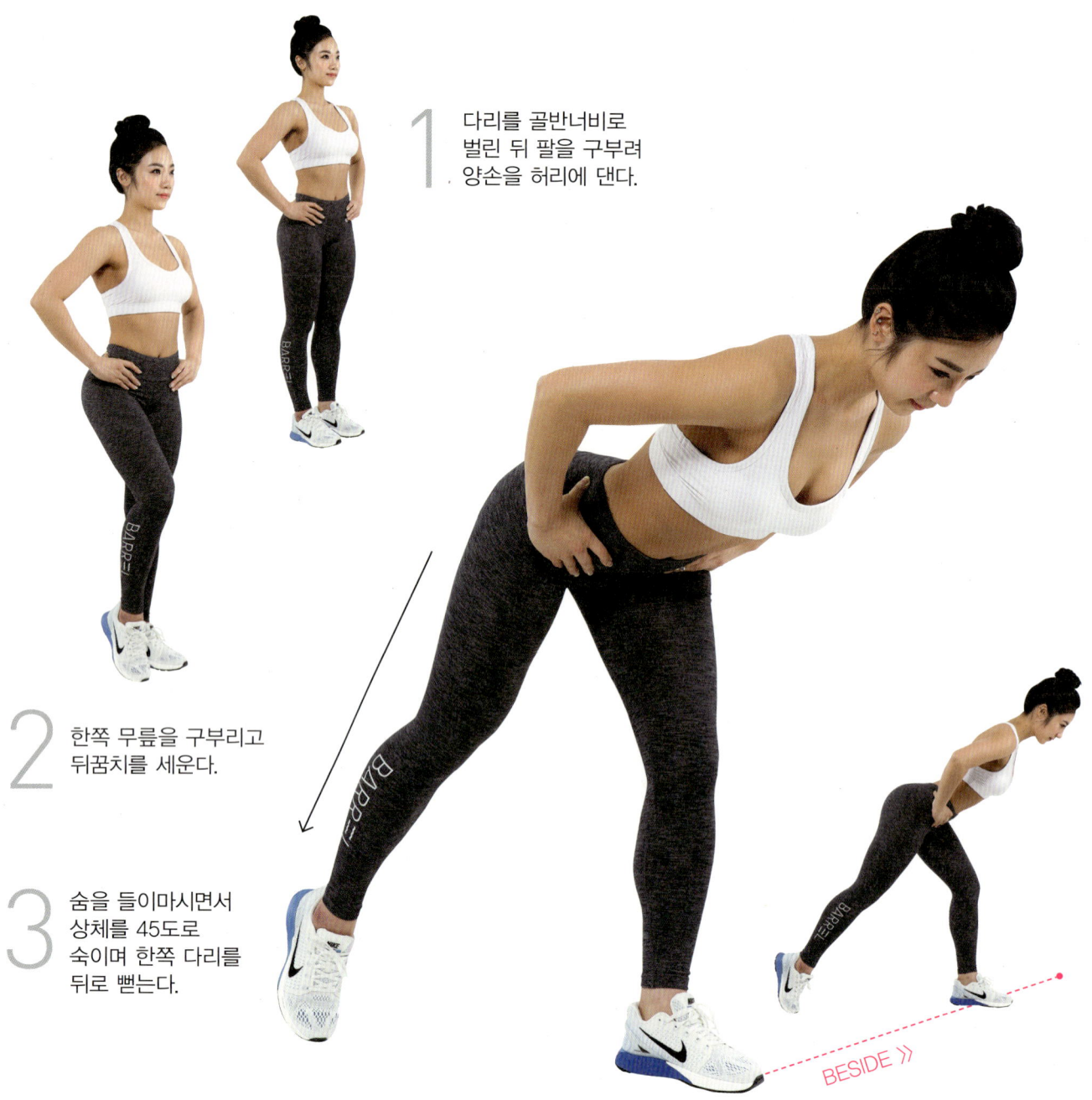

1 다리를 골반너비로 벌린 뒤 팔을 구부려 양손을 허리에 댄다.

2 한쪽 무릎을 구부리고 뒤꿈치를 세운다.

3 숨을 들이마시면서 상체를 45도로 숙이며 한쪽 다리를 뒤로 뻗는다.

BESIDE ≫

ACTION

4 천천히 시작 자세로 돌아온 뒤 숨을 내쉬면서 반대쪽 무릎을 구부리고 뒤꿈치를 세운다.
POINT 고정한 다리에 힘을 실어 동작을 실시해요.

5 숨을 들이마시면서 상체를 45도로 숙이며 반대쪽 다리를 뒤로 뻗는다.

6 숨을 내쉬면서 천천히 시작 자세로 돌아온다.

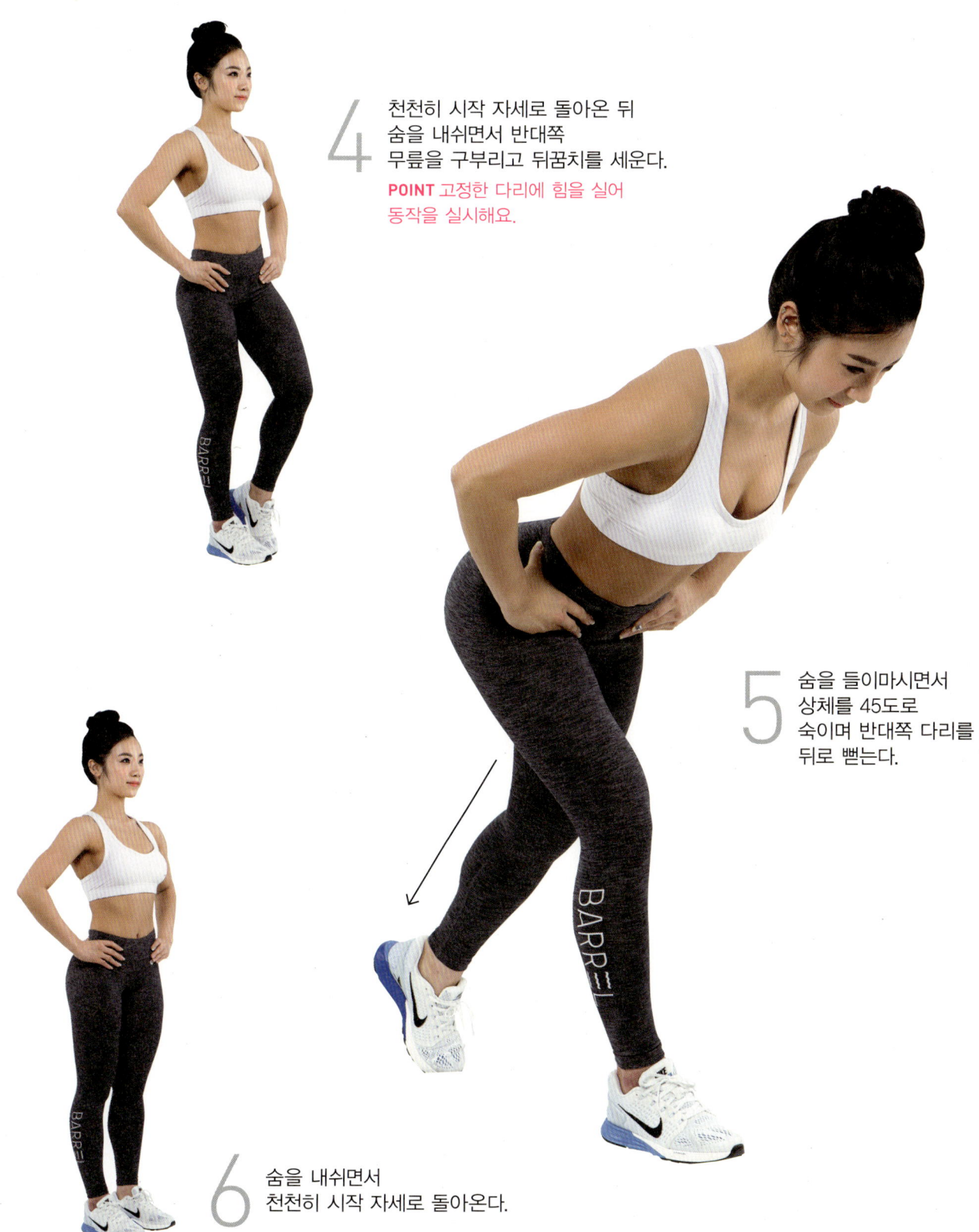

비키니 하체 라인 205

허벅지 & 종아리

13
20회씩 3세트

DEADLIFT SIDE STEP

상체 숙이고 옆으로 이동하기

허벅지 군살과 엉덩이 밑 살을 제거하고 힙 업과 허리 근력을 강화하는 동작이에요.
허리가 굽어지지 않게 복부에 힘을 줘 상체와 골반을 고정한 상태에서 좌우로 움직여요.

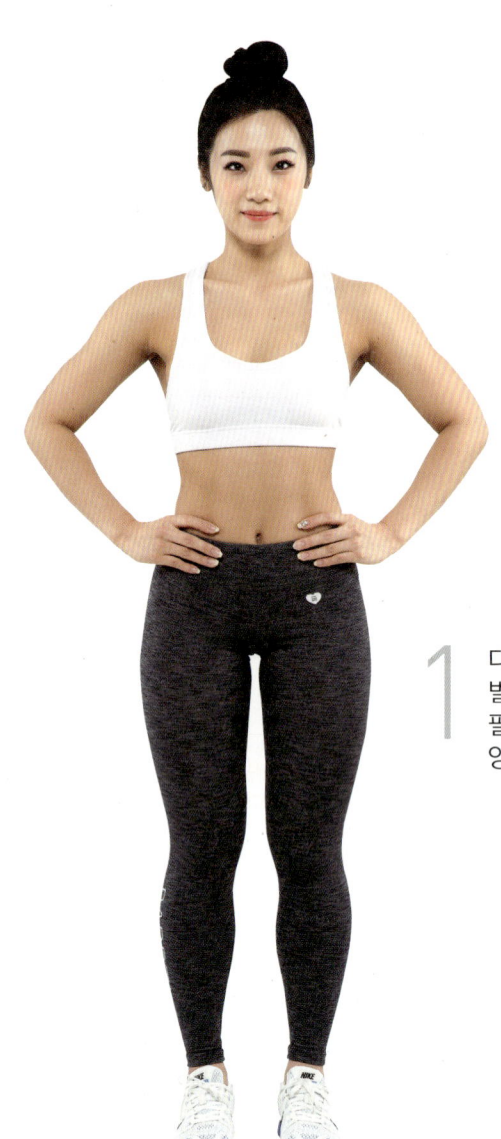

1 다리를 골반너비로 벌리고 선 뒤 팔을 구부려 양손을 허리에 댄다.

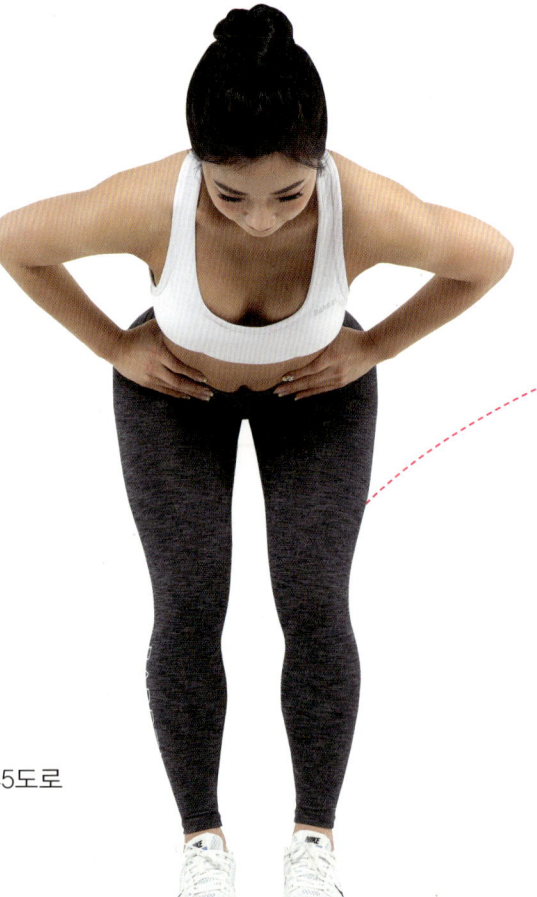

2 상체를 45도로 숙인다.

ACTION

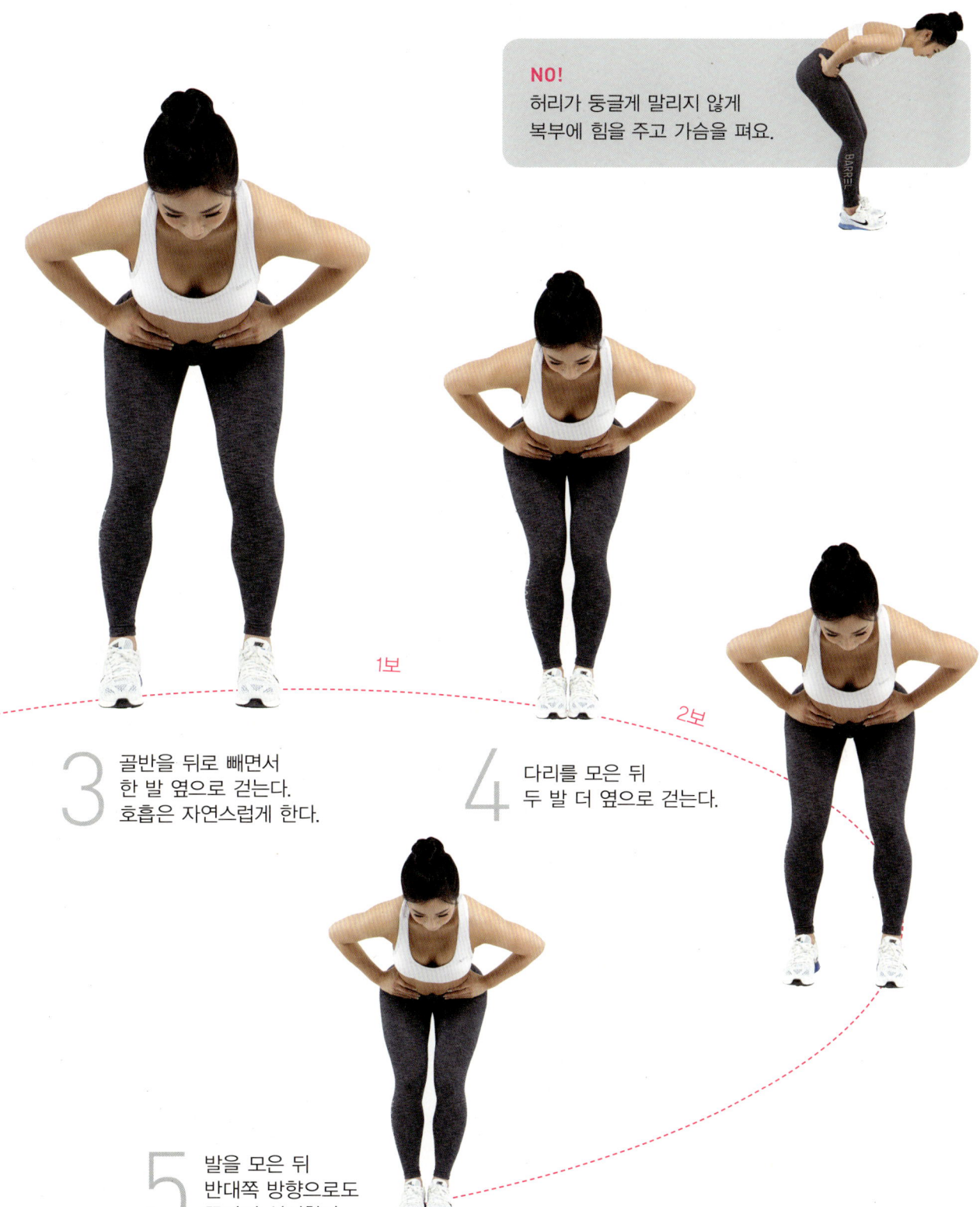

NO!
허리가 둥글게 말리지 않게
복부에 힘을 주고 가슴을 펴요.

3 골반을 뒤로 빼면서
한 발 옆으로 걷는다.
호흡은 자연스럽게 한다.

4 다리를 모은 뒤
두 발 더 옆으로 걷는다.

5 발을 모은 뒤
반대쪽 방향으로도
똑같이 실시한다.

허벅지 & 종아리

14
15회씩 3세트

STANDING FRONT KICK

서서 한쪽 다리 앞으로 뻗기

단순해 보이지만 허벅지 앞쪽과 복부에 많은 힘이 필요한 동작이에요.
허벅지 앞쪽 군살을 제거해 탄력 있게 만들어주지요. 반복하면 몸의 균형도 생겨요.

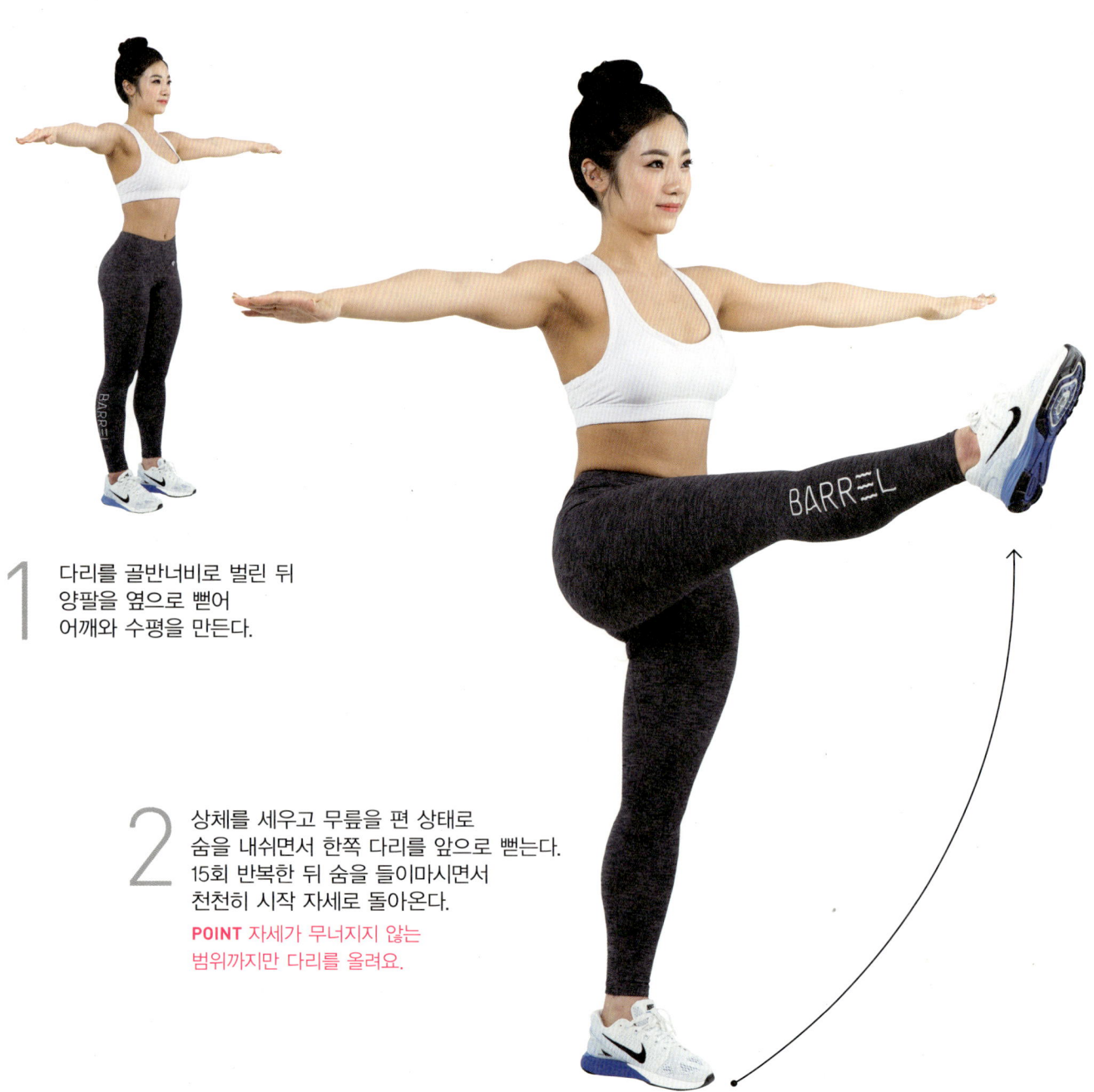

1. 다리를 골반너비로 벌린 뒤 양팔을 옆으로 뻗어 어깨와 수평을 만든다.

2. 상체를 세우고 무릎을 편 상태로 숨을 내쉬면서 한쪽 다리를 앞으로 뻗는다. 15회 반복한 뒤 숨을 들이마시면서 천천히 시작 자세로 돌아온다.
POINT 자세가 무너지지 않는 범위까지만 다리를 올려요.

ACTION

3 상체를 세우고 무릎을 편 상태로 숨을 내쉬면서 반대쪽 다리를 앞으로 뻗는다. 15회 반복한 뒤 숨을 들이마시면서 천천히 시작 자세로 돌아온다.

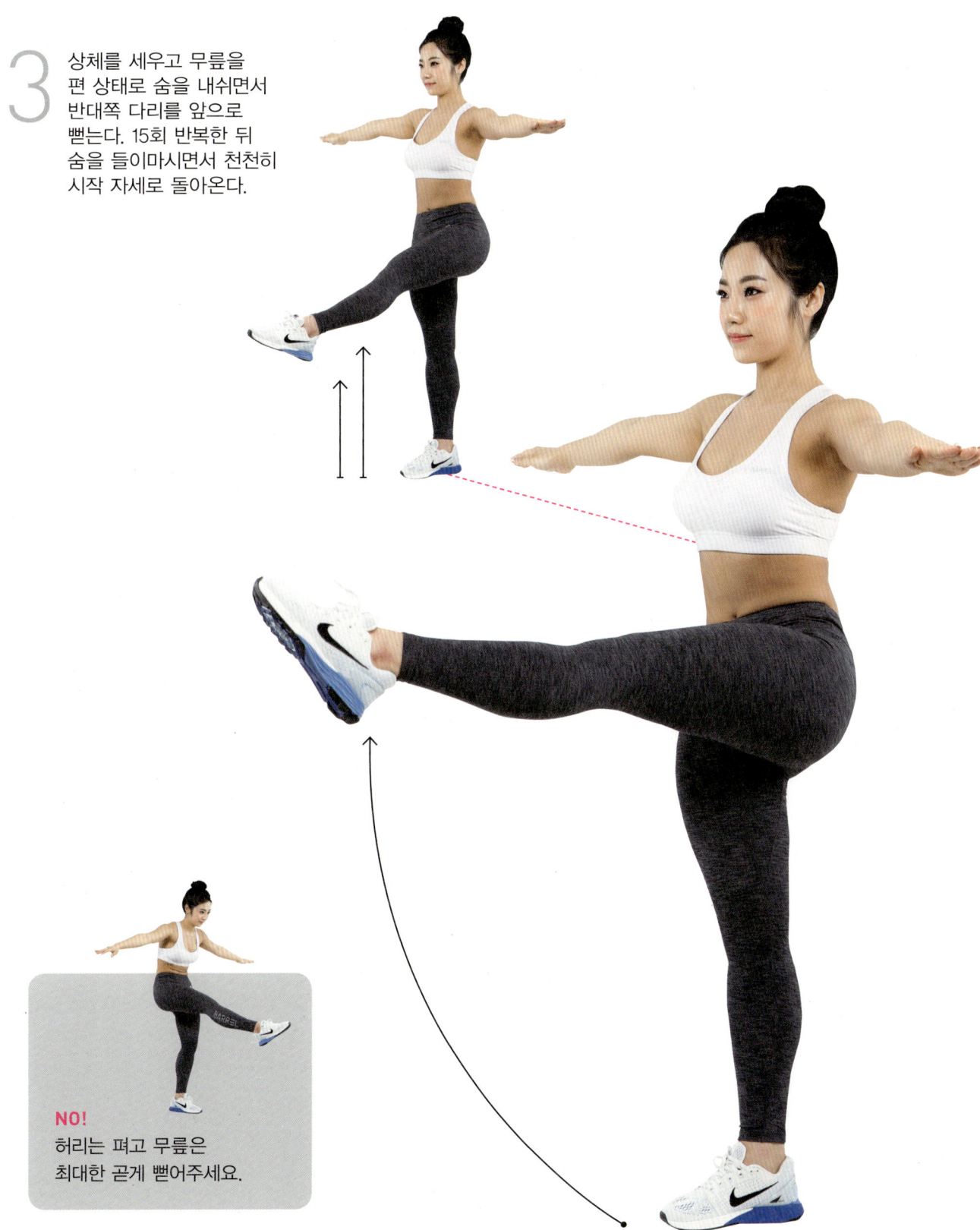

NO!
허리는 펴고 무릎은 최대한 곧게 뻗어주세요.

비키니 하체 라인 209

허벅지 & 종아리

15

15회씩 3세트

STANDING SIDE KICK, HIP ABDUCTION

서서 한쪽 다리 옆으로 뻗기

팔을 벌리고 똑바로 선 뒤 다리를 한쪽씩 옆으로 뻗으면 허벅지 바깥쪽 군살을 빼는 데 도움이 돼요. 팔과 상체는 고정한 채 허벅지 힘으로만 다리를 뻗는 게 포인트! 중심이 잘 잡히지 않으면 벽이나 의자를 잡고 실시해요.

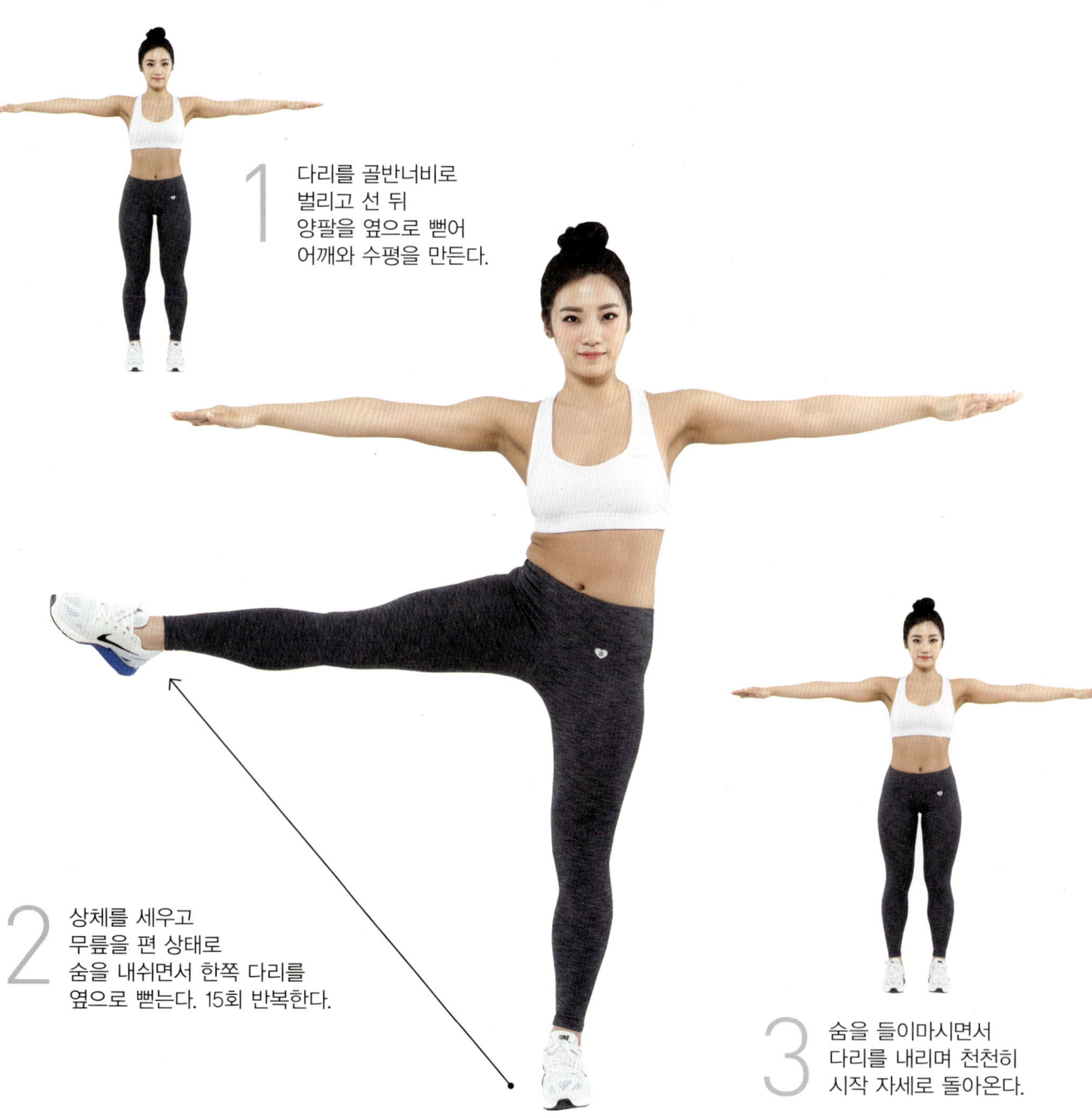

1 다리를 골반너비로 벌리고 선 뒤 양팔을 옆으로 뻗어 어깨와 수평을 만든다.

2 상체를 세우고 무릎을 편 상태로 숨을 내쉬면서 한쪽 다리를 옆으로 뻗는다. 15회 반복한다.

3 숨을 들이마시면서 다리를 내리며 천천히 시작 자세로 돌아온다.

ACTION

NO! 몸이 기울지 않게 주의해요.

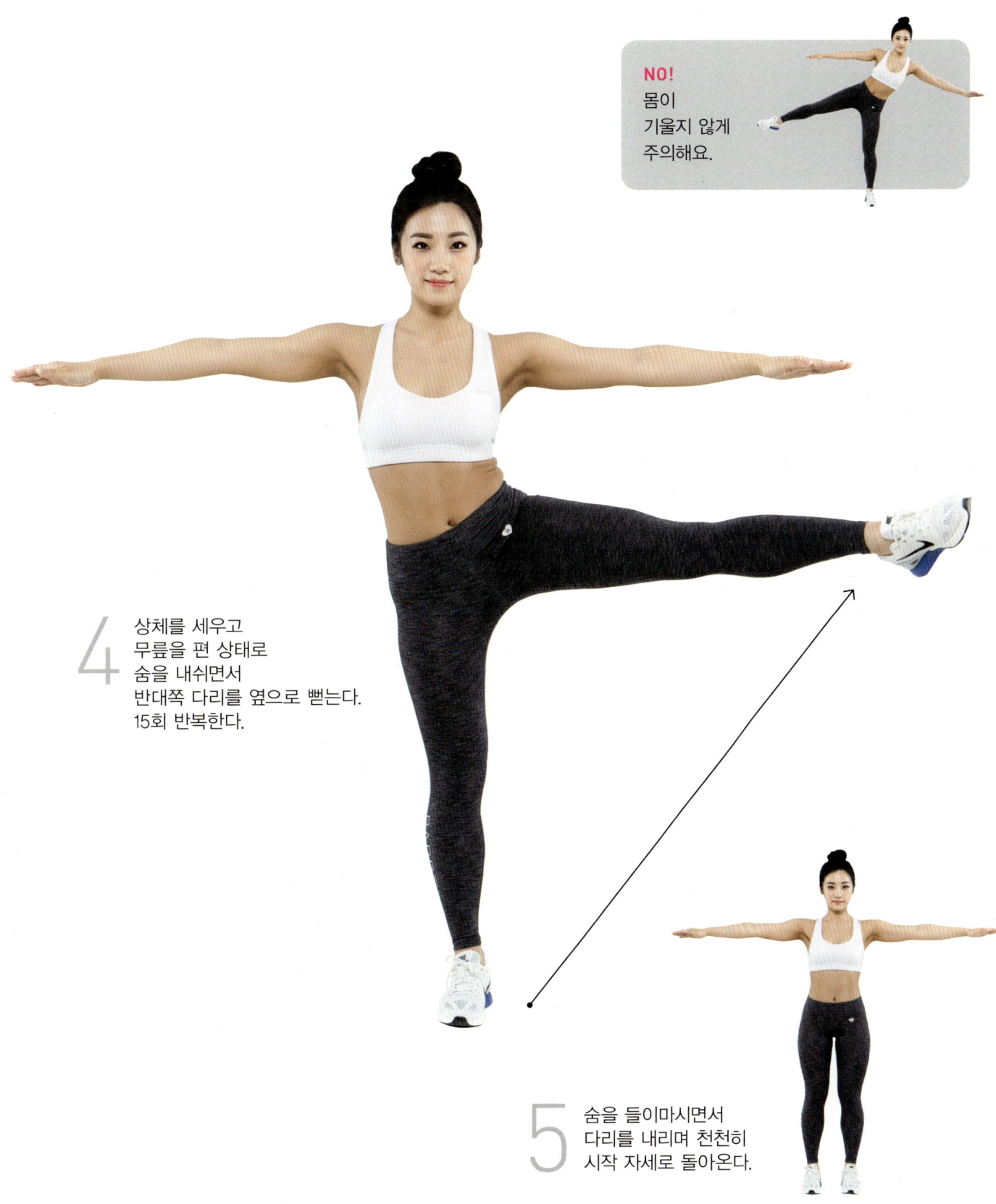

4 상체를 세우고 무릎을 편 상태로 숨을 내쉬면서 반대쪽 다리를 옆으로 뻗는다. 15회 반복한다.

5 숨을 들이마시면서 다리를 내리며 천천히 시작 자세로 돌아온다.

허벅지 & 종아리 　　CROSS BACK LUNGE

16

15회씩 3세트

크로스런지

런지 동작을 변형한 운동으로 다리 바깥쪽 라인과 엉덩이를 자극해 완벽한 꿀벅지를 만들어요. 자극이 부족하다고 느껴지면 무릎을 굽힌 상태에서 버티는 동작에 집중해요.

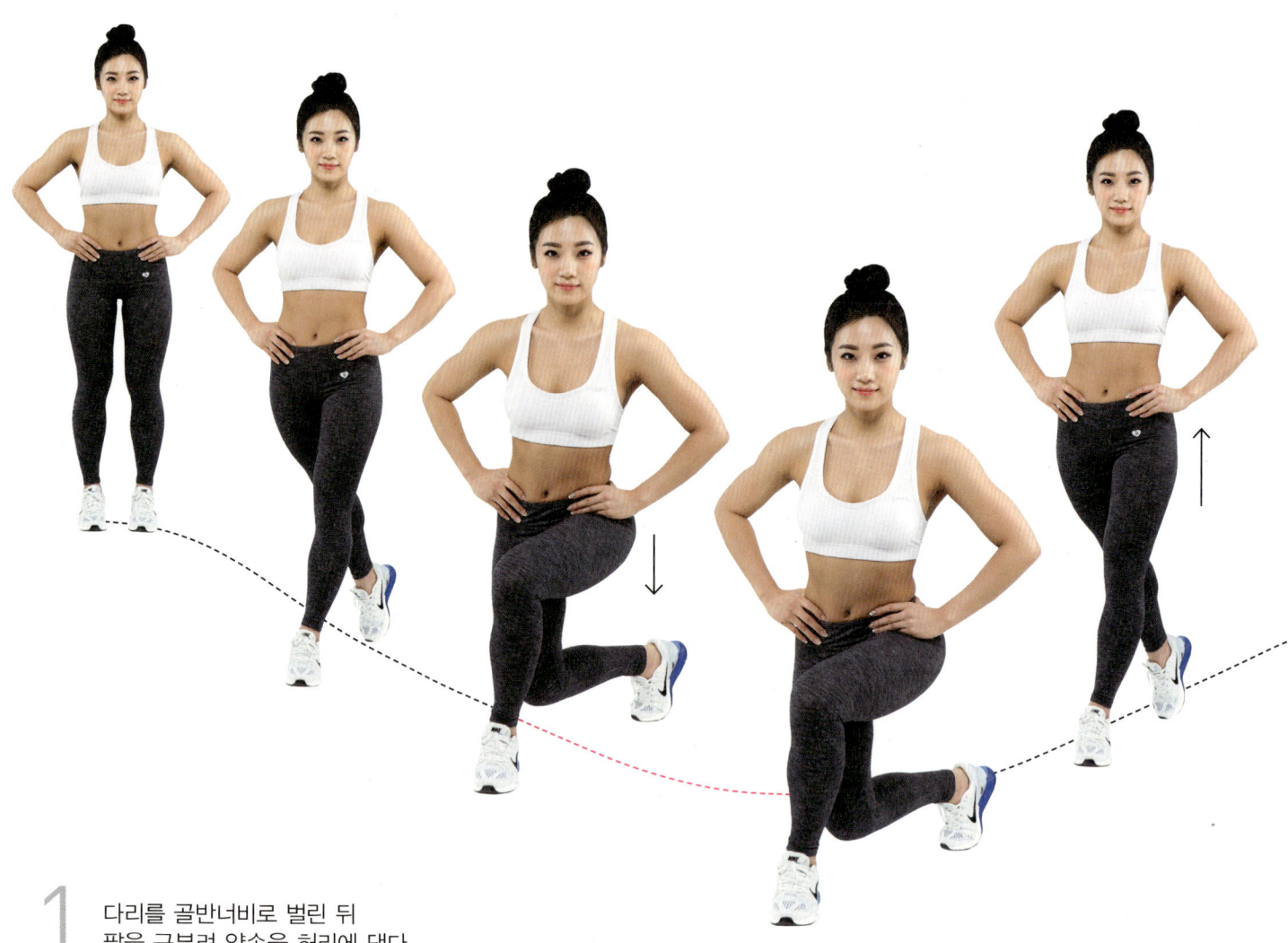

1　다리를 골반너비로 벌린 뒤 팔을 구부려 양손을 허리에 댄다.

2　왼발을 오른발과 크로스해놓는다. 오른발 뒤꿈치를 세운다.

3　허리를 편 상태에서 숨을 들이마시면서 오른쪽 다리를 구부려 앉는다. 숨을 내쉬면서 천천히 일어난다.

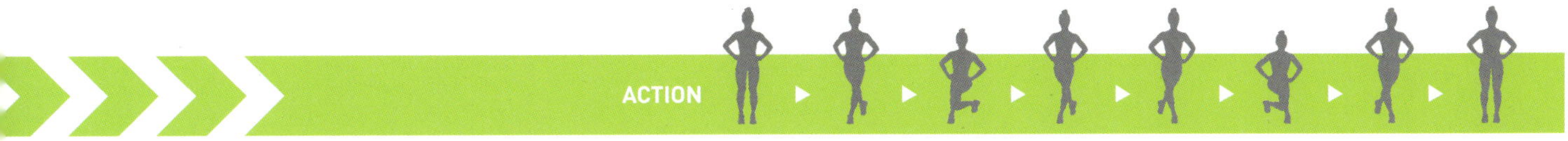

ACTION

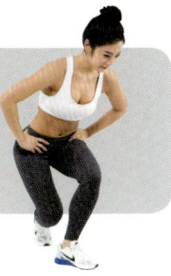

NO!
앉을 때 허리가 숙여지지 않게 주의해요.

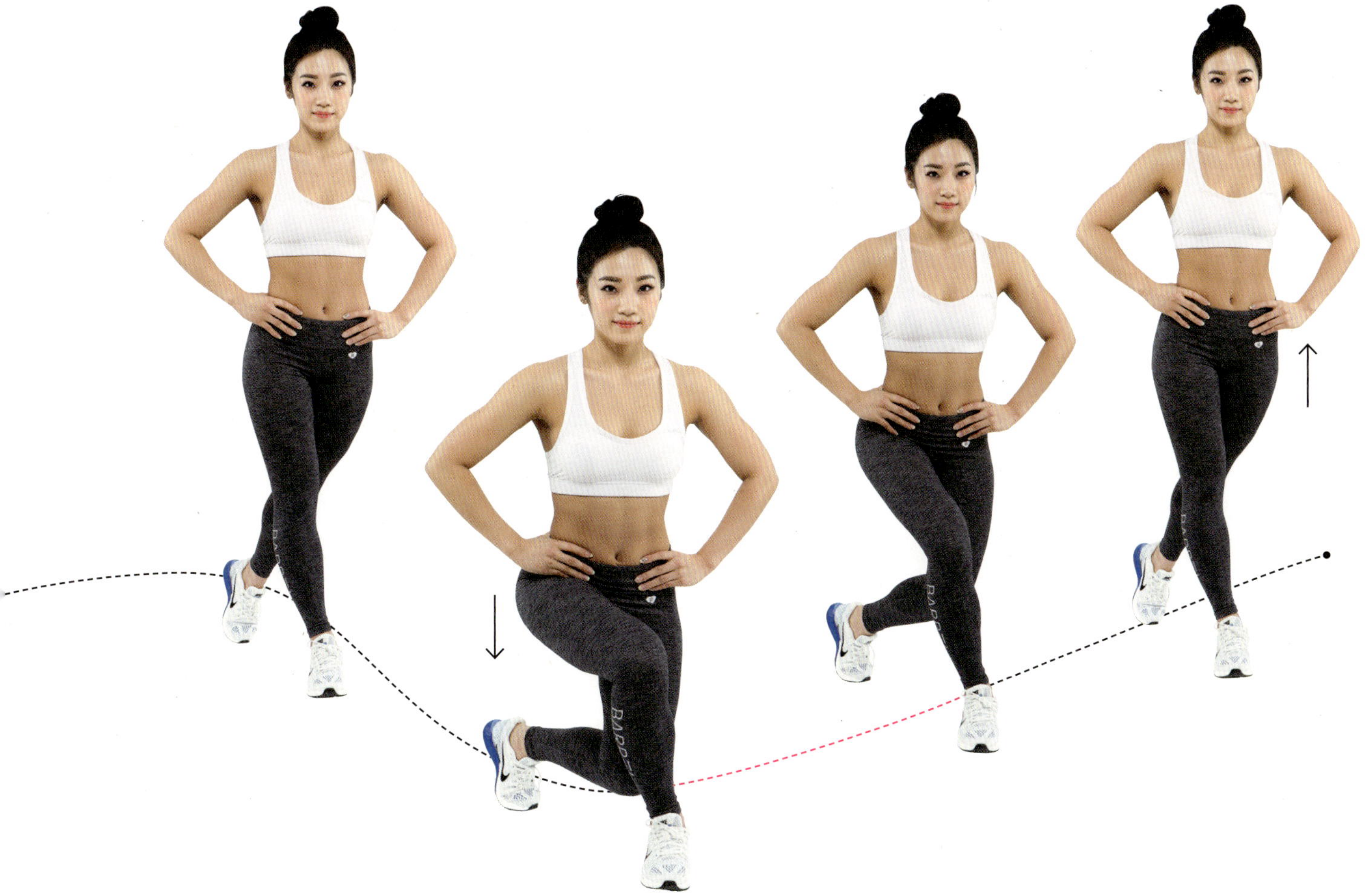

4 오른발을 왼발과 크로스해놓는다.
왼발 뒤꿈치를 세운다.
POINT 앉을 때 무릎이 과하게 앞으로 나오지 않게 무게 중심을 뒤쪽에 둬요.

5 허리를 편 상태에서 숨을 들이마시면서 왼쪽 다리를 구부려 앉는다. 숨을 내쉬면서 천천히 일어난 뒤 시작 자세로 돌아온다.

비키니 하체 라인 213

허벅지 & 종아리

17 발 크로스하기와 뒤꿈치 세워 런지하기

CROSS LUNGE BACK KICK

15회씩 3세트

엉덩이에 탄력이 생기고 허벅지 뒤쪽 군살을 없애줘요.
균형감각과 집중력 강화에도 도움이 되지요. 엉덩이 힘을 끝까지 유지하며
앉을 땐 천천히! 다리를 뒤로 뻗을 땐 힘차게!

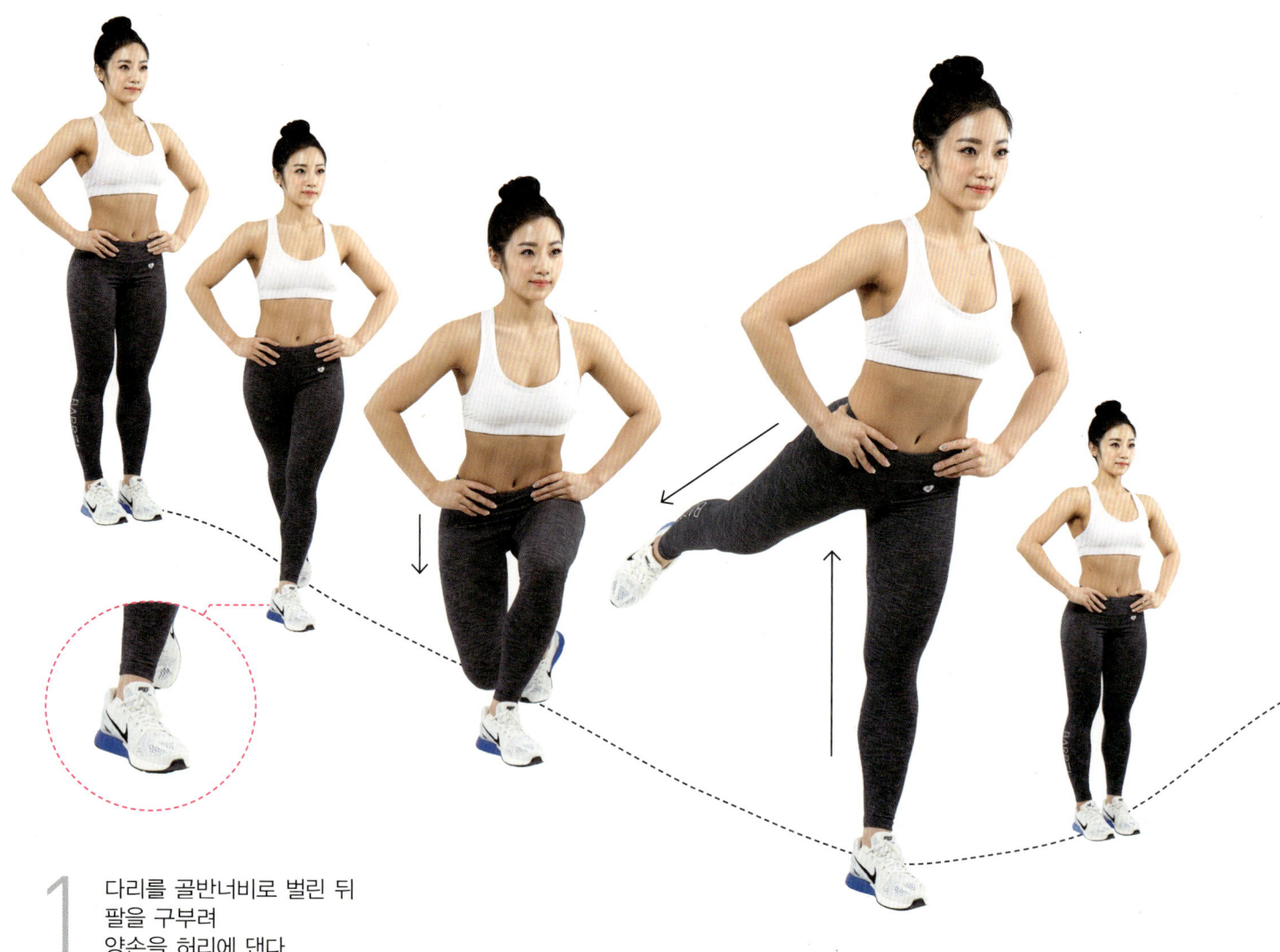

1. 다리를 골반너비로 벌린 뒤 팔을 구부려 양손을 허리에 댄다.

2. 왼발을 오른발과 크로스해놓는다. 오른발 뒤꿈치를 세운다.

3. 허리를 편 상태에서 숨을 들이마시면서 오른쪽 다리를 구부려 앉는다. 숨을 내쉬면서 일어나며 다리를 뒤로 뻗는다. 천천히 시작 자세로 돌아온다.

ACTION

> **NO!**
> 앉을 때 허리가 숙여지지 않게 주의해요.

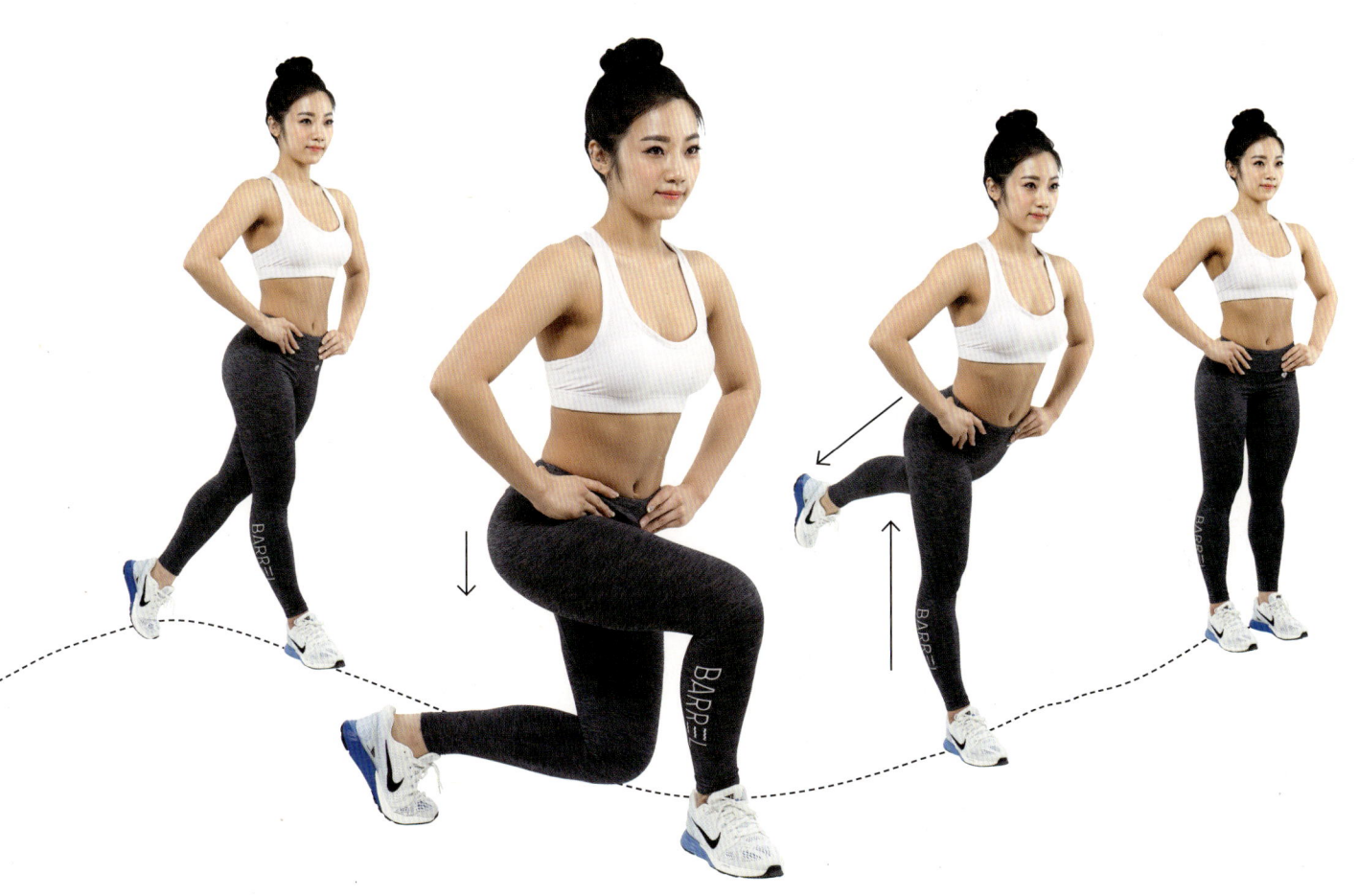

4   오른발을 왼발과 크로스해놓는다. 왼발 뒤꿈치를 세운다.
허리를 편 상태에서 숨을 들이마시면서 왼쪽 다리를 구부려 앉는다.
숨을 내쉬면서 일어나며 다리를 뒤로 뻗는다. 천천히 시작 자세로 돌아온다.

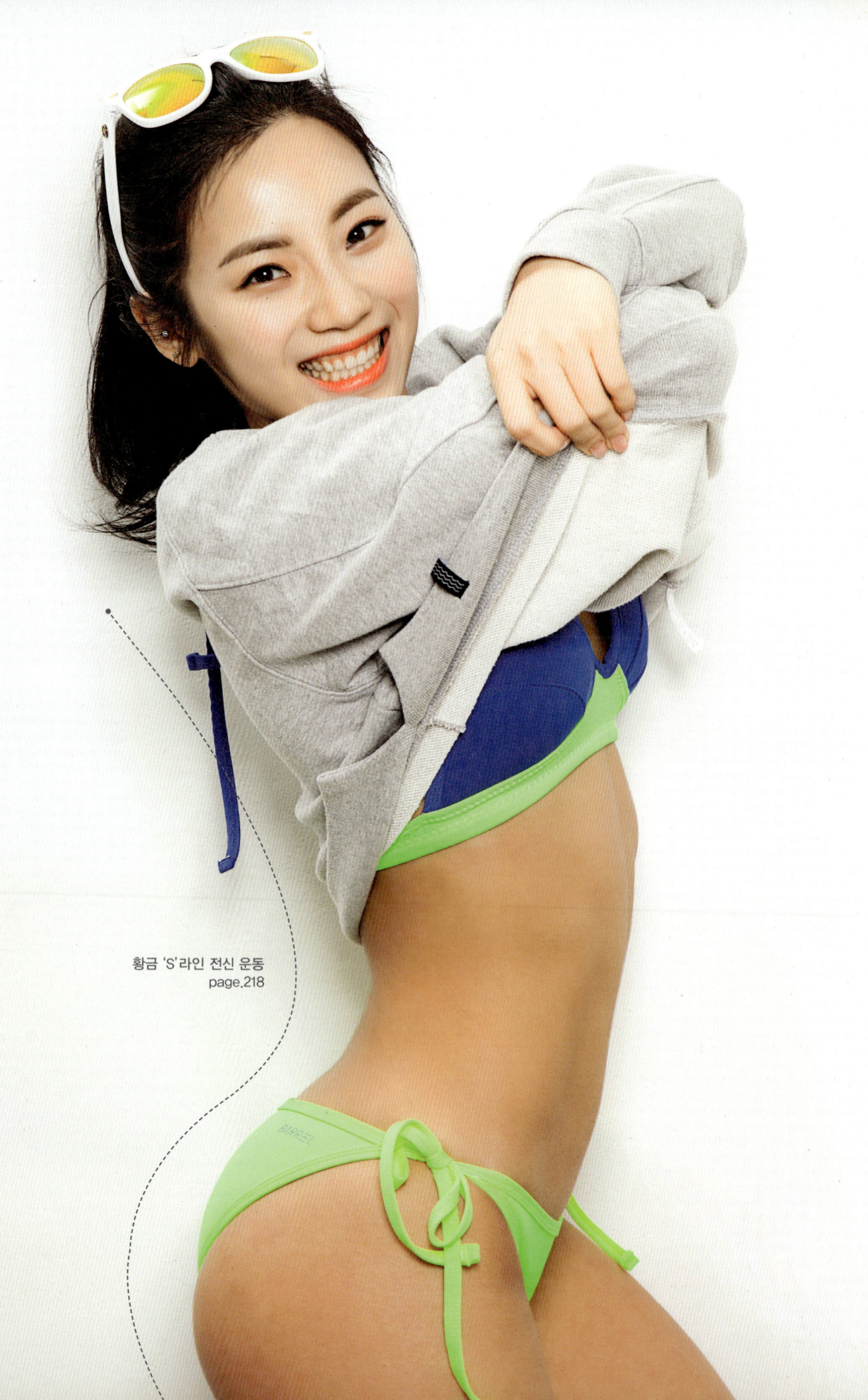

황금 'S'라인 전신 운동
page.218

PART 3
7일이면 충분해! 칼로리 태우는 **전신 운동**

삼시 '다섯 끼'여도 괜찮아

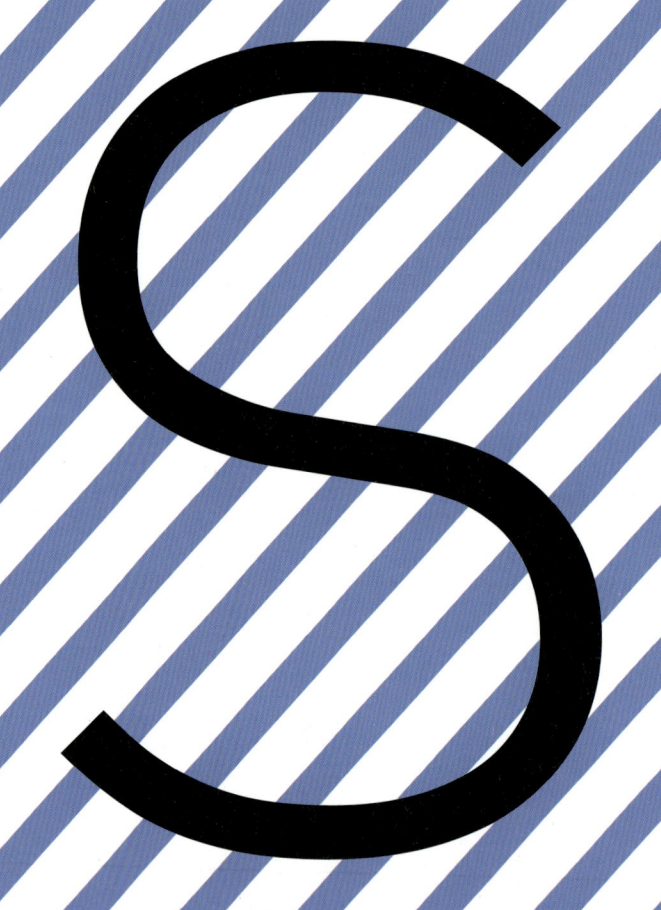

황금 'S' 라인 전신 운동

운동할 시간이 없거나 짧은 시간에 다이어트를 해야 할 때 지금

부터 소개하는 황금 'S'라인 전신 운동을 추천해요. 앞서 소개한

부위별 동작을 조합한 운동으로 짧은 시간 안에 많은 칼로리를

소모시키고 체력 강화에 도움을 줘요. 또한 혈액순환이 활발해지

고 군살이 제거돼 탄력 있고 날씬한 몸매 라인을 가질 수 있어요.

유산소 운동과 근력 운동 두 가지 효과를 한 번에 얻을 수 있는

전신 운동! 남녀 불문하고 모두에게 강력 추천해요.

DAY 1 기본 동작 익히기

앞으로 7일 동안 진행할 운동은 앞서 소개한 부위별 동작에 새로운 동작을 추가하는 방식이에요. 1일차에는 가장 쉽고 기본적인 동작으로 구성했어요. 운동할 때 걸리는 시간이나 횟수보다 동작을 정확하게 익히고 몸 전체에 자극을 느낀다는 생각으로 따라 해봐요.

STEP 1
팔 벌려 뛰기
30회

1. 양팔을 허벅지에 붙이고 바르게 선다.
2. 팔을 어깨와 수평이 되게 양옆으로 쭉 뻗는다.
3. 팔과 다리를 모으며 시작 자세로 돌아온다.
4. 제자리에서 뛰며 팔을 머리 위로 올렸다 내린다.
5. 시작 자세로 돌아온다.

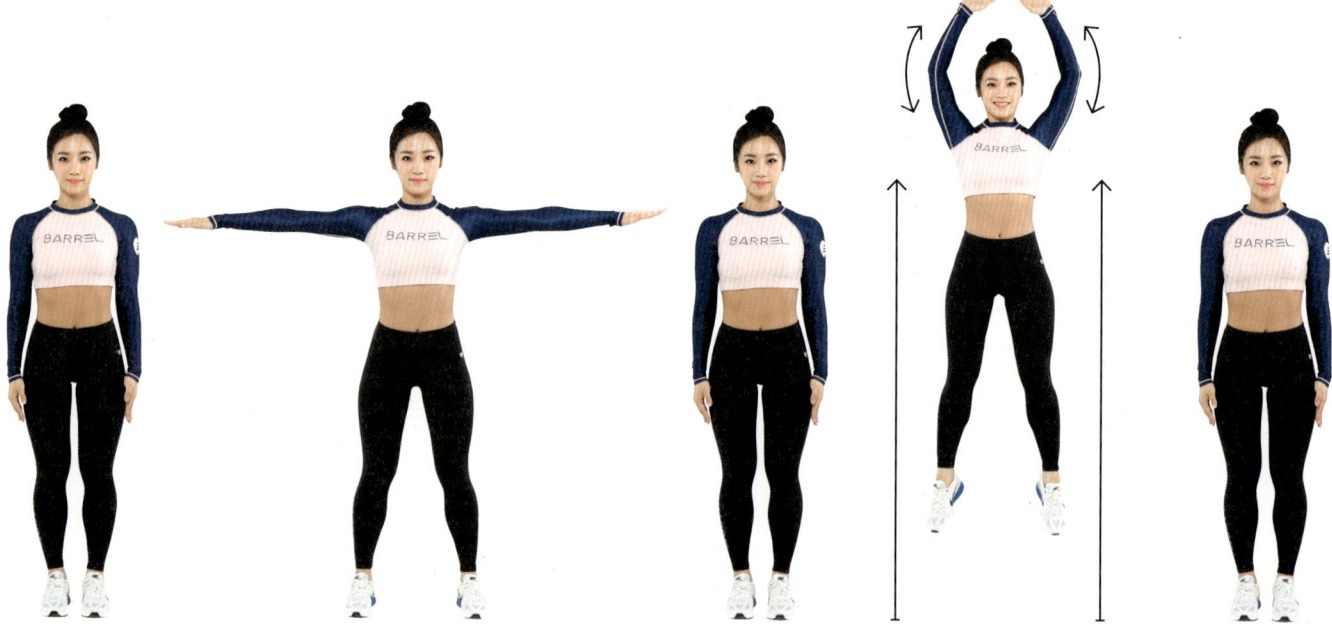

STEP 2
스탠딩니업
20회

1 팔을 구부려 양손을 머리 뒤에 댄다.
2 숨을 내쉬면서 복부에 힘을 주며 상체를 둥글게 말고 한쪽 무릎을 골반 높이까지 들어준다.
3 숨을 들이마시면서 상체를 세우고 다리를 내리며 시작 자세로 돌아온다.
4 숨을 내쉬면서 복부에 힘을 주며 상체를 둥글게 말고 반대쪽 무릎을 골반 높이까지 들어준다. 숨을 들이마시면서 상체를 세우고 다리를 내리며 시작 자세로 돌아온다.

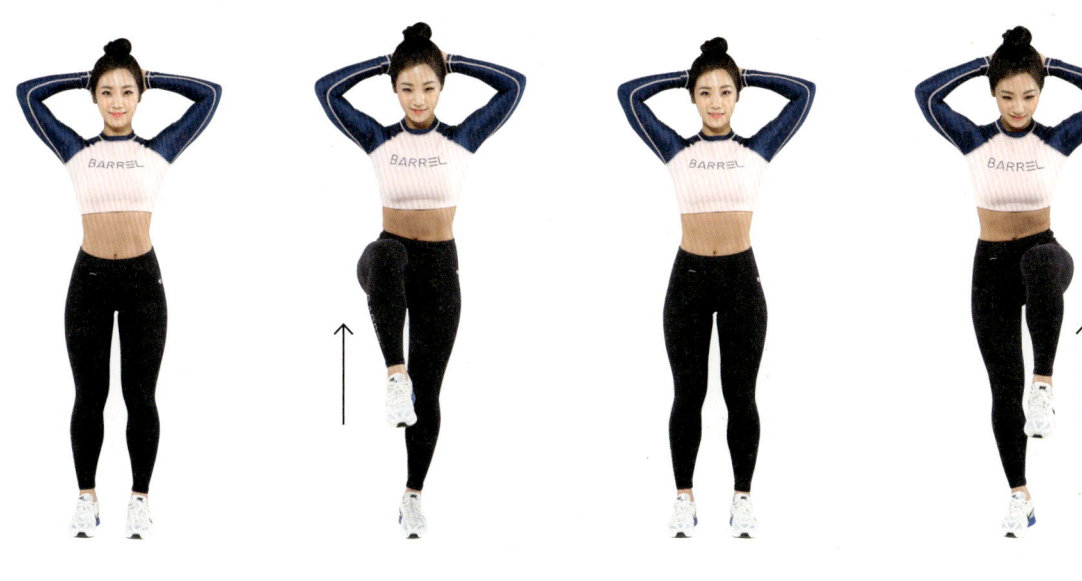

STEP 3
스탠딩트위스트니업
20회

1 팔을 구부려 양손을 머리 뒤에 댄다.
2 숨을 내쉬면서 한쪽 무릎을 골반 높이까지 들어주며 무릎을 든 쪽으로 상체를 회전시킨다.
3 숨을 들이마시면서 상체를 세우고 다리를 내려 시작 자세로 돌아온다.
4 숨을 내쉬면서 반대쪽 무릎을 골반 높이까지 들어주며 무릎을 든 쪽으로 상체를 회전시킨다. 숨을 들이마시면서 상체를 세우고 다리를 내리며 시작 자세로 돌아온다.

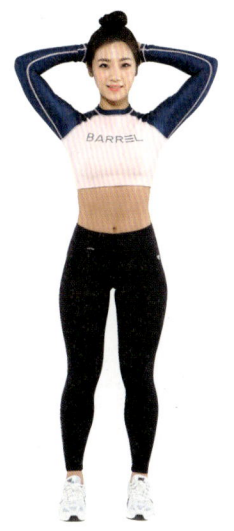 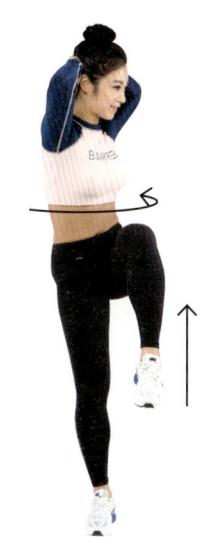 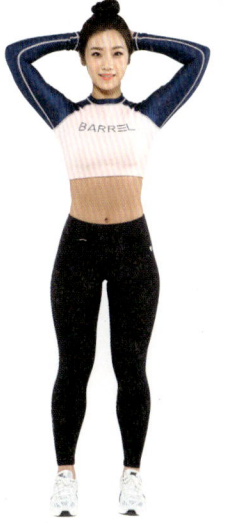 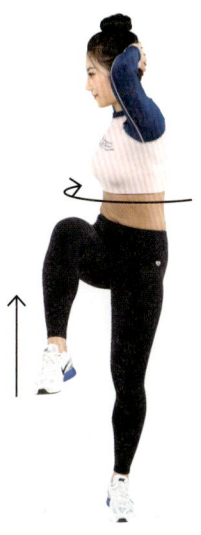

STEP 4
와이드스쿼트 30회

1. 팔을 구부려 양손을 머리 뒤에 댄다.
2. 다리를 어깨너비의 두 배로 벌리고 선 뒤 발끝은 45도로 벌린다.
3. 숨을 들이마시면서 무게 중심을 뒤쪽에 실어 무릎이 발끝을 향하게 양옆으로 구부린다.
4. 숨을 내쉬면서 뒤꿈치로 바닥을 미는 느낌으로 엉덩이에 힘을 주며 천천히 일어난다.

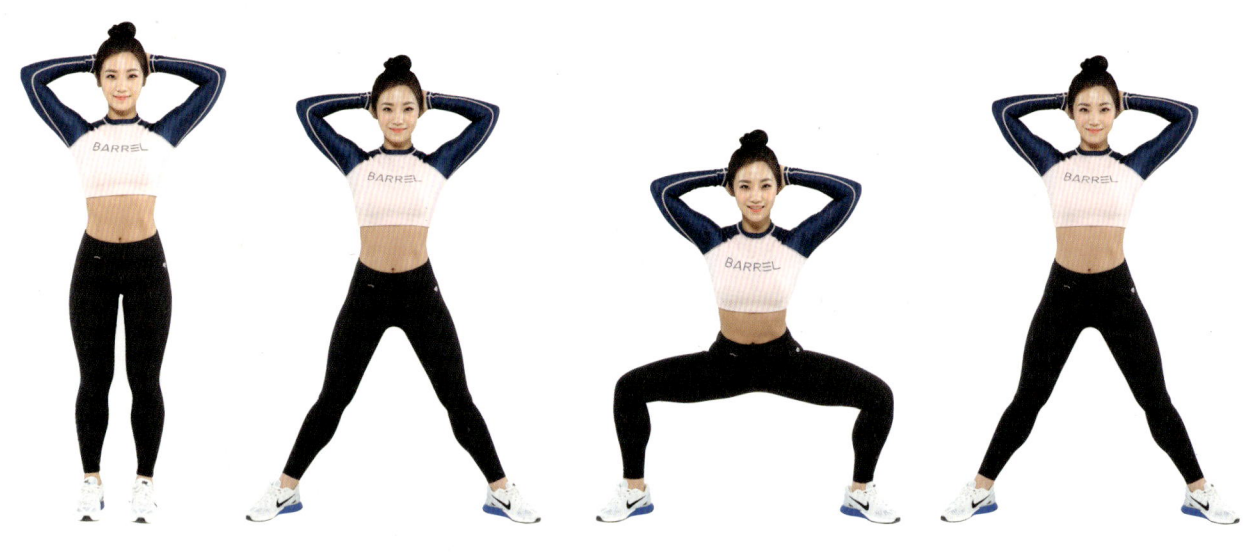

STEP 5
데드리프트 20회

1. 다리를 어깨너비로 벌리고 바르게 선다.
2. 숨을 들이마시면서 앞발에 체중을 실어 무릎을 구부리며 상체를 지면과 수평이 되게 내린다.
3. 숨을 내쉬면서 엉덩이와 등을 수축하며 천천히 상체를 세운다.

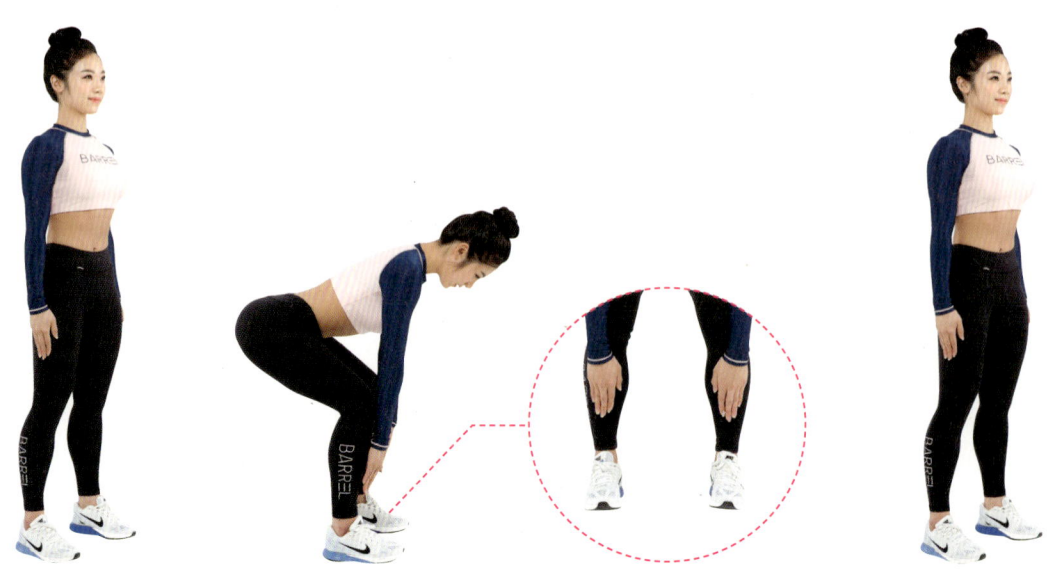

STEP 6
바닥 밀어내기 10회

1. 바닥에 엎드려 양팔을 구부린 뒤 손바닥은 바닥을 짚는다.
2. 숨을 들이마시면서 손바닥으로 바닥을 밀며 배, 무릎을 부드럽게 뗀다.
3. 이어서 머리부터 발끝까지 일자 모양을 유지한 뒤 3초간 버틴다.
4. 숨을 내쉬면서 무릎-배-가슴 순서로 몸을 내리며 시작 자세로 돌아온다.

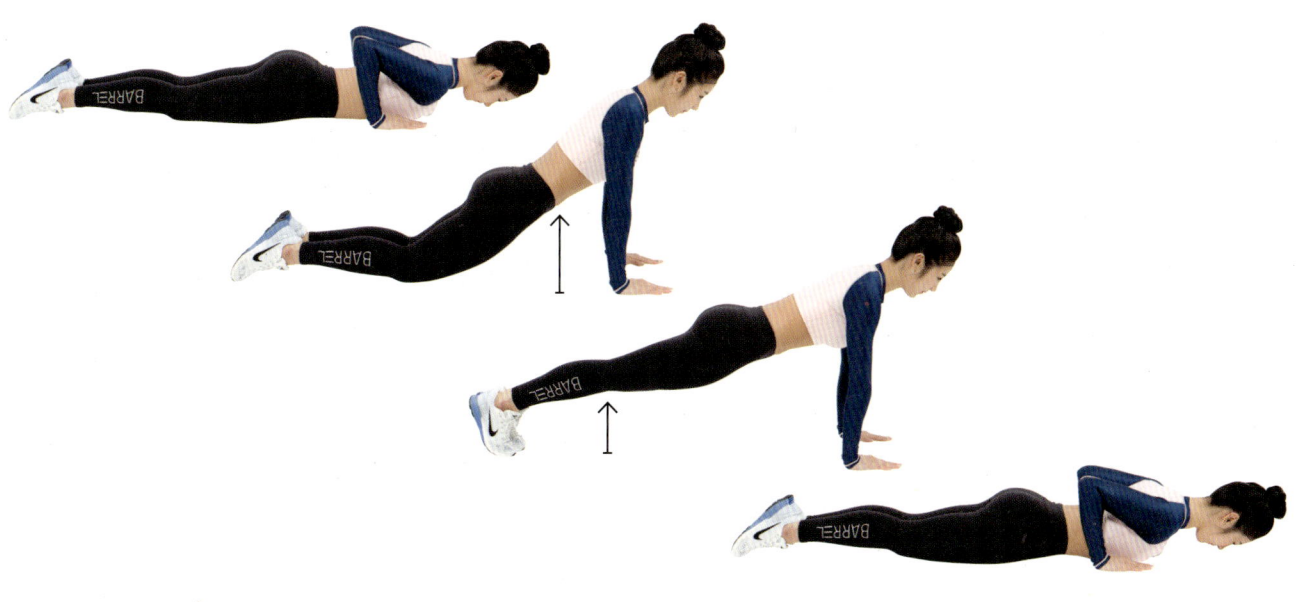

STEP 7
레터럴레이즈 20회

1. 손바닥이 몸 쪽을 향하게 덤벨을 잡고 다리를 어깨너비로 벌린다.
2. 팔꿈치를 살짝 구부린 상태에서 숨을 내쉬면서 팔을 어깨높이까지 든다.
3. 숨을 들이마시면서 팔을 천천히 내리며 시작 자세로 돌아온다.

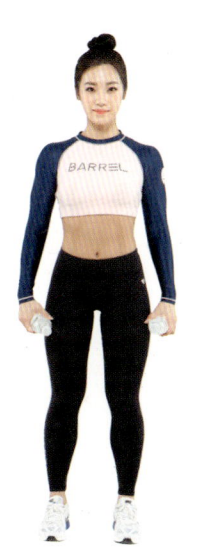 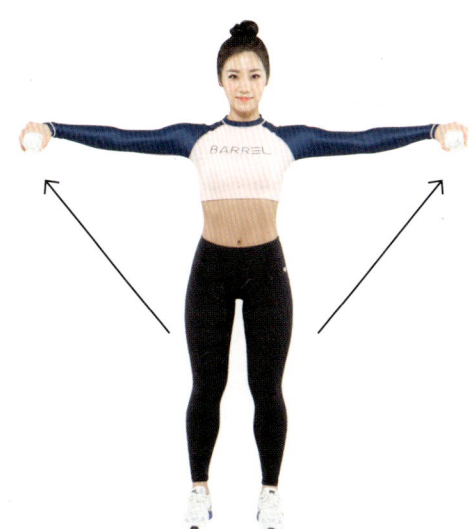 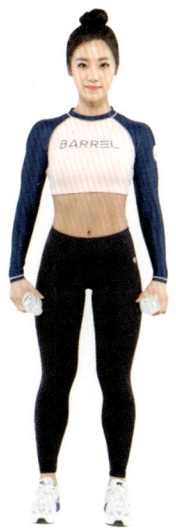

STEP 8
레그레이즈 20회

1 바닥에 누워 무릎을 세운다.
2 다리를 곧게 펴서 위로 올린다.
3 숨을 들이마시면서 허리가 바닥에서 뜨지 않게 복부에 힘을 주며 다리를 몸에서 멀리 보낸다.
4 숨을 내쉬면서 복부에 힘을 유지한 상태로 다리를 천장 쪽으로 가져온다.

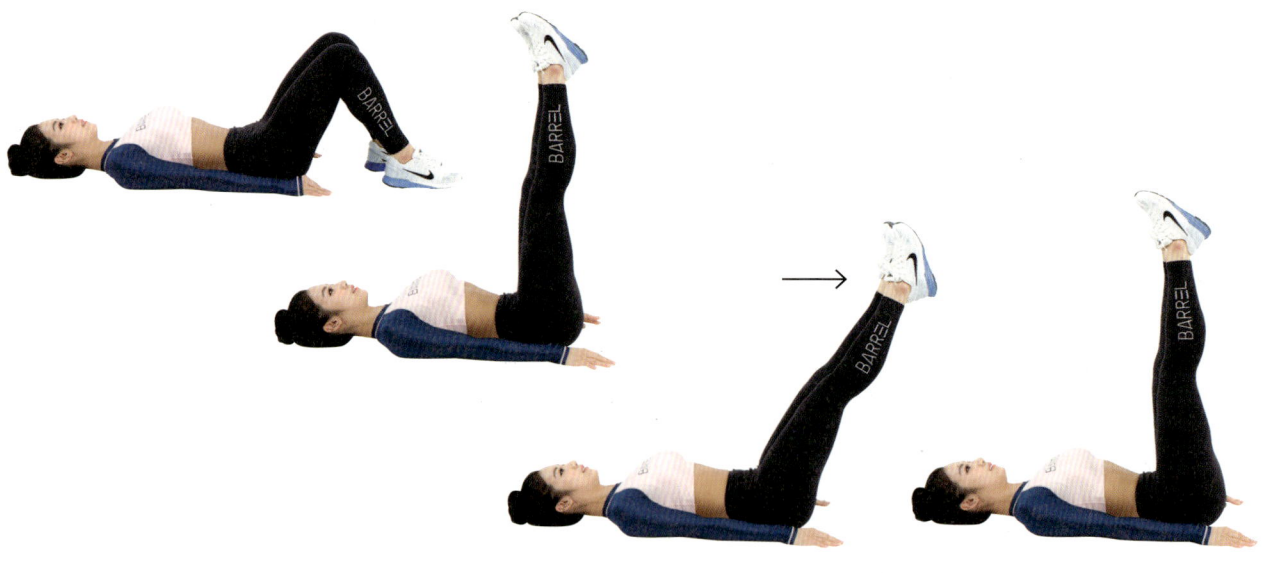

STEP 9
크런치 20회

1 바닥에 누워 무릎을 세운다.
2 양손을 머리 뒤에 받치고 허리는 뜨지 않게 바닥에 붙인다.
3 허리는 바닥에 고정시키고 숨을 내쉬면서 복부의 힘으로 상체를 올린다.
4 복부에 긴장을 풀지 않고 숨을 들이마시면서 천천히 시작 자세로 돌아온다.

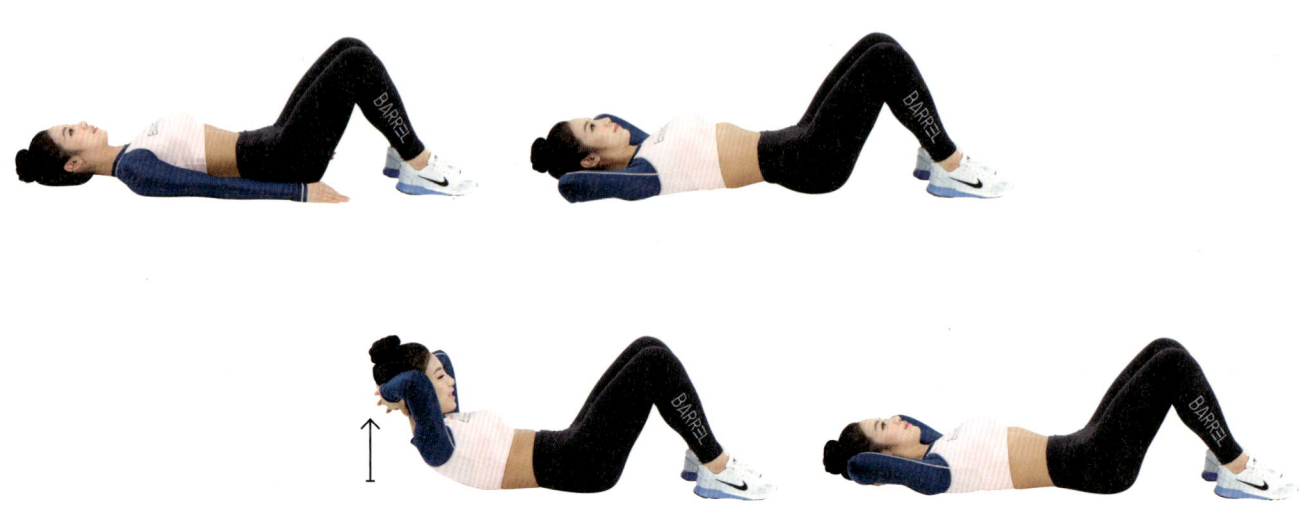

DAY 2 기초체력 키우기

지치지 않고 효과적으로 살을 빼기 위한 필수 코스! 기본 근력 운동과 유산소 운동을 중심으로 구성했어요. 전신 근육을 골고루 움직여 열량도 태우고 기초 체력도 키울 수 있어요.

STEP 1
팔 벌려 뛰기
30회

1. 양팔을 허벅지에 붙이고 바르게 선다.
2. 제자리에서 뛰며 팔을 어깨와 수평이 되게 양옆으로 쭉 뻗는다.
3. 팔과 다리를 모으며 시작 자세로 돌아온다.
4. 제자리에서 뛰며 손을 머리 위로 쭉 뻗었다 내린다.
5. 시작 자세로 돌아온다.

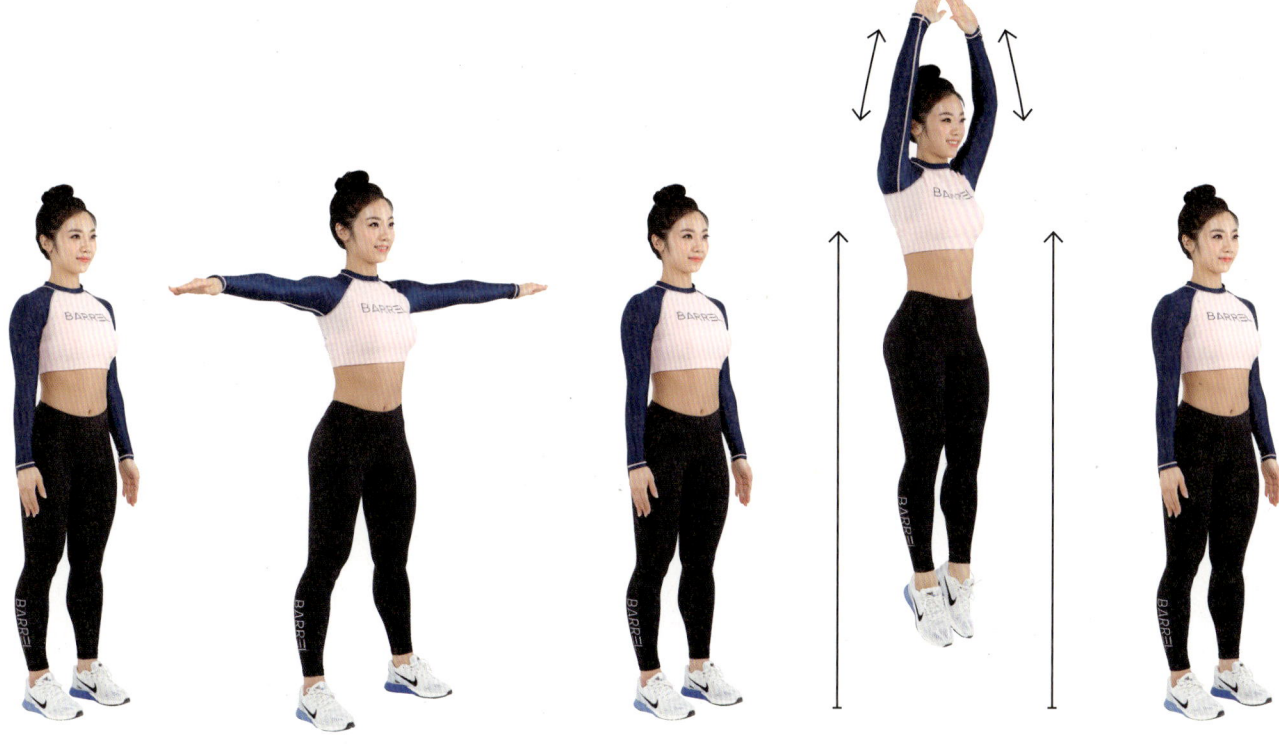

STEP 2
마운틴클라이머 20회

1 엎드린 뒤 손바닥으로 바닥을 짚고 머리부터 발끝까지 일자 모양을 만든다.
2 숨을 내쉬면서 한쪽 무릎을 가슴쪽으로 당기며 복부를 수축한다.
3 숨을 들이마시면서 시작 자세로 돌아온다.
4 숨을 내쉬면서 반대쪽 무릎을 가슴 쪽으로 당기며 복부를 수축한다.
 숨을 들이마시면서 시작 자세로 돌아온다.

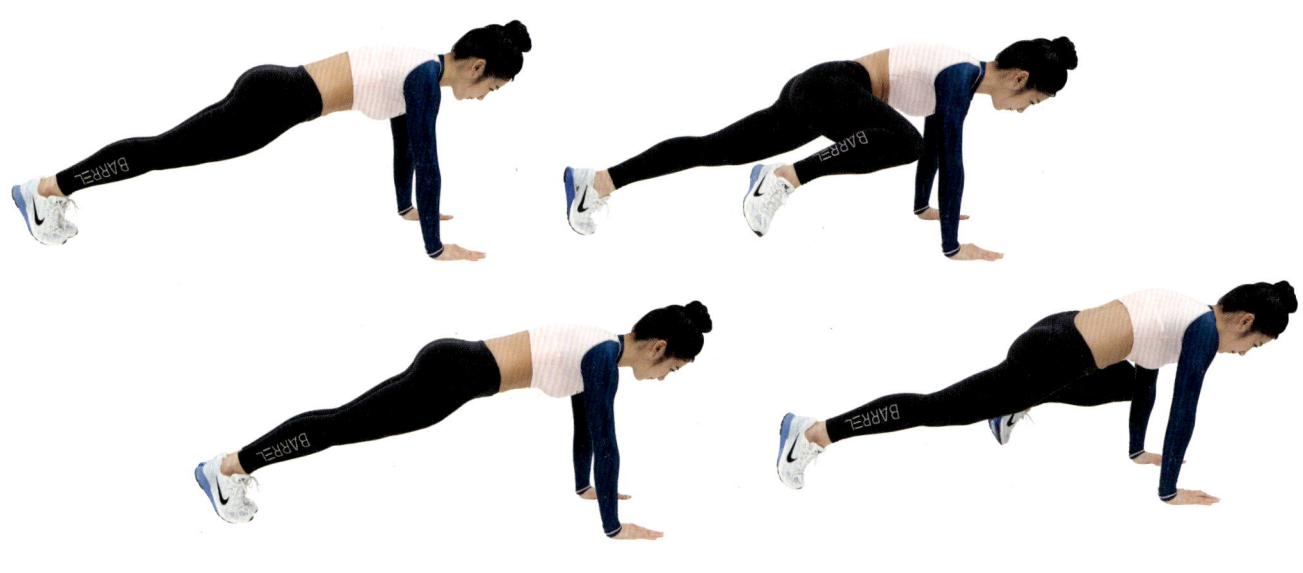

STEP 3
버피테스트 20회

1 양팔을 허벅지에 붙이고 바르게 선다.
2 손으로 바닥을 짚으며 어깨가 흔들리지 않게 고정시킨다.
3 두 다리를 동시에 뒤로 뻗는다.
4 복부에 힘을 주며 두 발을 손에 가깝게 가져온다(2번 자세).
 무릎을 펴며 시작 자세로 돌아온다.

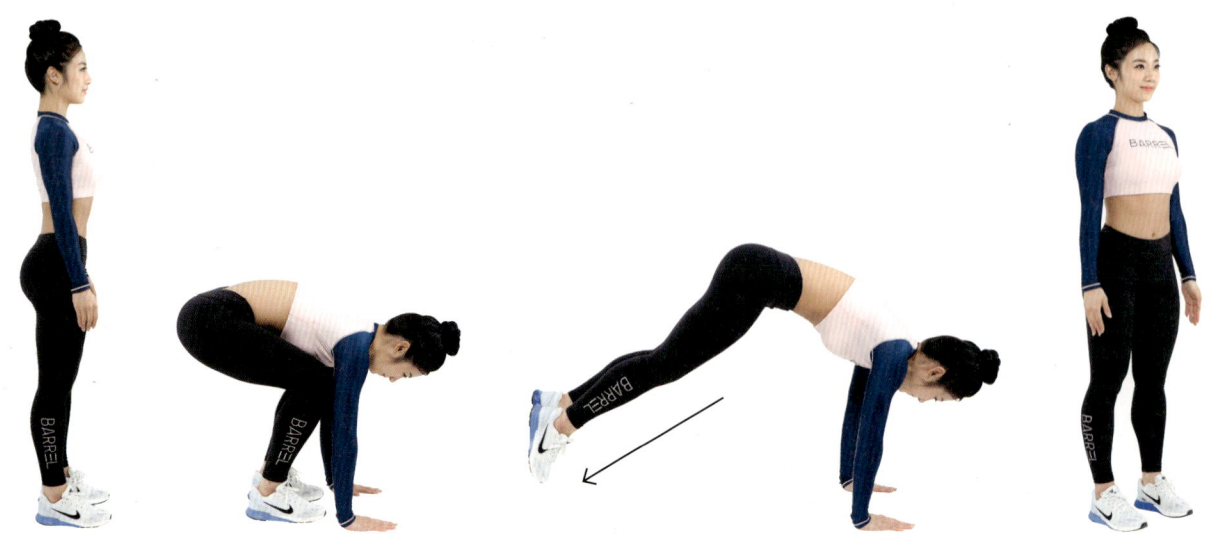

STEP 4
벤트오버Y레이즈
20회

1. 양팔을 허벅지에 붙이고 바르게 선다.
2. 상체를 바닥과 수평에 가깝게 숙이고 무릎은 약간 구부린다. 주먹을 쥔 뒤 엄지손가락만 펴서 무릎 위에 놓는다.
3. 숨을 내쉬면서 엄지손가락이 천장을 향하게 팔을 머리까지 든다.
4. 숨을 들이마시면서 팔을 천천히 내려 무릎 앞에 놓은 뒤 무릎을 펴며 시작 자세로 돌아온다.

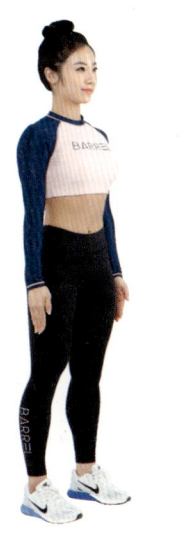
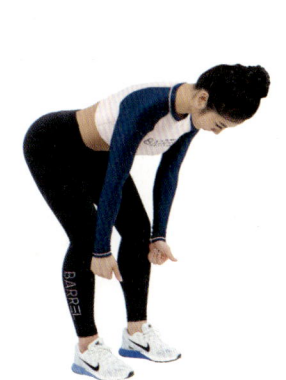
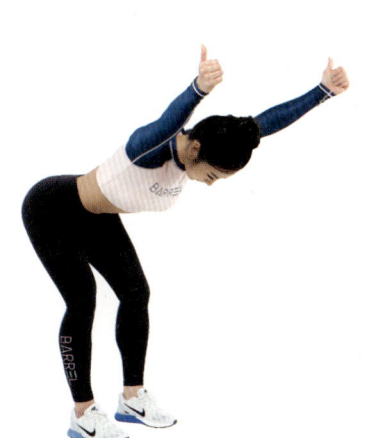
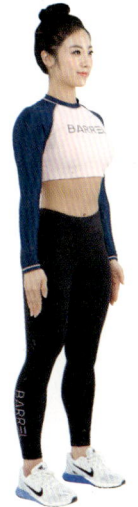

STEP 5
픽스싱글데드리프트
20회

1. 정면을 보고 바르게 선다. 양손은 골반에 놓는다.
2. 상체를 45도 기울인 뒤 무릎을 약간 구부린다. 체중을 뒤꿈치에 싣는다.
3. 골반을 고정한 상태에서 숨을 내쉬면서 한쪽 다리를 뒤로 뻗으며 바닥을 살짝 터치한다.
4. 숨을 들이마시면서 뒤로 뻗은 다리를 제자리로 가져온다. 반대쪽도 똑같이 실시한다.

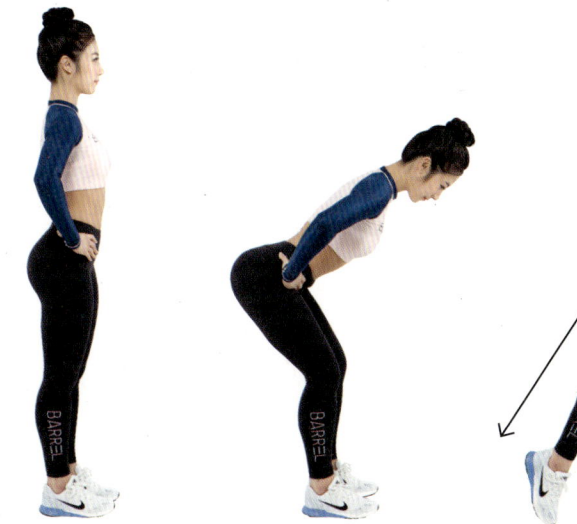
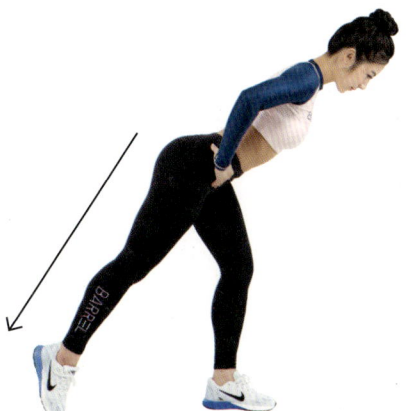
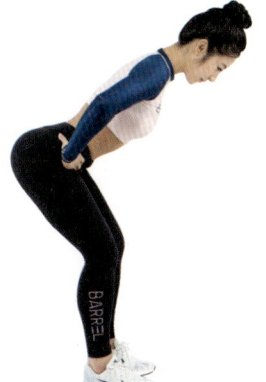

STEP 6
스쿼트 30회

1. 손을 머리 뒤에 놓고 바르게 선다.
2. 숨을 들이마시면서 무게 중심을 뒤쪽에 실어 무릎을 천천히 구부린다. 상체가 너무 숙여지지 않게 복부와 몸통에 힘을 유지하며 무릎을 바닥과 수평이 되게 내린다.
3. 숨을 내쉬면서 뒤꿈치로 바닥을 밀며 천천히 무릎을 펴고 마지막에 엉덩이를 최대한 수축하며 일어난다.

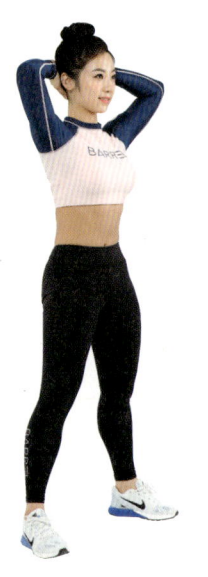 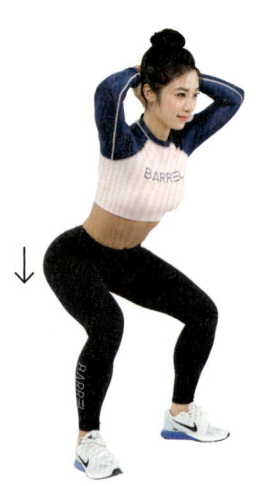 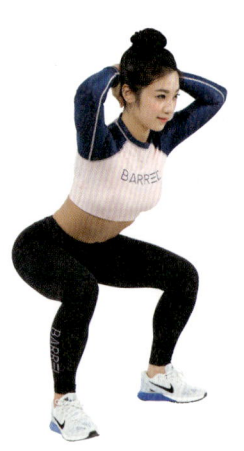 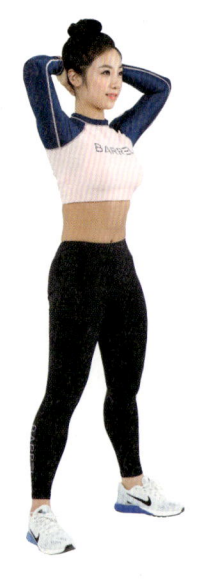

STEP 7
얼터네이트백런지 20회

1. 정면을 보고 바르게 선다. 양손은 골반에 놓는다.
2. 숨을 내쉬면서 오른쪽 다리를 뒤로 뻗으며 왼쪽 무릎을 약간 구부린 뒤 바닥과 가깝게 내린다.
3. 숨을 들이마시면서 뒤로 뻗은 다리를 한 번에 제자리로 가져온다.
4. 숨을 내쉬면서 왼쪽 다리를 뒤로 뻗으며 오른쪽 무릎을 약간 구부린 뒤 바닥과 가깝게 내린다.

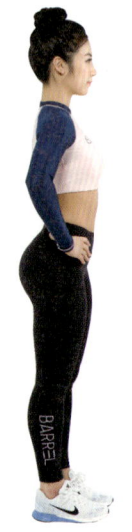 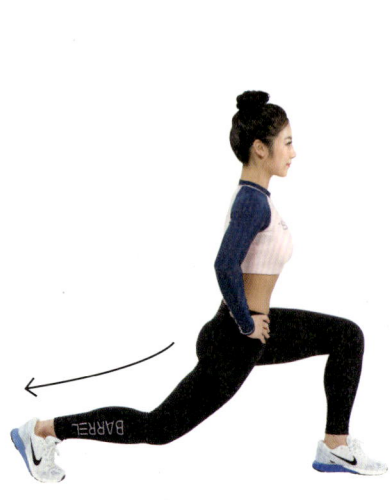 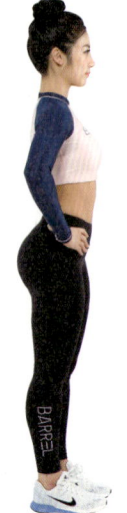 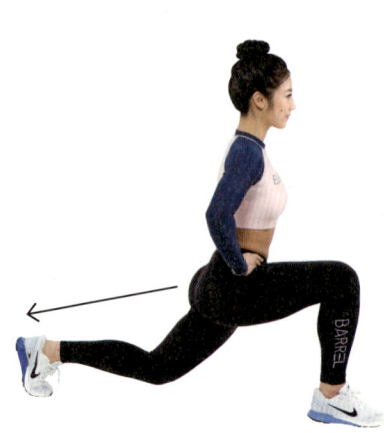

STEP 8
크런치
20회

1. 바닥에 누워 무릎을 세운다.
2. 양손을 머리 뒤에 받치고 허리는 뜨지 않게 바닥에 붙인다.
3. 허리는 바닥에 고정시키고 숨을 내쉬면서 복부의 힘으로 상체를 올린다.
4. 복부에 긴장을 풀지 않고 숨을 들이마시면서 천천히 시작 자세로 돌아온다.

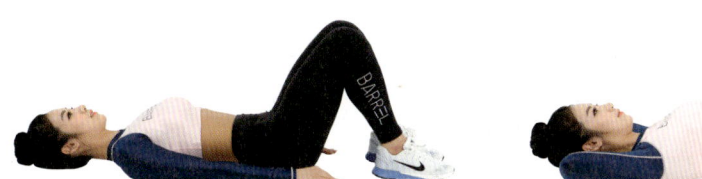
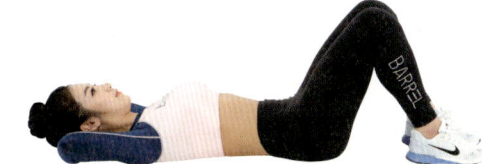
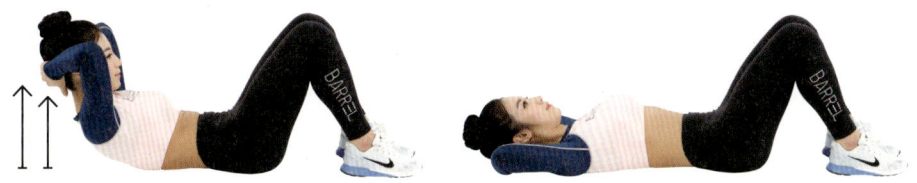

STEP 9
토터치
20회

1. 바닥에 누워 무릎을 세운다.
2. 다리는 천장으로 팔은 발끝을 향해 든다.
3. 손으로 발끝을 터치한다는 느낌으로 숨을 내쉬면서 복부를 수축하며 상체를 들어 올린다.
4. 복부 수축을 유지하며 숨을 들이마시면서 날개뼈가 바닥에 닿는 지점까지 상체를 내렸다가 곧바로 올린다.

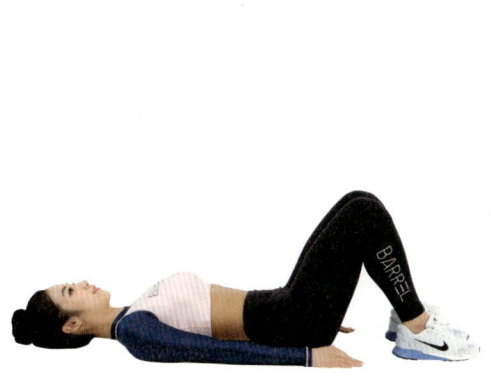
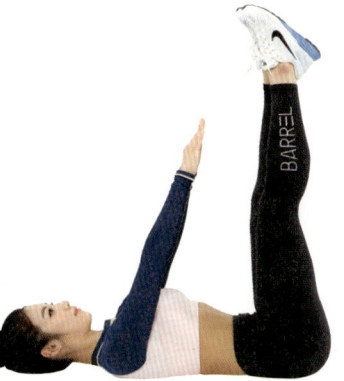
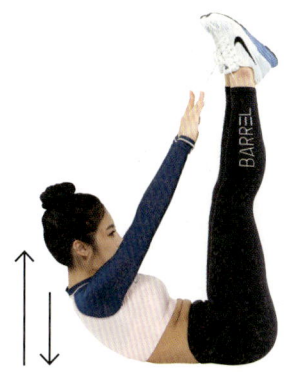

DAY 3　체지방 감량하기

3일차가 되면 체지방이 감소하면서 체중의 변화가 조금씩 나타나요. 달라진 모습을 보면 자신감이 생기면서 더욱 흥미가 느껴지겠지요. 몸을 좀 더 빠르고 효과적으로 움직여 체지방을 확실히 태워봐요. 모든 스텝이 끝나면 온몸이 땀에 흥건해지고 근육에 통증이 올 수도 있어요. 평소 자주 안 쓰는 근육을 사용했기 때문에 나타나는 증상이니 마사지하듯 부드럽게 풀어줘요.

STEP 1
백워드점핑잭
30회

1 정면을 보고 바르게 선다. 양손은 골반에 놓는다.
2 뒤꿈치가 엉덩이에 닿을 듯 뛴다.
3 30회 반복한 뒤 시작 자세로 돌아온다.

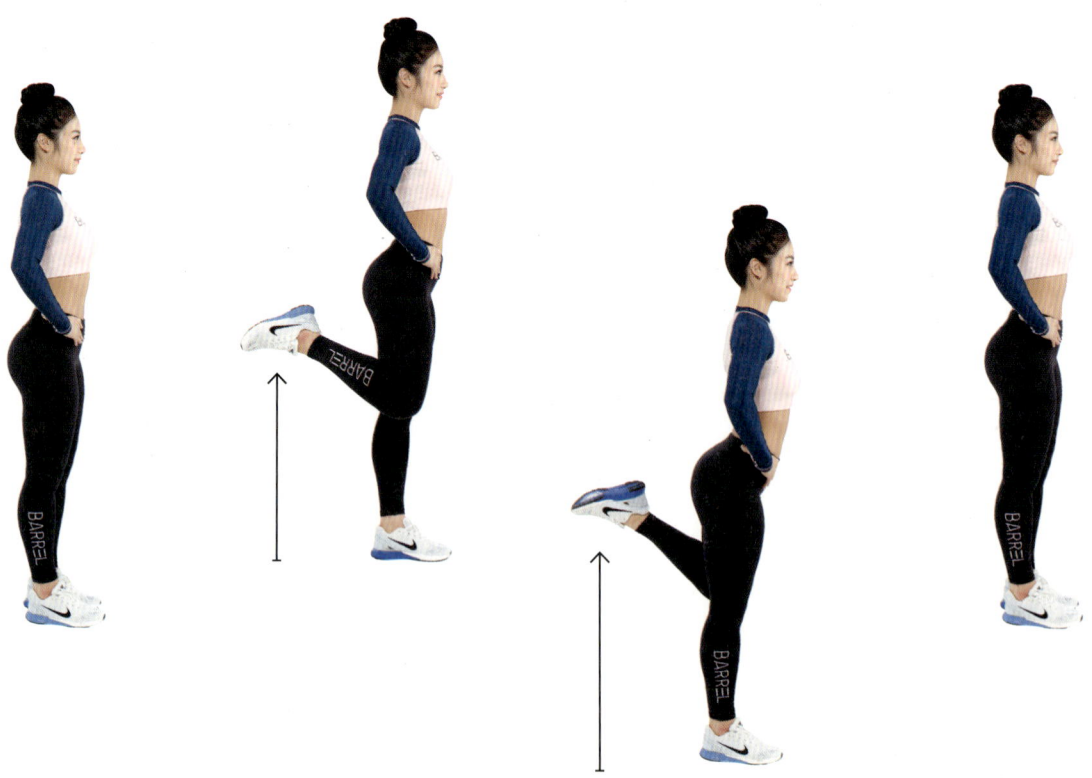

STEP 2
와이드스쿼트 30회

1. 팔을 구부려 양손을 머리 뒤에 댄다.
2. 다리를 어깨너비의 두 배로 벌리고 선 뒤 발끝은 45도 정도 벌린다.
3. 숨을 들이마시면서 무게 중심을 뒤쪽에 실어 무릎이 발끝을 향하게 양옆으로 구부린다.
4. 숨을 내쉬면서 뒤꿈치로 바닥을 미는 느낌으로 엉덩이에 힘을 주며 천천히 일어난다.

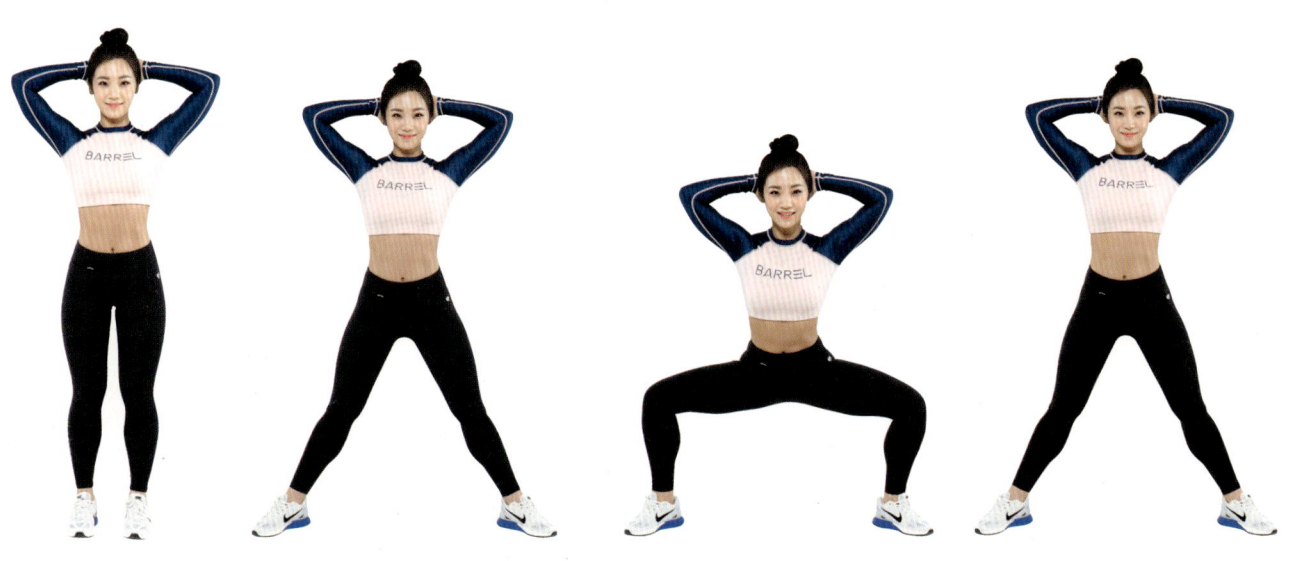

STEP 3
사이드니업 20회

1. 팔을 구부려 양손을 머리 뒤에 댄다.
2. 숨을 내쉬면서 팔꿈치와 무릎이 허리 위치에서 만나게 옆구리를 수축한다.
3. 숨을 들이마시면서 시작 자세로 돌아온다.
4. 반대쪽도 같은 방법으로 실시한다.

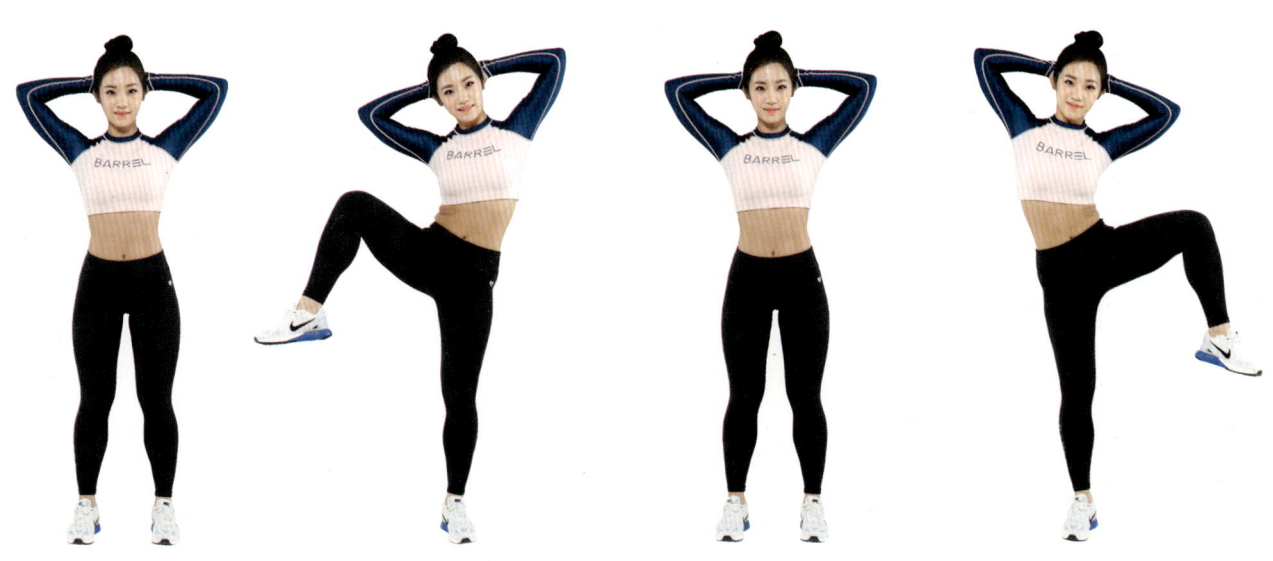

STEP 4
슈퍼맨
20회

1 바닥에 엎드려 다리는 골반너비로 벌리고 팔은 귀 옆에 곧게 편다.
2 숨을 내쉬면서 팔다리를 동시에 길게 뻗어 들어 올린다.
3 숨을 들이마시면서 천천히 시작 자세로 돌아온다.

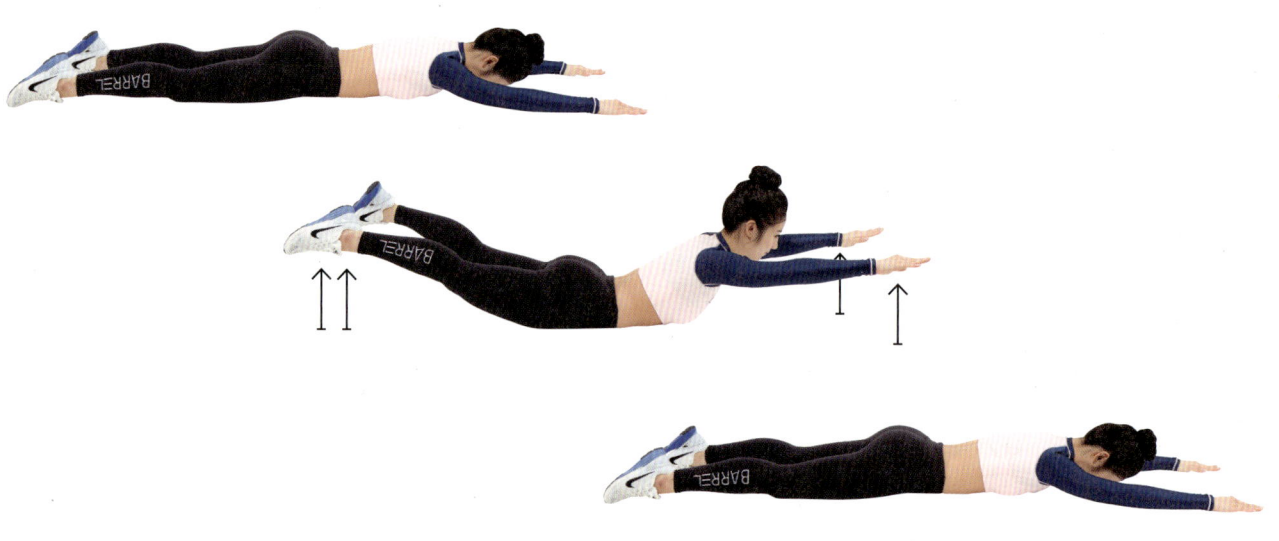

STEP 5
바닥 밀어내기
10회

1 바닥에 엎드려 양팔을 구부린 뒤 손바닥은 바닥을 짚는다.
2 숨을 들이마시면서 손바닥으로 바닥을 밀며 배-무릎을 부드럽게 뗀다.
3 이어서 머리부터 발끝까지 일자 모양을 유지한 뒤 3초간 버틴다.
4 숨을 내쉬면서 무릎-배-가슴 순서로 몸을 내리며 시작 자세로 돌아온다.

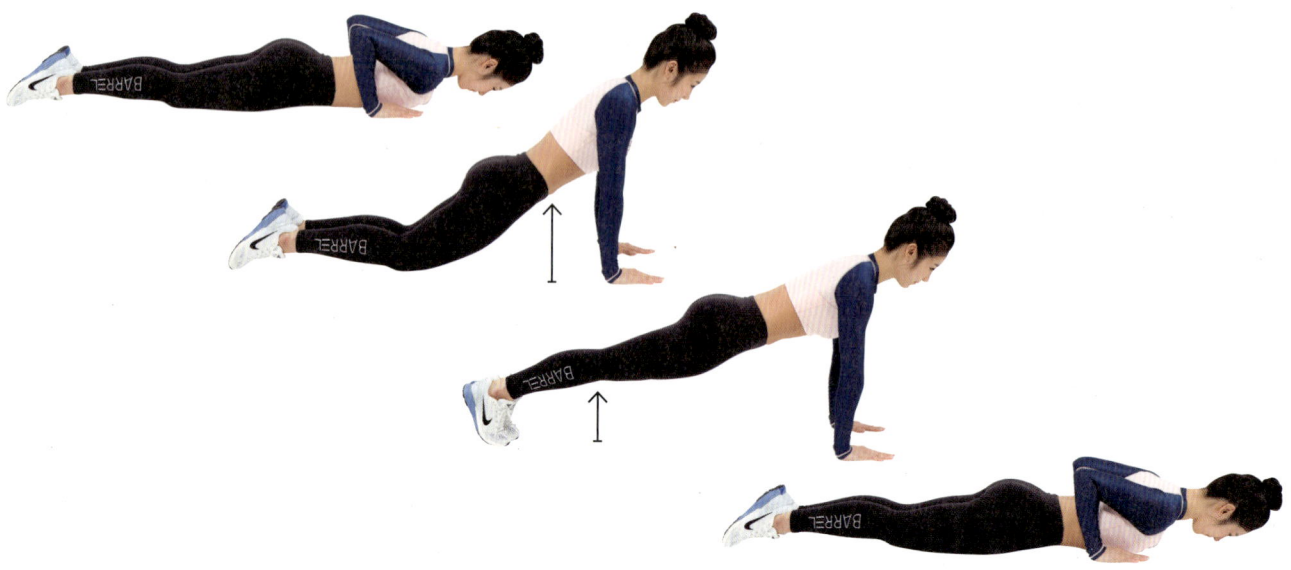

STEP 6
닐링트라이셉스킥백 20회

1. 양손에 덤벨을 잡고 무릎을 구부려 앉는다.
2. 가슴을 펴고 상체를 15~20도로 기울인다.
3. 숨을 들이마시면서 팔을 수평으로 들고 팔꿈치를 90도로 구부린다.
4. 어깨와 팔꿈치를 고정시킨 상태에서 숨을 내쉬면서 팔꿈치를 펴 팔 뒤쪽을 수축시킨 뒤 천천히 시작 자세로 돌아온다.

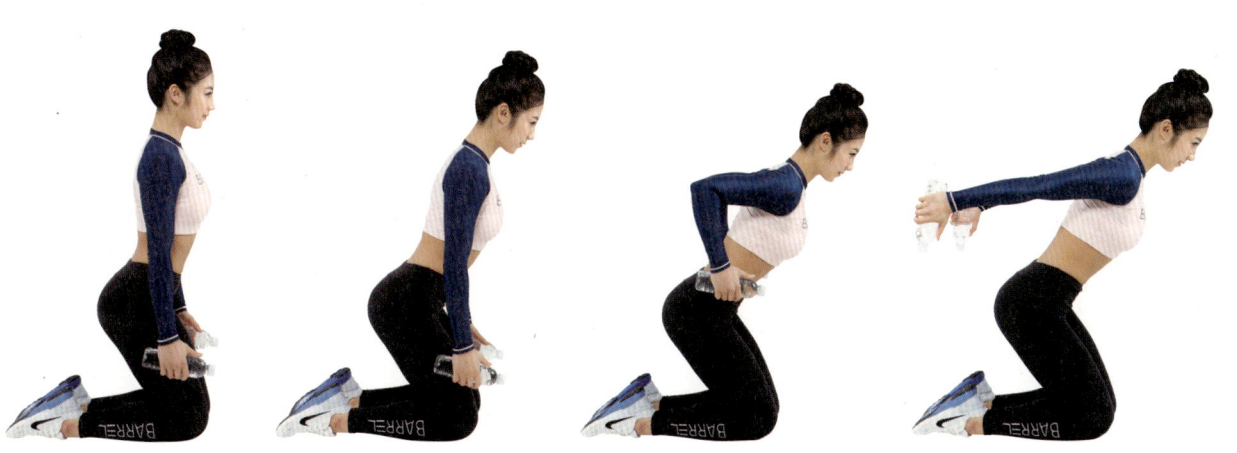

STEP 7
레그레이즈 20회

1. 바닥에 누워 무릎을 세운다.
2. 다리를 곧게 펴서 위로 올린다.
3. 숨을 들이마시면서 허리가 바닥에서 뜨지 않게 복부에 힘을 주며 다리를 몸에서 멀리 보낸다.
4. 숨을 내쉬면서 복부에 힘을 유지한 상태로 다리를 천장 쪽으로 가져온다.

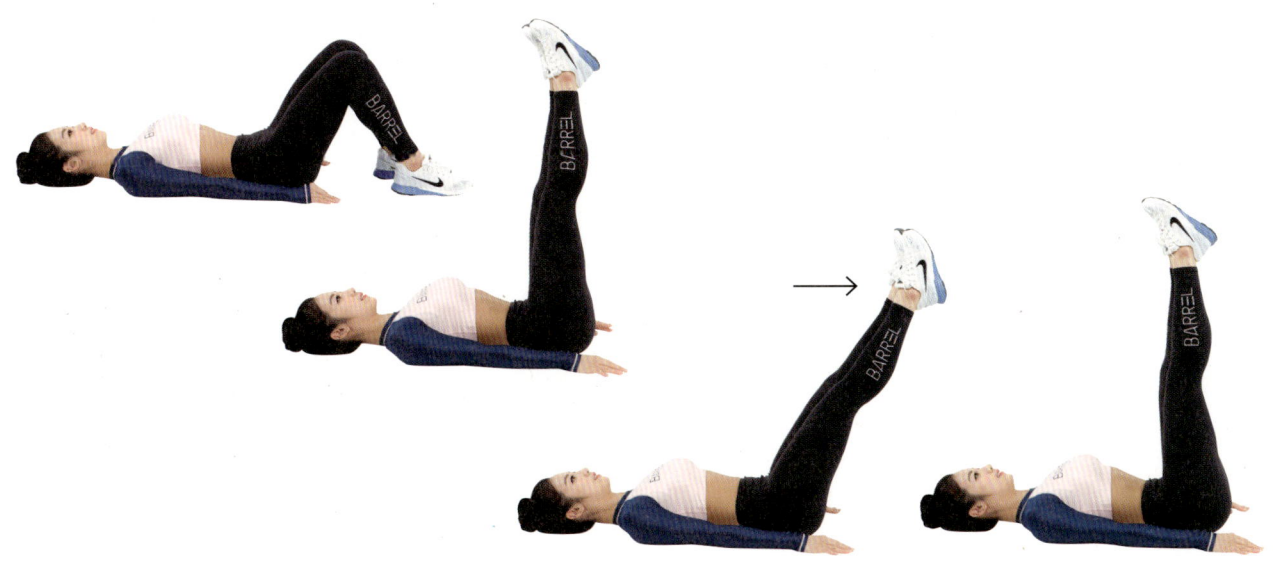

STEP 8
**트위스트크런치
20회**

1. 바닥에 누워 무릎을 세운다.
2. 무릎을 세운 상태로 다리를 들며 손을 머리 뒤에 놓고 상체를 올린다.
3. 숨을 내쉬면서 한쪽 다리는 무릎을 접어 가슴쪽으로 당기고 반대쪽 다리는 곧게 뻗는다. 동시에 무릎을 접은 쪽으로 상체를 회전시킨다.
4. 숨을 들이마시면서 반대쪽으로 회전하며 다리를 교차시킨다.

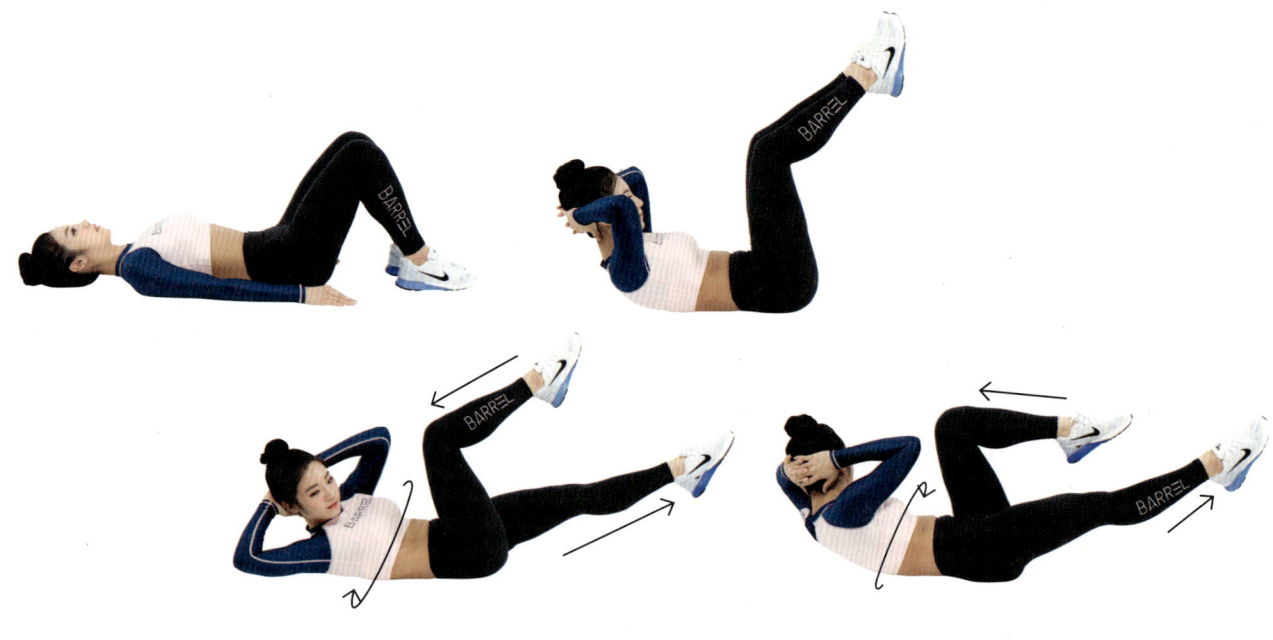

STEP 9
**마운틴클라이머
20회**

1. 엎드린 뒤 손바닥을 바닥에 놓고 힘을 주며 몸을 일으킨다. 머리부터 발끝까지 일자 모양을 만든다.
2. 숨을 내쉬면서 한쪽 무릎을 가슴 쪽으로 당기며 복부를 수축한다.
3. 숨을 들이마시면서 시작 자세로 돌아온다.
4. 숨을 내쉬면서 반대쪽 무릎을 가슴 쪽으로 당기며 복부를 수축한 뒤 숨을 들이마시면서 시작 자세로 돌아온다.

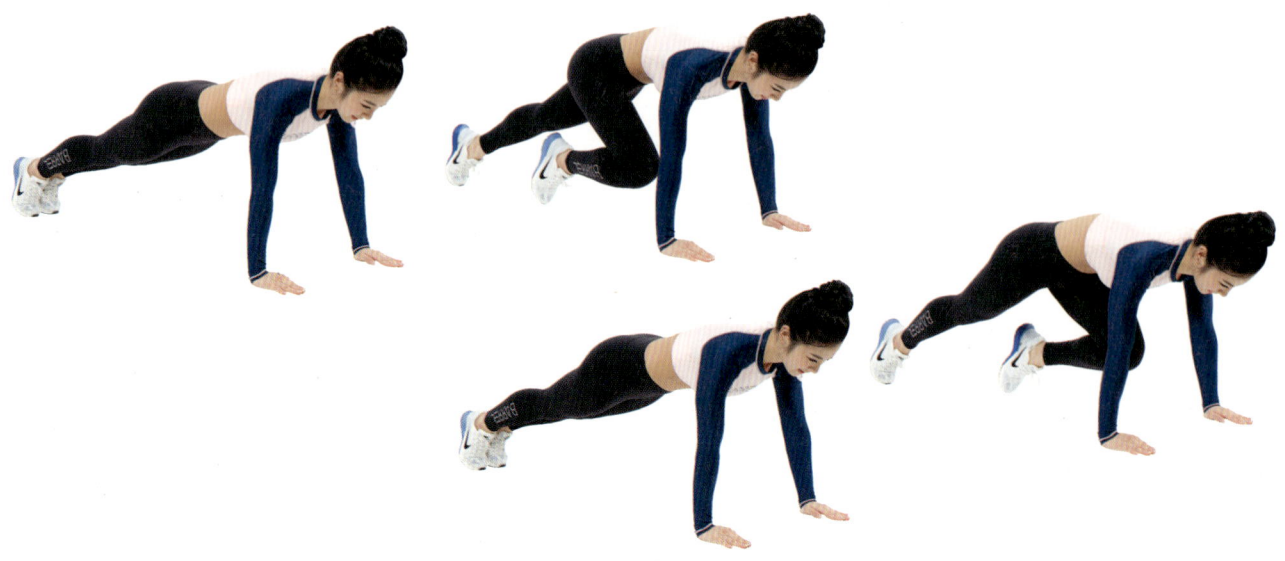

DAY 4 몸 구석구석 자극 느끼기

몸의 유연성이 좋아지고 동작에 대한 이해도가 높아져 운동하기 한층 수월해요. 몸 구석구석까지 자극이 확실하게 느껴져 운동이 부족한 부위도 알 수 있지요. 스텝을 따라 하며 자극이 덜 느껴지는 부분은 부위별 운동법을 찾아 추가로 실시해도 좋아요.

STEP 1
스쿼트 30회

1. 손을 머리 뒤에 놓고 바르게 선다.
2. 숨을 들이마시면서 무게 중심을 뒤쪽에 실어 무릎을 천천히 구부린다. 상체가 너무 숙여지지 않게 복부와 몸통에 힘을 유지하며 무릎을 바닥과 수평이 되게 내린다.
3. 숨을 내쉬면서 뒤꿈치로 바닥을 밀며 천천히 무릎을 펴고 마지막에 엉덩이를 최대한 수축하며 일어난다.

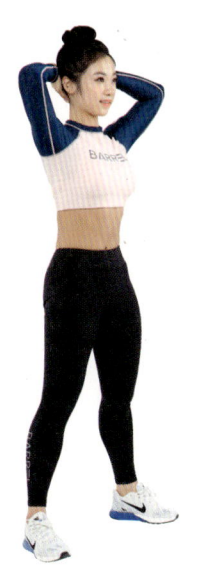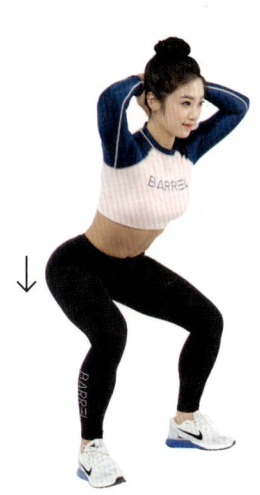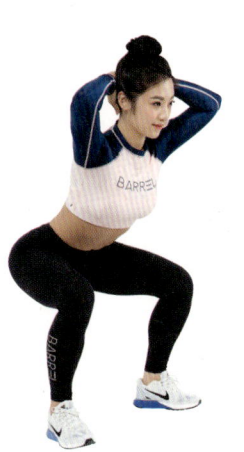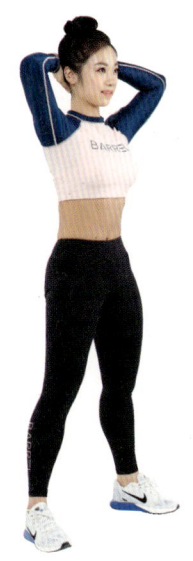

STEP 2
얼터네이트 프론트 런지 20회

1. 정면을 보고 바르게 선다. 양손은 골반에 놓는다.
2. 한쪽 다리를 앞으로 멀리 뻗는다. 숨을 내쉬면서 무릎을 90도로 구부리며 뒤쪽 다리를 바닥과 가깝게 내린다.
3. 숨을 들이마시면서 앞쪽 다리를 한 번에 제자리로 가져온다.
4. 반대쪽 다리를 앞으로 멀리 뻗는다. 숨을 내쉬면서 무릎을 90도로 구부리며 뒤쪽 다리를 바닥과 가깝게 내린다.

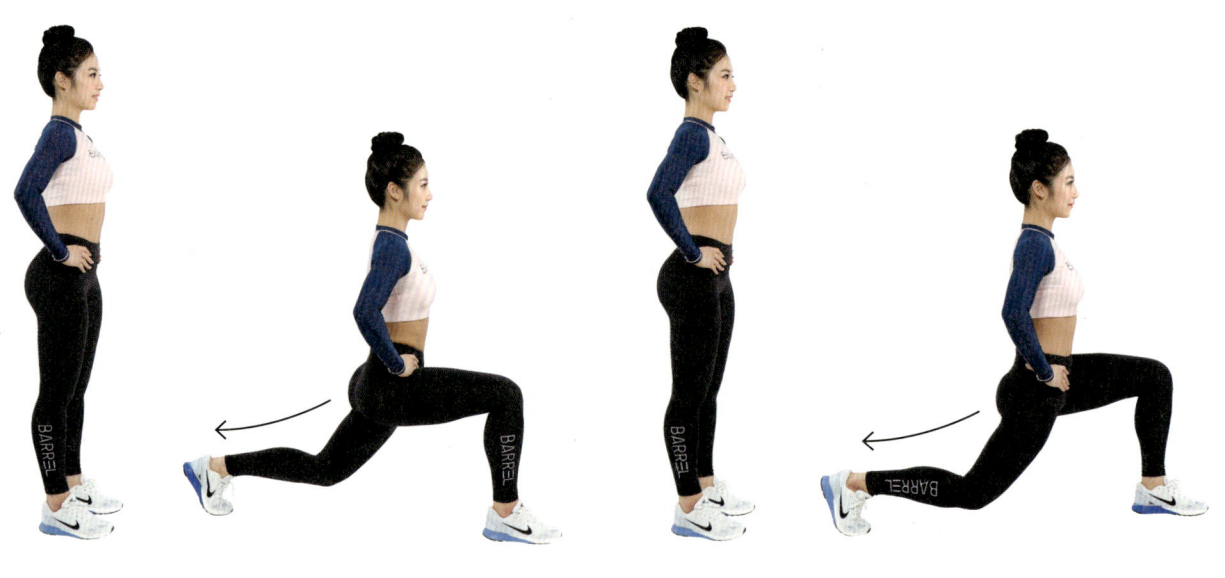

STEP 3
와이드 점프 스쿼트 20회

1. 다리를 어깨너비 두 배로 벌리고 선다. 발끝을 45도 벌린 뒤 양손을 허리 옆에 놓는다.
2. 숨을 들이마시면서 무릎을 발끝 쪽으로 벌리면서 바닥과 허벅지가 수평이 될 때까지 내린다.
3. 숨을 내쉬면서 바닥을 강하게 밀며 무릎을 펴고 수직으로 점프한다.
4. 숨을 들이마시면서 부드럽게 착지하며 무릎을 구부리고 곧바로 점프한다. 20회 반복 후 숨을 내쉬면서 엉덩이와 허벅지 안쪽에 힘을 주며 무릎을 펴고 선다.

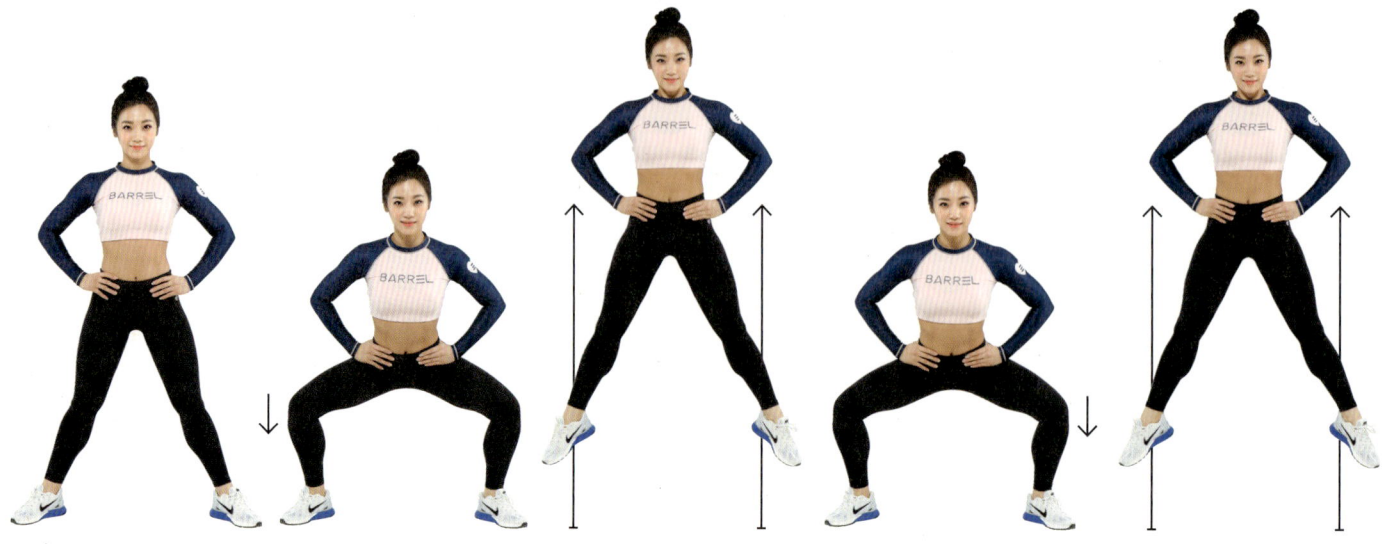

STEP 4
사이드런지 20회

1. 양손을 깍지 낀 뒤 다리를 어깨너비의 두 배 정도로 벌리고 선다.
2. 발-무릎-골반이 수직으로 유지된 상태에서 숨을 내쉬면서 한쪽 무릎을 구부린다. 반대쪽 무릎은 곧게 편다.
3. 숨을 들이마시면서 구부린 무릎을 펴며 시작 자세로 돌아온다.
4. 반대쪽도 2~3번과 같은 방법으로 실시한다.

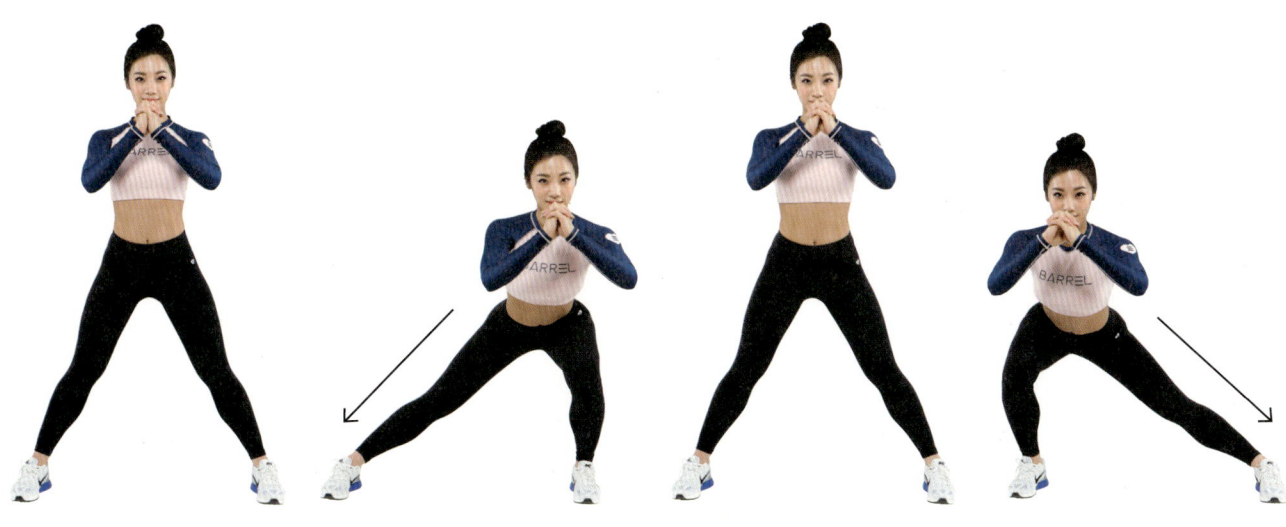

STEP 5
팔 벌려 뛰기 30회

1. 양팔을 허벅지에 붙이고 바르게 선다.
2. 팔을 어깨와 수평이 되게 양옆으로 쭉 뻗는다.
3. 팔과 다리를 모으며 시작 자세로 돌아온다.
4. 제자리에서 뛰며 팔을 머리 위로 올렸다 내린다.
5. 시작 자세로 돌아온다.

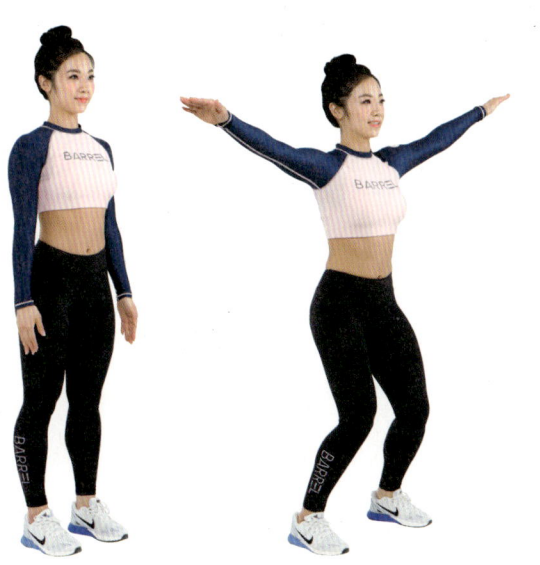 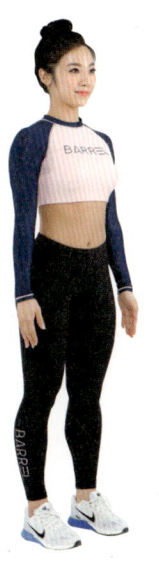 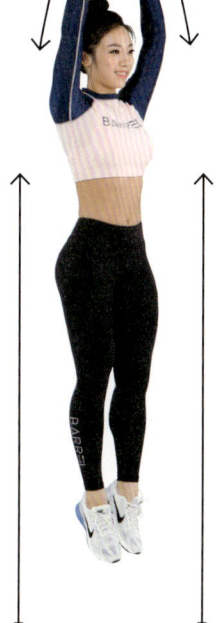 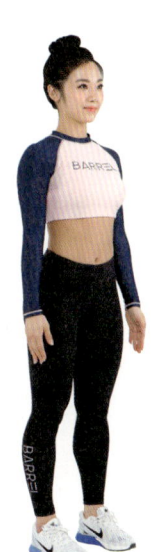

STEP 6
픽스싱글데드리프트
20회

1. 정면을 보고 바르게 선 뒤 양손을 골반에 놓는다.
   체중을 뒤꿈치에 실어 상체를 45도 기울이고 무릎을 약간 구부린다.
2. 골반을 고정한 상태에서 숨을 내쉬면서
   한쪽 다리를 뒤로 뻗으며 바닥을 살짝 터치한다.
3. 숨을 들이마시면서 뒤로 뻗은 다리를 제자리로 가져온다.
4. 숨을 내쉬면서 곧바로 반대쪽 다리를 뒤로 뻗으며 바닥을 살짝 터치한다.
   숨을 들이마시면서 뒤로 뻗은 다리를 제자리로 가져온다.

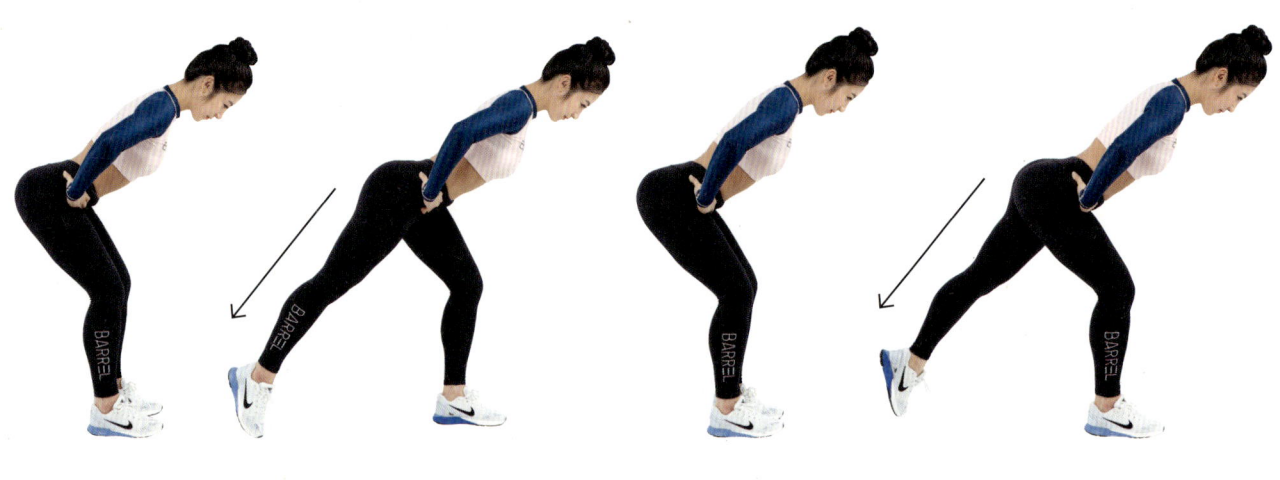

STEP 7
브릿지
20회

1. 바닥에 누워 무릎을 세운다.
2. 숨을 내쉬면서 뒤꿈치로 바닥을 밀어내며 골반을 들고 3초간 버틴다.
3. 숨을 들이마시면서 천천히 골반을 내리며 시작 자세로 돌아온다.

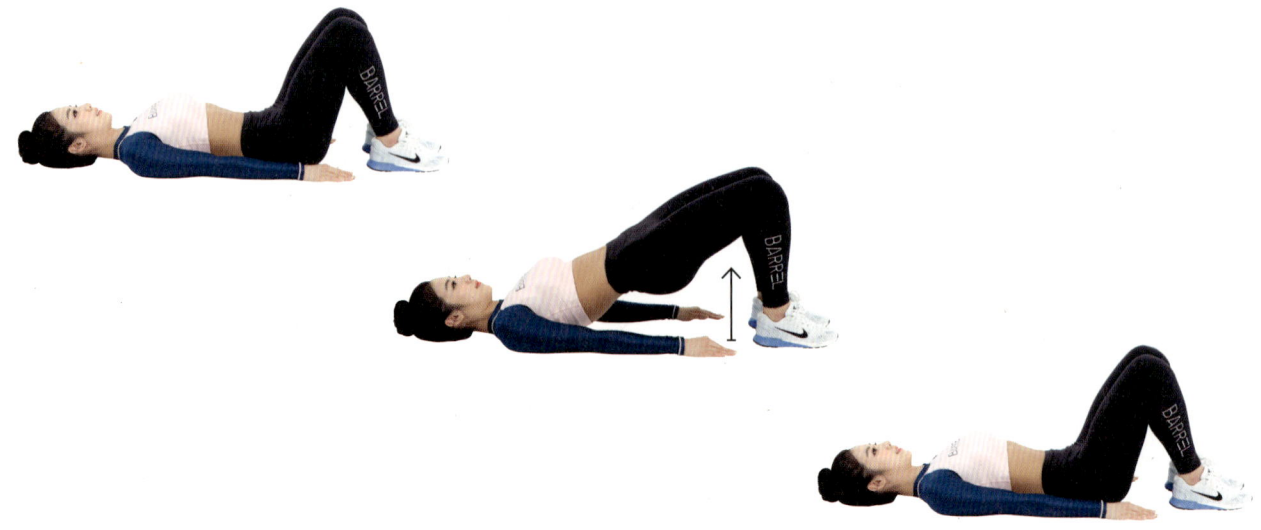

STEP 8
플랭크
30초 X 10회

1. 양손을 깍지 낀다. 팔꿈치를 구부려 바닥에 고정시킨다. 무릎을 바닥에 대고 뒤꿈치는 세운다.
2. 몸통에 힘을 주면서 무릎을 바닥에서 뗀다. 머리부터 발끝까지 일직선이 되도록 한다. 30초간 유지한다.
3. 시작 자세로 돌아와서 10초간 휴식한 뒤 10회 반복한다.

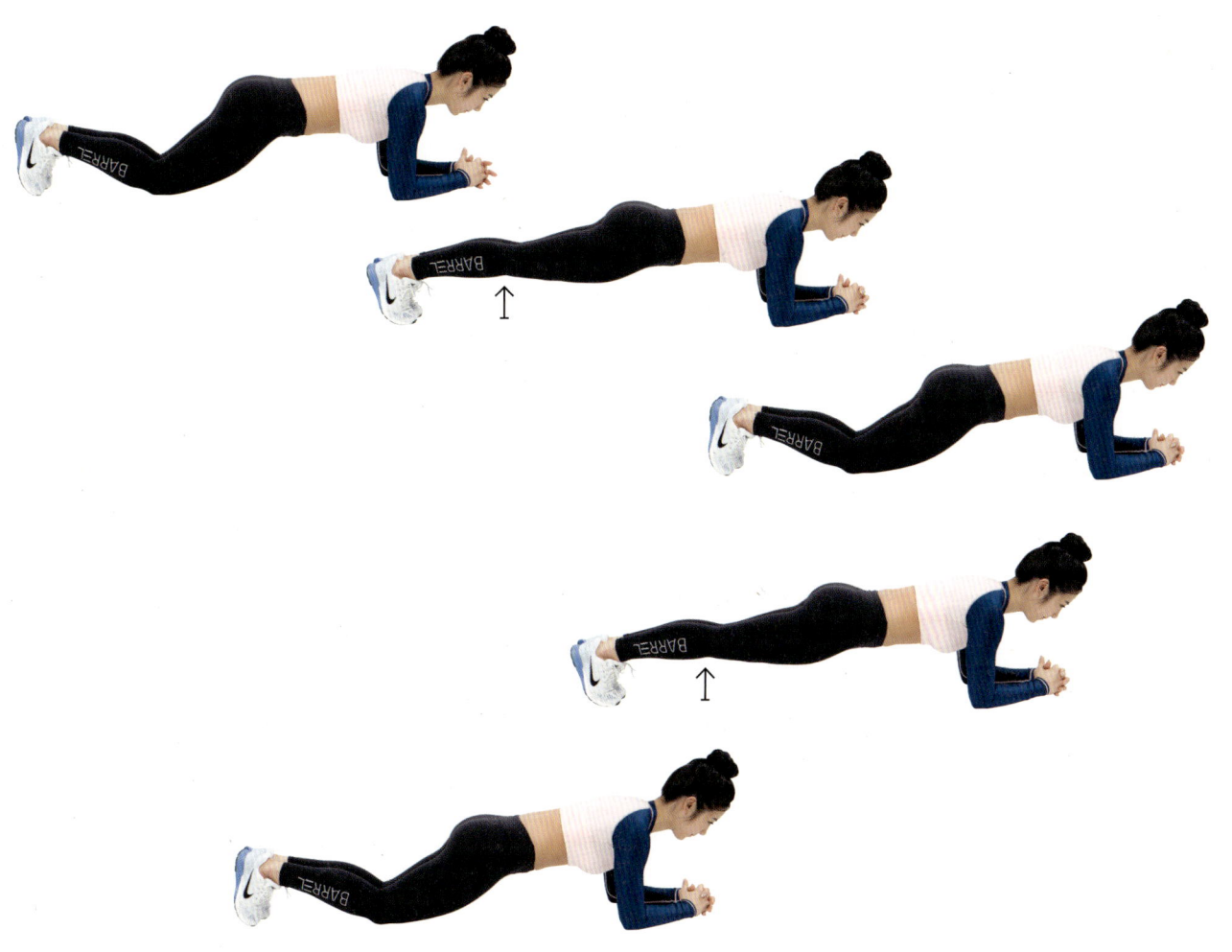

전신 운동 239

DAY 5 운동량 폭발!

체지방을 태우고 근력을 키우는 데 초점을 맞춰 구성했어요. 운동 난이도가 높아지고 강도가 세져 쉽게 지치고 집중하기 어려울 수 있어요. 스트레칭을 충분히 하고 휴식 시간을 가지며 동작을 실시해요.

STEP 1
사이드점프스텝 20회

1. 정면을 보고 바르게 선다. 양손은 골반에 놓는다.
2. 옆으로 30~50cm 정도 점프한다.
3. 반대 방향으로 30~50cm 정도 이동한다.
4. 20회 반복한다.

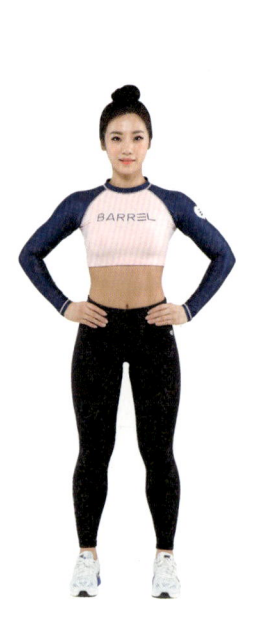 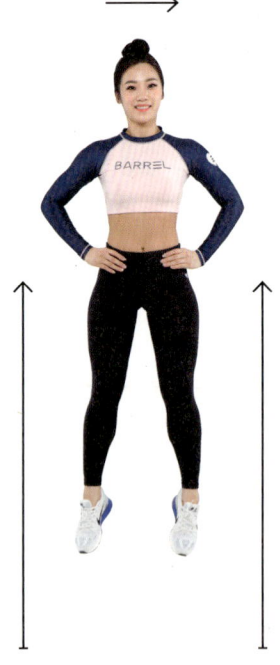 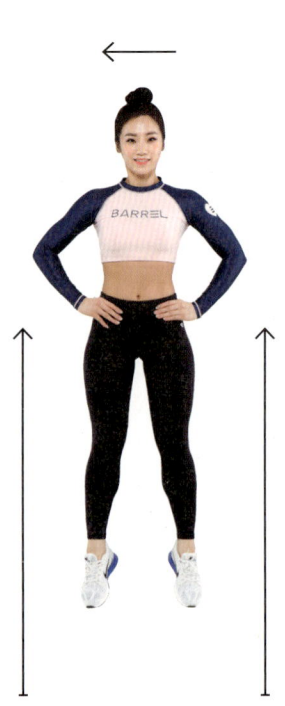 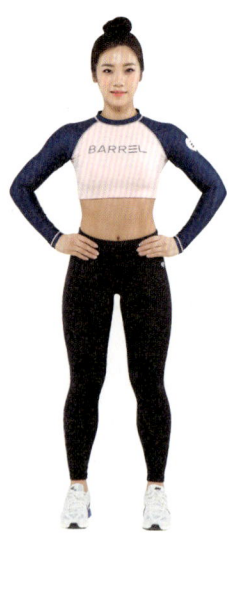

STEP 2
트위스트니업
20회

1. 숨을 내쉬면서 팔을 구부려 양손을 머리 뒤에 댄다.
2. 숨을 들이마시면서 한쪽 무릎을 골반높이까지 들어주며 무릎을 든 쪽으로 상체를 회전시킨다.
3. 숨을 내쉰 뒤 들이마시면서 상체를 세우고 다리를 내려 시작 자세로 돌아온다.
4. 숨을 내쉬면서 반대쪽 무릎을 골반높이까지 들어주며 무릎을 든 쪽으로 상체를 회전시킨다.

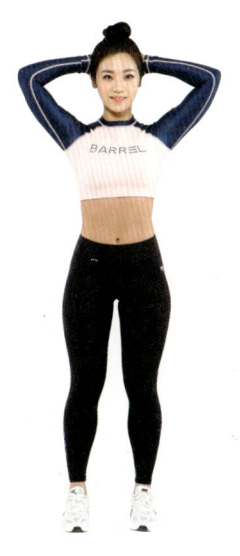 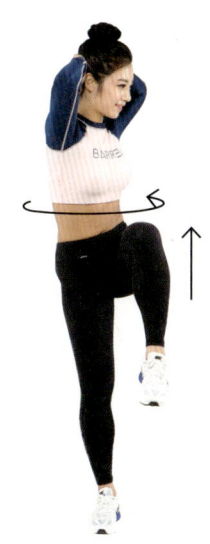 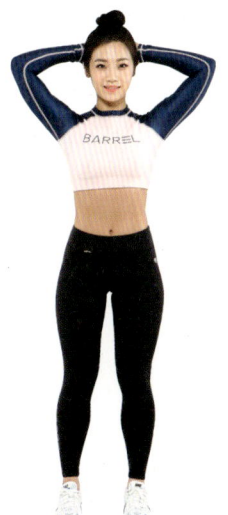 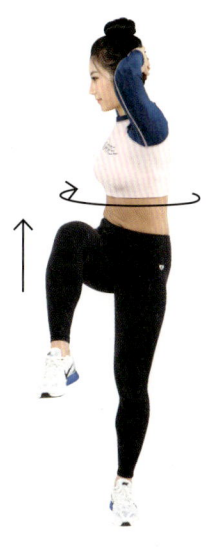

STEP 3
데드리프트
20회

1. 다리를 어깨너비로 벌리고 바르게 선다.
2. 숨을 들이마시면서 발 앞쪽에 체중을 실어 무릎을 구부리며 상체를 바닥과 수평이 될 때까지 내린다.
3. 숨을 내쉬면서 등을 수축하며 천천히 상체를 세운다.

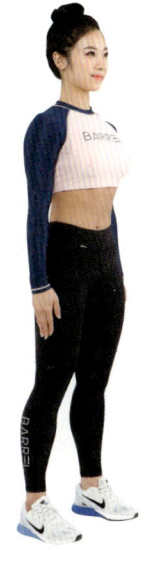 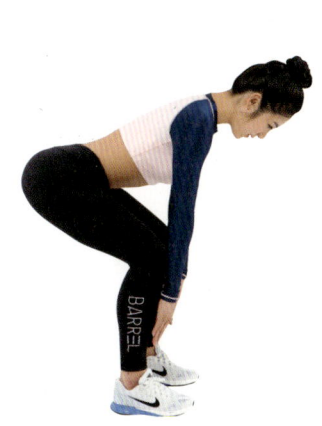 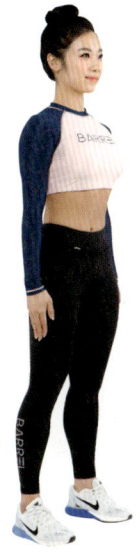

STEP 4
원레그데드리프트
20회

1. 정면을 보고 바르게 선다. 양손은 골반에 놓는다.
2. 상체를 45도 기울인 뒤 무릎을 약간 구부린다. 체중을 뒤꿈치에 싣는다. 골반을 고정한 상태에서 숨을 들이마시면서 한쪽 다리를 뒤로 뻗으며 바닥을 살짝 터치한다.
3. 숨을 내쉬면서 뒤로 뻗은 다리를 제자리로 가져온다.
4. 곧바로 숨을 들이마시면서 반대쪽 다리를 뒤로 뻗는다.

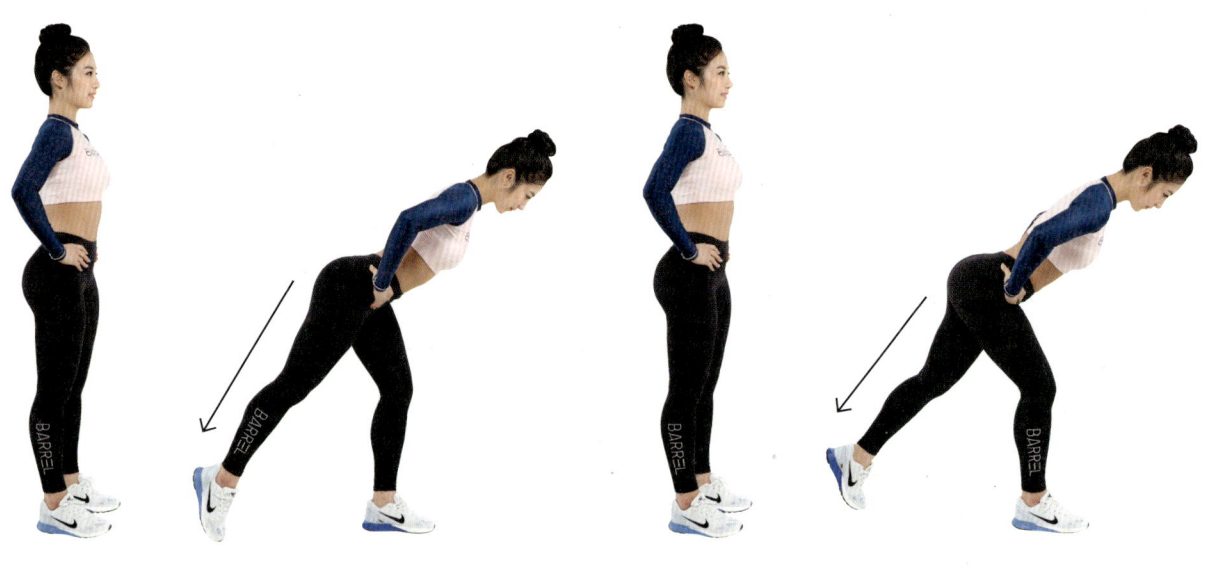

STEP 5
하이니
30초

1. 주먹을 쥔 뒤 팔꿈치를 구부려 바르게 선다. 오른쪽 무릎을 높이 들며 뛴다.
2. 곧바로 왼쪽 무릎을 높이 들며 뛴다.

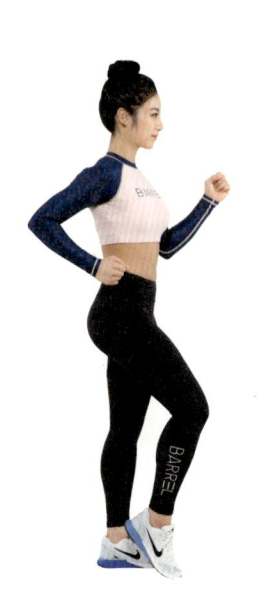 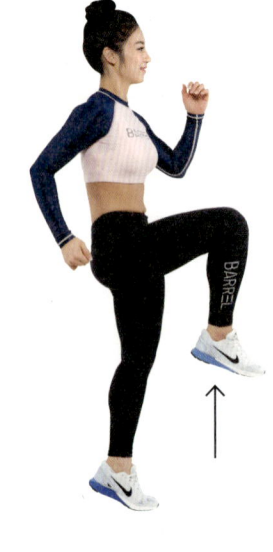 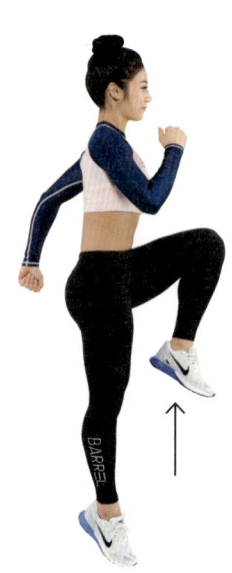

STEP 6
레터럴레이즈
20회

1 손바닥이 몸 쪽을 향하게 덤벨을 잡고 다리를 어깨너비로 벌린다.
2 팔꿈치를 살짝 구부린 뒤 숨을 내쉬면서 팔을 어깨높이까지 든다.
3 숨을 들이마시면서 천천히 내리며 시작 자세로 돌아온다.
4 2~3번 과정을 20회 반복한다.

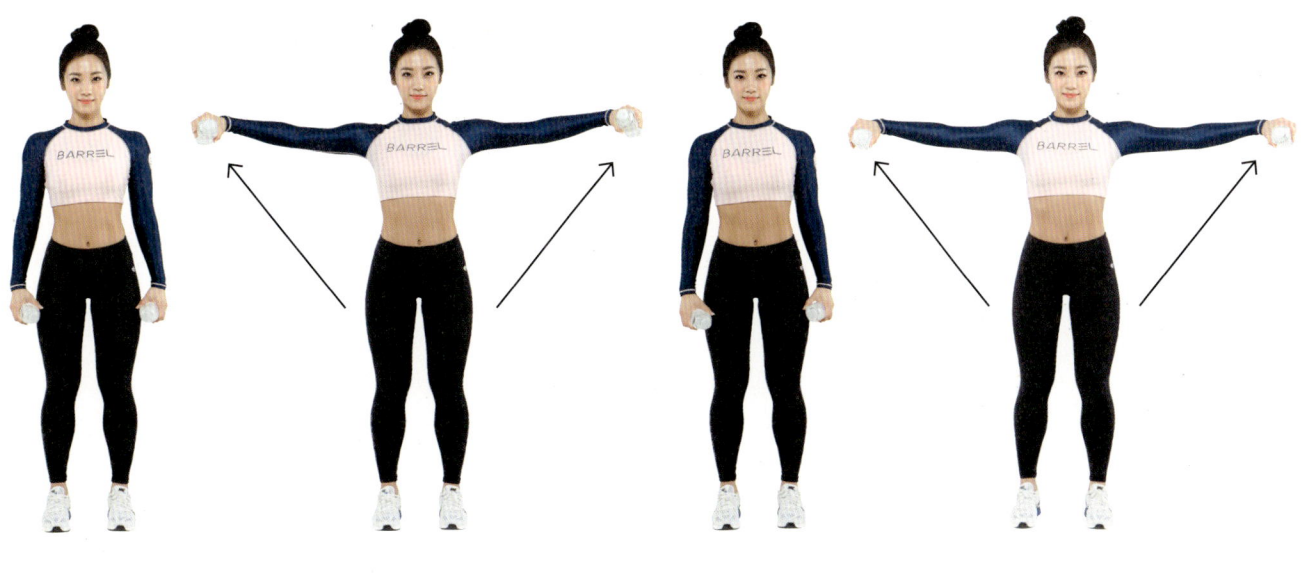

STEP 7
플랭크
30초X4회

1 양손을 깍지 낀다. 팔꿈치를 구부려 바닥에 고정시킨다. 무릎을 바닥에 대고 뒤꿈치는 세운다.
2 몸통에 힘을 주면서 무릎을 바닥에서 뗀다. 머리부터 발끝까지 일직선이 되도록 한다. 30초간 유지한다.
3 시작 자세로 돌아와서 10초간 휴식한 뒤 4회 반복한다.

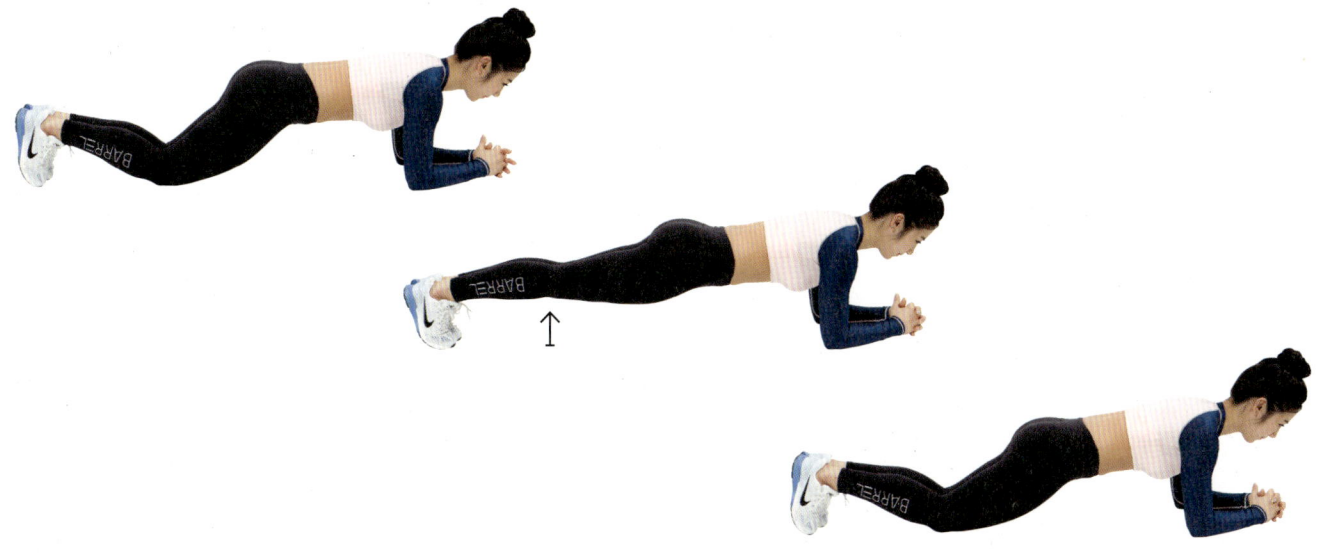

DAY 6 속근육 긴장시키기

근육이 균형감 있게 자리 잡기 시작해 몸매가 탄탄해져요.
동작이 익숙해지면 횟수를 점차 늘려도 좋아요.

STEP 1
하이니
30초

1. 주먹을 쥔 뒤 팔꿈치를 구부려 바르게 선다.
2. 오른쪽 무릎을 높이 들며 뛴다.
3. 곧바로 왼쪽 무릎을 높이 들며 뛴다.

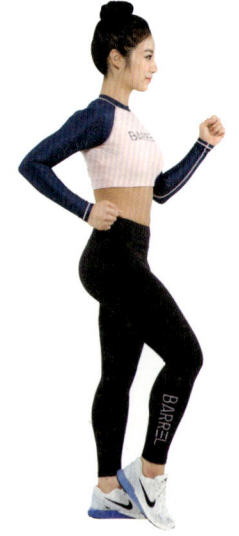 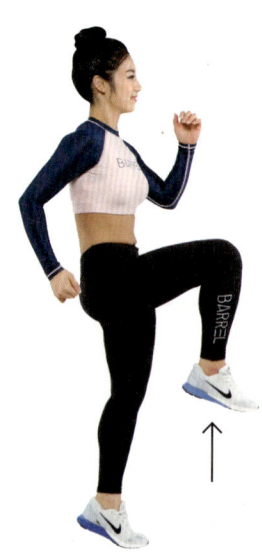 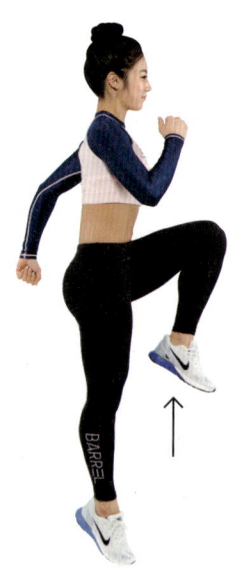

STEP 2
플랭크 위드 레그 리프트
20회

1. 엎드린 뒤 손바닥을 바닥에 놓고 힘을 주며 몸을 일으킨다. 머리부터 발끝까지 일직선을 만든다.
2. 상체를 고정시킨 상태에서 숨을 내쉬면서 한쪽 다리를 들어 엉덩이를 수축한다.
3. 숨을 들이마시면서 다리를 내려 시작 자세로 돌아온다.
4. 반대쪽도 똑같이 실시한다.

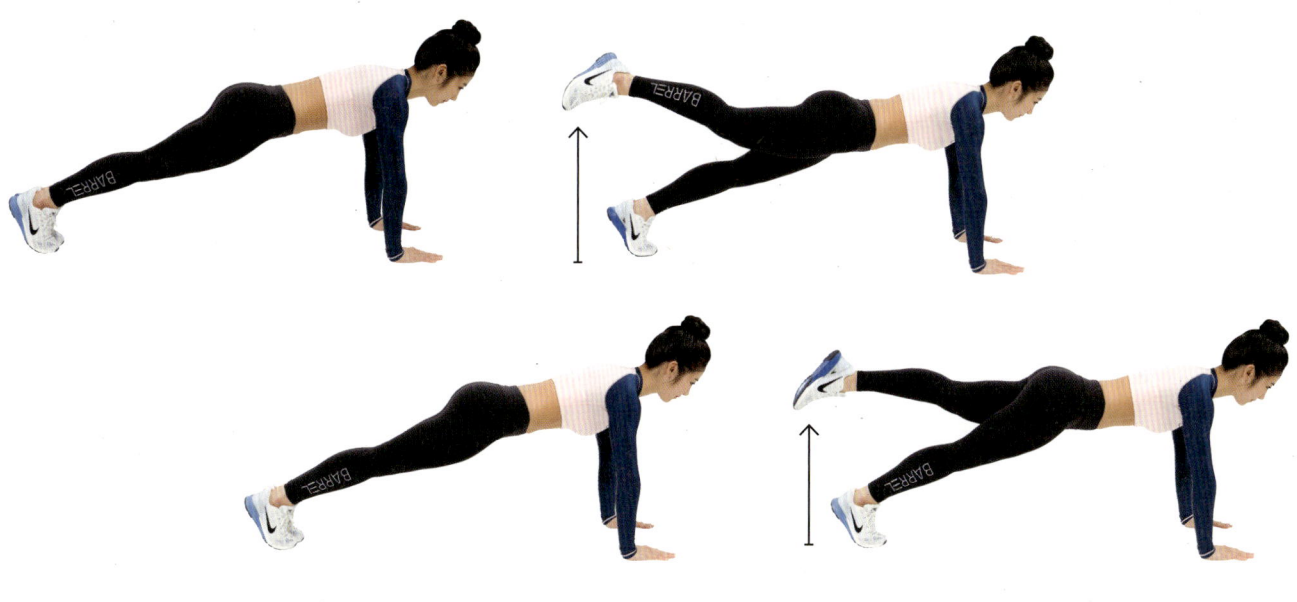

STEP 3
동키킥
20회

1. 엎드려 팔을 세우고 무릎을 구부린다. 무릎을 90도로 고정해 숨을 내쉬면서 한쪽 다리를 천장 쪽으로 들고 엉덩이를 수축한다.
2. 숨을 들이마시면서 무릎을 허벅지 중간까지 내렸다가 숨을 내쉬면서 다시 다리를 천장 쪽으로 든다. 20회 반복한다.
3. 발을 바꿔 1~2번을 똑같이 실시한다.

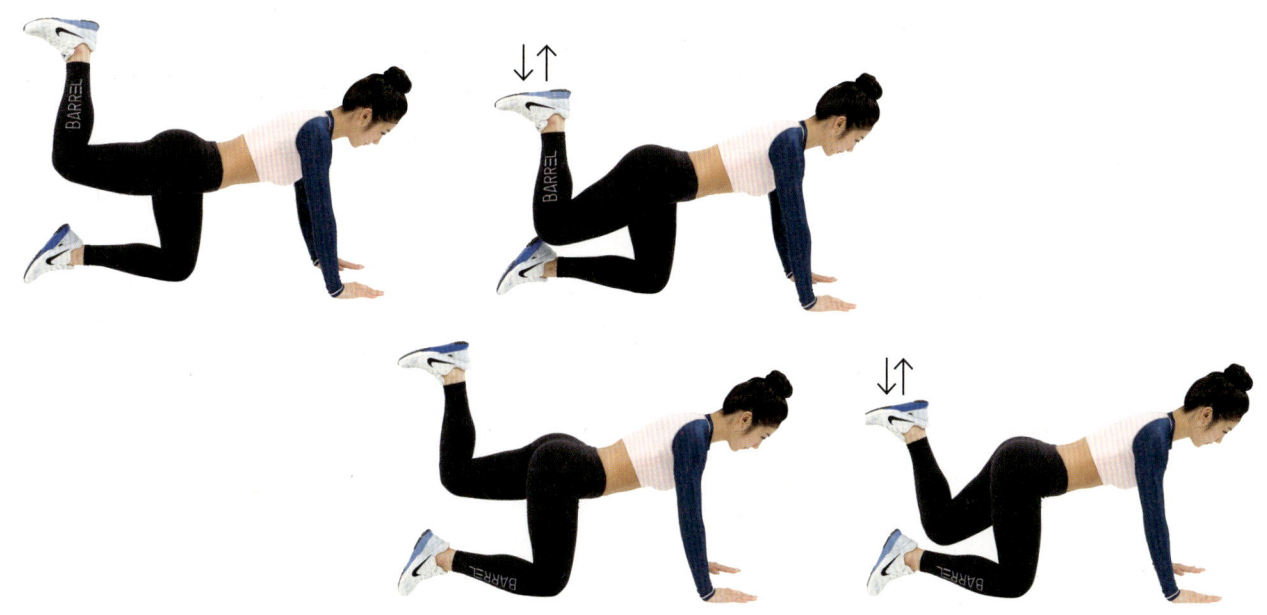

STEP 4
닐링힙익스텐션
20회

1. 양손을 깍지 끼고 팔꿈치를 구부려 바닥에 고정시킨다. 무릎을 바닥에 댄다.
2. 한쪽 다리를 뒤로 뻗는다.
3. 숨을 내쉬면서 뻗은 다리 쪽 엉덩이에 힘을 주며 다리를 위로 높이 든다. 같은 다리로 20회 반복한다.
4. 숨을 들이마시면서 시작 자세로 돌아온다. 반대쪽도 같은 방법으로 실시한다.

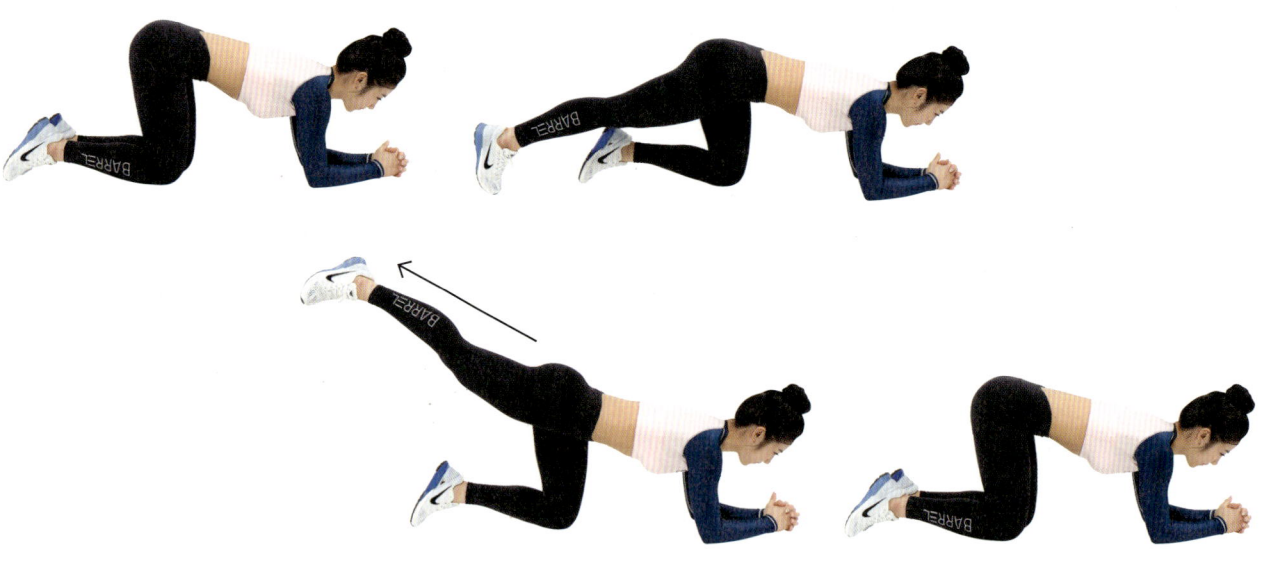

STEP 5
버피테스트
20회

1. 양팔을 허벅지에 붙이고 바르게 선다.
2. 손바닥으로 바닥을 짚으며 어깨가 흔들리지 않게 고정시킨다.
3. 두 다리를 동시에 뒤로 뻗는다.
4. 복부에 힘을 주며 두 발을 손에 가깝게 가져온다(2번 자세). 무릎을 펴며 시작 자세로 돌아온다.

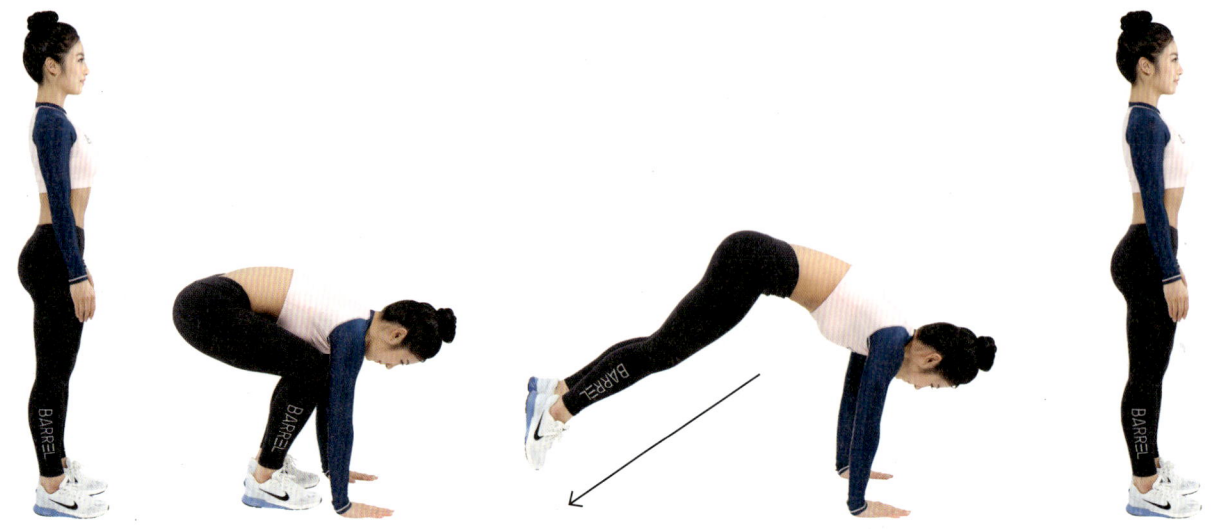

STEP 6
크런치
20회

1 바닥에 누워 무릎을 세운다.
2 양손을 머리 뒤에 받치고 허리는 뜨지 않게 바닥에 붙인다.
3 허리는 바닥에 고정시키고 숨을 내쉬면서 복부의 힘으로 상체를 올린다.
4 복부에 긴장을 풀지 않고 숨을 들이마시면서 천천히 시작 자세로 돌아온다.

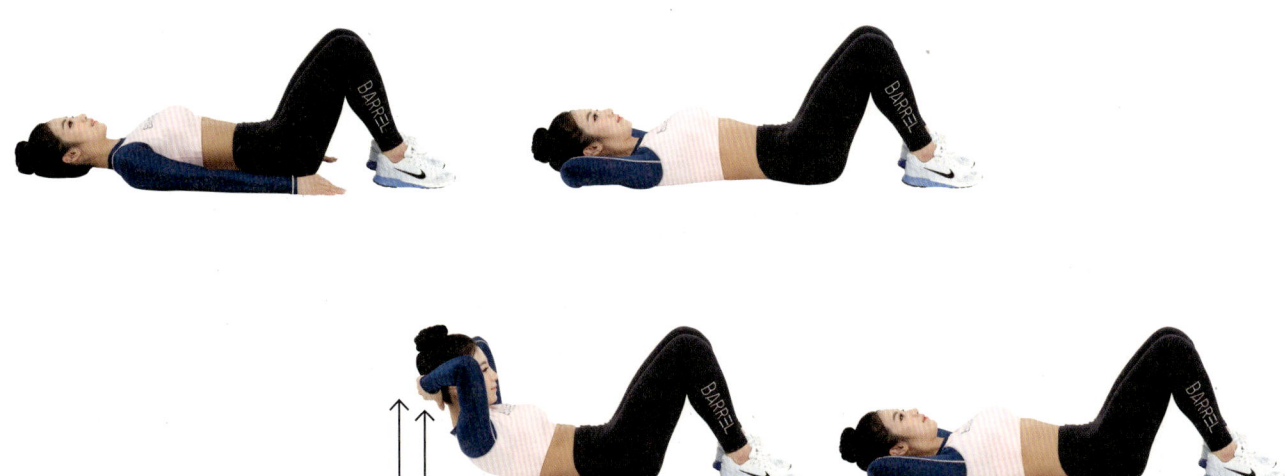

STEP 7
레그레이즈
30회

1 바닥에 누워 무릎을 세운다.
2 다리를 곧게 펴서 위로 올린다.
3 허리가 바닥에서 뜨지 않게 복부에 힘을 주며 숨을 들이마시면서 다리를 몸에서 멀리 보낸다.
4 숨을 내쉬면서 복부에 힘을 유지한 상태로 다리를 천장 쪽으로 가져온다.

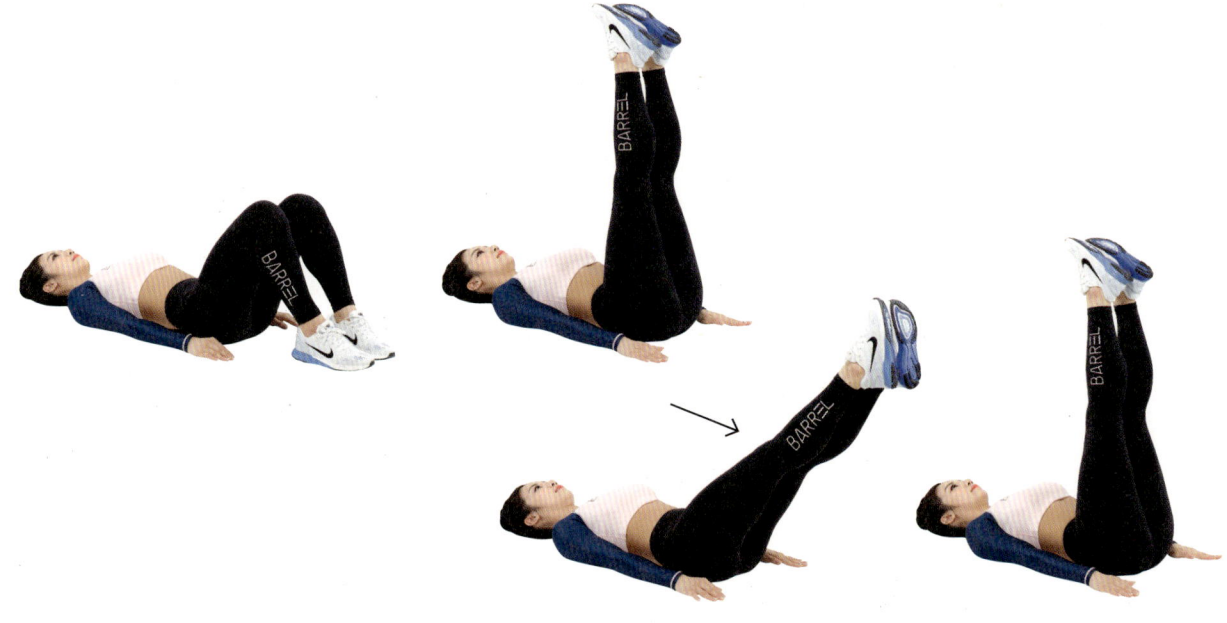

DAY 7 부족한 부위 집중 공략하기

1~6일차에 전신 운동에 집중했다면 마지막 날에는 부족한 부위를 집중 트레이닝 해봐요. 각 부위별 자극이 가장 많이 느껴지고 효과가 큰 운동으로 각 스텝을 모두 실시해도 좋고 부족하다고 느낀 부위만 골라서 따라 해도 좋아요.

STEP 1
스쿼트 30회

1. 손을 머리 뒤에 놓고 바르게 선다.
2. 숨을 들이마시면서 무게 중심을 뒤쪽에 실어 무릎을 천천히 구부린다. 상체가 너무 숙여지지 않게 복부와 몸통에 힘을 유지하며 무릎을 바닥과 수평이 되게 내린다.
3. 숨을 내쉬면서 뒤꿈치로 바닥을 밀며 천천히 무릎을 펴고 마지막에 엉덩이를 최대한 수축하며 일어난다.

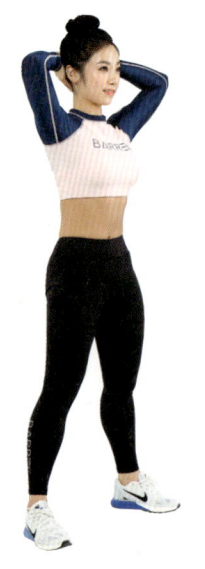
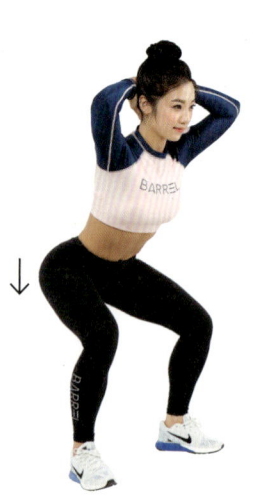
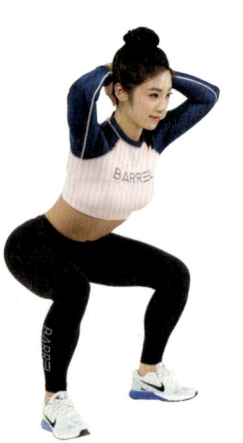
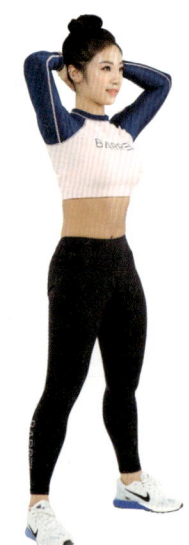

STEP 2
플랭크
30초X10회

1. 양손을 깍지 낀 뒤 팔꿈치를 구부려 바닥에 고정시킨다. 무릎을 바닥에 대고 뒤꿈치는 세운다.
2. 몸통에 힘을 주면서 무릎을 바닥에서 뗀다. 머리부터 발끝까지 일직선이 되도록 한다. 30초간 유지한다.
3. 시작 자세로 돌아와서 10초간 휴식한다.
4. 1~3번 과정을 10회 반복한다.

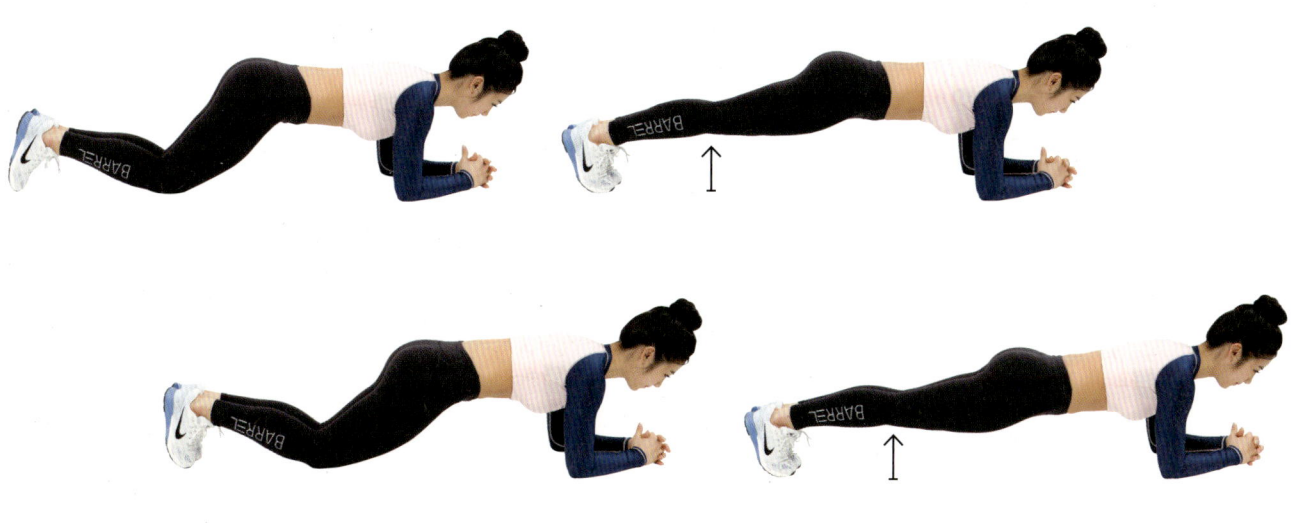

STEP 3
힙익스텐션 20회

1. 양손을 포개어 이마에 대고 엎드린다.
2. 골반을 고정한 상태로 숨을 내쉬면서 엉덩이에 힘을 주며 한쪽 다리를 든다.
3. 숨을 들이마시면서 천천히 시작 자세로 돌아온다. 20회 반복한다.
4. 발을 바꿔 1~3번 과정을 20회 반복한다.

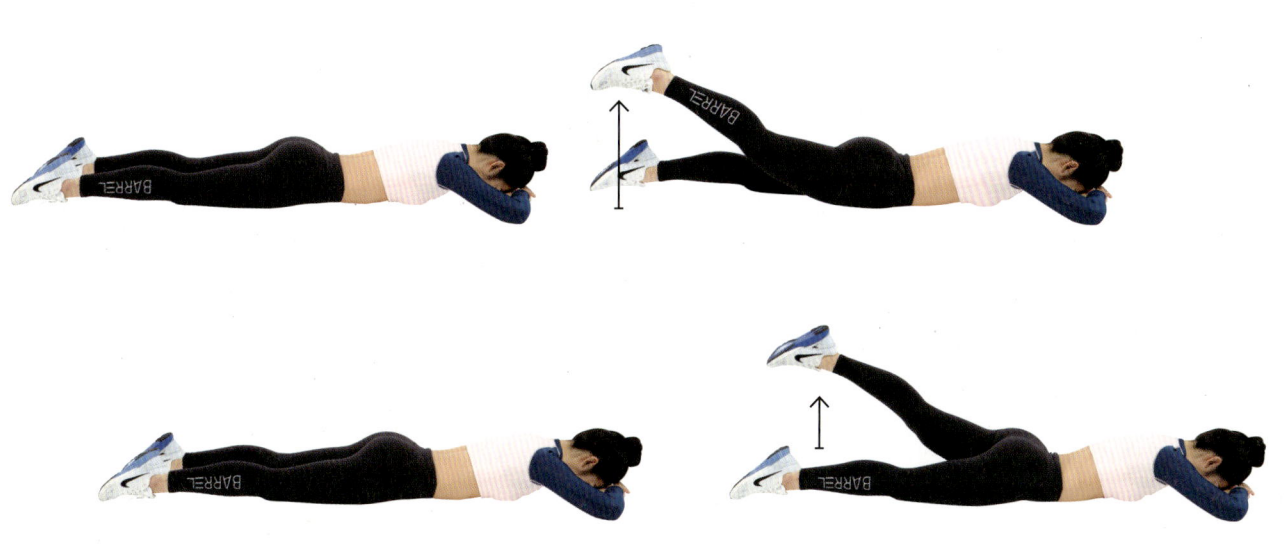

STEP 4
**닐링푸시업
15회**

1. 바닥에 엎드려 무릎을 바닥에 댄 뒤 팔을 어깨 아래로 쭉 펴 머리부터 무릎까지 일직선을 만든다.
2. 숨을 들이마시면서 가슴과 골반이 바닥과 가까워지게 팔꿈치를 구부리며 몸을 내린다.
3. 숨을 내쉬면서 손바닥으로 바닥을 밀어내며 팔꿈치를 펴고 시작 자세로 돌아온다.
4. 1~3번 과정을 15회 반복한다.

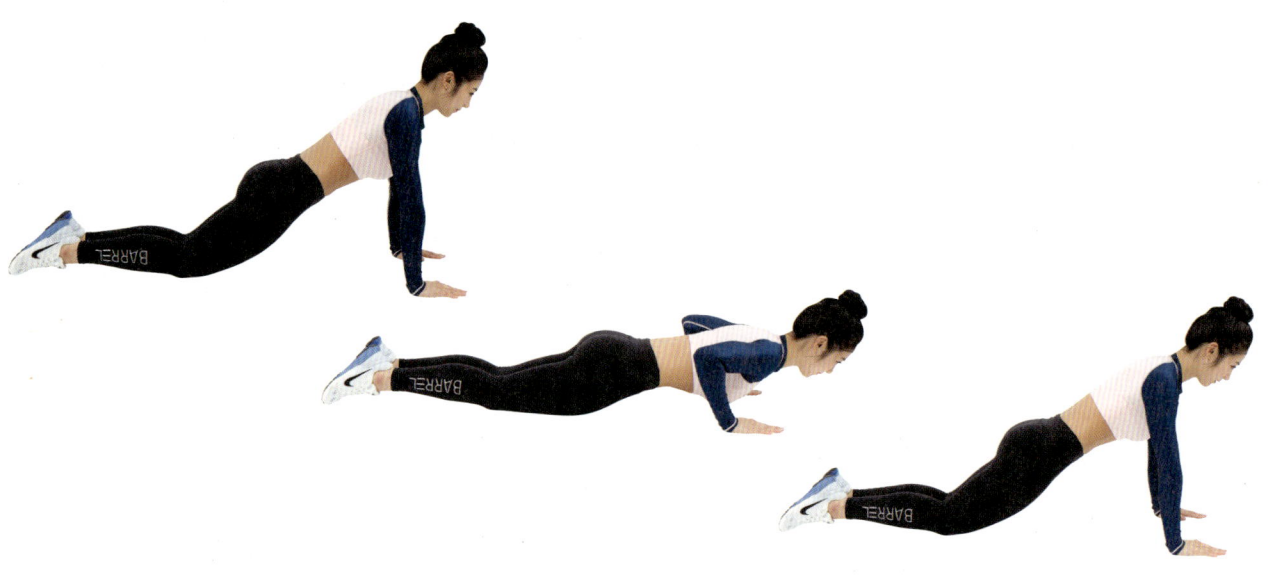

STEP 5
**벤트오버Y레이즈
30회**

1. 양팔을 허벅지에 붙이고 바르게 선다.
2. 상체를 바닥과 수평에 가깝게 숙이고 무릎은 약간 구부린다. 주먹을 쥔 뒤 엄지손가락만 펴서 무릎에 위에 놓는다.
3. 숨을 내쉬면서 엄지손가락이 천장을 향하게 팔을 머리까지 든다.
4. 숨을 들이마시면서 팔을 천천히 내려 무릎 앞에 놓은 뒤 무릎을 펴서 시작 자세로 돌아온다.

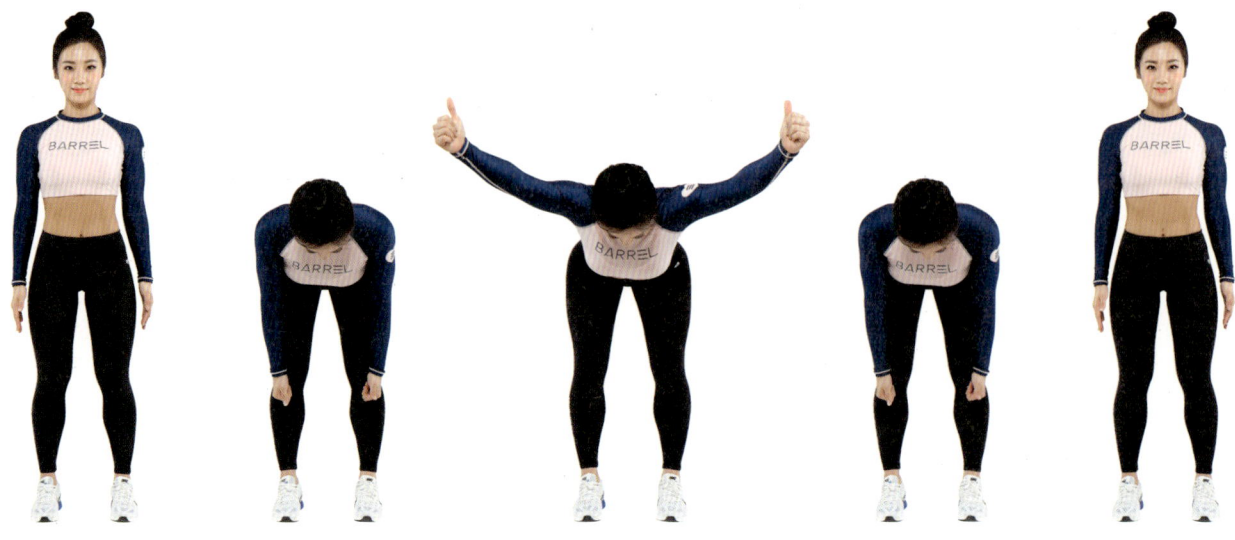

STEP 6
크로스앤풀 30회

1. 양손에 덤벨을 잡고 바르게 선 뒤 무릎을 약간 구부리고 상체는 90도로 숙인다. 한쪽 팔이 앞으로 오게 교차해놓는다.
2. 숨을 내쉬면서 팔꿈치를 90도로 접어 위로 올린다.
3. 숨을 들이마시면서 반대쪽 팔이 앞으로 오게 천천히 내린다.
4. 숨을 내쉬면서 팔꿈치를 90도로 접어 위로 올린다. 양팔을 교대로 30회 반복한다.

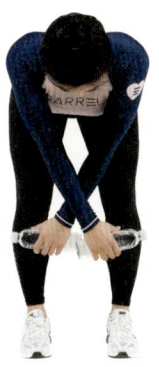 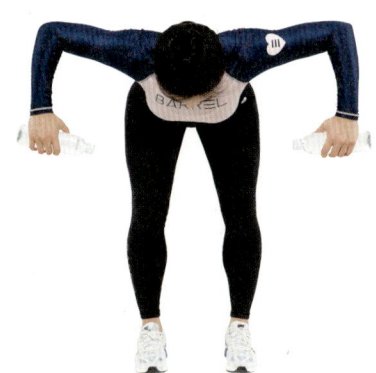 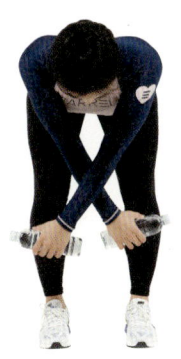 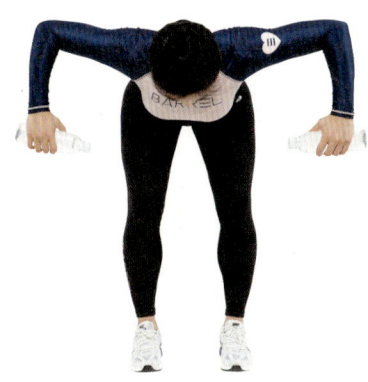

STEP 7
팔 벌려 뛰기 30회

1. 양팔을 허벅지에 붙이고 바르게 선다.
2. 팔을 어깨와 수평이 되게 양옆으로 쭉 뻗는다.
3. 팔과 다리를 모으며 시작 자세로 돌아온다.
4. 제자리에서 뛰며 팔을 머리 위로 올렸다 내린다.
5. 시작 자세로 돌아온다.

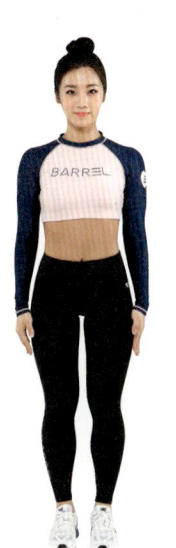 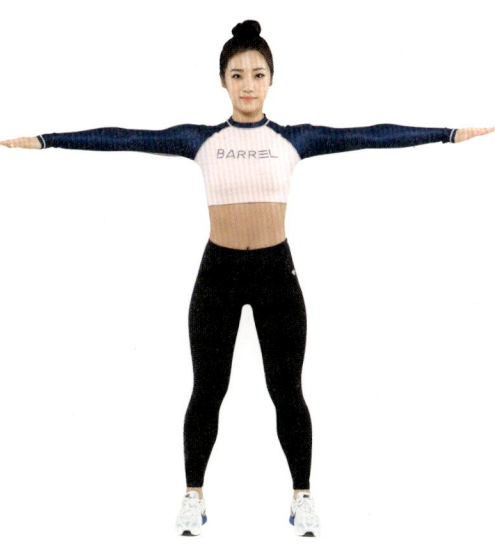 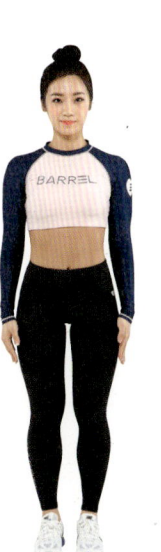 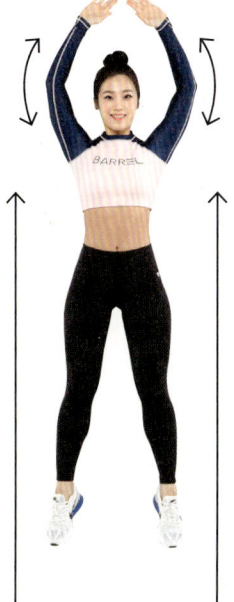 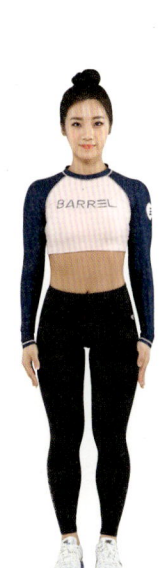

STEP 8
사이드런지 20회

1. 양손을 깍지 낀 뒤 다리를 어깨너비 두 배 정도로 벌리고 선다.
2. 발-무릎-골반이 수직으로 유지된 상태에서 숨을 내쉬면서 한쪽 무릎을 구부리고 반대쪽 무릎은 곧게 편다.
3. 숨을 들이마시면서 구부린 무릎을 펴며 시작 자세로 돌아온다.
4. 발을 바꿔 2~3번 과정을 반복한다.

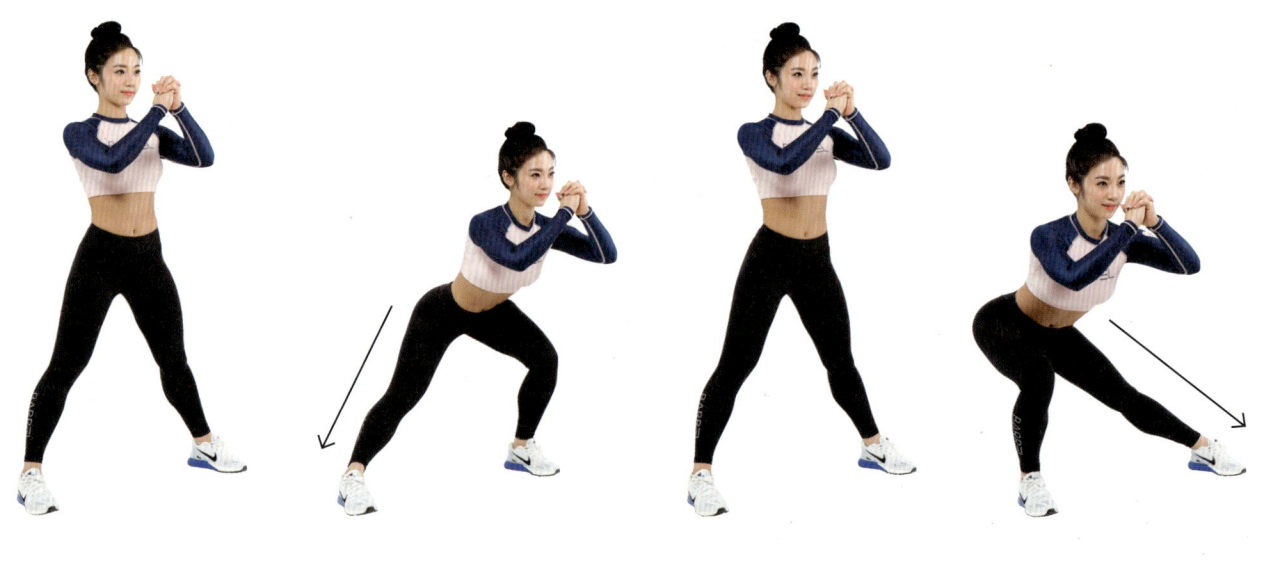

심으뜸의 《비키니 다이어트》 여기까지예요.
그동안 공부하고 연구했던 운동법과
저만의 노하우를 아낌없이 담았어요.

책을 보신 모든 분들이
아찔한 비키니를 입고
당당히 해변을 거닐기를 바라며

**비키니 다이어트로
올 여름을 핫하게 즐겨봐요!**

비키니
다이어트

1판 1쇄 인쇄 2016년 4월 29일 | 1판 1쇄 발행 2016년 5월 10일

지은이 심으뜸
발행인 김재호 | **출판편집인 · 출판국장** 박태서 | **출판팀장** 이기숙

기획 · 편집 정세영 | **디자인** 이슬기
사진 조영철 · 김연제 | **교정** 조창원 | **마케팅** 이정훈 · 정택구 · 박수진
펴낸곳 동아일보사 | **등록** 1968.11.9(1-75) | **주소** 서울시 서대문구 충정로 29(03737)
마케팅 02-361-1030~3 | **팩스** 02-361-1041 | **편집** 02-361-0936
홈페이지 http://books.donga.com | **인쇄** 삼성문화인쇄

저작권 ⓒ심으뜸
편집저작권 ⓒ2016 동아일보사

• 이 책은 저작권법에 의해 보호받는 저작물입니다.
• 저자와 동아일보사의 서면 허락 없이 내용의 일부를 인용하거나 발췌하는 것을 금합니다.
• 제본, 인쇄가 잘못되거나 파손된 책은 구입하신 곳에서 교환해드립니다.

ISBN 979-11-87194-08-8 13690 | **값** 18,000원

이 도서의 국립중앙도서관 출판예정도서목록(CIP)은 서지정보유통지원시스템
홈페이지(http://seoji.nl.go.kr)와 국가자료공동목록시스템(http://www.nl.go.kr/kolisnet)에서
이용하실 수 있습니다.(CIP제어번호: CIP2016010330)